Alt und krank

Medizin, Gesellschaft und Geschichte

Jahrbuch
des Instituts für Geschichte der Medizin
der Robert Bosch Stiftung

herausgegeben von
Robert Jütte

Beiheft 24

Alt und krank

Ältere Patienten in der Medizinischen Klinik
der Universität Tübingen
zur Zeit der Entstehung der Geriatrie 1880 bis 1914

von
Simone Moses

Franz Steiner Verlag Stuttgart
2005

Bibliografische Information der Deutschen Bibliothek
Die Deutsche Bibliothek verzeichnet diese Publikation in der Deutschen Nationalbibliografie; detaillierte bibliografische Daten sind im Internet über <http://dnb.ddb.de> abrufbar.

ISBN 3-515-08654-4

D 93

ISO 9706

Gedruckt auf alterungsbeständigem Papier. Druck: Druckservice Decker & Bokor, München.
Printed in Germany

Inhaltsverzeichnis

Vorwort

Die vorliegende Arbeit wurde im Februar 2004 von der Philosophisch-Historischen Fakultät der Universität Stuttgart als Dissertation angenommen und für die Druckfassung nur unwesentlich überarbeitet. Da dieses Buch ohne die fachliche, finanzielle und nicht zuletzt moralische Unterstützung einiger Personen und Institutionen nicht zustande gekommen wäre, möchte ich mich dafür an dieser Stelle bei ihnen bedanken.

Mein Doktorvater Prof. Dr. Robert Jütte hat nicht nur den Anstoß zu dieser Arbeit gegeben, sondern sie kontinuierlich mit großem Engagement und Interesse begleitet und gefördert. Wann immer ich seine Hilfe brauchte, stand er mir mit Rat und Tat zur Seite. Viel Unterstützung erhielt ich auch von den Mitarbeiterinnen und Mitarbeitern des Instituts für Geschichte der Medizin der Robert Bosch Stiftung, die sich immer Zeit für meine Anliegen nahmen. Herrn Prof. Dr. Quarthal danke ich für die Übernahme des Zweitgutachtens.

Dank eines Stipendiums der Robert Bosch Stiftung war mir ein von materiellen Sorgen freies Arbeiten möglich, der großzügige Druckkostenzuschuß erlaubte die schnelle Publikation der vorliegenden Untersuchung.

Den Mitarbeiterinnen und Mitarbeitern des Universitätsarchivs Tübingen möchte ich meinen ganz besonderen Dank aussprechen, allen voran der Archivarin Frau Bauer, die mich bei meinen Recherchen mehr als tatkräftig unterstützte.

Frau Dr. Sylvelyn Hähner-Rombach danke ich dafür, daß sie die Mühen des Korrekturlesens auf sich genommen hat und mir eine wertvolle Hilfe in jeder Hinsicht war.

Schließlich wäre diese Arbeit nicht machbar gewesen, ohne die einzigartige Unterstützung meiner Familie. Meinen Eltern danke ich dafür, daß sie, wann immer ich mich mit „Alter und Krankheit“ plagte, für meine Tochter da waren. Meinem Mann Johannes für sein Interesse an philosophischen Dingen und seine Geduld, wenn es um ein technisches Anliegen ging. Ihnen, meinen Eltern, meinem Mann und meiner Tochter Lilli sei diese Arbeit gewidmet.

Abkürzungsverzeichnis

CBSÄ	Correspondenz-Blatt für Schweizer Ärzte
DMW	Deutsche Medizinische Wochenschrift
KPF	Die Krankenpflege. Monatsschrift für die gesamten Zweige der Krankenpflege und Krankenbehandlung in Wissenschaft und Praxis
MCB	Medizinisches Correspondenz-Blatt des württembergischen ärztlichen Landes-Vereins
SJ	Schmidt's Jahrbücher der in- und ausländischen gesamten Medicin
UA Tü	Universitätsarchiv Tübingen

Verzeichnis der Diagramme und Tabellen

1. Einleitung

1.1. Thema, Zeitraum und Ziel der Arbeit

Vom 8. bis zum 12. April 2002 tagte in Madrid die Zweite Weltversammlung der Vereinten Nationen zu Fragen des Alterns. Die rund 5000 Teilnehmer aus 160 Ländern berieten über den demographischen Wandel und seine Folgen. So wird es spätestens im Jahr 2050 auf der Welt mehr über 60jährige Menschen geben als unter 15jährige.[1] Auch in Deutschland wird sich das zahlenmäßige Verhältnis zwischen älteren und jüngeren Menschen in den nächsten Jahrzehnten erheblich verschieben. 2050 wird die Hälfte der deutschen Bevölkerung älter als 48 Jahre und ein Drittel über 59 Jahre alt sein.[2] Daß diese Steigerung für die Gesellschaft in den kommenden Jahrzehnten eine Herausforderung darstellt, und neue Strategien entwickelt werden müssen, steht außer Frage. So forderte die damalige Familienministerin Deutschlands, Christine Bergmann, auf der Konferenz in Madrid, das soziale und wirtschaftliche Potential älterer Menschen stärker zu nutzen, wozu vor allem gehöre, Ältere auf dem Arbeitsmarkt zu belassen.[3] Um dieses Ziel erreichen zu können, ist es vor allem wichtig, die Gesundheit älterer Menschen möglichst lange zu erhalten. Ein Hauptschwerpunkt des ab 1992 aufgebauten Bundesaltenplans ist deshalb die „Förderung der Selbständigkeit und der gesellschaftlichen Beteiligung älterer Menschen." Da das Erreichen eines hohen Alters nicht notwendig mit dem Abbau und Verlusten von Fähigkeiten verbunden sei, brauche die Mehrheit der älteren Menschen keine fremde Hilfe. „Ihnen die selbständige Lebensweise zu erhalten, [ist] für die Bundesregierung von zentraler Bedeutung."[4]

Interessenvertreter unterschiedlichster Richtungen beschwören auch heute noch ein aktives und gesundes Altern. Unter der Schirmherrschaft des Bundesministeriums für Familie, Senioren, Frauen und Jugend startete beispielsweise im Herbst 2001 die Bundesvereinigung Deutscher Apotheker-Verbände die Aktion „Gesünder länger leben", während derer viele Apotheken zwei Wochen lang über „Risiken und Nebenwirkungen, Chancen und Hauptursachen des Alterns" informierten. Im Mittelpunkt der Aktion sollten „Menschen der Altersgruppe 55+ stehen, die gesund, körperlich aktiv und geistig fit bleiben möchten."[5] Unbewußt suggeriert die Webside der Kampagne, daß Alter eine Krankheit ist, die umgangen werden kann,

1 Schulze, Ralph: Die Weltbevölkerung vergreist. In: Schwäbische Zeitung vom 13. April 2002, S. 2.

2 Statistisches Bundesamt (Hg.): Im Jahr 2050 wird jeder Dritte in Deutschland 60 Jahre oder älter sein. Pressemitteilung vom 6. Juni 2003.

3 Schulze: Weltbevölkerung.

4 Bundesministerium für Familie, Senioren, Frauen und Jugend (Hg.): Richtlinien für den Bundesaltenplan. Grundsätze Ziele Verfahren. Siebte Auflage, Berlin 1999, S. 7.

5 Siehe im Internet unter www.gesuender-laenger-leben.de.

solange man nur wolle. Die „Hauptursachen des Alterns“ können angeblich vermieden werden, wenn man bereit sei, etwas dafür zu tun. Diese Einstellung gegenüber dem Alter spiegelt ein Wertmuster wider, das alte und kranke Menschen auf eine Stufe stellt, da sie aufgrund ihrer Gebrechen den gesellschaftlichen Anforderungen nicht mehr genügen können.

So nimmt im medizinischen Bereich die Bedeutung alter Menschen als spezielle Patientengruppe zu. Schon im Untersuchungszeitraum der vorliegenden Arbeit ließen sich immer mehr alte Menschen in einem Krankenhaus behandeln. Demographische Veränderungen, die einerseits zu einem Bevölkerungsanstieg und andererseits zu einem Anwachsen der älteren Bevölkerung führten, sowie sozialpolitische Entwicklungen forcierten eine Zunahme älterer Krankenhauspatienten in den Jahren 1880 bis 1914. Durch die Ereignisse des Ersten Weltkrieges gerieten diese Veränderungen kurzzeitig ins Stocken, mit ein Grund, warum diese Untersuchung am Vorabend des Krieges endet. Daneben setzte sich die Wissenschaft während des Untersuchungszeitraumes vermehrt mit der Altersmedizin und dem Alter an sich auseinander. Konsequenz war die Einführung der Geriatrie als Spezialfach innerhalb der Medizin.

Schwieriger gestaltet sich die Frage, wer denn die sogenannten Alten sind. Nach einer Definition der Vereinten Nationen gehört man ab einem Alter von 60 Jahren zu dieser Gruppe. Die Aktion „Gesünder länger leben“ spricht schon Menschen von 55 Jahren aufwärts an. Von den Krankheiten, die in der Regel vermehrt im Alter auftreten, sind nicht nur über 60Jährige betroffen. Da zu Beginn des Untersuchungszeitraumes Patienten von über 55 Jahren noch selten in der Medizinischen Klinik der Universität Tübingen behandelt wurden, sprachen zunächst praktische Gründe dafür, die älteren Patienten der vorliegenden Untersuchung ab einem Alter von 55 Jahren zu den älteren Kranken zu zählen. Die Auswertung der Quellen hat schließlich gezeigt, daß schon in diesem Alter die Patienten zumeist wegen sogenannter Altersbeschwerden behandelt wurden.

Historische Untersuchungen über das Alter beschäftigen sich in der Hauptsache mit der gesellschaftlichen Bewertung des Alters. Diese soziale Einschätzung des Alters steht in vielfältigem Zusammenhang mit gesellschaftlichen Vorstellungen, Ideologien oder Mentalitäten, kann aber letztendlich keine Aussagen über die eigentlichen Lebensverhältnisse alter Menschen geben und läßt auch keine Schlüsse auf die reale Stellung älterer Menschen zu. Dabei kann die historische Beschäftigung mit dem Alter dazu beitragen, daß gesellschaftliche Zusammenhänge der Gegenwart besser verständlich werden können, wie beispielsweise die Tatsache, daß in einer an beruflicher Leistung orientierten Gesellschaft von Berufstätigkeit freigesetzte alte Menschen einen eher geringen sozialen Status einnehmen.[6] Eine medizinhistorische Bearbeitung mit dem Thema Alter wirft daher die Frage

6 Vgl. Mitterauer, Michael: Problemfelder einer Sozialgeschichte des Alters. In: Konrad, Helmut (Hg.): Der alte Mensch in der Geschichte. Wien 1982, S. 9–61, S. 13.

auf, welchen Beitrag die Medizin, die sich in den letzten hundert Jahren um eine immer größer werdende Zahl älterer Patienten kümmern mußte, zur Integration der Alten in die Gesellschaft leistete. Umgekehrt soll aufgezeigt werden, ob die zahlenmäßige Zunahme der älteren Patienten zu einer Weiterentwicklung der Altersmedizin beigetragen hat. Patientenorientiert wird außerdem der Frage nachgegangen, wie sich die älteren Kranken zu dem verhielten, was sie unter Gesundheit, Krankheit oder Genesung verstanden: Wie sie diese Begriffe wahrnahmen und wie sie zu den verschiedenen „Heilpersonen“ standen.[7] Zunächst soll nach den gesundheitlichen und sozialen Umständen älterer Patienten gefragt werden.[8] Außerdem stellt sich die Frage, von welchen Besonderheiten die medizinische Versorgung Älterer geprägt war. Welches diagnostische, therapeutische und präventive Wissen konnte den älteren Patienten angeboten werden? Stellten diese besonders hohe Anforderungen an medizinische Institutionen durch chronische Krankheiten und Multimorbidität? Wie verhielten sich die Behandelnden gegenüber ihren älteren Patienten? Diese Kenntnisse über die äußeren Verhältnisse sind wichtig, um die Verhaltensweisen von Patienten zu verstehen. Konsultierten Ältere überhaupt einen Arzt? Wie sah deren „Gesundheitsverhalten“[9] aus, also die primäre Prävention, die Reaktionsmöglichkeiten auf Erkrankungen und die Beeinflußbarkeit durch Gesundheitserziehung und Beratung? Wie verhielten sich die älteren Patienten gegenüber den Ärzten oder dem Pflegepersonal? Erschienen sie eher als undankbare und lästige Patienten und waren Erfolge nur geringfügig, nur langwierig erreichbar oder nur von kurzer Dauer? Da die Vorstellungen der älteren Patienten bezüglich dieser gesundheitsrelevanten Fragen Aufschluß über allgemeine Glaubens- und Denkmuster geben, sind Aussagen darüber möglich, welche Auffassung medizinischer Kultur ältere Patienten repräsentieren. Diese Auffassung wiederum führt zu bestimmten Verhaltensweisen der Patienten und wirkt mitgestaltend auf die äußeren Umstände ein.[10] In der vorliegenden Arbeit sollen diese Wechselwirkungen untersucht werden. Der Fokus ist dabei auf die medizinische Betreuung im Krankenhaus gerichtet.

1.2. Forschungsstand

> „In allen historischen Gesellschaften vor der industriellen Revolution, fast ohne Ausnahme, erfreuten sich die alternden Menschen einer vorteilhaften Position. Ihre ökonomische Sicherheit und ihr sozialer Status wurden durch ihre Rolle und ihren Platz in der Großfamilie garantiert. [...] das Vorrecht über Eigentum, Macht und

7 Wolff, Eberhard: Perspektiven der Patientengeschichtsschreibung. In: Paul, Norbert/Schlich, Thomas (Hg.): Medizingeschichte: Aufgaben, Probleme, Perspektiven. Frankfurt a. M./New York 1998, S. 311–334, hier S. 313.

8 Ebd., S. 320.

9 Pflanz, Martin: Gesundheitsverhalten. In: Pflanz, Martin: Die soziale Dimension in der Medizin. Stuttgart 1975, S. 9–15.

10 Wolff: Patientengeschichtsschreibung, S. 322.

> Entscheidungen stand den Älteren zu. Dieses Goldene Zeitalter des Lebens älterer Personen wurde gestört und untergraben durch die industrielle Revolution. In allen Ländern der westlichen Kultur wurde dieser ältere patriarchalische Typus von Familienstrukturen und Verwandtschaftsbeziehungen durch Industrialisierung und Urbanisierung grundlegend verändert."[11]

Diese Einschätzung Ernest W. Burgess' in seiner Rede auf dem 5. Weltkongreß der „International Association for Gerontology" im Jahre 1962 prägte die historische Perspektive der mit Alter befaßten Sozialwissenschaften in den 1960er und 1970er Jahren.[12] Burgess wurde zu einem Vorreiter des Arguments, daß die Industrialisierung zu einem Statusverlust der Alten geführt habe. Die Verstädterung und die Massenproduktion von Gebrauchsgegenständen habe die ökonomische Grundlage von Familienverbänden untergraben und die Anzahl der selbständigen Unternehmer verringert. Durch den Bedeutungsverlust der Familienverbände seien die Alten isoliert worden. Paradoxerweise habe sich die Lebensqualität älterer Menschen zu einer Zeit verringert, als andere Verbesserungen der Lebensverhältnisse zu einer Zunahme älterer Menschen in der Bevölkerung geführt hatten. Allerdings hat Burgess die positiven Verhältnisse der Vergangenheit lediglich vorausgesetzt und nicht historisch untersucht. Auch die sich daran anschließende Diskussion bezog sich nur auf die Position älterer Menschen in zeitgenössischen westlichen Gesellschaften.[13]

Erste historische Arbeiten, die den Realitätsgehalt dieser Aussage an historischen Quellen Nordamerikas und Europas überprüften, entstanden in den 1970er Jahren. David Hackett Fischer nutzte historische Zeugnisse, um die Beziehung zwischen Altersstatus und Modernisierung aufzuzeigen. Im frühen Amerika hätten alte Menschen eine herausragende Stellung innegehabt, die sich jedoch zwischen 1770 und 1820, während sich die Ideale von Gleichheit und Freiheit durch die Französische Revolution ausbreiteten, zunehmend reduzierte. Fischer zufolge hatte vor allem ein Wandel der Ideale, also keine materielle Veränderung, zu einem Statusverlust geführt.[14]

11 Burgess, Ernest W.: Western European experience in aging as viewed by an American. In: Kaplan, Jerome/Aldridge, Gordon, J. (Hg.): Social welfare of the aging. New York/London 1962, S. 349–357, hier S. 350: „In all historical societies before the Industrial Revolution, almost without exception, the aging enjoyed a favorable position. Their economic security and their social status were assured by their role and place in the extended family. The extended family was often an economic unit of production, frequently a household unit, and always a cohesive unit of social relations and recoprocal services between the generations. But the balance of prerogatives of property, power and decisionmaking belonged to the aging. This Golden Age of living for older persons was disturbed and undermined by the Industrial Revolution."

12 Vgl. dazu Ehmer, Josef: Sozialgeschichte des Alters. Frankfurt a. M. 1990, S. 14f.

13 Burgess, Ernest W.: Aging in Western Societies. Chicago 1960.

14 Fischer, David Hackett: Growing Old in America. The Bland-Lee Lectures Delivered at Clark University. Expanded Edition. Oxford/London/New York 1978. Hier vor allem S. 231.

Die Arbeiten von Peter N. Stearns[15], W. Andrew Achenbaum[16] und Carole Haber[17] trugen ebenfalls dazu bei, daß die vorherrschenden, von der Alterssoziologie geprägten Theorien über den Zusammenhang von Modernisierung und Altersstatus in Frage gestellt und durch differenziertere Thesen ersetzt wurden. Gemeinsam ist den Autoren die Suche nach langfristigen Zyklen und großen Umbrüchen im gesellschaftlichen Ansehen der Alten sowie die Erkenntnis, daß gesellschaftliche Ideale und realer sozialer Status nicht zwangsläufig miteinander konform gehen müssen. Die Moderne wurde in bezug auf die Altersposition pessimistisch gesehen, da sie zu einer zunehmend negativen Bewertung des Alters geführt habe. In den Studien der 1980er Jahre, die vor allem die Frühe Neuzeit untersuchten, versuchten die Autoren[18] weiter zu differenzieren und kritisierten den Mythos vom Goldenen Zeitalter des Alters. „Trotz dieser Differenzierung schrieben sie weiter eine Geschichte des Alters, die einer Art Berg- und Talfahrt im Ansehen der Alten glich und deren Bahn sich zum 20. Jahrhundert hin unweigerlich abwärts neigte."[19] Besonders deutlich wird dieser Ansatz bei Peter Borscheid[20], der jedoch mit seinem Band die erste größere Untersuchung zur Geschichte des alten Menschen und seiner Versorgung in vorindustrieller Zeit für den gesamten deutschsprachigen Raum vorlegte und somit eine wichtige Vorreiterrolle übernahm. Dennoch kann in den verschiedenen Epochen weder einheitlich von *der* einen Einstellung gegenüber dem Alter noch von einer genau definierten Lebensphase des Alters gesprochen werden.

Die wissenschaftlichen Beiträge der 1980er Jahre zur Sozialgeschichte des Alters entstammten der Richtung der „New Social History", die sich in den 60er Jahren vor allem im angloamerikanischen Raum ausgebildet hat. Aus der Perspektive der historischen Akteure und Betroffenen sollte die Geschichte rekonstruiert und interpretiert werden, was eine Abkehr vom

15 Stearns, Peter N.: Old Age in European Society. The Case of France. New York 1976/ Ders.: Old Women. Some Historical Observations. In: Journal of Family History 5 (1980), S. 44–57.

16 Achenbaum, W. Andrew: Old Age in the New Land. The American Experience since 1790. Baltimore/London 1978.

17 Haber, Carole: Beyond Sixty Five. The Dilemma of Old Age in America's Past. Cambridge 1983.

18 Stearns, Peter N. (Hg.): Old Age in Preindustrial Society. New York/London 1982. Gutton, Jean-Pierre: Naissance du viellard. Essai sur l'histoire des rapports entre les viellards et la société en France. Paris 1988. Jütte, Robert: Aging and Body Image in the Sixteenth Century: Hermann Weinsberg's (1518–97) Perception of the Aging Body. In: European History Quaterly 18 (1988), S. 259–290. Minois, Georges: History of Old Age. From Antiquity to the Renaissance. Cambridge 1989. Bois, Jean-Pierre: Les vieux, de Montaigne aux premières retraites. Paris 1989.

19 Bemerken Christoph Conrad und Hans-Joachim von Kondratowitz in: Conrad, Christoph/Kondratowitz, Hans-Joachim von: Einleitung: Repräsentation des Alters vor und nach der Moderne. In: Conrad, Christoph/Kondratowitz, Hans-Joachim von (Hg.): Zur Kulturgeschichte des Alterns. Berlin 1993, S. 1–16, hier S. 4.

20 Borscheid, Peter: Geschichte des Alters. 16. bis 18. Jahrhundert. Münster 1987.

Blickwinkel der Herrschenden und Mächtigen bedeutete. Um die Entwicklung ganzer Gesellschaften in ihrem Prozeßcharakter zu verstehen, wurde die Erforschung des Alltagslebens in die allgemeine Geschichte eingeführt, die nun sehr viel deutlicher zeigen konnte, wie sich sozialer Wandel auf das Leben der Menschen ausgewirkt und wie umgekehrt das Handeln einzelner den sozialen Wandel geprägt hat.[21] Die verschiedenen Zweige der expandierenden Sozialgeschichte begannen ebenfalls Beiträge zu einer Geschichte des Alters zu leisten. Im wesentlichen gingen diese Studien aus der historischen Demographie und der Familiengeschichte hervor. In der historischen Demographie wurden der Anstieg der Lebenserwartung und dessen Voraussetzungen ein zentrales Thema[22], in der historischen Familienforschung ist die Auseinandersetzung mit dem sozialen Status älterer Menschen vor allem durch die Aufnahme der Familienzykluskonzeption aus der Familiensoziologie durch Tamara K. Hareven[23] und Michael Mitterauer[24] angeregt worden. Beiden Forschungsrichtungen ist gemeinsam, daß sie sich auf einen relativ kleinen Ausschnitt aus dem Gesamtspektrum der Probleme alter Menschen beschränken, was an der spezifischen Zugangsweise und der Auswertung von Massenquellen mit quantifizierenden Methoden liegt.[25]

Sozialgeschichte soll die Verbindung zwischen dem Leben einzelner Menschen oder kleiner Gruppen und den übergreifenden Prozessen sozialen Wandels aufzeigen. Die durch diese Forderung gewachsene Aufmerksamkeit für individuelle Handlungsentwürfe im jeweiligen gesellschaftlichen Kontext brachte weitere Forschungen im Zusammenhang mit der Geschich-

21 Vgl. Hareven, Tamara K.: Familiengeschichte, Lebenslauf und sozialer Wandel. Frankfurt a. M./New York 1999, S. 203f.

22 Vgl. das Standardwerk von Arthur E. Imhof: Imhof, Arthur E.: Die gewonnenen Jahre. Von der Zunahme unserer Lebensspanne seit dreihundert Jahren oder von der Notwendigkeit einer neuen Einstellung zu Leben und Sterben. Ein historischer Essay. München 1981. Ebenso: Ders.: Reife des Lebens. Gedanken eines Historikers zum längeren Dasein. München 1988/Ders.: Die Lebenszeit. Vom aufgeschobenen Tod und von der Kunst des Lebens. München 1988. Zusammenfassend: Ders.: Der Beitrag der Historischen Demographie zur Altersforschung. In: Borscheid, Peter (Hg.): Alter und Gesellschaft. Stuttgart 1995, S. 25–42.

23 Hareven, Tamara K.: The Last Stage: Historical Adulthood and Old Age. In: Daedalus 105 (1976), Fall, S. 13–27. Aktuell: Dies. (Hg.): Aging and Generational Relations Over The Life Course. A Historical and Cross-Cultural Perspective. Berlin/New York 1996/Dies.: Changing images of Ageing and the social construction of the life course. In: Featherstone, Mike/Wernick, Andrew (Hg.): Images of Ageing. Cultural representation of later life. London 1995, S. 119–134/Dies.: Historischer Wandel von Altersbildern und die soziale Konstruktion des Lebenslaufs. In: Dies.: Familiengeschichte, Lebenslauf und sozialer Wandel. Frankfurt a. M./New York 1999, S. 163–179.

24 Mitterauer, Michael: Familiengröße – Familientypen – Familienzyklus. Probleme quantitativer Auswertung von österreichischem Quellenmaterial. In: Geschichte und Gesellschaft 1 (1975), S. 226–255/Mitterauer, Michael/Sieder, Reinhard: Vom Patriarchat zur Partnerschaft. Zum Strukturwandel der Familie. Vierte Auflage, München 1991.

25 Vgl. dazu Mitterauer: Problemfelder, v. a. S. 11.

te der Sozialpolitik hervor. Jill S. Quadagno[26], Peter N. Stearns[27] und Helmut Konrad[28] konzentrierten sich in ihren Untersuchungen vorwiegend auf das 19. und 20. Jahrhundert bezüglich Sterblichkeit, Lebenserwartung, Einkommen und soziale Sicherheit und zeichneten ein positiveres Bild der Entwicklung der Lebensverhältnisse älterer Menschen in der Geschichte. Ein negatives Altersbild entwickelte sich den Autoren zufolge um die Jahrhundertwende und lag somit nicht im Industrialisierungsprozeß begründet, sondern in der Entwicklung bürokratischer Systeme in Medizin und Wissenschaft, Arbeitsentwicklung und Sozialpolitik.[29] Eine internationale Arbeitstagung am Deutschen Zentrum für Altersfragen versuchte dahingehende Ansätze in der historischen Altersforschung zu vertiefen[30] und kann wohl als Beginn einer „Konjunktur des Alters" in der Geschichtswissenschaft betrachtet werden. Die Probleme einer alternden Gesellschaft und die Finanzierungsnot des Sozialstaates haben in der Öffentlichkeit seit den 80er Jahren an Aufmerksamkeit gewonnen und zu neuen Nachfragen und Anforderungen an eine Geschichte des Alters geführt. Eine problemorientierte gerontologische Sozialwissenschaft soll ihren vergleichsweise engen zeitlichen Erkenntnisbereich der Soziologie durch historische Erkenntnisse erweitern und langfristige Tendenzen und Wirkungszusammenhänge sichtbar machen, vor deren Hintergrund die aktuelle Problematik oft einfacher interpretiert werden kann. Beispiele dazu finden sich in den Veröffentlichungen Christoph Conrads und Hans Joachim von Kondratowitzs[31] sowie in den Forschungen von Michael Mitterauer und Reinhard Sieder[32]. Conrad versteht in seiner Dissertation[33] unter der Profilierung des Alters als besondere Lebensphase eine gesellschaftliche Konstruktion. Sein Hauptaugenmerk richtet er auf die Akteure und Institutionen in Staat, Wirtschaft, städtischer Gesellschaft, sozialen Bewegungen und Wissenschaft, „die aktiv, wenn auch nicht unbedingt zielgerichtet an der Formung des letzten Lebensdrittels der

26 Quadagno, Jill S.: Aging in Early Industrial Society. Work, Family, and Social Policy in Nineteenth-Century England. New York/London 1982.

27 Stearns: Old Age in Preindustrial Society.

28 Konrad, Helmut (Hg.): Der alte Mensch in der Geschichte. Wien 1982.

29 Denselben Ansatz verfolgt, wenn auch auf das 18. Jahrhundert bezogen, ebenso Troyansky, David G.: Old Age in the Old Regime. Image and Experience in Eighteenth-Century France. Ithaca/New York 1989.

30 Conrad, Christoph/Kondratowitz, Hans-Joachim von (Hg.): Gerontologie und Sozialgeschichte. Wege zu einer historischen Betrachtung des Alters. Beiträge einer internationalen Arbeitstagung am Deutschen Zentrum für Altersfragen. Berlin, 5.-7. Juli 1982. Berlin 1983.

31 Vgl. z. B. Conrad, Christoph/Kondratowitz, Hans-Joachim von (Hg.): Zur Kulturgeschichte des Alterns. Berlin 1993 und weitere Veröffentlichungen dieser Autoren im Literaturverzeichnis.

32 Vgl. z. B. Mitterauer, Michael/Sieder, Reinhard: Vom Patriarchat zur Partnerschaft. Zum Strukturwandel der Familie. Vierte Auflage, München 1991.

33 Conrad, Christoph: Vom Greis zum Rentner. Der Strukturwandel des Alters in Deutschland zwischen 1830 und 1930. Göttingen 1994.

Staatsbediensteten, der Armen, der Arbeiter und Angestellten, schließlich immer größere Teile der Bevölkerung beteiligt waren."[34] Conrad vertritt die These, daß Alter im 19. und 20. Jahrhundert immer stärker als Problem gesehen und so als Bereich sozialpolitischen Handelns abgesteckt wurde. Die Dissertation Conrads löst die Forderung Mitterauers ein: „Die Aufgabe des Historikers, der sich mit Altenfragen beschäftigt, ist es also, aus der Analyse von Prozessen des sozialen Wandels für heutige Probleme alter Menschen zu sensibilisieren und sie besser verständlich zu machen. Auf der Basis eines so geschaffenen Problembewußtseins kann sich dann politisches und soziales Handeln sicher besser orientieren als auf der Grundlage einer reinen Gegenwartsanalyse."[35]

Auch Kenan H. Irmak untersucht in seinen Forschungen zur Altershilfe in Deutschland die gesellschaftliche Konstruktion des alten, stationär zu versorgenden Menschen und fragt nach dessen „Lebenschancen" in einer Welt, in der der Hochbetagte zum Gegenstand zahlreicher und zum Teil gegenläufiger Strategien der Sozialpolitik wurde.[36] Anhand des Bedeutungswandels des Begriffes „Siecher" zu einem pflege- und behandlungsbedürftigen alten Menschen zeigt er auf, wie sich neue soziale, politische und kulturelle Bezüge auf die Einstellungen gegenüber dem Alter auswirkten und wie wiederum alte Menschen selber versuchen, diesen gesellschaftlichen Bedeutungswandel zu leben.[37] Im Mittelpunkt seiner Untersuchungen, die den Zeitraum von 1924 bis 1961 abdecken, steht die Anstalt als wichtiger Bezugspunkt sozialpolitischen Handelns.

Neueste Aspekte einer Sozialgeschichte des Alters wurden auf dem 6. Treffen des Arbeitskreises für Sozialgeschichte der Medizin der Robert Bosch Stiftung im Dezember 2000 diskutiert. Dabei stellten die Teilnehmer fest, daß verschiedene Disziplinen der historischen Altersforschung, die bislang als Nachbarwissenschaften der Sozialgeschichte ein Schattendasein führten, aufzuholen beginnen. So wurden die Medizin-, die Rechts- und die Ernährungsgeschichte als sehr produktiv und anregend für weitere Forschungen auf diesem Gebiet eingeschätzt.[38]

Eine „Geschichte der Geriatrie" widmete sich lange Zeit ganz dem überkommenen Fachverständnis entsprechend der Darstellung des medizini-

34 Ebd., S. 14.

35 Siehe Mitterauer: Problemfelder. S. 15.

36 Irmak, Kenan H.: Der Sieche. Alte Menschen und die stationäre Altenhilfe in Deutschland 1924–1961. Essen 2002.

37 Vgl. dazu auch: Irmak, Kenan H.: Der hinfällige Körper. Der Alters- und Siechendiskurs in Deutschland (1880–1960). In: Bielefelder Graduiertenkolleg Sozialgeschichte (Hg.): Körper macht Geschichte. Geschichte macht Körper. Körpergeschichte als Sozialgeschichte. Bielefeld 1999, S. 321–346.

38 Siehe dazu den Tagungsbericht von Hähner-Rombach, Sylvelyn: Sozialgeschichte des Alterns. 6. Treffen für Sozialgeschichte der Medizin der Robert Bosch Stiftung am 7. und 8. Dezember 2000 in Stuttgart. In: AHF (Arbeitsgemeinschaft außeruniversitärer historischer Forschungseinrichtungen in der Bundesrepublik Deutschland e. V.) Informationen Nr. 7, vom 1.3.2001.

schen Fortschritts und den Leistungen großer Ärzte und Physiologen. Schon in den 1940er Jahren veröffentlichte Johannes Steudel[39] seine Forschungen dazu, die in derselben Tradition von Frederic D. Zeman[40], Sona Rosa Burstein[41], Paul Lüth[42], Erwin H. Ackerknecht[43], Joseph T. Freeman[44], Mirko D. Grmek[45] und Karl Müller[46] fortgeführt wurden. Obwohl die Ergebnisse auf einer breiten Quellenbasis basieren und eine Fülle von Daten und Fakten verarbeitet wurden, fehlt eine kritische Analyse des historischen Erkenntniszusammenhanges.[47] Etwas differenzierter betrachten Hans Schadewaldt[48], aber vor allem Stefan Schmortte[49] die Entwicklung der Geriatrie,

39 Steudel, Johannes: Der Marasmus senilis und die Geschichte der Alterskrankheiten. In: Die medizinische Welt 16 (1942), S. 932–935 und S. 957–961/Ders.: Zur Geschichte der Lehre von den Greisenkrankheiten. In: Sudhoffs Archiv für Geschichte der Medizin und der Naturwissenschaften 35 (1942), S. 1–27.

40 Zeman, Frederic D.: Life's later years. Studies in the medical history of old age. The seventeenth century. In: Journal of the Mount Sinai Hospital 12 (1945d), S. 890–901/ Ders.: Life's later years. Studies in the medical history of old age. The eighteenth century. In: Journal of the Mount Sinai Hospital 12 (1945e), S. 939–953 /Ders.: Life's later years. Studies in the medical history of old age. The nineteenth cetury. In: Journal of the Mount Sinai Hospital 13 (1946/47), S. 241–256; 16 (1950), S. 308–322; 17 (1950a), S. 53–68/Ders.: Jean Astruc (1684–1766) on Old Age. In: Journal of the History of Medicine and Allied Sciences 20 (1965), S. 52–58.

41 Burstein, Sona Rosa: The historical backround of gerontology. In: Geriatrics: medicine for midlife and beyard 10 (1955), S. 189–193/Ders.: The foundation of geriatrics. In: Geriatrics: medicine for midlife and beyard 12 (1957), S. 494–499.

42 Lüth, Paul: Kurze Geschichte der Gerontologie und Geriatrie. In: Neue Zeitschrift für ärztliche Fortbildung 48 (1959), S. 509–514 u. S. 600–607/Ders.: Geschichte der Geriatrie. Dreitausend Jahre Physiologie, Pathologie und Therapie des alten Menschen. Stuttgart 1965.

43 Ackerknecht, Erwin H.: Zur Geschichte der Geriatrie. In: Schweizer Medizinische Wochenschrift 91 (1961), S. 20–21.

44 Freeman, Joseph T.: Francois Ranchin. Contributor of an Early Chapter in Geriatrics. In: Journal of the History of Medicine and Allied Sciences 5 (1950), S. 422–431/Ders.: Nascher: Excerps from His Life, Letters, and Works. In: The Gerontologist: a journal of the Genrontological Society of America. 1 (1961), S. 17–26/Ders.: Medical Perspectives in Aging (12th-19th Century). In: The Gerontologist: Perspectives in Aging 5 (1965), Part 2, S. 1–24/Ders.: Aging. Its History and Literature. New York 1979.

45 Grmek, Mirko D.: On Ageing and Old Age. Basic Problems and Historic Aspekts of Gerontology and Geriatrics. Den Haag 1958. In: Monographiae Biologicae, Bd. 5, Nr. 2, Den Haag 1958, S. 57–167/Ders.: Morgagni und die Greisenkrankheiten. In: Sudhoffs Archiv 44 (1960), S. 117–128.

46 Müller, Karl: Die Entwicklung der Geriatrie im 18. Jahrhundert. Zürich 1966.

47 So auch Howell, Trevor H.: Geriatrics one hundred years ago. In: Medical History 17 (1973), S. 199–203/Ders.: Aspects of the History of Geriatric Medicine. In: Proceedings of the Royal Society of Medicine 69 (1976), S. 445–449, der in seinen Untersuchungen wichtige englische Ärzte aufzählt und die besondere Bedeutung der britischen Mediziner in der Entwicklung der Geriatrie hervorhebt.

48 Schadewaldt, Hans: Die Entwicklung zur modernen Geriatrie. In: Die Medizinische Welt 30 (1979), S. 1311–14/Ders.: Vom Pflegehospital zur geriatrischen Klinik. In: Therapiewoche 31 (1981), S. 5545–5548.

49 Schmortte, Stefan: Alter und Medizin. Die Anfänge der Geriatrie in Deutschland. In: Archiv für Sozialgeschichte 30 (1990), S. 15–41.

indem sie auch andere gesellschaftliche und medizinische Veränderungen, wie zum Beispiel die Entstehung des modernen Krankenhauses, mitberücksichtigen. Schmorrte weist besonders darauf hin, daß sich die Geriatrie erst zu Beginn des 19. Jahrhunderts herausgebildet hat. In den Jahrhunderten zuvor galt das Interesse der Mediziner lebensverlängernden und gesundheitserhaltenden Maßnahmen und nicht den speziellen Krankheiten des Alters. Die Entwicklung der Altersmedizin erklärt Schmorrte in gesamtgesellschaftlichen Zusammenhängen.

Für eine „Geschichte der Geriatrie" trifft trotzdem weiterhin zu, was Robert Jütte hinsichtlich der Sozialgeschichte der Medizin formuliert hat: „Wenig untersucht sind dagegen die sozialen Bedingungen und Kräfte, die zur Herausbildung medizinischer Disziplinen, deren gesellschaftliche Rolle nicht auf den ersten Blick erkenntlich ist, geführt haben."[50] Dabei sind die wechselseitigen Beziehungen zwischen dem medizinischen System und den verschiedenen gesellschaftlichen Klassen von besonderer Bedeutung. Ökonomische, politische und kulturelle Aspekte beeinflussen die Entstehung einer „medikalen Kultur"[51], die zur Entstehung der Altersmedizin geführt hat. Dies wiederum hat ganz besondere Auswirkungen auf den Einzelnen. In der strukturell-funktional ausgerichteten amerikanischen Soziologie wird Krankheit als die Unfähigkeit definiert, erwartete Rollen und Aufgaben zu übernehmen. Demnach ist der Kranke der Bewertung des Krankseins durch andere und damit der sozialen Kontrolle unterworfen.[52] Diesem Ansatz folgt Thomas R. Cole in seinen Forschungen zur Entwicklung der Geriatrie und deren gesellschaftlichen Folgen in Nordamerika.[53] Seine These lautet, daß durch die Medikalisierung des Alters dieses "vom Mythos zum Problem" wurde. Das Alter wurde rationalisiert und zu einer naturwissenschaftlichen Angelegenheit umdefiniert. Er stellt die Entwicklungen der Geriatrie und Gerontologie in einen sozialhistorischen Zusammenhang, indem er den formbildenden Werken dieser medizinischen Bereiche gesellschaftliche Auswirkungen zuschreibt. Das Alter als Geheimnis verblaßte, während das Alter als wissenschaftliches und technisches Problem an Bedeutung gewann. Alte Menschen wurden zu kranken Menschen, die einer dementsprechenden Bewertung unterworfen wurden.

Auch Henning Kirk behandelt in seiner neueren Untersuchung „Da alderen blev en diagnose" (Als „Alter" zur Diagnose wurde) die Anfänge der Geriatrie.[54] Dazu hat er untersucht, wie in der medizinischen Literatur des

50 Jütte, Robert: Sozialgeschichte der Medizin: Inhalte – Methoden – Ziele. In: Medizin, Gesellschaft und Geschichte 9 (1991), S. 149–164, hier S. 151.

51 Ebd., S. 157.

52 Ebd., S. 152.

53 Cole, Thomas R.: The Journey of Life. A Cultural History of Aging in America. New York 1992. Bes. Kap. 9 und ders./Holstein, Martha: Interpreting the Formative Literature of Gerontology and Geriatrics: A View From American Cultural History, 1890–1930. In: Conrad, Christoph/Kondratowitz, Hans-Joachim von (Hg.): Zur Kulturgeschichte des Alterns. Berlin 1993, S. 135–156.

54 Kirk, Henning: Da alderen blev en diagnose. Konstruktionen af kategorien „alder-

19. Jahrhunderts die Kategorie „Alter" dargestellt wurde. Ziel seiner Studie ist es, die Wurzeln des seiner Meinung nach immer noch negativen Altersbildes im Gesundheitssystem zu finden. Er kommt zu dem Schluß, daß in der medizinischen Literatur des 19. Jahrhunderts ein negatives Bild von Alter und Altern gezeichnet wurde, indem unter anderem auf neuen klinischen und pathologischen Erkenntnissen basierend die Diagnose „Altersschwäche" entwickelt wurde. Scheinbar objektive klinische und pathologische Beobachtungen wurden in medizinische und moralische Stereotypen, die seit der Antike Geltung hatten, eingebettet. Henning Kirk untersucht die sozialen Bedingungen und Kräfte der Medizin, in diesem Fall der geriatrischen Literatur, auf deren gesellschaftliche Auswirkungen hin.

Um die sozialen Hintergründe dieses Prozesses besser verstehen zu können, darf Krankheit nicht mehr allein aus ärztlicher Perspektive betrachtet werden, sondern es muß ebenfalls aus der Sicht der Patienten argumentiert werden.[55] Für eine „Sozialgeschichte der Geriatrie" empfiehlt sich daher ein patientenorientierter Zugang, der sich in weitem Sinne mit der Frage beschäftigt, wie Menschen sich zu dem verhielten, was sie in ihrer Zeit unter Gesundheit, Krankheit oder Heilung ihrer selbst oder nahestehender Personen verstanden. Wie sie Gesundheit überhaupt wahrnahmen, wie sie zum Heilpersonal standen und wie sie von außen kommende diagnostische, therapeutische und präventive Angebote einschätzten und nutzten.[56] Die Vorstellungen älterer Patienten in bezug auf gesundheitsrelevante Fragen geben Aufschluß über allgemeinere Glaubens- und Denkmuster. Auf der Basis dieser Erkenntnisse können Aussagen gemacht werden, welche Vorstellungen und Ausformungen medizinischer Kultur ältere Patienten repräsentieren. Umgekehrt führen diese Vorstellungen auch zu bestimmten Verhaltensweisen der Patienten und wirken mitgestaltend auf die äußeren Umstände ein.[57] Eine solche patientengeschichtlich orientierte Untersuchung hinsichtlich der Altersmedizin ist bisher noch nicht durchgeführt worden.

1.3. Quellen und Quellenlage

Im Universitätsarchiv Tübingen sind die Aufnahmebücher der Medizinischen Klinik seit 1866 vollständig erhalten. Die als Kassenbücher geführten Verzeichnisse geben Aufschluß über die Gesamtzahl der Patienten pro Jahr,

dom" i 1800-tallets lægelitteratur. En medicinsk-idehistorisk analyse. Kopenhagen 1995. Dazu auch der frühere Aufsatz: Kirk, Henning: Geriatric Medicine and the Categorisation of Old Age – The Historical Linkage. In: Aging and Society 12 (1992), S. 483–497.

55 Dies forderte Roy Porter schon 1985 in seinem Aufsatz: Porter, Roy: The Patient's View. Doing Medical History from Below. In: Theory and Society 14 (1985), S. 167–174.

56 Wolff: Patientengeschichtsschreibung, S. 313.

57 Ebd., S. 322.

deren Geschlecht, Alter, Beruf, Familienstand, Wohn- und Geburtsort und Konfession, ebenso über den Aufnahmemonat, die Aufenthaltsdauer und ob der Patient im Krankenhaus verstorben ist. Weiterhin ist daraus ersichtlich, wieviel der Klinikaufenthalt kostete, und wer ihn bezahlt hat und zum Teil, ob ein Patient mehrmals aufgenommen wurde. In den Hauptjournalen zu den jeweiligen Jahren lassen sich die diagnostizierten Krankheiten nachlesen.

Für die Jahre 1880, 1884 und ab da in Fünfjahresschritten bis zum Jahr 1914 wurden die oben genannten Daten zunächst für alle Patienten ausgewertet, die 55 Jahre und älter waren, um Erkenntnisse über die älteren Patienten der Medizinischen Klinik zu gewinnen. Um Gemeinsamkeiten und Unterschiede zur übrigen Patientenschaft herausarbeiten zu können, wurden deren Daten für denselben Zeitraum ebenfalls untersucht.

Einer Anfrage an die kommunalen, universitären und kirchlichen Archive im südwestdeutschen Raum zufolge sind zwar zum Teil Aufnahmebücher der unter der jeweiligen Trägerschaft laufenden Krankenhäuser vorhanden, diese decken aber im Gegensatz zur Überlieferung im Universitätsarchiv Tübingen meist nur wenige Jahrgänge des angestrebten Untersuchungszeitraumes ab.

Ausführliche Patientenakten, die ein Abbild der gesamten wissenschaftlichen Auffassung ihrer Entstehungszeit darstellen und deren organisatorische Grundlagen widerspiegeln[58], aus denen sich die Realität des Arzt-Patienten-Verhältnisses ableiten läßt, und die Hinweise auf ein sowohl bei Ärzten als auch Patienten eventuell vorhandenes diagnostisches, therapeutisches und präventives Wissen liefern können, sind in Baden-Württemberg nur im Universitätsarchiv Tübingen in größerem Umfang zu finden.

Dort wurden in den späten 1990er Jahren die bis dahin erhaltenen Patientenakten der Medizinischen Klinik der Universität Tübingen neu geordnet. Alle vor 1902 angelegten Krankengeschichten wurden entsprechend den „Empfehlungen für die Bewertung und Erschließung von Krankenakten“ komplett aufgehoben.[59] Im Jahr 1897 sind dies von insgesamt 87 Patienten, die 55 Jahre und älter waren, vier Krankenakten, 1898 zweiundzwanzig von 89, 1899 sechsunddreißig von 73, 1900 siebenundsiebzig von 94 und 1901 siebenundfünfzig von 93. Die Akten der Jahre 1905, 1910 usw. wurden ebenfalls komplett archiviert, die Patientenakten der Jahre dazwischen in repräsentativer Auswahl. Das Universitätsarchiv Tübingen hat dabei die auch sonst in den Staatsarchiven Baden-Württembergs übliche Praxis übernommen, die Akten der Patienten, deren Nachnamen mit einem

58 Vgl. Jütte, Robert: Vom medizinischen Casus zur Krankengeschichte. In: Berichte zur Wissenschaftsgeschichte 15 (1992), S. 50–52, hier S. 50.

59 Siehe Dinges, Martin/Wischnath, Michael: Empfehlungen für die Bewertung und Erschließung von Krankenakten. In: Berichte zur Wissenschaftsgeschichte 21 (1998), S. 49–59, S. 55: „Es wird empfohlen, ältere Krankenakten vollständig aufzubewahren und bei der Festlegung eines Grenzjahres nicht vor das Jahr 1900 zurückzugehen.“

der Buchstaben D, O oder T beginnt, zu verwahren.[60] Somit sind von den Krankenakten der Patienten im gesuchten Alter folgende erhalten: 1902 eine von insgesamt 154 älteren Patienten, 1903 sechs von 195, 1904 ebenfalls sechs von 190, 1905 175 von 226, 1906 fünf von 283, 1907 sechs von 284, 1908 elf von 325, 1909 zehn von 319, 1910 306 von 373, 1911 vierzig von 456, 1912 zwölf von 335, 1913 elf von 326 und 1914 neun von insgesamt 272 Patienten, die in diesem Jahr 55 Jahre und älter waren. Die vorhandenen Akten sind meist sehr ausführlich und lassen Rückschlüsse über den Aufnahme- und Entlassungsstatus, den Aufnahme- und Entlassungsmodus sowie den sozialen Kontext des Patienten zu. Eigene Einschätzungen und bisherige Behandlungsmethoden des Kranken wie auch die Diagnostik und Therapie des behandelnden Klinikarztes können rekonstruiert werden. Auch Rückschlüsse über das Verhalten des Patienten und dessen physischen und psychischen Zustand während des Klinikaufenthaltes sind möglich.

Die Gegebenheiten in einer Universitätsklinik verallgemeinern zu können, scheint auf den ersten Blick schwierig zu sein. Tatsächlich war der Hauptzweck des in den 40er Jahren des 19. Jahrhunderts entstandenen Krankenhauses die medizinische Lehre gewesen. Die Heilung von Kranken kam nur insoweit in Betracht, als diese primäre Bestimmung dadurch nicht beeinträchtigt wurde.[61] Allerdings entstand 1879 ein neues Klinikviertel mit einer größeren Medizinischen Klinik. Hier fand jeder Kranke gegen Bezahlung und teilweise unentgeltlich Aufnahme und ärztliche Behandlung.[62] Außer den Universitätskliniken gab es in Tübingen noch ein kleines städtisches Krankenhaus im früheren Spital mit 34 Betten, das jedoch schon allein aufgrund seiner Größe nur einen Bruchteil der Patienten des Tübinger Einzugsgebietes aufnehmen konnte.[63] Somit hatte die „Königliche Universitäts-Klinik für innere Krankheiten" die Verpflichtungen eines öffentlichen Krankenhauses und war im Jahr 1907 eine staatliche Anstalt mit 195 Betten, die männliche und weibliche Patienten aufnehmen konnte.[64]

60 Ebd., S. 55 und Anm. 30.

61 Organisches Statut für die Klinische Anstalt der Universitaet Tuebingen. Genehmigt durch hoechstes Dekret vom 9. Jan. 1840. Tuebingen 1840, § 1: „Die klinische Anstalt ist ein Institut der Landes-Universität, für den Zweck der practischen Unterweisung und Anleitung der Studirenden der Medizin, Chirurgie und Geburtshülfe zur ärztlichen Kunstübung an Kranken."

62 Schön, Theodor: Die Entwicklung des Krankenhauswesens und der Krankenpflege in Württemberg. Die Krankenhäuser der Universität Tübingen. In: Medizinisches Correspondenz-Blatt des württembergischen Aerztlichen Landesvereins 73 (1903), S. 660–662.

63 Adressbuch der Kranken- und Pflege-Anstalten Deutschlands. Adresse- und Nachschlagebuch über die Krankenhäuser, Lazarette, Kliniken, Irren-, Siechen- und Versorgungsanstalten, über die Heilstätten, Sanatorien und Genesungsheime. Herausgegeben auf Grund eigener Umfragen bei den Anstalten vom Verlage der „Zeitschrift für Krankenanstalten". Leipzig 1907, hier S. 406. Außerdem existierte noch ein Königliches Garnisonlazarett, welches jedoch für die vorliegende Untersuchungen von geringerer Bedeutung ist.

64 Ebd., S. 405.

Um Aussagen über wissenschaftliche Entwicklungen, therapeutische Methoden und Wahrnehmungen der behandelnden Ärzte machen zu können, bietet sich der Blick in das medizinische Schrifttum an. Monographien der geriatrischen Literatur enthalten aber meist nur knappe Anamnesen und stammen von verhältnismäßig prominenten Autoren. Das Wissen und die Gedanken des durchschnittlichen Mediziners werden kaum ersichtlich und konkrete Falldarstellungen, die ideen- und mentalitätsgeschichtliche Hinweise liefern können, fehlen. In den medizinischen Zeitschriften kommen dagegen auch weniger renommierte Mediziner zu Wort. Darüber hinaus steuerten erfahrene Ärzte Vorabdrucke ihrer neuesten Werke bei und man findet dort auch ausführliche Berichte über einzelne Patienten. Daneben werden Sitzungsprotokolle medizinischer Tagungen, die ebenfalls Rückschlüsse auf den Praxisalltag und das tatsächliche medizinische Wissen zulassen, herangezogen.

Als der „Großteil der exakten wissenschaftlichen Arbeit in Zeitschriften auseinanderstrebender Sonderdisziplinen abgewandert war und die Referatenorgane der Fülle der Veröffentlichungen kaum noch Herr wurden, ist dann jene noch heute verbreitete allgemein-medizinische Wochenschrift entstanden, die versucht, in wenigen ausgewählten Originalarbeiten, und vor allem in Referaten, Übersichtsartikeln und Kurzinformationen aller Art in der dem praktizierenden Arzt zur Verfügung stehenden knappen Zeit einen Überblick über die Fortschritte der Heilkunde in großen Zügen zu vermitteln."[65] Eine dieser medizinischen Wochenschriften ist die *Deutsche Medizinische Wochenschrift*, die seit 1875 bis heute in Stuttgart verlegt wird. Alle Jahrgänge von 1880 bis 1914 wurden von mir auf Artikel und Hinweise über ältere Patienten und Alterskrankheiten gesichtet und ausgewertet, ebenso dieselben Jahrgänge des seit 1871 bestehenden *Correspondenz-Blatt(es) für Schweizer Ärzte* und die entsprechenden Bände der *Schmidt's Jahrbücher der in- und ausländischen gesamten Medicin*, die auch einen Blick auf die medizinischen Geschehnisse außerhalb des deutschsprachigen Raumes zulassen. Um eventuelle spezielle Entwicklungen und Diskussionen in Württemberg aufzeigen zu können, wurde das *Medizinische(s) Correspondenzblatt des württembergischen ärztlichen Landesvereines* auf Hinweise zu älteren Patienten durchgesehen. Die Jahrgänge der leider nur kurz erschienenen Zeitschriften *Ärztlicher Ratgeber* (1900 bis 1906) und *Die Krankenpflege* (1901–1903) ergänzen die Untersuchungen.

In den Zeitschriftenartikeln spiegelt sich die medizinische Beschäftigung mit dem Alter wider. Es wird deutlich, inwiefern Erkenntnisse hinsichtlich des Alterungsprozesses oder hinsichtlich Alterskrankheiten Einzug in die ärztliche Gedankenwelt gefunden haben. Vor allem die Frage, ob und inwieweit die Situation älterer Patienten problematisiert wurde, läßt sich anhand der medizinischen Fachzeitschriften verfolgen.

65 Brunn, Walter Albert Leopold von: Medizinische Zeitschriften im neunzehnten Jahrhundert. Beiträge zur Geschichte der allgemein-medizinischen Fachpresse. Stuttgart 1963, S. 7.

1.4. Aufbau der Arbeit

Die vorliegende Untersuchung gliedert sich in vier größere Abschnitte. Nach der Einleitung widmet sich Kapitel zwei dem zunehmenden wissenschaftlichen Interesse an der Altersmedizin und versucht, den Gründen dafür nachzuspüren. Nach einem kurzen, allgemeinen Überblick über den Stand der Medizin im Deutschen Kaiserreich und dem Aufzeigen des Trends zur medizinischen Spezialisierung folgt eine Zusammenfassung über die Entwicklung der Geriatrie und Gerontologie von der Frühen Neuzeit bis zum Ersten Weltkrieg. Durch eine Auswertung der Zeitschriftenartikel in zeitgenössischen medizinischen Fachzeitschriften, die sich explizit mit dem Alter auseinandersetzen, wird die im Untersuchungszeitraum zunehmende wissenschaftliche Beschäftigung mit Alterskrankheiten und dem Alter an sich dargestellt. Anhand der Todesursache „Altersschwäche", die im Verlauf des 19. Jahrhunderts allmählich durch differenziertere Begriffe ersetzt wurde, läßt sich eine Veränderung in der medizinischen Betrachtung des höheren Lebensalters nachweisen.

Das Thema des dritten Kapitels sind die älteren Patienten der Medizinischen Klinik der Universität Tübingen. Dazu wird zunächst einmal der Frage nachgegangen, welche demographischen Veränderungen im Untersuchungszeitraum zu einem Ansteigen älterer Menschen in der Bevölkerung geführt haben, und welche Auswirkungen der demographische Wandel auf den allgemeinen Krankenhausalltag hatte. Auch hatten sozialpolitische Veränderungen Auswirkungen auf die Patientenzahlen und die Patienten selber. Die Auswertung der persönlichen Daten der Patienten läßt Aussagen darüber zu, wie sich die Patientenschaft der Tübinger Medizinischen Klinik zusammensetzte. Im Anschluß daran geht es darum, wer überhaupt als „alt" bezeichnet wurde, und welche kuturellen Bedingungen und sozialpolitischen Gegebenheiten in dieser Bewertung eine Rolle spielen. Das Alter als „soziales Konstrukt" soll dabei näher beleuchtet werden.

Im daran anschließenden Kapitel steht die Behandlung älterer Patienten im Krankenhaus im Vordergrund. Um eine Vorstellung vom Alltag in den Krankenhäusern der Jahrhundertwende zu vermitteln, folgt nach einem kurzen Abriß über die Entstehung des modernen Krankenhauses eine Analyse des Ansehens von Krankenhäusern im allgemeinen und des Rufes der Medizinischen Klinik Tübingens im besonderen. Dabei wird auch das Arzt-Patienten-Verhältnis einer genaueren Betrachtung unterzogen. Durch die Auswertung der Krankenakten kann die Diagnosefindung in Tübingen nachvollzogen werden, daneben ist ein Überblick über die medizinische Behandlung und die psychologische Betreuung der älteren Patienten möglich. Ob dabei moderne geriatrische Grundsätze beachtet wurden, wird abschließend diskutiert.

Im fünften Kapitel werden die Einstellung zur Gesundheit und die gesellschaftliche Stellung alter Menschen untersucht. Ein allgemeiner Überblick über die soziale Stellung kranker Menschen erklärt, warum sich die älteren Patienten in Tübingen in der Regel für gesünder hielten als sie den Krankenakten nach waren, und warum sie sich meist erst relativ spät nach dem Auftreten der ersten Beschwerden in das Krankenhaus begaben. Anders verhielten sich die Kranken, die aufgrund einer Renten- oder Versicherungsangelegenheit in der Klinik waren. Ob hier allerdings in den persönlichen Akten ein subjektiver Blick dominierte oder die allgemeinen zeitgenössischen Vorurteile gegenüber Rentenbewerbern aufgegriffen wurden, kann nur vermutet werden. Ein Blick auf den allgemeinen Gesundheitszustand der älteren Patienten zeigt, daß diese oft von mehreren Erkrankungen gleichzeitig betroffen waren, die Krankheiten in der Hauptsache chronisch waren und die Kranken die Medizinische Klinik häufig mehrmals wegen derselben Beschwerden aufsuchten. Inwiefern sich die älteren Patienten vor ihrem Klinikaufenthalt selbst behandelten, und ob sie sich in die Obhut eines niedergelassenen Arztes begaben, soll anschließend geklärt werden. Das Kapitel schließt mit dem Fazit, daß sowohl Alt- als auch Kranksein an und für sich schon eine besondere gesellschaftliche Stellung bedingen. Treten jedoch Alter und Krankheit in einem Zusammenhang auf, wird die Situation alter Menschen entsprechend erschwert, da zwei negativ besetzte Aspekte zusammenkommen.

2. Das zunehmende wissenschaftliche Interesse an der Altersmedizin

2.1. Die Medizin gegen Ende des 19. und zu Beginn des 20. Jahrhunderts

Vom Ende des 18. bis zum Beginn des 20. Jahrhunderts befand sich die Medizin in einer Periode des Übergangs. Weitreichende Veränderungen dieser Zeit bestimmen den gesellschaftlichen Umgang mit Krankheit bis heute. Die Zuständigkeitsbereiche der Medizin in der Gesellschaft wurden erweitert, Experten- und Laienwissen differenzierte sich, in der Arzt-Patienten-Beziehung wurde das Machtverhältnis umgekehrt und die neuen medizinischen Konzepte durchdrangen das alltägliche Wissen.[1]

Zunächst wurde die medizinische Szenerie durch wissenschaftliche Innovationen erheblich verändert. Physikalisch-chemische Untersuchungsmethoden ließen die ärztliche Diagnostik präziser werden. Das neue Wissen in der experimentellen Physiologie, Bakteriologie, Hygiene und Serologie sowie der vielfältige Einsatz fortschrittlicher Instrumente in der Therapie ermöglichten eine erfolgversprechende Behandlung vieler Krankheiten.[2] Im Medizinalwesen entwickelte sich die traditionelle „Gesundheitspolizei" zu einer modernen öffentlichen Gesundheitspflege. Die Gesundheit des Individuums rückte stärker in den Vordergrund des öffentlichen Interesses. Vor allem Ärzte und Hygieniker erkannten die Bedeutung öffentlicher Gesundheitsförderung und Krankheitsverhütung und forderten den Staat zum Handeln auf.[3] Die gesamte Umwelt des Menschen wurde auf krankheitsauslösende und gesundheitsfördernde Einflüsse hin untersucht. Gezielte staatliche Maßnahmen sollten die allgemeine Gesundheit verbessern. Den Ärzten als ausführenden Organen kamen dabei neue und wichtige Funktionen zu. Durch die Thematisierung der Gesundheit als politisches Problem gelang es der Ärzteschaft, Prestige und Autorität durch Ausdehnung ihres Praxisfeldes und der Erweiterung ihrer Expertenrolle zu steigern.[4]

Die Einführung der Gesetzlichen Krankenversicherung führte dazu, daß erstmals ein großer Teil der sozialen Unterschichten systematisch von aka-

1 Vgl. die Schlußfolgerungen bei Lachmund, Jens/Stollberg, Gunnar: Patientenwelten. Krankheit und Medizin vom späten 18. Jahrhundert bis zum frühen 20. Jahrhundert im Spiegel von Autobiographien. Opladen 1995, S. 220–225.

2 Vgl. dazu u. a. Drees, Annette: Die Ärzte auf dem Weg zu Prestige und Wohlstand. Sozialgeschichte der württembergischen Ärzte im 19. Jahrhundert. Münster 1988, S. 76f. oder Heischkel-Artelt, Edith: Die Welt des praktischen Arztes im 19. Jahrhundert. In: Artelt, Walter/Rüegg, Walter (Hg.): Der Arzt und der Kranke in der Gesellschaft des 19. Jahrhunderts. Stuttgart 1967, S. 1–16, v. a. S. 11.

3 Siehe Drees: Ärzte auf dem Weg, S. 33f.

4 Vgl. hierzu Frevert, Ute: Krankheit als politisches Problem 1770–1880. Soziale Unterschichten in Preußen zwischen medizinischer Polizei und staatlicher Sozialversicherung. Göttingen 1984.

demisch gebildeten Ärzten behandelt wurde. Reichsweit waren 1883 unmittelbar vor Inkrafttreten des Krankenversicherungszwangs bereits 5 % der Bevölkerung krankenversichert. Durch das Gesetz stieg die Anzahl der Versicherten auf 10 %, und bei Inkrafttreten der Reichsversicherungsordnung im Jahre 1914 hatte sich der Versichertenanteil auf 35 % der Bevölkerung erhöht. Dies führte zu einer gesteigerten Nachfrage nach den Leistungen approbierter Ärzte.[5]

Mit der Zunahme medizinischer Erfolge gewann die Bevölkerung zunehmend Vertrauen in die akademische Ärzteschaft. Zunächst wuchs die Zahl der gebildeten Bürgerschaft, die schon früh damit angefangen hatte, regelmäßig einen wissenschaftlich gebildeten Arzt zu konsultieren. Äußere Umstände, wie allgemeiner Kaufkraftzuwachs, Gesetzliche Krankenversicherung und verbesserte Kommunikations- und Transportmöglichkeiten gestatteten es immer mehr Menschen, im Krankheitsfall einen approbierten Arzt aufzusuchen.[6] Die akademisch gebildete Ärzteschaft konnte sich auf dem Gesundheitsmarkt als „quasi-monopolistische Anbieter" etablieren.[7] Die Anzahl der Ärzte nahm im 19. Jahrhundert proportional stärker zu als die Gesamtbevölkerung.[8] Es gelang ihnen, die Absatzchancen für ihre Dienstleistungen zu verbessern und eine größtmögliche Unabhängigkeit ihres beruflichen Handelns gegenüber dem Staat und den Patienten durchzusetzen. Während der Reichsgründung und dem Ersten Weltkrieg professionalisierte[9] sich die Ärzteschaft vollständig. Ihre ökonomische Situation sowie ihr Sozialprestige konnten entscheidend verbessert werden. Auf dem durch die Gesetzliche Krankenversicherung erheblich erweiterten Gesundheitsmarkt und in der Anerkennung der Bedeutung ärztlicher Expertise für Staat und Gesellschaft gelang es der Ärzteschaft, ein weitgehendes Monopol durchzusetzen.[10]

5 Siehe Huerkamp, Claudia: Ärzte und Patienten. Zum strukturellen Wandel der Arzt-Patient-Beziehung vom ausgehenden 18. bis zum frühen 20. Jahrhundert. In: Labisch, Alfons/Spree, Reinhard (Hg.): Medizinische Deutungsmacht im sozialen Wandel des 19. und frühen 20. Jahrhunderts. Bonn 1989, S. 57–73, S. 63.

6 Ebd., S. 63.

7 Siehe Lachmund/Stollberg: Patientenwelten, S. 179.

8 Vgl. Huerkamp: Ärzte und Patienten, S.11 und Herold-Schmidt, Hedwig: Ärztliche Interessenvertretung im Kaiserreich 1871–1914. In: Jütte, Robert (Hg.): Geschichte der deutschen Ärzteschaft. Organisierte Berufs- und Gesundheitspolitik im 19. und 20. Jahrhundert. Köln 1997, S. 43–95, S. 44.

9 Zur Professionalisierung allg. s. Freidson, Eliot: Der Ärztestand. Berufs- und wissenssoziologische Durchleuchtung einer Profession. Stuttgart 1979, S. 66ff.: „Die formalen Kriterien der Profession." und Sarfatti-Larson, Magali: The Rise of Professionalism. A Sociological Analysis. Berkley 1977. Zur Professionalisierung der Ärzte in Deutschland s. Huerkamp, Claudia: Ärzte und Professionalisierung in Deutschland. Überlegungen zum Wandel des Arztberufes im 19. Jahrhundert. In: Geschichte und Gesellschaft 6 (1980), S. 349–382 sowie Drees, Annette: Ärzte auf dem Weg. Ferner der Überblick von Reinhard Spree in: Spree, Reinhard: Soziale Ungleichheit vor Krankheit und Tod. Zur Sozialgeschichte des Gesundheitsbereichs im Deutschen Kaiserreich. Göttingen 1981, S. 138ff.

10 Siehe Herold-Schmidt: Ärztliche Interessenvertretung, S. 95.

Im Zusammenhang mit der Professionalisierung der Ärzte wurden gesundheitsbewußte Verhaltensstandards verallgemeinert. Medizinische Versorgung erstreckte sich in alle Bereiche und auf jede Ebene des sozialen Systems. Ein Forschungsansatz, der geprägt ist von der Medizinkritik Ivan Illichs[11], wurde von einzelnen Autoren übernommen.[12] Demnach sei es durch diese Medikalisierung[13] der Bevölkerung für den „Alltagsmenschen" immer selbstverständlicher geworden, im Krankheitsfall einen Arzt aufzusuchen und sich nach dessen Anweisungen zu verhalten.[14] Gleichzeitig habe die Persönlichkeit des Patienten an Bedeutung verloren. Eigenes Nachdenken über Krankheit und ihre Ursachen sei ersetzt worden durch eine relativ enge Orientierung an die ärztliche Diagnose. Die Unfähigkeit des Patienten, mit Gesundheitseinbußen selbst fertig zu werden, habe zugenommen. „Laienkonstruktionen" seien durch ärztliche Deutungsangebote geprägt worden und ein zunehmendes psychisches Abhängigkeitsverhältnis vom Beistand eines medizinischen Experten habe selbstmedikative Maßnahmen der Bevölkerung in den Hintergrund gedrängt.[15]

Im Gegensatz dazu gibt es die Auffassung, daß es schon vor einer Professionalisierung der Ärzteschaft und einer Medikalisierung der Bevölkerung von oben eine entsprechende Nachfrage der Patienten nach einem besseren medizinischen Angebot gegeben habe, auf die die Medizin mit der Ausweitung ihres Dienstleistungsangebotes reagierte.[16] In diesem Zusammenhang kann auch die Entwicklung der Altersmedizin betrachtet werden. Die Erhöhung der durchschnittlichen Lebenserwartung im letzten Drittel des 19. Jahrhunderts, die Einführung der Gesetzlichen Krankenversicherung und verschiedene andere Aspekte führten zu einer Zunahme älterer Patienten in Krankenhäusern. Gleichzeitig kam es an den medizinischen Fakultäten zu einer zunehmenden Spezialisierung[17] und in diesem Zusammen-

11 Illich, Ivan: Die Enteignung der Gesundheit. „Medical nemesis". Reinbek bei Hamburg, 1. Auflage 1975.

12 So Huerkamp, Claudia: Der Aufstieg der Ärzte im 19. Jahrhundert. Vom gelehrten Stand zum professionellen Experten: Das Beispiel Preußens. Göttingen 1985. Und Ferber, Christian von: Medikalisierung – Ein zivilisatorischer Prozeß oder eine sozialpolitische Fehlleistung. In: Zeitschrift für Sozialreform 35 (1989), S. 632–642.

13 Zum Begriff der Medikalisierung ausführlich: Loetz, Franziska: Vom Kranken zum Patienten. „Medikalisierung" und medizinische Vergesellschaftung am Beispiel Badens 1750–1850. Stuttgart 1993. Darin bes. Kap. 2.1.: „Das Konzept der ‚Medikalisierung'", S. 43–56.

14 Vgl. Huerkamp: Aufstieg der Ärzte, S. 12.

15 Siehe Lachmund/Stollberg: Patientenwelten, S. 179 und S. 221.

16 So Faure, Olivier: The Social History of Health in France: A Survey of Recent Developments. In: Social History of Medicine 3 (1990), S. 437–451. Und Loetz: Vom Kranken zum Patienten.

17 Zur Spezialisierung vgl. Eulner, Hans-Heinz: Die Entwicklung der medizinischen Spezialfächer an den Universitäten des deutschen Sprachgebietes. Stuttgart 1970, wobei der Autor in seiner Abhandlung Spezialfächer mit den in Deutschland obligatorischen Lehrfächern gleichsetzt, die einen selbständigen Prüfungsabschnitt im Examen bilden und durch Ordinarien in den Fakultäten vertreten sind. Die Geriatrie gehört nicht zu diesen Spezialfächern.

hang gelang es der Geriatrie, wenn auch entsprechend mühsamer, sich ebenfalls als eigenständiger medizinischer Teilbereich zu etablieren. Inwiefern nun das Anwachsen älterer Patienten die Entwicklung der Altersmedizin vorangetrieben hat, oder die Veränderungen in der Medizin die Zunahme älterer Patienten forcierte, soll in dieser Studie am Beispiel Tübingens untersucht werden.

2.2. Die Entwicklung der Geriatrie

Das Alter ist das einzige Mittel, lange zu leben.
François Esprit Auber[18]

Seit der Antike wurde versucht, die Gründe des Alterns zu verstehen und dessen Effekte hinauszuzögern. Die medizinischen Werke, die sich mit dem Alter auseinandersetzten, bestanden über Jahrhunderte hinweg aus einer Auflistung der pathologischen Gegebenheiten älterer Menschen sowie aus Hinweisen zur Verlängerung des Lebens und zur Gesundheitserhaltung. In der Tradition der Antike wurden Leistungsabfall und Beschwerden des Greisenalters nicht als Krankheit verstanden, sondern als unabwendbare und natürliche Begleiterscheinungen des späteren Lebens. Da eine Heilung somit nicht möglich war, waren alte Menschen uninteressante Patienten, die die Rolle des Arztes von vornherein einschränkten. Ganz nach der Devise des römischen Komödiendichters Terenz „Senectus ipsa morbus“ wurde der Arzt der Verantwortung für den chronischen Verlauf und den tödlichen Ausgang dieser unvermeidbaren Krankheit enthoben.[19]

Zu den ersten neuzeitlichen Medizinern, die sich explizit mit Krankheiten des höheren Lebensalters beschäftigten, gehörte der Italiener Gabriele Zerbi (1445–1505). Sein Werk „Gerontonomica, scilicet de senum cura atque victu“, das 1489 in Rom erschien, listet unter anderem 300 Krankheiten auf, die man im Alter bekommen kann.[20] Daneben resümierte Zerbi über die Vor- und Nachteile des Alters, gab konkrete Beschreibungen lebensverlängernder Speisen und forderte eine dem Alter gerecht werdende Alltagshygiene.[21] Der ebenfalls in Italien lebende jüdische Arzt David de Pomis (1525–1593) veröffentlichte hundert Jahre später das erste systematische Buch über Greisenkrankheiten, in dem nicht nur Symptome und Vorbeugung beschrieben wurden, sondern auch detailliert auf Behandlungsmöglichkeiten eingegangen wurde.[22]

18 Aus: Meiner, Annemarie (Hg.): Lob des Alters. Sprüche der Weisheit. Wiesbaden 1957, S. 23.

19 Vgl. Döhner, Otto: Krankheitsbegriff, Gesundheitsverhalten und Einstellung zum Tod im 16. bis 18. Jahrhundert. Frankfurt a. M./Bern/New York 1986, S. 30f.

20 Vgl. Freeman, Joseph T.: Aging. Its History and Literature. New York 1979, S. 10.

21 Zur Gerontokomie Zerbis siehe: Bergdolt, Klaus: Leib und Seele. Eine Kulturgeschichte des gesunden Lebens. München 1999, S. 208–210.

22 David de Pomis: Enarratio brevis de senum affectibus. Venedig 1588. Vgl. auch

Im 18. Jahrhundert, unter dem Einfluß der Aufklärung, wurden bisher vernachlässigte Gruppen und Schichten von der Medizin vermehrt berücksichtigt. Nachdem sich das Interesse unter anderem Kindern[23] und Wahnsinnigen[24] zugewandt hatte, wurden auch Greise als Patienten entdeckt. Die Verhütung und Behandlung von Alterskrankheiten begann, für die Medizin interessant zu werden.[25] In der Hauptsache widmete sich das medizinische Schrifttum dabei immer noch der Frage, wie ein gesundes und langes Leben zu erreichen sei. Die Suche nach Möglichkeiten der Lebensverlängerung gipfelte zum Teil in phantastischen Geschichten über Verjüngung und Langlebigkeit, die mit oder ohne Erklärungen als Bücher oder Pamphlete veröffentlicht wurden.

Außer den Texten zur Lebensverlängerung und zur Beibehaltung der Gesundheit, entstanden medizinische Texte, die die Probleme und Bedürfnisse der Älteren untersuchten. Immer mehr Mediziner, wie zum Beispiel die Franzosen Jean Astruc (1684–1766)[26] und Marie-Jacques-Clair Robert (1732–?)[27], erkannten die speziellen Probleme älterer Patienten an. Krankheiten des höheren Lebensalters wurden in der medizinischen Literatur in gesonderten Kapiteln behandelt oder sogar das Thema ganzer Monographien.[28]

Die Abhandlungen des deutschen Arztes Johann Bernhard von Fischer (1685–1772), die Mitte des 18. Jahrhunderts in lateinischer Sprache verlegt wurden[29] und 1777 in deutscher Übersetzung erschienen[30], betonten schließlich, daß die Behandlung der Greisenkrankheiten keineswegs aussichtslos sei.[31] Dagegen existierte für den Italiener Giovanni Battista Morgagni (1682–

Ackerknecht, Erwin H.: Zur Geschichte der Geriatrie. In: Schweizer Medizinische Wochenschrift 91 (1961), S. 20–21, S. 20.

23 Zur Entwicklung der Kinderheilkunde im 18. Jahrhundert s.: Oehme, Johannes: Pädiatrie im 18. Jahrhundert. Lübeck 1984. Zur Geschichte der Kinderheilkunde allg.: Peiper, Albrecht: Chronik der Kinderheilkunde. 3. Auflage, Leipzig 1958.

24 Zur Geschichte des Wahnsinns im 18. Jahrhundert s. z. B.: Kaufmann, Doris: Aufklärung, bürgerliche Selbsterfahrung und die „Erfindung“ der Psychiatrie in Deutschland, 1770–1850. Göttingen 1995.

25 Siehe Müller, Karl: Die Entwicklung der Geriatrie im 18. Jahrhundert. Zürich 1966, S. 5 und Ackerknecht: Geschichte der Geriatrie, S. 20.

26 Astruc, Jean: Traité des maladies des vieillards. Paris 1762. Dazu auch Zeman, Frederic D.: Jean Astruc (1684–1766) on Old Age. In: Journal of the History of Medicine and Allied Sciences 20 (1965), S. 52–58.

27 Robert, Marie-Jacques-Clair: De la vielleisse. Paris 1777.

28 Vgl. Troyansky, David G.: Old Age in the Old Regime. Image and Experience in Eighteenth-Century France. Ithaca/New York 1989, S. 110ff.

29 Fischer, Johann Bernhard von: De senio eiusque gradibus et morbis necnon des eiusdem acquisitione tractatus. 1754.

30 Fischer, Johann Bernhard von: Abhandlungen von dem hohen Alter des Menschen, den Stufen, Krankheiten desselben und den Mitteln zu demselben zu gelangen. Leipzig 1777.

31 Vgl. Müller: Entwicklung der Geriatrie, S. 16.

1771)[32] keine spezielle Lehre von den Alterserkrankungen, da es keine Krankheiten gebe, die nur bei Greisen auftauchen würden, und viele Krankheiten im Alter, da man die Beschwerden mehr dem Alter als der Krankheit zuschreibe, übersehen würden.[33]

Parallel zu den Veröffentlichungen der beginnenden Welle der klinischen und pathologischen Wissenschaft wurden Abhandlungen über Gesundheit und langes Leben[34] immer noch in großer Zahl publiziert. Ein gutes Beispiel für diese Kategorie ist die Veröffentlichung Christoph Wilhelm Hufelands (1762–1836) „Makrobiotik oder die Kunst das menschliche Leben zu verlängern" aus dem Jahr 1797. Der Arzt Goethes vertrat sehr entschieden die Lehre der Diätetik[35] und entfachte mit seiner Schrift geradezu eine Volksbewegung. Das Programm der Diätetik, das auch ein Heilmittel gegen einen frühzeitigen Tod und für ein gesundes Alter zu sein schien, wurde über populärwissenschaftliche Broschüren weit in die breite Masse der Bevölkerung hineingetragen. Hufelands Schrift stand am Ende einer medizinischen Epoche, an dessen Anfang Gottfried Wilhelm Leibnitz um das Jahr 1680 mit seinem Programm für das Medizinalwesen den Ärzten empfohlen hatte, die Menschen zu einem diätetischen Lebensstil zu erziehen und ein Bewußtsein für gesunde Ernährung und moralische Lebensführung zu wecken. Dem einzelnen sollte es möglich sein, etwas für ein längeres Leben zu tun und ohne große Gebrechen bis ins hohe Alter zu existieren.[36] Hufeland[37] sah in der Makrobiotik eine weitgehend prophylaktische Medizin. Er beschäftigte sich nicht mit Altersveränderungen und Greisenkrankheiten im eigentlichen Sinne, sondern beschränkte sich auf Vorschriften und Ratschläge für die Lebensführung im Alter. In der Stärkung der „Lebens-

32 Morgagni, Giovanni Battista: De sedibus et causis morborum per anatomen indagatis libri quinque. Venetiis, Remondiniana, 1761.

33 Vgl. Grmek, Mirko D.: Morgagni und die Greisenkrankheiten. In: Sudhoffs Archiv 44 (1960), S. 117–128, S. 120ff. und Müller: Entwicklung der Geriatrie, S. 22ff.

34 Einen Überblick über die Ideen und den Ursprung der Lebensverlängerung von der Frühgeschichte bis zum Jahr 1800 geben Gruman, Gerald J.: A history of ideas about the prolongation of life. The evolution of prolongevity hypotheses to 1800. Philadelphia 1966 und Franke, Hans: Auf den Spuren der Langlebigkeit. Stuttgart/New York 1985, vor allem in Kap. 2: „Zur Geschichte der Langlebigkeit".

35 Einen allgemeinen Überblick über die antike Lehre der Diätetik nach Hippokrates und Galen gibt Schipperges in: Schipperges, Heinrich: Homo Patiens. Zur Geschichte des kranken Menschen. München/Zürich 1985, v. a. S. 111ff. Als Überblicksdarstellung zur Lehre der Diätetik von der Antike bis zum 19. Jahrhundert empfiehlt sich: Bergdolt: Leib und Seele. Zur Diätetik und Hygiene in der Frühen Neuzeit siehe: Mikkeli, Heikki: Hygiene in the early modern medical tradition. Saarijärvi 1999.

36 Vgl. Borscheid, Peter: Für ein langes Leben. Zu den Bemühungen um eine höhere Lebenserwartung im Zeitalter des Absolutismus. In: Bringéus, Nils-Arvid/Meiners, Uwe/Mohrmann, Ruth-E./Sauermann, Dietmar/Siuts, Hinrich (Hg.): Wandel der Volkskultur in Europa. Band 2. Münster 1988, S. 697–708, S. 698. Außerdem: Bergdolt: Leib und Seele, S. 246f.

37 Zu Hufelands Makrobiotik siehe: Bergdolt: Leib und Seele, v. a. S. 277–282 und Mikkeli: Hygiene, S. 148.

kraft“ sah Hufeland den Schlüssel zu einem langen und gesunden Leben, das zudem durch Kleidung, Ernährung, Lebensart und Klima beeinflußt werde.[38]

Im 19. Jahrhundert bildeten sich innerhalb der Medizin verschiedene Teildisziplinen heraus. Die einzelnen Disziplinen wurden zum Gegenstand eigener Vorlesungen und monographischer Bearbeitungen. Ärzte, die zunächst die gesamte Medizin erlernt und längere Zeit hindurch praktiziert hatten, wandten sich im Laufe ihrer Forschungen einem Spezialgebiet zu.[39] Immer öfter wurden medizinische Dissertationen zu Problemen des höheren Alters angefertigt. Der Schotte John Sinclair (1754–1835) unternahm den ersten Versuch einer genauen Zusammenstellung aller medizinischen Werke, die mit Alter in Zusammenhang standen.[40] In vier Bänden verarbeitete er eine große Menge an Material, welches sowohl aus Resumees klassischer Autoren als auch aus Briefen zeitgenössischer Wissenschaftler bestand und ein Kompendium von über 2000 Titeln beinhaltete.[41]

Burkhard Wilhelm Seiler (1779–1843) hatte zu diesem Zeitpunkt bereits die erste große monographische Darstellung der Anatomie des Greisenalters verfaßt.[42] Er setzte sich sorgfältig mit der Unterscheidung von Alter und Krankheit auseinander und vertrat die Meinung, daß ältere Menschen nicht an Altersschwäche, sondern in der Regel an einer Krankheit sterben. Man müsse sich hüten, als Altersveränderungen zu betrachten, was in Wirklichkeit nur Folge der Krankheit sei. Außerdem forderte er, die ältere Patientenschaft in Hospitälern für die Forschung zu nützen, indem die betreuenden Ärzte ihre Beobachtungen systematisch betreiben und aufzeichnen sollten. Dabei sollten anatomische Untersuchungen durch chemische unterstützt werden.[43]

Diese Forderungen wurden zunächst von französischen Ärzten erfüllt. Die Pariser Salpêtrière bot durch ihre große Patientenschaft eine ideale Forschungsstätte, an der Ärzte und Physiologen Altersgebrechen mit den neuen Methoden der pathologischen Anatomie und der physikalischen Diagnostik erkunden konnten. Die Experten vertraten zumeist den Grundsatz, daß die Schwächen, die im späteren Leben auftreten, ein Grund für den

38 Vgl. Seiler, Eduard/Hilpert, Hermann: Zur Begriffsgeschichte der „Lebensschwäche“. In: Fortschritte der Medizin 86 (1968), S. 35–38, S. 35f.

39 Eulner, Hans-Heinz: Das Spezialistentum in der ärztlichen Praxis im 19. Jahrhundert. In: Artelt, Walter/Rüegg, Walter (Hg.): Der Arzt und der Kranke in der Gesellschaft des 19. Jahrhunderts. Stuttgart 1967, S. 17–34, S. 17.

40 Sinclair, Sir John Bart: The code of health and longevity; or, a concise view of the attainment of long life. Edinburgh 1802.

41 Freeman: Aging, S. 10.

42 Seiler, Burkhard Wilhelm: Anatomia corporis humani senilis specimen. Diss. Erlangen 1799.

43 Vgl. Deutsches Zentrum für Altersfragen e. V. (Hg.): Altwerden in der Bundesrepublik Deutschland: Geschichte – Situationen – Perspektiven. 3 Bände. Berlin 1982, S. 685 und Lüth, Paul: Geschichte der Geriatrie. Dreitausend Jahre Physiologie, Pathologie und Therapie des alten Menschen. Stuttgart 1965, S. 200.

Verfall im Alter seien, aber andersherum nicht unbedingt eine Folge des hohen Alters darstellten. Die Forschungen Jean-Martin Charcots[44] (1825–1893) waren es, die diese Periode wohl am grundlegendsten beeinflußten und den Anstoß zu weiteren medizinischen Beschäftigungen mit dem Alter in Europa und Nordamerika gaben. Seine Analyse basierte auf einer Fallstudie älterer Patientinnen der Salpêtrière, die er systematisch hinsichtlich ihres Alters und ihrer Krankheiten untersucht hatte.[45]

Carl Friedrich Canstatt (1807–1850), Professor für Innere Medizin in Erlangen, war der erste deutsche Arzt, der in seinen Studien klinische Beobachtungen mit pathologischen Untersuchungen verband[46]. Canstatt verstand unter Altern eine individuelle Rückentwicklung des Geistes, der sich wieder dem eines Kindes annäherte. Das traditionelle Modell der Lebenstreppe[47] wurde hier adaptiert. Während der Entwicklungsvorgang optimistisch mit einer Periode des Aufstiegs gleichgesetzt wurde, verstand man unter dem Altern im Gegensatz dazu eine Phase des Niedergangs.[48] Canstatts Werk bildete für spätere Mediziner[49] die Grundlage eigener Studien. Man ging davon aus, daß mit zunehmendem Alter das Risiko, eine Krankheit zu bekommen, anstieg. Altern galt als Prozeß der „Abnützung". Dementsprechend wurde in der medizinischen Literatur des 19. Jahrhunderts viel Wert auf Erklärungen zum körperlichen Abbau gelegt.[50] Mit der speziellen Problematik in der Therapie Älterer setzte sich kaum ein Mediziner auseinander. Eine Ausnahme bildeten die Ärzte, die direkt mit älteren Patienten zu tun hatten. Sie konzentrierten sich vor allem auf die besondere

44 Charcot, Jean-Martin: Leçons cliniques sur les maladies des viellards et les maladies chronique. Paris 1867.

45 Siehe Achenbaum, W. Andrew: Crossing Frontiers. Gerontology Emerges as a Science. Cambridge 1995, S. 37. Ausführlicher zu den Altersforschungen Charcots s. Grmek, Mirko D.: On Ageing and Old Age. Basic Problems and Historic Aspekts of Gerontology and Geriatrics. Den Haag 1958. In: Monographiae Biologicae, Bd. 5, Nr. 2, Den Haag 1958, S. 57–167, S. 71f.

46 Canstatt, Carl Friedrich: Die Krankheiten des höheren Lebensalters und ihre Heilung. 2 Bände. Erlangen 1839.

47 Zum Modell der Lebenstreppe siehe ausführlicher Kap. 3.5. „Exkurs: Altersgrenzen und Lebensphasen im Zusammenhang mit kulturellen Veränderungen und sozialpolitischen Gegebenheiten".

48 Vgl. Kondratowitz, Hans-Joachim von: Konjunkturen des Alters. Die Ausdifferenzierung der Konstruktion des „höheren Lebensalters" als sozialpolitisches Problem. Regensburg 2000, S. 77 und Kirk, Henning: Da alderen blev en diagnose. Konstruktionen af kategorien „alderdom" i 1800-tallets lægelitteratur. En medicinsk-idehistorisk analyse. Kopenhagen 1995, Kap. 2.

49 Z. B. Lorenz Geist (1807–1867, Klinik der Greisenkrankheiten. Erlangen 1857–1860.), der seine eigenen 12jährigen Erfahrungen im Nürnberger Heiliggeistspital auswertete und Carl von Mettenheimer (1824–1898, Nosologische und anatomische Beiträge zu der Lehre von den Greisenkrankheiten. Eine Sammlung von Krankengeschichten und Nekroskopien eigner Beobachtungen. Leipzig 1863.), der ebenfalls in einem Hospital mit Altersinsassen arbeitete und sich mit denselben Problemen beschäftigte.

50 Vgl. Kirk: Da alderen, Kap. 3.

Behandlung von Krankheiten im Alter, während Ärzte, die sich nur in der Theorie mit den medizinischen Problemen des Alters beschäftigten, weiterhin hauptsächlich der Frage nachgingen, wie die Symptome des Alters verhindert, verzögert oder geheilt werden könnten.[51]

Wenn sich auch immer mehr einzelne Ärzte mit den Krankheiten und Problemen des Alters auseinandersetzten, so blieb das allgemeine Interesse doch relativ beschränkt. Alterskrankheiten wurden trotz den weitgehenden Spezialisierungen in der Medizin kaum beachtet, was von den Autoren der medizinischen Monographien stets bemängelnd registriert wurde. So bemerkte Canstatt 1839 in seinem Vorwort: „In neuerer Zeit, welche sich durch Spezialisiren der einzelnen Theile der Wissenschaft so sehr auszeichnet, hat die Bearbeitung dieses Stoffes nicht größeren Anklang gefunden."[52] Auch Julius Schwalbe (1863–1930), dessen zusammenfassendes Werk über Greisenkrankheiten[53] 70 Jahre später erschien, stellte fest: „In unserer Zeit, wo die Spezialisierung der Heilkunde teilweise die Grenzen der Zweckmäßigkeit bereits überschritten hat und mancher Ast am Baume der Heilkunde fast Jahr für Jahr neue Zweige treibt, [...] muß es in hohem Grade verwunderlich erscheinen, daß das Greisenalter eine so geringe Anziehungskraft für den Forscher besitzt."[54] Obwohl sich die Altersmedizin als Konsequenz der Fortschritte in der klinischen Medizin, beeinflußt durch den Trend zur Spezialisierung, entwickelt hatte, schien die Geriatrie noch weit davon entfernt zu sein, ein eigenständiges Fach zu werden.

Wurden andere Spezialfächer durch technologische Innovationen gefördert – wie zum Beispiel die Augenheilkunde durch die Erfindung des Ophthalmoskops – oder durch humanitäre Gründe vorangetrieben – wie die Orthopädie[55] – scheinen für die Entwicklung der Altersmedizin vor allem sozial-demographische Gründe ausschlaggebend gewesen zu sein.[56] Dies kristallisierte sich zu Beginn des 20. Jahrhunderts heraus, als soziale Aspekte Ärzte zu einer Beschäftigung mit dem Alter anregten. Die an Altersgebrechen interessierten Mediziner reagierten auf die demographischen Entwicklungen, die zu einem bemerkenswerten Ansteigen älterer Menschen an der Gesamtbevölkerung geführt hatten. In diesem Zusammenhang wies Her-

51 Vgl. Cole, Thomas R./Holstein, Martha: Interpreting the Formative Literature of Gerontology and Geriatrics: A View From American Cultural History, 1890–1930. In: Conrad, Christoph/Kondratowitz, Hans-Joachim von (Hg.): Zur Kulturgeschichte des Alterns. Berlin 1993, S. 135–156, S. 144.

52 Siehe Canstatt, Carl Friedrich: Die Krankheiten des höheren Lebensalters und ihre Heilung. 2 Bände. Erlangen 1839, S. V.

53 Schwalbe, Julius (Hg.): Lehrbuch der Greisenkrankheiten. Stuttgart 1909.

54 Ebd., S.VII. Dies bemerkte ebenso Friedrich Friedmann in seinem Vorwort zu: Friedmann, Friedrich: Die Altersveränderungen und ihre Behandlung. Grundriß einer Lehre von der Altersinvolution in ihren Beziehungen zur Physiologie, Pathologie und Therapie. Berlin/Wien 1902.

55 Zur Entwicklungsgeschichte der Orthopädie siehe: Ruepp, René: Orthopädie-Technik in der Schweiz. Chronik eines medizinischen Handwerks. Zürich 2002.

56 Vgl. Ackerknecht: Geschichte der Geriatrie, S. 21.

mann Schlesinger (1866–1934) darauf hin, daß „nun ein immer größerer Teil der Bevölkerung in diejenigen Altersklassen einrückt, mit deren Krankheiten wir uns in diesem Werk beschäftigen wollen". Eingehende Kenntnisse der Altersveränderungen seien dringend erforderlich, da neue und brennende Fragen der Sozialpolitik die Ärzte nicht unvorbereitet treffen dürften.[57]

Zur gleichen Zeit beschäftigte sich der in Wien geborene New Yorker Arzt Ignaz Leo Nascher (1863–1944) mit derselben Thematik. Obwohl sich seine Forschungen überwiegend auf das Feld der Geriatrie bezogen, ging er ferner auf soziale Aspekte ein. So forderte er den Einbezug von Sozialstatistikern in die Untersuchungen zur Altersmedizin, um sich in die Lebensumstände älterer Menschen besser hineinversetzen zu können. Da er alte Menschen als die von der Fürsorge am meisten mißachtete Gruppe betrachtete, zeigte er Interesse an Reformen gegen die Altersarmut. Wahrscheinlich um die Geriatrie für Ärzte attraktiver zu machen, hob er jedoch in den meisten seiner Studien die biomedizinischen Aspekte des Alterns hervor und ging weniger auf die sozialen Komponenten ein.[58]

Nascher war es auch, der den Begriff der Geriatrie in die Medizin einführte. 1909 veröffentlichte er seine erste Abhandlung zu diesem Thema, auf das er in einer fünf Jahre später erschienenen Monographie ausführlich einging.[59] Dieses Lehrbuch der Geriatrie betonte den Charakter des Alters als eigenständige Lebensphase und betrachtete die Krankheiten des höheren Lebensalters als pathologische Prozesse in einem normalen verfallenden Körper. Alter stellte für ihn keine pathologische Phase des Erwachsenenalters dar, sondern einen herkömmlichen physiologischen Prozeß im Lebenslauf.[60] Da das Alter für ihn entsprechend der Kindheitsperiode eine physiologische Einheit bildete, verdiene es die Geriatrie analog zur Pädiatrie, ebenfalls als spezieller Zweig der Medizin zu gelten. Nascher erkannte, daß geriatrische Medizin ein neues Verständnis für die verschiedenen Lebensal-

57 Siehe Schlesinger, Hermann: Die Krankheiten des höheren Lebensalters. Wien/Leipzig 1914, S. 4.

58 Siehe Achenbaum: Crossing Frontiers, S. 46f.

59 Nascher, Ignatz Leo: Geriatrics. In: New York Medical Journal 90 (1909), S. 358–59/Ders.: Geriatrics; the diseases of old age and their treatment, including physiological old age, home and institutional care, and medio-legal relations. Philadelphia 1914. Den Anstoß, sich mit der Altersmedizin auseinanderszusetzen, hatte Nascher angeblich schon während seiner Ausbildung zum Mediziner erhalten: „As a medical student late last century, Nascher was making rounds when he came upon an actuelly ill elderly woman. After a quick look, Nascher's professor diagnosed her condition with terrible finality: ‚Old age.' ‚What can be done about it?' ‚Nothing', the professor replied." (Clarfield, A. Mark: Dr. Ignatz Nascher and the birth of geriatrics. In: Canadian Medical Association Journal 143 (1990), S. 944–948, S. 945). Wenn aber das Alter eine Krankheit war, so müsse der Arzt sie doch heilen können, dachte Nascher (Grmek: On Ageing and Old Age, S. 86).

60 Siehe Clarfield: Dr. Ignatz Nascher, S. 945 und Achenbaum: Crossing Frontiers, S. 45.

ter erforderte, in dem entsprechend auf die jeweilige charakteristische Physiologie und Pathologie eingegangen wird.[61]

Die Anforderungen, die eine Gruppe von Patienten allein aufgrund ihres Lebensalters an die behandelnden Ärzte stellte, schien den Anspruch der Geriatrie auf Anerkennung als medizinisches Spezialgebiet zu rechtfertigen. Auch die Pädiatrie war nicht durch die Anwendung bestimmter Methoden oder durch die Beschäftigung mit besonderen Organen zu einem Spezialgebiet geworden. Doch während sich die Pädiatrie als selbständiges Fach behaupten konnte und immer öfter an medizinischen Fakultäten durch einen eigenen Lehrstuhl vertreten wurde, blieb das Interesse der wissenschaftlichen Welt an der Altersmedizin weiterhin verhältnismäßig gering.[62] Immer noch galt, was Schwalbe 1909 bemerkte: „Was insbesondere die Bewertung des Seniums in der Praxis anlangt, so ist nicht zu leugnen, daß den Beschwerden des höheren Lebensalters seitens der Ärzte im allgemeinen keine große Aufmerksamkeit geschenkt und daß auf ihre Beseitigung oft keine erhebliche Sorgfalt verwandt wird. Das bekannte Wort: ‚Senectus ipsa morbus' wird vom Praktiker oft als Leitmotiv für sein Handeln oder vielmehr für sein Nichthandeln betrachtet: mit den Worten ‚das sind eben Altersgebrechen' und mit einem mitleidigen Achselzucken werden die Klagen des Greises häufig abgetan."[63]

Schwalbe erkannte allerdings auch praktische Gründe, die ein Studium der Alterskrankheiten erschwerten. Da das wissenschaftliche Studium der Pathologie und Therapie in der Hauptsache von Kliniken und Krankenhäusern betrieben werde, in diesen aber Patienten höheren Alters selten Aufnahme fänden, komme es zu einer ungenügenden wissenschaftlichen Erforschung des Seniums. „In den Siechenhäusern aber, die diese und andere senile Patienten bergen, fehlen in der Regel die Einrichtungen und die ärztlichen Kräfte, um das Material wissenschaftlich ausreichend zu erforschen."[64] Zur selben Zeit wurden jedoch in Krankenhäusern aus verschiedenen Gründen vermehrt ältere Patienten aufgenommen. Inwiefern dies tatsächlich einen Einfluß auf die Entwicklung der Altersmedizin hatte, wird im folgenden zu klären sein.

2.3. Die medizinische Beschäftigung mit dem Alter im Spiegel medizinischer Fachzeitschriften

Rein quantitativ betrachtet, stieg die Anzahl der altersspezifischen Beiträge in den untersuchten medizinischen Fachzeitschriften in den Jahren 1880 bis

61 Siehe Achenbaum: Crossing Frontiers, S. 44 und Cole/Holstein: Interpreting, S. 149.

62 Vgl. Schmortte, Stefan: Alter und Medizin. Die Anfänge der Geriatrie in Deutschland. In: Archiv für Sozialgeschichte 30 (1990), S. 15–41, S. 17.

63 Siehe Schwalbe, Julius (Hg.): Lehrbuch der Greisenkrankheiten. Stuttgart 1909, S. VIIIf.

64 Ebd., S. XI.

1914 an. Das folgende Diagramm zeigt die zahlenmäßige Entwicklung der Artikel in der jeweiligen Zeitschrift.

Diagramm 1: Quantitatives Ansteigen altersbezogener Zeitschriftenartikel

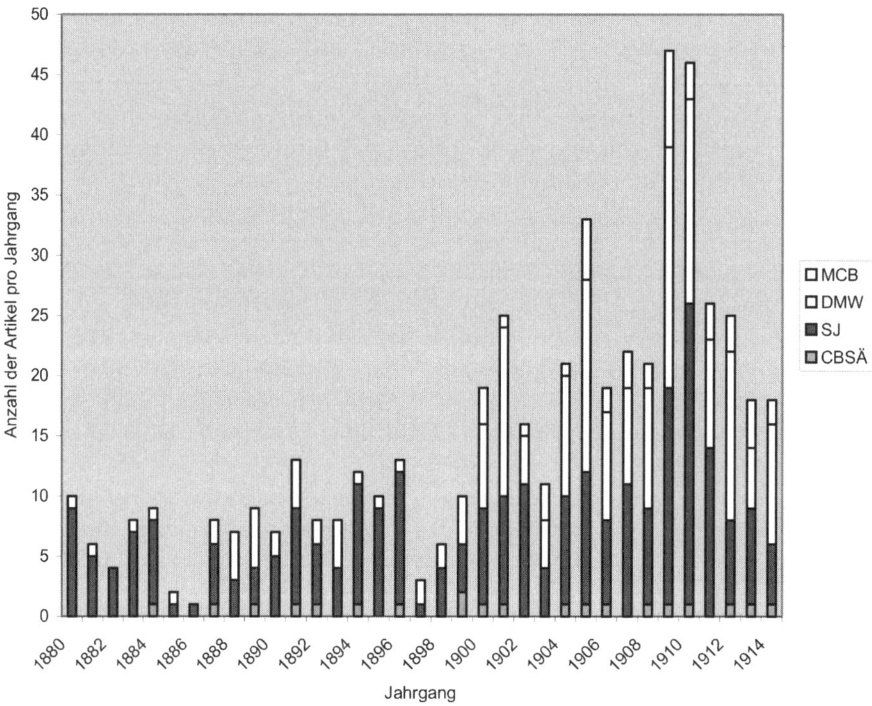

Quelle für Diagramm und Tabelle: Eigene Berechnungen nach Auswertung der Inhaltsverzeichnisse der Jahrgänge 1880 bis 1914 der in Diagramm und Tabelle genannten Zeitschriften.

Tab. 1: Anzahl der altersbezogenen Zeitschriftenbeiträge

Jahr	CBSÄ	SJ	DMW	MCB	Jahr	CBSÄ	SJ	DMW	MCB
1880	0	9	1	0	1898	0	4	2	0
1881	0	5	1	0	1899	2	4	4	0
1882	0	4	0	0	1900	1	8	7	3
1883	0	7	1	0	1901	1	9	14	1
1884	1	7	1	0	1902	0	11	4	1
1885	0	1	1	0	1903	0	4	4	3
1886	0	1	0	0	1904	1	9	10	1
1887	1	5	2	0	1905	1	11	16	5
1888	0	3	4	0	1906	1	7	9	2
1889	1	3	5	0	1907	0	11	8	3
1890	0	5	2	0	1908	1	8	10	2
1891	1	8	4	0	1909	1	18	20	8

1892	1	5	2	0	1910	1	25	17	3
1893	0	4	4	0	1911	0	14	9	13
1894	1	10	1	0	1912	1	7	14	3
1895	0	9	1	0	1913	1	8	5	4
1896	1	11	1	0	1914	1	5	10	2
1897	0	1	2	0					

Bis zur Jahrhundertwende blieb die Anzahl der Beiträge relativ konstant, um dann anzuwachsen und in den Jahren 1910 und 1911 einen Höhepunkt zu erreichen. Es liegt nahe, diesen Höhepunkt mit den Forschungen Naschers in den USA in Verbindung zu bringen, da dieser zur selben Zeit den Begriff der Geriatrie in die Medizin eingeführt hat. Doch in keinem der analysierten Zeitschriftenartikel läßt sich ein Hinweis auf Nascher und seine Altersforschungen finden, obwohl die internationale medizinische Forschung durchaus auf Interesse stieß und entsprechend resümiert wurde. Naschers Erkenntnisse prägten also nicht direkt die medizinische Altersforschung im deutschsprachigen Raum. Vielmehr deutet die quantitative Entwicklung darauf hin, daß nach der Jahrhundertwende allgemein das nationale und internationale Interesse an der Altersproblematik zugenommen hat.

Bei genauerer Aufschlüsselung der Beiträge hinsichtlich ihrer Thematik läßt sich feststellen, daß sich proportional betrachtet über den gesamten Untersuchungszeitraum durchschnittlich zwei Drittel aller Beiträge explizit mit Alterskrankheiten auseinandersetzten.[65] Auch die Anzahl der Beiträge, die sich mit chemischen, physikalischen und physiologischen Aspekten des Alterungsprozeßes beschäftigten, lag durchschnittlich bei einem Viertel.[66] Eine Interessenverschiebung der Mediziner läßt sich somit nicht nachweisen, vielmehr ein konstantes, gleichmäßig verteiltes Interesse an speziellen Krankheiten des Alters und ein etwas weniger ausgeprägtes Interesse der Forschung, Erkenntnisse über den Alterungsprozeß zu gewinnen. Die folgende Tabelle gibt einen Überblick über die Thematik der einzelnen Artikel.

65 Genau aufgeschlüsselt sind es durchschnittlich 63,33 % (1880–1883), 73,33 % (1884–1888), 70,24 % (1889–1892), 61,99 % (1893–1896), 56,7 % (1897–1900), 63,51 % (1901–1905), 67,77 % (1906–1909) und 70,37 % (1910–1914) der analysierten Zeitschriftenbeiträge.

66 Hier sind es durchschnittlich 30 % (1880–1883), 20,55 % (1884–1888), 23,86 % (1889–1892), 30,85 % (1893–1896), 18,16 % (1897–1900), 26,96 % (1901–1905), 24,69 % (1906–1909) und 20,84 % (1910–1914) der analysierten Zeitschriftenbeiträge. Einzelne Beiträge wurden beiden Kategorien zugeordnet, da sie sich sowohl mit Alterskrankheiten als auch mit Alterungsprozessen auseinandersetzen.

Tab. 2: Einteilung der einzelnen Zeitschriftenartikel nach ihrer Thematik (einzelne Artikel wurden sowohl der Geriatrie als auch der Gerontologie zugeordnet, da sie sich sowohl mit Alterskrankheiten als auch mit Alterungsprozessen auseinandersetzen) in Prozent (absolute Zahlen in Klammer)

	Sensationsbericht	Gerontologie	Geriatrie	Versicherungs-angelegenheit
1880	10 % (1)	20 % (2)	70 % (7)	0
1881	16,67 % (1)	50 % (3)	33,33 % (2)	0
1882	0	50 % (2)	50 % (2)	0
1883	0	0	100 % (6)	0
1884	8,34 % (1)	25 % (3)	66,67 % (8)	0
1885	0	0	100 % (2)	0
1886	0	0	100 % (1)	0
1887	0	33,33 % (3)	66,67 % (6)	0
1888	11,11 % (1)	44,44 % (4)	33,33 % (3)	11,11 % (1)
1889	0	22,22 % (2)	66,67 % (6)	11,11 % (1)
1890	0	12,5 % (1)	87,5 % (7)	0
1891	0	35,71 % (5)	64,29 % (9)	0
1892	0	25 % (2)	62,5 % (5)	12,5 % (1)
1893	0	25 % (2)	75 % (6)	0
1894	0	53,33 % (8)	40 % (6)	6,67 % (1)
1895	0	30,77 % (4)	61,54 % (8)	7,69 % (1)
1896	7,14 % (1)	14,29 % (2)	71,43 % (10)	7,14 % (1)
1897	0	0	33,33 % (1)	66,67 % (2)
1898	0	25 % (2)	62,5 %(5)	12,5 % (1)
1899	0	28,57 % (4)	64,29 % (9)	7,14 % (1)
1900	4,76 % (1)	19,05 % (4)	66,67 % (14)	9,52 % (2)
1901	0	24,24 % (8)	72,73 % (24)	3,03 % (1)
1902	5,26 % (1)	47,37 % (9)	47,37 % (9)	0
1903	7,14 % (1)	28,57 % (4)	50 % (7)	14,29 % (2)
1904	0	19,23 % (5)	73,08 % (19)	7,69 % (2)
1905	2,56 % (1)	15,39 % (6)	74,36 % (29)	7,69 % (3)
1906	0	16,67 % (3)	83,33 % (15)	0
1907	7,14 % (2)	28,57 % (8)	60,71 % (17)	3,57 % (1)
1908	3,70 % (1)	25,93 % (7)	66,67 % (18)	3,70 % (1)
1909	8,62 % (5)	27,59 % (16)	60,34 % (35)	3,45 % (2)
1910	3,57 % (2)	26,79 % (15)	66,07 % (37)	3,57 % (2)
1911	0	16,13 % (5)	80,65 % (25)	3,23 % (1)
1912	2,86 % (1)	28,57 % (10)	62,86 % (22)	5,71 % (2)
1913	15 % (3)	10 % (2)	65 % (13)	10 % (2)
1914	0	22,73 % (5)	77,27 % (17)	0

Quelle: Eigene Berechnungen nach Auswertung der Artikel der oben genannten Zeitschriften der Jahrgänge 1880 bis 1914.

Vor der Jahrhundertwende lassen sich vor allem in *Schmidt's Jahrbüchern der in- und ausländischen gesamten Medicin* immer wieder Hinweise auf besonders alt gewordene Personen finden. So werden im Jahr 1880 „Fälle von ungewöhnlich langer Lebensdauer“[67] aufgelistet. Der Artikel faßt die Mel-

67 Fälle von ungewöhnlich langer Lebensdauer. In: SJ 185 (1880), S. 347–348.

dungen verschiedener internationaler medizinischer Fachzeitschriften über noch lebende über Hundertjährige zusammen. Die Wohnorte dieser besonders alten Personen variieren von Chile über Griechenland und Böhmen bis hin nach Kurhessen. Durch diese breitgefächerte Auflistung wird deutlich, daß Personen in diesem Alter eine Sensation darstellten und selbst weltweit selten anzutreffen waren. Im Lauf der 1880er und 1890er Jahre gehen diese Meldungen zurück und reduzieren sich nach 1900 in den medizinischen Wochenschriften auf ein Minimum. Dies könnte auf ein verändertes medizinisches Interesse zurückzuführen sein und mit einer gründlicheren Geburtenregistrierung im Verlauf des 19. Jahrhunderts in Zusammenhang stehen, die nun eine genaue Überprüfung des Alters ermöglichte. Altgewordenen Personen und deren Angehörigen war es somit nicht mehr möglich, durch die Angabe eines zu hohen Alters in den Mittelpunkt des allgemeinen Interesses zu gelangen. Daß einer genauen Altersüberprüfung nur sehr wenige standhielten, wird in einer kurzen Meldung in der *Deutschen Medizinischen Wochenschrift* von 1888 dargestellt. So ergab die Volkszählung „1877 in Bayern 37 Hundertjährige, mit Zuhülfenahme der Geburtsregister [...] indessen, dass nur eine Frau darauf Anspruch hatte." Gleiche Ergebnisse waren in Kanada und Frankreich zu vermelden, so daß der Verfasser resümierte: „Hundertjährige sind selten, seltener als man vermuthen sollte, denn die Greise haben durchweg die Schwäche, sich älter zu machen, wie junge Frauen sich jünger zu machen belieben."[68]

Daß ein gewisses Interesse an besonders alt gewordenen Personen zumindest im lokalen Bereich bestehen blieb, sieht man an den Meldungen in den „Tagesgeschichtlichen Mittheilungen" des *Medizinischen Correspondenz-Blattes des württembergischen ärztlichen Landes-Vereins*. Ab 1900 wird hier über Geburts- und Sterbetage sehr alt gewordener Personen aus Württemberg berichtet, die sich bis ins hohe Alter körperlicher und geistiger Gesundheit erfreuten.[69]

Die medizinischen Wochenschriften wollen dem praktizierenden Mediziner vor allem einen Überblick über die Fortschritte und Entwicklungen in der Medizin und den angrenzenden Fachgebieten vermitteln. Desgleichen war das *Medizinische Correspondenz-Blatt des württembergischen ärztlichen Landes-Vereins* ebenfalls ein Instrument zur ärztlichen Aus- und Weiterbildung, das jedoch auch der einfachen Informationsübermittlung seiner Mitglieder diente. Als Standesorgan wurde deshalb auf tagespolitisches Geschehen, das die Tätigkeiten und die Stellung der Ärzte besonders beeinflußte, besonderer Wert gelegt. Dementsprechend weniger ausgeprägt waren die fachspezifischen Beiträge, die sich auf aktuelle medizinische Themen bezogen. Bis zur

68 Ueber extreme Lebensdauer. Die Hundertjährigen von 1886. In: DMW 14 (1888), S. 896.

69 So z. B. in: MCB 70 (1900), S. 508: „In Bonfeld, O.A. Heilbronn, starb am 15. September ein Bürger im Alter von 100 Jahren und 5 Monaten. [...] Der Verstorbene war angeblich nie krank, und blieb bis zu seinem Tode körperlich und geistig verhältnissmässig noch sehr rüstig."

Jahrhundertwende befaßte sich kein einziger Artikel mit der Altersproblematik, weder in medizinischer noch in sozialpolitischer Hinsicht. Dies mag als Hinweis gelten, daß dem Alter medizinisch kein allzu hoher Stellenwert beigemessen wurde. Erst nach 1900 wurden vereinzelt altersbezogene Beiträge veröffentlicht, die jedoch zu gut einem Drittel aus den oben erwähnten Hinweisen auf Geburts- und Sterbetage sehr alt gewordener Personen bestanden. Ein weiteres Drittel der Beiträge im *Medizinischen Correspondenz-Blatt* nach der Jahrhundertwende setzte sich mit sozialpolitischen Angelegenheiten des höheren Alters auseinander. So wurde nicht nur über das Krankenversicherungsgesetz[70] oder die Alters-und Invalidenrenten[71] im Deutschen Reich informiert, sondern ebenso über die Altersgesetzgebung im europäischen Ausland. 1903 wurde zum Beispiel über die „Fürsorge für Greise und Gebrechliche in Frankreich“[72] berichtet und im Jahr 1913 wurde ein Blick auf die „Altersversicherungs-Gesetzgebung in Schweden“[73] geworfen. Nur jeweils knapp ein Fünftel der Beiträge widmete sich speziellen Erkrankungen im Alter oder versuchte, Erkenntnisse über den Alterungsprozeß zu vermitteln[74].

Während im *Medizinischen Correspondenz-Blatt* das hauptsächliche Interesse im Zusammenhang mit sozialpolitischen Themen auf die Altersgesetzgebung im europäischen Ausland gerichtet war, informierte die *Deutsche Medizinische Wochenschrift* ihre Leser ab 1888 in regelmäßigen Abständen über die Gegebenheiten der Alters- und Invalidenversicherung im Deutschen Reich. Im Vergleich zu den übrigen analysierten Zeitschriften war die Anzahl dieser Beiträge in der *Deutschen Medizinischen Wochenschrift* doppelt so hoch, während die Beiträge, die sich mit dem Alterungsprozeß an sich auseinandersetzten, sich dementsprechend reduzierten.[75] Informationen über sozialpolitische Verhältnisse wurde derselbe Stellenwert beigemessen wie Erkenntnissen über den Alterungsprozeß. Da die Alters- und Invalidengesetzgebung Ärzte direkt in ihrer Berufsausübung beeinflußte, ist dies nicht

70 Kranken-Versicherungsgesetz und Arzt. In: MCB 70 (1900), S. 314–315 und S. 385–389.

71 Invaliden- und Altersrenten. In: MCB 77 (1907), S. 932–933.

72 Die Fürsorge für Greise und Gebrechliche in Frankreich. In: MCB 73 (1903), S. 482.

73 Die Altersversicherungs-Gesetzgebung in Schweden. In: MCB 83 (1913), S. 453.

74 Durchschnittlich 33 % der altersspezifischen Beiträge im MCB der Jahre 1900 bis 1914 waren Hinweise auf in Württemberg lebende Personen, die ein besonders hohes Alter erreicht hatten, fast 34 % setzten sich mit sozialpolitischen Themen auseinander. Ca. 17 % der Beiträge beschäftigten sich explizit mit Krankheiten im höheren Lebensalter und ca. 16 % mit Erkenntnissen hinsichtlich des Alterungsprozesses.

75 Durchschnittlich sind es 6,4 % aller analysierten Beiträge, die sich mit sozialpolitischen Dingen beschäftigen und 24,49 %, die sich mit den Aspekten des Alterungsprozesses auseinandersetzen. Betrachtet man nur die Beiträge der Deutschen Medizinischen Wochenschrift, reduziert sich die Anzahl der Artikel, die sich den Erkenntnissen über den Alterungsprozeß widmen auf durchschnittlich 17,55 % und die Anzahl derer, die sich mit sozialpolitischen Gegebenheiten auseinandersetzen erhöht sich auf durchschnittlich 15,17 %.

verwunderlich. So kamen zum Beispiel durch die vermehrte Gutachtertätigkeit in einer Renten- und Invaliditätsangelegenheit die praktizierenden Mediziner häufiger in Kontakt mit den Alters- und Invaliditätsversicherungsanstalten.[76]

Die medizinischen Fachzeitschriften dokumentierten den Forschungsstand und faßten die Auffassungen und Auseinandersetzungen innerhalb der akademischen Heilkunde zusammen. Somit setzten sich die Autoren immer wieder mit bereits in anderen Zeitschriften erschienenen Beiträgen auseinander, faßten diese zusammen, resümierten und diskutierten diese oder wiesen einfach kurz auf einen bereits erschienenen Artikel hin. Auch hinsichtlich der analysierten Beiträge handelte es sich nur bei etwa einem Drittel um Originalbeiträge, die sich ausführlich mit dem Thema Alter auseinandersetzten. Über den gesamten Zeitraum gesehen blieb dieses Verhältnis relativ konstant, so daß sich proportional gesehen an der quantitativen Auswertung nichts änderte.[77] Andererseits ist auch ein Ansteigen der Auseinandersetzungen mit bereits erschienenen altersbezogenen Beiträgen ein Hinweis auf Interessen- und Forschungsschwerpunkte.

Obwohl die quantitative Auswertung auf ein Ansteigen des Interesses an altersspezifischen Themen im Untersuchungszeitraum hindeutet, wiesen einzelne Rezensenten dennoch auf ein Defizit in der medizinischen Forschung hin. So bemerkte 1890 der Autor einer kurzen Rezension zu August Seidels „Pathogenese, Complikationen und Therapie der Greisenkrankheiten“[78]: „Bei dem Mangel an neueren Arbeiten über Greisenkrankheiten ist das vorliegende anspruchslose Werkchen, [...], gewiss Manchem willkommen.“[79] Auch fast 20 Jahre später hatte sich an dieser Situation nichts geändert, obwohl die Öffentlichkeit schon wahrgenommen hatte, daß vermehrt ältere Patienten in Krankenhäuser Aufnahme fanden und dadurch Möglichkeiten einer weitergehenden Forschung gegeben waren. Dementsprechend forderte der Rezensent von Schwalbes „Greisenkrankheiten“[80]: „Ebenso muß ein intensiveres wissenschaftliches Studium der Pathologie des Seniums in Angriff genommen werden. In den Kliniken und Krankenhäusern findet sich trotz zeitweiliger Überfüllung mit akut Erkrankten genügend reichlich einschlägiges Material.“ Obwohl eine Abhandlung über Greisenkrankheiten

76 So z. B. ein Hinweis in der DMW: Das Verhältnis der Aerzte zu den Alters- und Invaliditäts-Versicherungsanstalten. In: DMW 18 (1892), S. 677, in dem unter anderem über die Zahlungsmodalitäten bei der Ausstellung ärztlicher Zeugnisse informiert wird.

77 Genau aufgeschlüsselt handelt es sich bei 8,33 % (der Artikel der Jahrgänge von 1880 bis 1883), bei 50,68 % (1884–1888), bei 54,48 % (1889–1892), bei 29,68 % (1893–1896), bei 39,08 % (1897–1900), bei 32,2 % (1901–1905), bei 29,85 % (1906–1909) und bei 33,3 % (1910–1914) der analysierten Beiträge um Originalartikel.

78 Seidel, August: Die Pathogenese, Complikationen und Therapie der Greisenkrankheiten. Berlin 1889.

79 Faust: Die Pathogenese, Complikationen und Therapie der Greisenkrankheiten; von Dr. A. Seidel. In: SJ 225 (1890), S. 208.

80 Schwalbe, Julius (Hg.): Lehrbuch der Greisenkrankheiten. Stuttgart 1909.

nach Meinung des Rezensenten keinesfalls „eine größere Ernte an Früchten" verspräche, müsse doch „die momentane Bedürfnisfrage für ein Lehrbuch der Greisenkrankheiten unbedingt bejaht werden." Da „dem konstitutionellen Moment ein größeres Verständnis entgegengebracht" werde, verdienten die Beschwerden des höheren Lebensalters eine größere Aufmerksamkeit.[81]

Nicht ganz so fordernd äußerte sich der Verfasser der Rezension über Schlesingers „Krankheiten des höheren Lebensalters"[82]. Eine gewisse Distanz gegenüber dem Spezialistentum, gegen das sich die Ärzteschaft immer wieder ausgesprochen hatte[83], ist ihm anzumerken, wenn er bemerkt: „Man wird verstehen, wenn man die in diesem Buche steckende Riesenarbeit bedenkt, daß Schlesinger zu dem Ausspruch sich veranlaßt sieht: ‚Für mich kann es keinem Zweifel unterliegen, daß emsige und sorgfältige Pflege dieses Zweiges der inneren Medizin zur Erkenntnis führen wird, daß die Lehre von den Greisenkrankheiten, wie die der Kinderkrankheiten, eine Spezialwissenschaft darstellt.' Mag man eine solche Entwicklung, die eine noch weitergehende Spezialisierung bringen würde, für wünschenswert oder falsch halten."[84] Ganz zustimmen kann der Rezensent dieser Forderung Schlesingers also nicht, wenn er auch die wissenschaftliche Leistung des Verfassers nicht in Frage stellt.

Einigkeit über die Notwendigkeit einer altersspezifischen Medizin läßt sich im Untersuchungszeitraum nicht feststellen. Zwar wurden vermehrt Stimmen laut, die eine medizinische Beschäftigung mit dem Alter forderten, aber allgemeine Anerkennung ihrer Leistungen und weitreichende Unterstützung ihrer Arbeit erfuhren die in diese Richtung forschenden Ärzte kaum. Nur wenige Mediziner fühlten sich in diesem Umfeld berufen, Altersgebrechen näher zu analysieren. So bemerkte Schwalbe im Vorwort zu seinem Werk: „Tatasächlich war es auch der Verlagshandlung, die das Bedürfnis hatte, den ebenfalls in ihrem Verlage erschienenen Büchern von Canstatt und Geist einen Nachfolger zu geben, nicht gelungen, eine geeignete Persönlichkeit zu finden, die sich entschließen wollte, allein ein Werk in den vorgesteckten Grenzen zu verfassen."[85]

Beschäftigten sich selbst anerkannte Mediziner mit der speziellen Problematik der Altersgebrechen, standen dennoch weiterhin deren übrige Forschungen im Mittelpunkt des öffentlichen und fachlichen Interesses. In

81 Siehe Krauss, F.: J. Schwalbe, Lehrbuch der Greisenkrankheiten. In: DMW 35 (1909), S. 357.

82 Schlesinger, Hermann: Die Krankheiten des höheren Lebensalters. Wien/Leipzig 1914

83 Siehe z. B. den Bericht über den 20. Deutschen Ärztetag in Leipzig am 27. und 28. Juni 1892, auf dem das Protokoll festhält: „In der Entwicklung des Specialistenthums haben sich Auswüchse gebildet, deren Bekämpfung im Interesse des ärztlichen Standes, [...] liegt." (DMW 18 (1892), S. 677).

84 S. Matthes: Hermann Schlesinger, Die Krankheiten des höheren Lebensalters. In: DMW 40 (1914), S. 1921–1922.

85 Schwalbe, Julius (Hg.): Lehrbuch der Greisenkrankheiten. Stuttgart 1909, S. XI.

Nachrufen auf Charcot, dessen „Leçons cliniques sur les maladies des viellards“ durchaus bekannt waren[86], wurden seine Verdienste um die Altersmedizin mit keinem Wort erwähnt.[87]

Obwohl sich die medizinische Beschäftigung mit dem Alter in Grenzen hielt, hatte diese durchaus Auswirkungen auf das gesellschaftliche Ansehen älterer Menschen. Thomas R. Cole und Martha Holstein weisen in ihrer Untersuchung zu den Grundlagenwerken der Geriatrie und Gerontologie darauf hin, daß durch die zunehmende Anerkennung naturwissenschaftlicher Konzepte traditionelle und religiöse Bedeutungen des höheren Alters verdrängt worden seien.[88] Die wissenschaftliche Handhabung des Alters habe zu einer Verarmung seiner Bedeutung geführt. Alter sei rationalisiert und als technisches Problem definiert worden. Dies habe wiederum die soziale Einstellung gegenüber älteren Menschen beeinflußt, die von der Allgemeinheit zunehmend als problematische Gruppe wahrgenommen worden sei. Spürbar wurde dies allerdings erst im weiteren Verlauf des 20. Jahrhunderts. So erfuhren in den 1920er und 1930er Jahren die Belange älterer Menschen insgesamt eine stärkere Beachtung. 1938 wurde eine Zeitschrift für Altersforschung[89] gegründet. Zur gleichen Zeit verknüpfte der Professor für Innere Medizin Max Bürger (1885–1966) die klinische Geriatrie erfolgreich mit der modernen Konzeption des biologischen Alters.[90] Im Vergleich zu anderen Spezialfächern stand jedoch die Altersmedizin niemals im Mittelpunkt der Forschungen. Weiterhin bemühte sich nur eine kleine Gruppe innovationsfreudiger Mediziner um das neue Fach. Eigentlich müßte die Geriatrie, „da der Tod in ‚Kindheit‘ und ‚Jugend‘ sowie im ‚besten Mannesalter‘ heute fast eliminiert ist und sich nunmehr auf das höhere und vor allem ‚hohe Erwachsenenalter‘ konzentriert, [...] die wichtigste medizinische Spezialität sein.“[91] Aber noch immer gilt die Geriatrie in Deutschland als

86 So bemerkte der Rezensent zu Schwalbes „Greisenkrankheiten“ in der DMW: „...das Letzte, was über den Gegenstand von Bedeutung zusammenhängend, aber immerhin als Torso überhaupt veröffentlicht worden ist, sind Charcots Leçons cliniques sur les maladies des viellards (1869, 1874).“ (Krauss, F.: J. Schwalbe, Lehrbuch der Greisenkrankheiten. In: DMW 35 (1909), S. 357.)

87 Charcot. In: DMW 19 (1893), S. 831–832/Leyden, E.: Jean Martin Charcot. In: DMW 19 (1893), S. 1107–1108/Naunyn, Bernhard: Jean Martin Charcot. In: CBSÄ 24 (1894), S. 12–17.

88 Cole/Holstein: Interpreting, v. a. S. 135 und 141. Dies bemerkt auch Christoph Conrad in: Conrad, Christoph: Vom Rand in das Zentrum des Gesundheitssystems: alte Menschen im 19. und 20. Jahrhundert. In: Medizin, Gesellschaft und Geschichte 12 (1993), S. 21–41, S. 24.

89 Max Bürger und Emil Abderhalden begründeten die erste gerontologische Zeitschrift: „Zeitschrift für Altersforschung. Organ für Erforschung der Physiologie und Pathologie der Erscheinungen des Alterns“, die von 1938/39 (Jg.1) bis 1944 und 1951 (Jg.5) erschien.

90 Bürger, Max: Altern und Krankheit. Leipzig 1947.

91 Imhof, Arthur E.: Gerontologie und Sozialgeschichte: Möglichkeiten eines gemeinsamen Gespräches. In: Conrad, Christoph/Kondratowitz, Hans-Joachim von (Hg.): Gerontologie und Sozialgeschichte. Wege zu einer historischen Betrachtung des Al-

undankbares Gebiet. Im internationalen Vergleich sind die Forschungskapazitäten unterentwickelt und die innerprofessionelle sowie die gesellschaftliche Anerkennung für Pflege und Sterbebegleitung sind gering.[92] Die soziale Problematik, die ein immer höheres Lebensalter hervorruft, scheint die Entwicklung der Altersmedizin gehemmt zu haben. Gleichwohl jeder ein hohes Alter erreichen will, bleiben die medizinischen Konsequenzen weitgehend unbeachtet. So sind es weiterhin vor allem populärwissenschaftliche Untersuchungen zu lebensverlängernden Maßnahmen, die das Interesse eines breiten Publikums zu wecken vermögen.[93] Selbst angesehene geriatrische Mediziner begeben sich auf die „Spuren der Langlebigkeit“[94], und im „Deutschen Ärzteblatt“ werden Möglichkeiten lebensverlängernder Maßnahmen diskutiert.[95]

Gleichwohl die moderne Geriatrie das Ziel verfolgt, mit Hilfe geeigneter Maßnahmen nicht nur das Leben zu verlängern, sondern es auch mit allen Mitteln lebenswert zu gestalten[96], beherrschen doch weitgehend Stereotype der ärztlichen Behandlung Älterer die medizinische Welt. Ältere gelten als eher undankbare und lästige Patienten, die aufwendiger und umständlicher zu betreuen sind. Meist ist eine Reihe von Krankheiten gleichzeitig zu behandeln und Erfolge sind nur geringfügig möglich oder langwierig erreichbar oder nur von kurzer Dauer. Tatsächlich werden an die medizinischen Institutionen hohe Anforderungen gestellt, da chronische Krankheiten und Multimorbidität einen höheren diagnostischen Aufwand erfordern. Die hohe Anzahl der verordneten Medikamente führt zu unüberschaubaren Wirkungen, die das klinische Bild verkomplizieren. Reale Erfahrungen und Stereotype bewirken, daß den geriatrischen Patienten und der institutionellen Entwicklung der Geriatrie eine weitgehende Interesselosigkeit entgegengebracht wird.[97]

Inwiefern im Untersuchungszeitraum dennoch eine Veränderung in der Wahrnehmung älterer Patienten stattgefunden hat, wird durch einen Blick auf den Wandel im Todesursachenspektrum älterer Menschen deutlich.

ters. Beiträge einer internationalen Arbeitstagung am Deutschen Zentrum für Altersfragen. Berlin, 5.-7. Juli 1982. Berlin 1983, S. 13–33, S. 22.

92 Siehe Conrad: Vom Rand in das Zentrum, S. 36.

93 So titelte die Zeitschrift „Geo“ im Dezember 1999: „Der Traum vom langen Leben. Wissenschaftler enträtseln das Geheimnis des Alterns.“

94 So der Titel des Buches von Hans Franke (Franke, Hans: Auf den Spuren der Langlebigkeit. Stuttgart/New York 1985.), in dem er z. B. auch kurz die Überlegungen der theoretischen Physik skizziert, die von einer Verlangsamung des Alterungsprozesses bei Raumfahrern ausgehen, die jahrzehntelang mit annähernder Lichtgeschwindigkeit im Weltraum dahinfliegen. (S. 19ff.)

95 Z. B. v. Bördlein, Ingeborg: Altersforschung. Wie wird man 100 Jahre alt? In: Deutsches Ärzteblatt 96, Heft 36, 10. September 1999, S. 1624.

96 Siehe Franke, Hans: Stellung und Aufgaben der neuzeitlichen Geriatrie. In: Die Medizinische Welt 33 (1982), S. 533–534, S. 534.

97 Vgl. Tews, Hans Peter: Soziologie des Alterns. 3., neubearbeitete und erweiterte Auflage, Heidelberg 1979, S. 30f. und S. 276.

2.4. Die Veränderung des Todesursachenspektrums älterer Menschen

Da in der Tradition der Antike die Gebrechen des Alters nicht als Krankheit betrachtet wurden, sondern als pathologische Gegebenheiten, die nicht zu heilen waren, wurde die Verantwortung für den chronischen Verlauf und den tödlichen Ausgang des Alterungsprozesses vom Arzt genommen.[98] Aus diesem Zusammenhang heraus entwickelte sich etwa in der zweiten Hälfte des 18. Jahrhunderts die Diagnose „Altersschwäche", die sich in offiziellen Klassifikationssystemen und Statistiken erhalten hat. Erst in den 60er Jahren des 20. Jahrhunderts sank sie zur Bedeutungslosigkeit herab. Als Bezeichnung der Todesursache impliziert „Altersschwäche" eine bestimmte Sichtweise. Hohes Alter wird mit natürlichem Nachlassen der Kräfte gleichgesetzt und dieses Nachlassen der Kräfte als natürliche Krankheit gedeutet, gegen die der Arzt machtlos ist. Mit dieser Sichtweise ist die Vorstellung eines natürlichen Todes verbunden. In Statistiken wurde auch bei Kindern „Alters wegen" als Todesursache angegeben, was auf die volkstümliche Auffassung der besonderen Gefährdung am Anfang und am Ende des Lebens hinweist. Die ganz Jungen und die ganz Alten waren dieser Bedrohung ausgesetzt, da sie noch zu wenig oder nicht mehr genügend Lebenskraft besaßen.[99]

Dieser Ansicht versuchten einige der Mediziner des 19. Jahrhunderts, die sich mit Greisenkrankheiten auseinandersetzten, entgegenzuwirken. So vertrat Burkhard Wilhelm Seiler schon 1799 in seiner Dissertation die Ansicht, daß ältere Menschen nicht an Altersschwäche, sondern an einer Krankheit sterben.[100] Tatsächlich machte im Verlauf des 19. Jahrhunderts die Todesursache „Altersschwäche" nach und nach differenzierteren und ursachenbezogenen Begriffen Platz und ist somit ein Hinweis auf Veränderungen in der medizinischen Betrachtung des höheren Lebensalters.[101]

Christoph Conrad konnte in seinen Untersuchungen feststellen, daß bis in die zweite Hälfte des 19. Jahrhunderts hinein „Altersschwäche" und verwandte Bezeichnungen wie „Auszehrung" oder „Entkräftung" in Statistiken als Todesursache angegeben wurden. Mit Beginn der 1820er Jahre wurden vermehrt genauere und organbezogene Ursachenbezeichungen vermerkt,[102] so daß lange Zeit differenziertere Todesursachenbezeichnungen neben „Al-

98 Vgl. Döhner: Krankheitsbegriff, S. 30f.

99 Vgl. Conrad, Christoph: Sterblichkeit im Alter, 1715–1975. Am Beispiel Berlin – Quantifizierung und Wandel medizinischer Konzepte. In: Konrad, Helmut (Hg.): Der alte Mensch in der Geschichte. Wien 1982, S. 205–230, S. 220ff.

100 Seiler, Burkhard Wilhelm: Anatomia corporis humani senilis specimen. Diss. Erlangen 1799. Resümiert in: Deutsches Zentrum für Altersfragen e. V. (Hg.): Altwerden in der Bundesrepublik Deutschland: Geschichte – Situationen – Perspektiven. 3 Bände. Berlin 1982, S. 685.

101 Vgl. Conrad, Christoph: Vom Greis zum Rentner. Der Strukturwandel des Alters in Deutschland zwischen 1830 und 1930. Göttingen 1994, S. 93.

102 Vgl. Conrad: Sterblichkeit im Alter, S. 223.

tersschwäche" existierten. In ländlichen und kleinstädtischen Gebieten war die Diagnose Altersschwäche noch weit verbreitet und selbst in Köln gehörte sie noch bis zum Ersten Weltkrieg zu den am meisten genannten Todesursachen.[103]

Dieses Verhältnis spiegelt zwei grundsätzlich unterschiedliche, aber parallel nebeneinander existierende Alterssichtweisen wider. Die breite Öffentlichkeit blieb der Altersschwäche mit der Vorstellung eines natürlichen Lebensendes verbunden und gab sich mit dem Hinweis auf das höhere Alter eines Sterbenden zufrieden. Die naturwissenschaftlich orientierte Medizin differenzierte immer präziser und stellte vermehrt einzelne Krankheiten fest, wenn auch von einzelnen Medizinern weiterhin stillschweigend am natürlichen Tod durch „Altersschwäche" festgehalten wurde.[104]

Bei den meisten Ärzten setzte sich jedoch die Ansicht durch, daß durch physiologische Altersveränderungen bestimmte Alterskrankheiten begünstigt würden. Nicht die Altersveränderungen waren also die Krankheit, sondern die daraus resultierenden Gebrechen. Dementsprechend erklärte der Autor des 1908 erschienenen Werkes „Der Tod aus Altersschwäche" das Sterben im Greisenalter als Folge „anatomischer und damit auch funktioneller Veränderungen der Bestandteile unseres Körpers" und der Rezensent bemerkte: „Diese Veränderungen werden nicht durch äußere Schädlichkeiten hervorgerufen, sondern sind die notwendigen Folgen des chemisch-physikalischen Ablaufs der Lebenserscheinungen." Diese unabwendbaren Veränderungen begünstigten wiederum verschiedene Krankheiten des Greisenalters, die jedoch „dem Greisenalter als solchen nicht an[gehören], [...] vielmehr nur Komplikationen desselben dar[stellen]." [105]

Auch die Sozialversicherungen vertraten die Ansicht, daß Alter an sich keine Krankheit sei. Denn nach der Definition des Oberlandesgerichts zu Hamburg aus den Jahren 1886 und 1887 war „Krank im Sinne des Gesetzes [...], wer und solange er der ärztlichen Hilfe bedarf, gesund im Sinne des Gesetzes, wer keinen Arzt nöthig hat und deshalb seinem Erwerb nachgehen kann, auch wenn in seinem Organismus eine krankhafte Anlage fortbesteht.[106]" Somit wurde im Jahr 1900 festgelegt, daß „Altersschwäche niemals eine Krankheit im Sinne des Gesetzes darstellen" könne. Die Krankenversicherung müsse aber eintreten, „wenn im Anschluß an diese Anomalien, oder hervorgerufen durch dieselben, Erkrankung eintritt, d. h. ärztliche Hilfeleistung erforderlich wird."[107]

103 Conrad: Vom Greis zum Rentner, S. 81.

104 So z. B. C. F. Hodge in seinen Untersuchungen der „Nervenzellen bei der Geburt und beim Tode an Altersschwäche" (Teichmann: Die Nervenzellen bei der Geburt und beim Tode an Altersschwäche; von C. F. Hodge. In: SJ 244 (1894), S. 115).

105 Siehe: Schwalbe, J.: Hugo Ribbert (Bonn), Der Tod aus Altersschwäche. In: DMW 35 (1909,1), S. 33.

106 Definition des Oberlandesgerichts zu Hamburg vom 1. März 1886 und 8. Juli 1887, zitiert nach: Kranken-Versicherungsgesetz und Arzt. In: MCB 70 (1900), S. 314–315 und S. 385–389, S. 387.

107 Kranken-Versicherungsgesetz und Arzt. In: MCB 70 (1900), S. 314–315 und S. 385–389, S. 387.

Knapp zwanzig Jahre früher wurde in den „Mittheilungen aus der Geschäfts- und Sterblichkeits-Statistik der Lebensversicherungsbank für Deutschland zu Gotha" für die Jahre 1829 bis 1878 noch Altersschwäche als Todesursache für 7,3 % aller Todesfälle angegeben.[108] Altersschwäche habe im Verlauf dieser fünfzig Jahre als Todesursache sogar zugenommen.[109] Auch in der „Preussische[n] Statistik", die die „Sterbefälle im preuss. Staate nach Todesursachen und Altersklassen der Gestorbenen [...] während des Jahres 1880" auflistet, wird Altersschwäche als Todesursache genannt. Der Autor des Beitrages über die Ergebnisse der statistischen Auswertung in *Schmidt's Jahrbüchern* vergleicht die Zahlen mit denen der vorangegangenen Jahre.[110] Von 1875 bis 1880 verstarben demnach durchschnittlich 8,46 % aller verstorbenen Frauen und 11,67 % aller verstorbenen Männer in Preußen an Altersschwäche. Die Diagnose gehörte also, wie der Verfasser des Beitrages bemerkte, zu den „Krankheiten", die die meisten Todesfälle bedingten.[111]

Diese Häufung der Todesursache Altersschwäche wurde jedoch schon von zeitgenössischen Medizinern entsprechend kritisiert und eine differenziertere Diagnose gefordert. So drang der Autor des „Handbuchs der medizinischen Statistik", Friedrich Prinzing, auf eine obligatorische ärztliche Leichenschau für alle Länder des Deutschen Reiches, um die genauen Todesursachen festhalten zu können. In Preußen gab es diese nicht und entsprechend groß war die Anzahl der an Altersschwäche gestorbenen Personen.[112] In Württemberg gab es zwar eine verbindliche Leichenschau, die jedoch nicht von Ärzten durchgeführt werden mußte. Die Zuverlässigkeit der Todesursachenstatistik wurde deshalb auch hier von Prinzing angezweifelt. Der Rezensent seiner Abhandlung über die Situation in Württemberg faßte diese zusammen und merkte an: „In Württemberg besteht obligatorische Leichenschau; dieselbe wird fast durchgehend von Nichtärzten ausgeübt; [...] War der Verstorbene durch einen Arzt behandelt, so hat der Leichenschauer die Todesursache nach den Angaben des Letzteren einzutragen. Die württembergische Statistik liefert daher zwar für die Todesursachen im Alter von 15–60 Jahren Verstorbenen, von welchen [...] fast 9/10 ärztlich behandelt worden sind, ein zuverlässiges Material, weniger aber bezüglich der Kinder und Greise, von welchen, besonders auf dem Lande, ein erheblicher Theil ohne ärztliche Behandlung stirbt."[113] Diese Aussage findet Be-

108 Geissler: Mittheilungen aus der Geschäfts- und Sterblichkeits-Statistik der Lebensversicherungsbank für Deutschland zu Gotha. In: SJ 191 (1881), S. 310–312, S. 310.

109 Ebd., S. 311.

110 Medig, B.: Preussische Statistik. In: SJ 197 (1883), S. 108–112.

111 Ebd, S. 109. Hier sind auch die genauen Zahlen aufgelistet: im Jahr 1875 waren es 8,48 % Frauen und 11,77 % Männer, 1876 8,34 % Frauen und 11,60 % Männer, 1877 8,20 % Frauen und 11,31 % Männer, 1878 8,32 % Frauen und 11,44 % Männer, 1879 9,00 % Frauen und 12,38 % Männer und im Jahr 1880 8,41 % Frauen und 11,49 % Männer.

112 Prinzing, Friedrich: Handbuch der medizinischen Statistik. Jena 1906, S. 329. Vgl. dazu auch: Schmorrte: Alter und Medizin, S. 19f.

113 Heimann, Georg: Fr. Prinzing, Die Zuverlässigkeit der Todesursachenstatistik Württembergs im Vergleich mit der anderer Staaten. In: DMW 28 (1902), S. 211.

stätigung im „Bericht über die Sterblichkeit in Stuttgart“ des Jahres 1885, dem zufolge bei 2,1 % aller Verstorbenen und 11,3 % der über 61jährigen Altersschwäche die Todesursache gewesen war. Altersschwäche galt hier als eindeutige Diagnose, die nach Geschlecht und Jahreszeit differenziert betrachtet wurde. Demnach kamen „auf das weibliche Geschlecht viel mehr Fälle als aufs männliche“ und der Frühling brachte „mehr als 5mal so viel Todesfälle an Altersschwäche als der Herbst.“[114]

Bemüht um eine genaue Angabe der Todesursachen waren die Verfasser einer Festschrift aus dem Jahr 1907, die das Deutsche Reich in gesundheitlicher und demographischer Beziehung darstellen sollte.[115] Ihnen war durchaus bewußt, daß Altersschwäche keine Krankheit im eigentlichen Sinne war. Im ausführlichen „Verzeichnis von Krankheiten und Todesursachen“ bemerkten sie, daß im Falle mehrerer Krankheiten, die zum Tode geführt haben, der Todesfall unter derjenigen Krankheit zu vermerken sei, die „das wahrscheinlichere Grundleiden bezeichnet“. Nur wenn in solchem Falle das „Grundleiden keine eigentliche Krankheit“ sei, solle es für die Statistik nicht berücksichtigt und z. B. die Todesursache ‚Altersschwäche mit Bronchialkatarrh‘ unter „Bronchialkatarrh“ vermerkt werden.[116] Dennoch zählte bei den im Alter von 60 und mehr Jahren Verstorbenen Altersschwäche zu den wichtigsten Todesursachen. Von 1000 Verstorbenen der Jahre 1900 bis 1904 starben in den Großstädten 199,5, in den Mittelstädten 234 und in kleineren Gemeinden 419,9 Menschen an Altersschwäche.[117] In kleineren Gemeinden war die Diagnose Altersschwäche am häufigsten gestellt worden. Dies deutet auf eine genauere ärztliche Kontrolle in den Städten und vor allem Großstädten hin, wo wesentlich mehr Ärzte den Einwohnern zur Verfügung standen. Demgemäß merkten die Verfasser der Festschrift an: „Versehen können vorkommen bei den Angaben über die Todesursachen aus allen denjenigen Orten, wo eine obligatorische Leichenschau nicht besteht, auch nicht bei jedem Todesfall die Beibringung eines ärztlichen Totenscheins verlangt wird, und ebensowenig die Totenscheine von einem Arzte nachgeprüft werden.“[118]

Daß verschiedene Krankheiten bestimmte Altersklassen besonders oder auch gar nicht betreffen konnten, war den Autoren durchaus bewußt. Sie teilten die Gestorbenen in Altersklassen ein, „so dass man ersehen konnte, welche Krankheiten einerseits unter den am wenigsten lebenskräftigen Wesen, sei es Kindern, sei es Greisen, ihre Verheerungen anrichteten.“ Lang-

114 Gussmann, E.: Bericht über die Sterblichkeit in Stuttgart nebst Parcellen im Jahr 1885. In: MCB 56 (1886), S. 169–174, 177–182, 185–190, 193–199, S. 180.

115 Das Deutsche Reich in gesundheitlicher und demographischer Beziehung. Festschrift, den Teilnehmern am XIV. Internationalen Kongresse für Hygiene und Demographie Berlin 1907 gewidmet vom Kaiserlichen Gesundheitsamte und vom Kaiserlichen Statistischen Amte. Berlin 1907.

116 Ebd., S. 47.

117 Ebd., Taf. 14.: Die wichtigsten Todesursachen nach Altersklassen in deutschen Großstädten, Mittelstädten, kleineren Gemeinden im Durchschnitt der Jahre 1900/04.

118 Ebd., S. 43.

sam entwickelte sich demnach ein Gespür für die Eigenarten der Alterskrankheiten.[119]

Um die Jahrhundertwende begann der Umschwung zum allmählichen Abdrängen des Todes in die höheren Altersgruppen. Da im selben Zeitraum die Säuglingssterblichkeit zurückging, wurde das Alter immer mehr zu der Phase des Lebens, die unausweichlich mit dem Tode in Verbindung gebracht wurde.[120] Zur selben Zeit kam es zu einer schrittweisen Auflösung der Diagnose Altersschwäche in differenziertere Krankheitsbilder. Es bietet sich an, diese parallel verlaufenden Entwicklungen in einen Zusammenhang zu bringen. „Denn wenn der Alterstod aufgelöst wird in spezifische Diagnosebilder, dann ist der ‚Tod durch Krankheit' vielleicht nichts anderes als ein Ausdruck der [...] Hoffnung, er möge etwas Zufälliges und durchaus Vermeidbares sein."[121] Durch das Feststellen einer genauen Diagnose wurde eine eventuelle Heilung in Aussicht gestellt und die Hoffnung, dem Tod entgehen zu können, geweckt. Philippe Ariès hat in seiner „Geschichte des Todes" dargestellt, daß sich im 19. Jahrhundert eine allmähliche Tabuisierung des Todes entwickelte.[122] In einer Gesellschaft, in der die Religion immer weiter in den Hintergrund gedrängt worden war, wurde der Tod nicht mehr als Pforte zu einem jenseitigen Leben gedeutet, in dem jeden das ersehnte Heil erwartete. Neue soziale Verhaltensweisen gegenüber dem Sterben entwickelten sich. Eine davon war, von Krankheiten anstatt vom Sterben zu sprechen, und so die Realität des nahenden Todes zu verdrängen. Das Feststellen einer bestimmten Krankheit lenkte vom Wissen um den sicheren Tod ab und implizierte eine zumindest zeitweilige Beherrschbarkeit.[123] Da das Alter zunehmend zu der Lebensphase wurde, in dem die Mehrheit der Bevölkerung stirbt, implizierte die Auflösung des Konzepts der Altersschwäche in einzelne Krankheiten, die vor allem im höheren Alter vorkommen, eine gewisse Besiegbarkeit des Alters und des Todes. Schmorrte weist in seinem Aufsatz darauf hin, daß dieser Zusammenhang zeitgenössischen Medizinern durchaus bewußt war.[124] So bemerkte ein in Berlin praktizierender Arzt, der den Tod durch Altersschwäche weiterhin für möglich hielt, skeptisch: „Denn wenn es einen Tod durch Altersschwäche nicht gäbe, so müßte es möglich sein, durch sorgfältige Verhütung jeder Krankheit das Leben beliebig zu verlängern, ja geradezu eine Unsterblichkeit herbeizuführen."[125]

119 Ebd., S. 45.

120 Vgl. Conrad: Vom Greis zum Rentner, S. 93. Ausführlichere Angaben über den demographischen Umschwung der Jahrhundertwende siehe Kap. 3.1.: Demographischer Wandel.

121 So stellt Schmorrte diesen Zusammenhang dar: Schmorrte: Alter und Medizin, S. 19.

122 Ariès, Philippe: Geschichte des Todes. Siebte Auflage, München 1995, v. a. „Der Beginn der Lüge", S. 717ff.

123 Ebd.: „Das Umsichgreifen der Lüge", S. 723ff. Vgl. dazu: Schmorrte: Alter und Medizin, S. 19–21.

124 Schmorrte: Alter und Medizin, S. 21.

125 Kapp, Josef F.: Vom vorzeitigen Altern. Stuttgart 1917, S. 24.

Der besondere Charakter des Begriffs der Altersschwäche als ambivalenter, aber gesellschaftlich durchaus anerkannter Ausdruck für den körperlichen Verfall im Alter macht ihn zu einem interessanten Indikator für verbreitete Vorstellungen des Alterns und des Alters.[126] Dementsprechend steht Altersschwäche auch für die Definition des Alters als pathologischen Zustand, mit dem Arbeitsunfähigkeit und Verlust an sozialer Autonomie verbunden ist.[127] Wirft man einen Blick auf die Statistik der Arbeiterversicherung, findet dieses Bild seine Bestätigung. In den Jahren 1896/99 erhielten im Durchschnitt 15 % der männlichen und 22,1 % der weiblichen Arbeiterversicherten Invalidenrente aufgrund „Entkräftigung, Blutarmut und Altersschwäche".[128] Eine Benennung der genauen Krankheitsbezeichnungen, die zunächst nicht mit einem bestimmten Alter in Verbindung gebracht wurden, scheinen diesem negativen Altersbild zunächst entgegenzuwirken. Der Rückgang des Altersschwäche seit Beginn des 20. Jahrhunderts läßt auf einen Verlagerungsprozeß innerhalb der Diagnosen schließen.[129] Tatsächlich waren Infektionskrankheiten gegen Ende des 19. Jahrhunderts zurückgedrängt worden. Dadurch erhielten die übrigen Krankheiten ein entsprechend höheres Gewicht, vor allem die Zahlen für die Herz-Kreislauferkrankungen und die verschiedenen Krebsarten stiegen allmählich an.[130] Dieser Zuwachs deutet zunächst jedoch nicht auf eine altersspezifische Zunahme hin. Das Krankheitsspektrum der über 60jährigen ähnelte stark dem der mittelalten Erwachsenen. Allerdings prägten diese beiden Todesursachen das Bild der Sterblichkeit im höheren Alter seit der Jahrhundertwende immer massiver. Christoph Conrad vermutet nun, daß bereits im 18. und frühen 19. Jahrhundert alte Menschen häufiger an degenerativen Leiden starben als an akuten Infektionen. Da aber akute und besonders epidemische Krankheiten leichter zu erkennen gewesen seien, seien es wohl vor allem die degenerativen Erkrankungen gewesen, die durch die Diagnose Altersschwäche überdeckt worden waren.[131] Dieses Todesursachenspektrum unterscheidet sich nicht grundsätzlich vom heutigen, in dem Herz- und Kreislaufkrankheiten ebenso wie Krebs die Vorherrschaft im Sterbegesche-

126 Vgl. Conrad: Vom Greis zum Rentner, S. 81.

127 Vgl. Ehmer, Josef: Sozialgeschichte des Alters. Frankfurt a. M. 1990, S. 75.

128 Das Deutsche Reich in gesundheitlicher und demographischer Beziehung, S. 283: Statistik zur Arbeiterversicherung: „Invaliditätsursachen im Durchschnitt der Jahre 1896/99. [...] Von je 1000 Renten der bezüglichen Altersklassen kamen auf: I. Entkräftigung, Blutarmut und Altersschwäche. [...] In allen Berufsabteilungen [...] bei männlichen Rentenempfängern 150 [...] bei weiblichen Rentenempfängern 221."

129 Siehe Conrad: Sterblichkeit im Alter, S. 222 und Conrad: Vom Greis zum Rentner, S. 84.

130 Zu den Veränderungen des Todesursachenspektrums siehe: Spree, Reinhard: Veränderungen des Todesursachen-Panoramas und sozio-ökonomischer Wandel. Eine Fallstudie zum „Epidemiologischen Übergang". In: Ökonomie des Gesundheitswesens. Jahrestagung des Vereins für Sozialpolitik, Gesellschaft für Wirtschafts- und Sozialwissenschaften in Saarbrücken vom 16.–18. September 1985. Berlin 1986, S. 73–100.

131 Conrad: Sterblichkeit im Alter, S. 224 und Conrad: Vom Greis zum Rentner, S. 81ff.

hen errungen haben.[132] Da aber das Alter zunehmend zu der Lebensphase wurde, die eng mit dem Sterben in Verbindung gebracht wird, wurden die Krankheiten dieser Phase als Alterskrankheiten definiert, zumal Kranke, die an ihnen starben und sterben, vermehrt ältere Menschen sind.[133]

Die Identifikation des Alters als Krankheit und das damit einhergehende Bild des Alters als degenerative Phase in der Gesellschaft scheint also durch die Auflösung des Konzeptes der Altersschwäche keine wirkliche Veränderung erfahren zu haben. Die Medizin blieb weiterhin bemüht, Altersschwäche als Todesursache ganz zu verdrängen und betrachtete die Zahl der Altersschwachen in der Todesursachenstatistik als Maß für die Qualität ärztlicher Diagnostik in den Höchstaltersstufen. Zum „Wesen und Wert der Todesursache ‚Altersschwäche'" bemerkten 1958 zwei Mediziner: „Altersschwäche hat bezüglich des diagnostischen Wertes nur altersdispositionelle Bedeutung, einen Tod an Altersschwäche gibt es nicht. Die durch die Diagnose Altersschwäche abgesteckten dispositionellen Grenzen sind aber weit und dehnbar, so daß auch die Diagnose Altersschwäche im Sinne einer Altersdisposition wertlos wird."[134] Tatsächlich ist heute der Befund Altersschwäche aus der medizinischen Terminologie verschwunden. Im allgemeinen Sprachgebrauch existiert er allerdings noch immer und prägt weiterhin das Bild des Alters als körperlichen Niedergang.

132 Conrad: Vom Greis zum Rentner, S. 86.

133 Conrad: Sterblichkeit im Alter, S. 224.

134 Becker, H. W./Koch, R.: Wesen und Wert der Todesursache „Altersschwäche" aus statistischer und pathologisch-anatomischer Sicht. Auswertung der Feuerbestattungssektionen in Halle während des Zeitraumes vom 1.12.1950 bis 30.9.1957. In: Münchner Medizinische Wochenschrift 100 (1958), S. 381–385, S. 381.

3. Ältere Patienten als Klientel der Medizinischen Klinik der Universität Tübingen

3.1. Demographischer Wandel

Innerhalb der letzten vier Jahrhunderte hat sich in Europa ein Wandel von einer „unsicheren" zu einer „sicheren" Lebenszeit vollzogen. Wichtigster Aspekt dieser Entwicklung ist die allmähliche Verdreifachung der durchschnittlichen Lebenszeit ab dem Zeitpunkt der Geburt.[2]Arthur E. Imhof teilt diese Zeit der demographischen Veränderungen in verschiedene Phasen ein, in denen sich die Sterblichkeit zunehmend reduzierte. Bis 1780 lag sie noch bei jährlich etwa 40 Todesfällen pro 1000 Einwohnern, um dann in den folgenden 60 Jahren auf 30 bis 35 zu sinken. Konnten davor deutliche Schwankungen der Todesrate von Jahr zu Jahr beobachtet werden, waren diese jetzt verschwunden. Das Leben wurde immer sicherer und berechnender. Am markantesten verringerte sich die Sterblichkeit von 1881 bis 1910. Pro 1000 Einwohner und Jahr reduzierte sich diese von zunächst 25 auf 15 Todesfälle.[3]

Auch Christoph Conrad weist auf einen Zyklus der Verjüngung und Alterung vor allem der städtischen Bevölkerung vom Beginn des 19. bis zu den 30er Jahren des 20. Jahrhunderts hin. So habe sich eine Geschichte des Alters lange vor dem Hintergrund vollzogen, daß die meisten Menschen nicht alt wurden; zum Ende des 19. Jahrhunderts erhöhte sich dagegen die Chance, von der Geburt an bis ins hohe Alter zu leben. Der eigentliche Umbruch fand jedoch in den jüngeren Jahrgängen statt. Die Sterblichkeit im höheren Erwachsenenalter verminderte sich während des Jahrhunderts kaum.[4]

Strenggenommen hat die Lebenserwartung als die Zeit, in der der menschliche Organismus lebensfähig ist, während der letzten Jahrhunderte nur unwesentlich zugenommen. Selbst im Mittelalter bedeutete die allgemein kurze Lebenserwartung nicht, daß die Menschen im Alter von 40 Jahren starben.[5]Hatten sie die Gefahren der Kindheit erst einmal überwunden, bestanden auch relativ gute Chancen, 60 oder 70 Jahre alt zu werden. Nach neuesten Erkenntnissen beträgt das potentielle Lebensalter als die Lebens-

1 Siehe: Imhof, Arthur E.: Von der unsicheren zur sicheren Lebenszeit. Fünf historisch-demographische Studien. Darmstadt 1988.

2 Vgl. Imhof, Arthur E.: Reife des Lebens. Gedanken eines Historikers zum längeren Dasein. München 1988, S. 13.

3 Imhof, Arthur E.: Die Lebenszeit. Vom aufgeschobenen Tod und von der Kunst des Lebens. München 1988, S. 29ff.

4 Conrad: Vom Greis zum Rentner, S. 92.

5 Diese allgemeine Falschannahme widerlegt: Shahar, Shulamith: Growing Old in the Middle Ages. ‚Winter Clothes Us in Shadow and Pain'. London/New York 1997, S. 32.

spanne, die ein Mensch unter normalen Lebensbedingungen im Durchschnitt erreichen kann, 95 bis 125 Jahre. Obwohl diese Zahlen je nach Autor stark schwanken, geht man davon aus, daß das potentielle Lebensalter schon vor mehr als 50 000 Jahren diesen Werten entsprach. Demgegenüber steht das ökologische Lebensalter, das in der Regel die durchschnittliche Lebenserwartung angibt. Hier gelangt man zu unterschiedlichen Angaben, je nach dem, welche Datengrundlage gewählt wird. Zieht man alle Todesfälle in die Betrachtung mit ein, erhält man zwar eine konkrete mathemathisch-statistische Angabe, um aber relevante Daten gewinnen zu können, wird oft die Lebenserwartung für die Menschen angegeben, die zumindest das erste Lebensjahr erreicht haben. Dadurch schließt man die hohen Kindersterblichkeitsraten in der frühen Entwicklungsphase aus.[6]

In den letzten 300 Jahren hat die Anzahl der Menschen erheblich zugenommen, die das potentielle Lebensalter erreichen konnten. Durch die hohe Kinder- und vor allem Säuglingssterblichkeit war die durchschnittliche Lebenserwartung nicht ab dem Zeitpunkt der Geburt, sondern bei Eintritt ihn das Erwachsenenalters am höchsten gewesen. Der grundlegende Wandel der vergangenen Jahrhunderte besteht darin, daß die Kinder- und Säuglingssterblichkeit weitgehend zurückgedrängt werden konnte und die Lebenserwartung zum Zeitpunkt der Geburt somit die größte Zunahme erfuhr. Dadurch wuchs im Lauf des 19. Jahrhunderts zunächst einmal der Anteil der Jüngeren an der Bevölkerung, besonders der städtischen. Zu Beginn des 20. Jahrhunderts verringerte sich außerdem die Geburtenrate im Deutschen Reich.[8]Der Anteil der besonders krankheitsgefährdeten Säuglinge und Kleinkinder reduzierte sich erheblich. Direkt auf die Gesundheit der Kinder einwirkende Faktoren und der Geburtenrückgang seit der Jahrhundertwende trugen beträchtlich zu einer Reduktion der durchschnittlichen Sterblichkeitsrate bei.[9] So erreichten um 1850 von 1000 Neugeborenen 580 das 15. Lebensjahr und 230 das 65., um 1881/90 waren es schon 640 und 300, und in den Jahren 1901 bis 1910 wurden von 1000 Neugeborenen 735 fünfzehn Jahre und 400 fünfundsechzig Jahre alt.[10]Das rasche Anwachsen des Anteils älterer Menschen an der Gesamtbevölkerung im Deutschen Reich nach der Jahrhundertwende steht demnach in engem Zusammenhang mit der demo-

6 Prinzinger, Roland: Das Geheimnis des Alterns. Die programmierte Lebenszeit bei Mensch, Tier und Pflanze. Frankfurt/New York 1996, S. 246f.

7 Imhof, Arthur E.: Die gewonnenen Jahre. Von der Zunahme unserer Lebensspanne seit dreihundert Jahren oder von der Notwendigkeit einer neuen Einstellung zu Leben und Sterben. Ein historischer Essay. München 1981, S. 79.

8 Daß diese Entwicklung durchaus wahrgenommen wurde und sich eine öffentliche Diskussion zum Thema Geburtenkontrolle entwickelte, zeigen: Bergmann, Anna: Die verhütete Sexualität. Die Anfänge der modernen Geburtenkontrolle. Hamburg 1992/ Dienel, Christiane: Kinderzahl und Staatsräson. Empfängnisverhütung und Bevölkerungspolitik in Deutschland und Frankreich bis 1918. Münster 1995.

9 Vgl. Spree: Soziale Ungleichheit, S. 31.

10 Marschalck, Peter: Bevölkerungsgeschichte Deutschlands im 19. und 20. Jahrhundert. Frankfurt a. M. 1984, S. 42.

graphischen Transition, die den Übergang einer Gesellschaft mit vielen Geburten und einer hohen Sterblichkeit zu einer Gesellschaft mit einer niedrigen Geburtsrate, aber einer hohen Lebenserwartung, bezeichnet. Durch die Verringerung der Geburten reduzierte sich zunächst der Anteil der ganz Jungen an der Bevölkerung, der Anteil der jungen Erwachsenen nahm zu und im weiteren Verlauf mit entsprechender Verzögerung wuchs dann der Anteil der älteren Bevölkerung entsprechend.[11]

So wurden zwischen 1871 und 1880 24,8 % der in den Jahren 1806 bis 1815 geborenen Männer 65 Jahre alt und 29,7 % der Frauen. Von 1901 bis 1910 erreichten von den Jahrgängen 1836 bis 1845 36,1 % der Männer und 43,5 % der Frauen dieses Alter.[1] Dementsprechend wuchs der Anteil der über 65Jährigen im Deutschen Reich von 4,6 % im Jahr 1871 auf 7,3 % im Jahr 1939.[13] Nach der Volkszählung von 1905 waren 7,8 % der Bevölkerung 60 Jahre und älter gewesen.[14] Die 60jährigen Männer hatten zur selben Zeit noch statistische 13,14 Jahre, die Frauen 14,17 Jahre zu leben. Im Alter von 70 Jahren betrug die Lebenserwartung der Männer noch 7,99 Jahre und die der Frauen 8,45. Im Alter von 80 Jahren hatte sich jedoch die Lebenserwartung bei den Männern auf 3,18 Jahre und bei den Frauen auf 3,4 Jahre reduziert.[15]Erst von 1910 bis 1989 stieg der Anteil der 75jährigen und älteren Bevölkerung von 1,3 % auf 7,4 %. Unterzieht man die Altersstruktur der 60jährigen und älteren Menschen einer genaueren Betrachtung, stellt man fest, daß 1910 jeder sechste dieser Gruppe 75 Jahre oder älter war. 1989 hatte jeder dritte der älteren Bevölkerung im damaligen Bundesgebiet dieses Alter erreicht.[16] Die heute mit besonderer Aufmerksamkeit beachtete Zunahme der Hochbetagten, machte sich also erst ab den 1930er Jahren bemerkbar[17] und spielte somit im Untersuchungszeitraum keine nennenswerte Rolle.

Betrachtet man die rasch wachsende Zahl der alten Menschen und ihren steigenden Anteil an der Bevölkerung, drängt sich die Frage auf, ob die steigende Aufmerksamkeit für Altersprobleme in den letzten Jahrzehnten unseres Jahrhunderts nicht einfach durch diese demographischen Entwicklungen zu erklären ist. Anfang des 20. Jahrhunderts betrug der Anteil der über 60jährigen an der Gesamtbevölkerung nur knapp 8 %. Heute liegt er bei über 20 %. Im Jahr 2025 wird wahrscheinlich ein Drittel der Bevölke-

11 Vgl. Conrad: Vom Greis zum Rentner, S. 59.

12 Nipperdey, Thomas: Deutsche Geschichte 1866–1918. Erster Band: Arbeitswelt und Bürgergeist. München 1990, S. 9.

13 Labisch, Alfons: Das Allgemeine Krankenhaus – heute und morgen. Ein Ausblick. In: Labisch, Alfons/Spree, Reinhard (Hg.): „Einem jeden Kranken in einem Hospitale sein eigenes Bett." Zur Sozialgeschichte des Allgemeinen Krankenhauses in Deutschland im 19. Jahrhundert. Frankfurt/New York 1996, S. 420–436, S. 422.

14 Das Deutsche Reich in gesundheitlicher und demographischer Beziehung, S. 14.

15 Laslett, Peter: Das Dritte Alter. Historische Soziologie des Alterns. Weinheim/München 1995, S. 137.

16 Statistisches Bundesamt (Hg.): Im Blickpunkt: Ältere Menschen. Stuttgart 1992, S. 20.

17 Conrad: Vom Greis zum Rentner, S. 126.

rung 60 Jahre und älter sein.[18] Die Volkszählung von 1905 hatte ergeben, daß von der 60,6 Millionen Menschen umfassenden Gesamtbevölkerung im Deutschen Reich über 4 Millionen Männer und Frauen über 60 Jahre alt waren.[1] Im heutigen Deutschland beträgt diese Zahl bei einer Gesamtbevölkerung von knapp 82 Millionen Menschen über 16 Millionen. Tatsächlich ist dieser Alterungsprozeß der letzten hundert Jahre ohne historisches Vorbild und muß die Gesellschaft entscheidend beeinflußt haben.[20] So vertritt Christoph Conrad die These, daß alte Menschen zwischen der Mitte des 19. und dem Ende des 20. Jahrhunderts vom Rand in das Zentrum des Gesundheitssystems gerückt sind. Er spricht von einer grundsätzlichen Positionsveränderung dieser Altersgruppe und von einem Wandel der sozialpolitischen Bewertung des Alters.[21] Inwiefern sich zur Zeit der Jahrhundertwende eine Positionsveränderung im medizinischen Umgang mit dem Alter widerspiegelt, wird im folgenden zu prüfen sein.

3.2. Demographischer Wandel im Krankenhaus

Durch die demographischen Veränderungen war nicht nur der Anteil der älteren Menschen in der Bevölkerung gestiegen, sondern die Bevölkerung an sich gewachsen. Lebten 1880 noch 45,2 Millionen Staatsbürger im Deutschen Reich, waren es im Jahr 1914 schon 67,7 Millionen.[22] Die medizinische Versorgung wurde im selben Zeitraum entsprechend ausgeweitet. Das Arzt-Einwohner-Verhältnis veränderte sich deutlich zu Gunsten der Einwohner, daneben wurde das Krankenhauswesen ausgebaut. In Süd- und Südwestdeutschland kamen 1887 auf 100 000 Einwohner 87 Ärzte, deren Anzahl sich 1898 auf 102 und 1909 auf 104 erhöhte.[23] Die Zahl der Krankenanstalten stieg auf mehr als das Doppelte an, und die Bettenzahl hat sich nahezu vervierfacht. 1877 gab es im gesamten Deutschen Reich 1822 Krankenanstalten mit insgesamt 72 219 Betten, 1913 waren es 4109 Anstalten mit 286 828 Betten.[24] Während die Zahl der approbierten Ärzte in den Anfangsjahren des 20. Jahrhunderts nur noch langsam anstieg, beschleunigte sich die Zunahme der Krankenhausbetten deutlich. Im Verhältnis zur Bevölkerung wuchs das Bettenangebot von 16,5 pro 10 000 Einwohner im Jahr 1877 auf 41,5 pro 10 000 Einwohner im Jahr 1911. Zählt man sämtliche Krankenhaustypen – öffentliche, private, Universitätskliniken, allgemeine Kranken-

18 Conrad: Vom Rand in das Zentrum, S. 23.
19 Das Deutsche Reich in gesundheitlicher und demographischer Beziehung, S. 9.
20 Conrad: Vom Rand in das Zentrum, S. 23.
21 Ebd., S. 21.
22 Kramer, Hans: Deutsche Kultur zwischen 1871 und 1918. Frankfurt a. M. 1971, S. 34.
23 Herold-Schmidt: Ärztliche Interessenvertretung, S. 66, Tab. 2–3.
24 Sachße, Christian/Tennstedt, Florian: Geschichte der Armenfürsorge in Deutschland. Bd. 2: Fürsorge und Wohlfahrtspflege 1871 bis 1929. Stuttgart/Berlin/Köln/Mainz 1988, S. 134.

häuser, Heil- und Pflegeanstalten, Augenkliniken und Entbindungsheime – zusammen, stieg im selben Zeitraum das relative Bettenangebot von 24,5 auf 69 pro 10 000 Einwohner an.[25] Auch die Patientenzahl in den Allgemeinen Krankenhäusern nahm nach 1876 erheblich zu. Von 1877 bis 1913 erhöhte sie sich um das Fünfeinhalbfache. Die Bettenauslastung, die davor teilweise unter 60 % gelegen hatte, war deutlich gestiegen.[26] Untersuchungen zu einzelnen Krankenhäusern bestätigen dies. So verdreifachte sich im Städtischen Krankenhaus zu Bremen die Zahl der Krankenhauspatienten von 1862 bis 1895[27] und im städtischen Krankenhaus zu Ludwigshafen in der Zeit von 1893 bis 1913.[28]

Auch die Alterszusammensetzung der Krankenhauspatienten veränderte sich während des Untersuchungszeitraumes. Im 19. Jahrhundert entstammten mehr als die Hälfte der Krankenhauspatienten der Altersklasse zwischen 10 bis 15 und 30 Jahren. Unter den Patienten waren kaum Kinder unter 10 Jahren und auffällig wenig alte Menschen. Junge Erwachsene in bestem Erwerbsalter machten die Hauptgruppe aus, gefolgt von der schon wesentlich kleineren Gruppe der Dreißig- bis Fünfzigjährigen. Diese Zusammensetzung ist in erster Linie auf die Zweckbestimmung des modernen Krankenhauses zurückzuführen, das vor allem die arbeitende Bevölkerung möglichst rasch für den Arbeitsmarkt wiederherstellen sollte. Die am stärksten von Krankheit betroffenen Altersgruppen fanden nur selten Aufnahme.[29] Erst gegen Ende des 19. Jahrhunderts nahm die Zahl der Kinder und älteren Menschen allmählich zu.

Beispielsweise konnte im städtischen Krankenhaus zu Bremen nach der Krankenhausordnung von 1851 im Prinzip jeder Kranke aufgenommen werden, da das Ziel aber war, Kranke zu heilen oder zumindest ihren Krankheitszustand zu bessern, wurde eine zeitlich begrenzte Aufnahme der Kran-

25 Spree: Soziale Ungleichheit, S. 101. Auf dieselben Zahlen verweist: Göckenjan, Gerd: Kurieren und Staat machen. Gesundheit und Medizin in der bürgerlichen Welt. Erste Auflage, Frankfurt a. M. 1985, S. 230f.

26 Labisch, Alfons: Stadt und Krankenhaus. Das Allgemeine Krankenhaus in der kommunalen Sozial- und Gesundheitspolitik des 19. Jahrhunderts. In: Labisch, Alfons/ Spree, Reinhard (Hg.): „Einem jeden Kranken in einem Hospitale sein eigenes Bett." Zur Sozialgeschichte des Allgemeinen Krankenhauses in Deutschland im 19. Jahrhundert. Frankfurt/New York 1996, S. 253–296, S. 265: 1877 wurden 406 547 Kranke in den Krankenhäusern versorgt, 1913 waren es 2 235 678 Kranke.

27 Leidiger, Barbara: „...solange ihre Behandlung die Zwecke der Anstalt nicht stört." Die Klientel des Städtischen Krankenhauses Bremen in der zweiten Hälfte des 19. Jahrhunderts. In: Labisch/ Spree: „Einem jeden Kranken," S. 337–356, S. 338.

28 Hippel, Wolfgang von: Zum Wohle der Kranken. Vom Hospital zum Klinikum der Stadt Ludwigshafen am Rhein. 100 Jahre Städtisches Krankenhaus 1892–1992. Ulstadt-Weiher 1992, S. 179.

29 Spree, Reinhard: Quantitative Aspekte der Entwicklung des Krankenhauswesens im 19. und 20. Jahrhundert: „Ein Bild innerer und äußerer Verhältnisse." In: Labisch/ Spree: „Einem jeden Kranken," S. 51–88, S. 68ff. Zur Zweckbestimmung des Allgemeinen Krankenhauses siehe Kap. 4.1.: Das Krankenhaus gegen Ende des 19. und zu Beginn des 20. Jahrhunderts.

ken angestrebt. Unheilbare und Sieche waren nicht mehr erwünscht. Die Krankenhausärzte wurden verpflichtet, diejenigen Patienten zu benennen, die schon länger als drei Monate in der Anstalt lagen, und das Gremium aus Krankenhausverwaltung und Ärzteschaft entschied je nach Fall über den weiteren Verbleib oder die Entlassung.[30] Gegen Ende des 19. Jahrhunderts nahm dann im Vergleich zu den übrigen Altersklassen die Anzahl der 60 und über 60jährigen überproportional zu. 1862 zählten in Bremen 1,6 % aller männlichen Kranken zu dieser Altersgruppe, 1895 schon 7,1 %.[31]

Die veränderte Alterszusammensetzung der Krankenhauspatienten wurde zumindest von einigen Medizinalreformern besorgt zur Kenntnis genommen. Kurz nach der Jahrhundertwende begannen sie eine Diskussion um die Fehlbelegung der Krankenhausbetten. So machte sich der Sozialhygieniker Adolf Gottstein (1857–1941) im Jahr 1905 öffentlich Gedanken um die Entlastung der Krankenanstalten von den Patienten, deren medizinische und pflegerische Betreuung er als unverhältnismäßig betrachtete.[32] Zum einen waren dies die „Genesenden", für die sogenannte „Leichtkrankenhäuser" errichtet werden sollten, zum anderen die „Siechen", die bereits im 19. Jahrhundert nicht zu den heilbaren Kranken gezählt worden waren. Obwohl die letztgenannte Gruppe nicht altersmäßig definiert wurde, vermutet Christoph Conrad wohl zu Recht, daß die chronisch Kranken und Pflegebedürftigen mehrheitlich über 60 Jahre alt waren.[33]

In den 1920er Jahren kritisierten einzelne Mediziner schließlich direkt die Zunahme älterer Patienten in den Krankenhäusern. Der Anteil der über 60jährigen Patienten hatte sich nach dem Ersten Weltkrieg noch einmal merklich erhöht. Der Leiter des Hauptgesundheitsamtes in Berlin, Franz Goldmann (1895–1970), untersuchte zwei Berliner Krankenanstalten und konnte im Krankenhaus des vergleichsweise armen und dicht bevölkerten Stadtteils Friedrichshain einen überraschend hohen Anteil an chronisch kranken älteren Patienten feststellen. 15,5 % der Aufgenommenen im Jahre 1923 waren älter als 60 Jahre. Auch die Patienten der Inneren Station des Rudolf-Virchow-Krankenhauses waren zu 23,8 % über 60 Jahre alt.[34] Eine allgemeine Verschlechterung des Gesundheitszustandes glaubte Goldmann ausschließen zu können. Vielmehr seien „soziale Faktoren" die wesentliche

30 Leidiger: Klientel des Städtischen Krankenhauses Bremen, S. 338.

31 Ebd., S. 349.

32 Gottstein, Adolf: Krankenhauswesen. In: Gottstein, Adolf/Schlossmann, Arthur/Teleky, Ludwig (Hg.): Handbuch der sozialen Hygiene und Gesundheitsfürsorge Bd. 6. Berlin 1927, S. 58f.

33 Conrad, Christoph: Zwischen Krankenhaus und Pflegeheim. Anstaltsfürsorge für ältere Menschen am Beispiel Köln, 1900–1933. In: Reulecke, Jürgen/Castell Rüdenhausen, Adelheid Gräfin zu (Hg.): Stadt und Gesundheit. Zum Wandel von „Volksgesundheit" und kommunaler Gesundheitspolitik im 19. und frühen 20. Jahrhundert. Stuttgart 1991, S. 187–202, S. 194.

34 Goldmann, Franz: Sozialhygienische Untersuchungen bei Siechen und Altersgebrechlichen. Beitrag zur Planwirtschaft in der Gesundheitsfürsorge. In: Zeitschrift Für Gesundheitsfürsorge und Schulgesundheitspflege 37 (1924), S. 97–114, S. 100f.

Ursache für den vermehrten Zugang älterer Patienten: „Auf der Suche nach einem schützenden Dach über dem Kopf, nach der warmen Stube, nach gesicherter und geregelter Ernährung, nach der notwendigen Wartung und Pflege ist die Flucht in das Krankenhaus ein beliebter Weg."[35] Vor allem im Zusammenhang mit den demographischen Erkenntnissen der 1920er Jahre schien sich die Überalterung der Bevölkerung zum dauerhaften Problem zu entwickeln.[36]

Daß die ältere Bevölkerung das Angebot einer Krankenhausbehandlung vermehrt in Anspruch nahm, wurde schon gegen Ende des 19. Jahrhunderts deutlich. Auch in der Medizinischen Klinik der Universität Tübingen läßt sich eine gesteigerte Nachfrage nach einer Krankenhausbehandlung sowohl unter der älteren als auch unter der übrigen Bevölkerung feststellen. Der Hauptzweck des Krankenhauses der Universität Tübingen war bis zum Beginn der 1840er Jahre die medizinische Lehre gewesen, wie aus den Statuten des Klinikums ersichtlich wird: „Die klinische Anstalt ist ein Institut der Landes-Universität, für den Zweck der practischen Unterweisung und Anleitung der Studirenden der Medizin, Chirurgie und Geburtshülfe zur ärztlichen Kunstübung an Kranken."[37] Die Heilung von Kranken kam nur insoweit in Betracht, als diese primäre Bestimmung dadurch nicht beeinträchtigt wurde.[38] Unheilbar Kranke und Pflegebedürftige waren nicht aufgenommen worden, um keine „Pfründenanstalt" entstehen zu lassen. Im neuen Krankenhaus der Universität, das von 1842 bis 1846 erbaut wurde, fanden dagegen „Kranke aus dem ganzen Land theils gegen Bezahlung, theils unentgeltlich Aufnahme und ärztliche Behandlung."[39] 1879 entstand ein neues Klinikviertel mit einer größeren Medizinischen Klinik.[40] Diese hatte im Jahr 1900 106 Betten und beschäftigte einen Diakon und sechs Diakonissen.[41] Außer den Universitätskliniken existierte in Tübingen noch

35 Ebd., S. 101f.

36 Vgl. Conrad: Zwischen Krankenhaus und Pflegeheim, S. 195 und Kondratowitz, Hans-Joachim von: Das Alter – eine Last. Die Geschichte einer Ausgrenzung, dargestellt an der institutionellen Versorgung des Alters 1880–1933. In: Archiv für Sozialgeschichte 30 (1990), S. 105–144, S. 121.

37 Organisches Statut für die Klinische Anstalt der Universitaet Tuebingen. Genehmigt durch hoechstes Dekret vom 9. Jan. 1840. Tuebingen 1840, § 1.

38 Keller, Marita: Die Geschichte des Tübinger Klinikums im ersten Halbjahr seines Bestehens (1792–1846). Medizinische und soziale Bedingungen seiner Entwicklung. Med. Diss. Tübingen 1969, S. 41.

39 Schön, Theodor: Die Krankenhäuser der Universität Tübingen. In: Medizinisches Correspondenz-Blatt des Wuerttembergischen Aerztlichen Landesvereins 73 (1903), S. 660–662, aus: Schön, Theodor: Die Entwicklung des Krankenhauswesens und der Krankenpflege in Württemberg, S. 339 ff., S. 662.

40 Schäfer, Volker: Die letzten hundert Jahre. Wilhelminische Ära. In: Der Landkreis Tübingen. Amtliche Kreisbeschreibung. Herausgegeben von der Staatlichen Archivverwaltung Baden-Württemberg in Verbindung mit dem Landkreis Tübingen, 3 Bände, Stuttgart 1967–1974, S. 194–197, S. 196.

41 Schön: Die Krankenhäuser der Universität Tübingen, S. 662.

ein kleines städtisches Krankenhaus im früheren Spital[42] mit 34 Betten, das jedoch schon allein aufgrund seiner Größe nur einen Bruchteil der Patienten des Tübinger Einzugsgebietes aufnehmen konnte.[43] Die „Königliche Universitäts-Klinik für innere Krankheiten" erhielt somit die Verpflichtungen eines allgemeinen Krankenhauses und hatte sich im Jahr 1907 zu einer öffentlich-staatlichen Anstalt mit 195 Betten entwickelt, die männliche und weibliche Patienten aufnehmen konnte. Angestellt waren drei Pfleger und dreizehn Diakonissen.[44]

Auffällig ist das rasche Ansteigen der Bettenzahl in nur sieben Jahren von 106 auf 195. Im selben Zeitraum hat sich auch die Zahl der in der Klinik behandelten Patienten stark erhöht. Im gesamten Untersuchungszeitraum, von 1880 bis 1914, stieg deren Anzahl um mehr als das Vierfache an. Dies entspricht dem Trend in den Allgemeinen Krankenhäusern im Deutschen Reich, deren Patientenzahl sich von 1877 bis 1913 im Durchschnitt um das Fünfeinhalbfache erhöhte.[45] Daß in Tübingen die Zahl der Patienten vor allem nach der Jahrhundertwende anstieg, zeigt Diagramm 2.

Diagramm 2: Patientenzahl der Medizinischen Klinik der Universität Tübingen

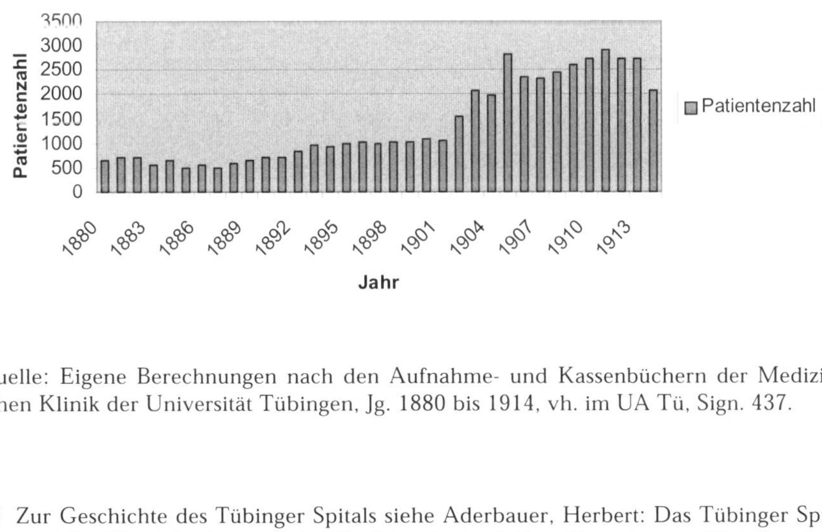

Quelle: Eigene Berechnungen nach den Aufnahme- und Kassenbüchern der Medizinischen Klinik der Universität Tübingen, Jg. 1880 bis 1914, vh. im UA Tü, Sign. 437.

42 Zur Geschichte des Tübinger Spitals siehe Aderbauer, Herbert: Das Tübinger Spital und der Wandel seiner sozialen Funktion in der frühen Neuzeit: vom Pfründnerheim zur Armen- und Arbeitsanstalt. Stuttgart 1997.

43 Adressbuch der Kranken- und Pflege-Anstalten Deutschlands. Adresse- und Nachschlagebuch über die Krankenhäuser, Lazarette, Kliniken, Irren-, Siechen- und Versorgungsanstalten, über die Heilstätten, Sanatorien und Genesungsheime. Herausgegeben auf Grund eigener Umfragen bei den Anstalten vom Verlage der „Zeitschrift für Krankenanstalten". Leipzig 1907, S. 406.

44 Ebd., S. 405.

45 Labisch: Stadt und Krankenhaus, S. 265.

In den 1880er Jahren blieb die Patientenzahl der Medizinischen Klinik relativ konstant bei durchschnittlich 602 Patienten pro Jahr. Ab 1890 nahm die Anzahl der im Krankenhaus Behandelten kontinuierlich zu. Vor allem nach der Jahrhundertwende stieg sie sprunghaft an. Waren in den 1890er Jahren noch 917,6 Patienten pro Jahr im Durchschnitt behandelt worden, so wurden es in den Jahren 1900 bis 1904 durchschnittlich 1543 und in den folgenden Jahren bis 1909 durchschnittlich 2515,4 Kranke pro Jahr. Bis 1914 gab es noch einmal eine geringere Steigerung auf durchschnittlich 2644 Patienten pro Jahr. Einen Überblick über die genauen Patientenzahlen gibt Tabelle 3.

Tab. 3: Patientenzahl der Medizinischen Klinik der Universität Tübingen von 1880 bis 1914 in absoluten Zahlen

Jahr	Zahl der aufgenommen Patienten	Jahr	Zahl der aufgenommen Patienten
1880	641	1898	1015
1881	716	1899	1019
1882	701	1900	1079
1883	573	1901	1044
1884	639	1902	1543
1885	481	1903	2071
1886	555	1904	1978
1887	500	1905	2834
1888	575	1906	2349
1889	639	1907	2337
1890	706	1908	2445
1891	726	1909	2612
1892	838	1910	2735
1893	946	1911	2926
1894	933	1912	2715
1895	987	1913	2729
1896	1018	1914	2060
1897	988		

Quelle: Eigene Berechnungen nach den Aufnahme- und Kassenbüchern der Medizinischen Klinik der Universität Tübingen, Jg. 1880 bis 1914, vh. im UA Tü, Sign. 437.

Auch der Anteil der älteren Patienten nahm im Untersuchungszeitraum zu. Diagramm 3 zeigt, daß vor allem nach der Jahrhundertwende vermehrt ältere Patienten in der Klinik behandelt wurden.

Bis 1905 blieb der Anteil der 55jährigen und älteren Patienten an der Patientenschaft der Medizinischen Klinik relativ konstant zwischen sieben und zehn Prozent. In den Jahren 1906 bis 1914 stieg dieser auf zwölf bis fast vierzehn Prozent an. Tabelle 4 gibt einen Überblick über die genauen Prozentsätze älterer Patienten im Untersuchungszeitraum.

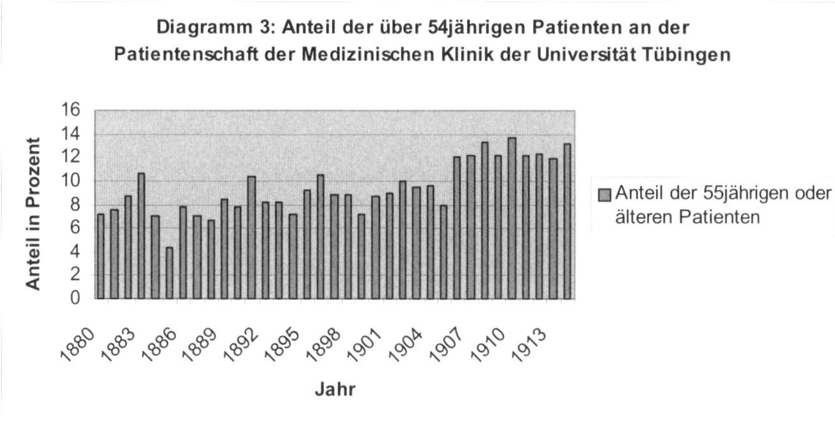

Quelle: Eigene Berechnungen nach den Aufnahme- und Kassenbüchern der Medizinischen Klinik der Universität Tübingen, Jg. 1880 bis 1914, vh. im UA Tü, Sign. 437.

Tab. 4: Anzahl der über 54jährigen Patienten an der Patientenschaft der Medizinischen Klinik der Universität Tübingen von 1880 bis 1914 in absoluten Zahlen

Jahr	Prozentsatz der über 54jährigen Patienten	Anzahl der über 54jährigen Patienten absolut	Jahr	Prozentsatz der über 54jährigen Patienten	Anzahl der über 54jährigen Patienten absolut
1880	7,18	46	1898	8,77	89
1881	7,54	54	1899	7,16	73
1882	8,70	61	1900	8,71	94
1883	10,65	61	1901	8,91	93
1884	7,04	45	1902	9,98	154
1885	4,37	21	1903	9,42	195
1886	7,45	43	1904	9,61	190
1887	7,0	35	1905	7,98	227
1888	6,61	38	1906	12,05	283
1889	8,45	54	1907	12,15	284
1890	7,79	55	1908	13,29	325
1891	10,33	75	1909	12,21	319
1892	8,23	69	1910	13,64	373
1893	8,25	78	1911	12,17	356
1894	7,18	67	1912	12,34	335
1895	9,22	91	1913	11,95	326
1896	10,51	107	1914	13,20	272
1897	8,81	87			

Quelle: Eigene Berechnungen nach den Aufnahme- und Kassenbüchern der Medizinischen Klinik der Universität Tübingen, Jg. 1880 bis 1914, vh. im UA Tü, Sign. 437.

Betrachtet man nur den Anteil der 60jährigen und älteren Patienten, ist auch hier ein starker Anstieg nach der Jahrhundertwende festzustellen, wie Diagramm 4 zeigt.

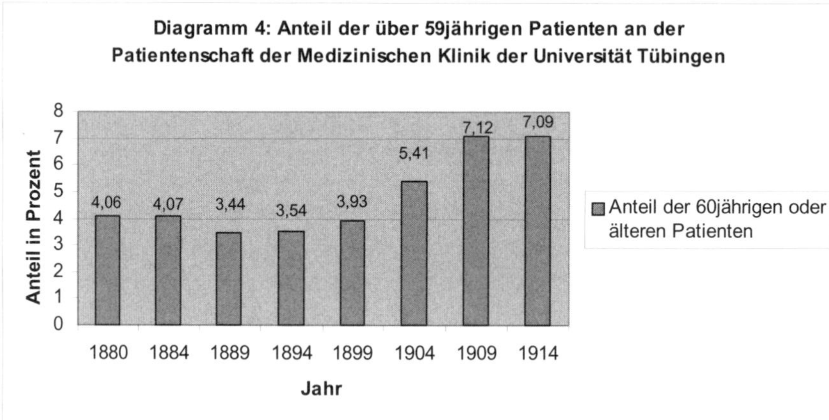

Quelle: Eigene Berechnungen nach den Aufnahme- und Kassenbüchern der Medizinischen Klinik der Universität Tübingen, Jg. 1880 bis 1914, vh. im UA Tü, Sign. 437.

So gehörten vor der Jahrhundertwende im Durchschnitt 3,81 % der Krankenhauspatienten dieser Altersklasse an, die sich nach 1900 auf durchschnittlich 6,54 % erhöhte. Einen Überblick über die absoluten Zahlen gibt Tabelle 5.

Tab. 5: Anzahl der über 59jährigen Patienten an der Patientenschaft der Medizinischen Klinik der Universität Tübingen von 1880 bis 1914 in absoluten Zahlen

1880	1884	1889	1894	1899	1904	1909	1914
26	26	22	33	40	107	186	146

Quelle: Eigene Berechnungen nach den Aufnahme- und Kassenbüchern der Medizinischen Klinik der Universität Tübingen, Jg. 1880 bis 1914, vh. im UA Tü, Sign. 437.

Ausschlaggebend für die gestiegenen Patientenzahlen und vor allem für den höheren Anteil Älterer an der Klientel der Tübinger Medizinischen Klinik war sicherlich der demographische Umschwung der Jahrhundertwende. Bei genauerem Nachforschen stellte sich heraus, daß es auch ökonomische Gründe waren, die zu einer Zunahme älterer Patienten führten. Durch die Einführung der Gesetzlichen Krankenversicherung Ende der 1880er Jahre konnten es sich immer mehr Menschen leisten, im Krankheitsfall das Krankenhaus aufzusuchen. Nach der Einführung des Invaliden- und Altersversicherungsgesetzes kamen Einweisungen durch die Berufsgenossenschaften und Landesversicherungsanstalten zwecks Begutachtung in einer Rentensache hinzu. Auch der verbesserte Ruf der Krankenhäuser in der Bevölkerung spielte eine Rolle, vor allem bei den höheren sozialen Schichten. Inwiefern die genannten Gründe maßgebend für das Ansteigen der älteren Patienten in der Medizinischen Klinik in Tübingen waren, wird in den folgenden Kapiteln überprüft. Dazu muß auch der Frage nachgegangen werden, wer überhaupt das medizinische Angebot nutzte. Wer waren die älteren Patienten der Klinik in Tübingen? Welchen sozialen Schichten entstammten sie und welche äußeren Gründe beeinflußten außerdem die Entscheidung, sich im Krankenhaus behandeln zu lassen?

3.3. Die allgemeinen sozialpolitischen Veränderungen und ihre Auswirkungen auf die Patienten der Medizinischen Klinik der Universität Tübingen

Bis ins 19. Jahrhundert war für ältere Menschen die Fähigkeit entscheidend, auch im höheren Lebensalter weiter im angestammten Beruf zu arbeiten. Shulamith Shahar widerlegt in ihren Studien zu den Lebensverhältnissen älterer Menschen im Mittelalter vehement die These eines goldenen Zeitalters des Lebens älterer Personen. Sie betont die Schwierigkeiten und Probleme, in einer Zeit alt und schwächer zu werden, in der es keinerlei Pensionen oder Unterstützungen für die Alten gab. Man mußte solange arbeiten, wie man körperlich dazu in der Lage war.[46]

Auch Besitz- und Familienverhältnisse bestimmten den Lebensabend älterer Menschen. Besitzende Ältere konnten sich mit dem Erbe als Faustpfand für das Alter absichern. So wurden zum Beispiel klar geregelte Unterhaltsverträge bei der Hofübergabe an die jüngere Generation abgeschlossen.[47] Beim „bäuerlichen Altenteil“ oder „Ausgedinge“ handelte es sich im allgemeinen um einen geschriebenen oder ungeschriebenen Vertrag zwischen dem Eigentümer der bäuerlichen Wirtschaft und seinem Nachfolger. Der Erbe bekam dabei die Besitz- oder Nutzungsrechte übertragen und verpflichtete sich im Gegenzug dazu, den ins „Altenteil“ übergewechselten Altbauern und gegebenenfalls auch dessen Frau bis zu deren Tod zu versorgen. Ursprünglich war dies keine persönliche Obligation von Kindern ge-

46 Shahar: Growing Old, v. a. S. 146ff./Dies.: Old age in the high and late Middle Ages: image, expectation and status. In: Johnson, Paul/Thane, Pat (Hg.): Old Age from Antiquity to Post-Modernity. London/New York 1998, S. 43–63.

47 Vgl. Höpflinger, François: Wirtschaftliche Sicherung im Alter – gestern, heute, morgen. In: Dienel, Hans-Luidger/Foerster, Cornelia/Hentschel, Beate/Kübler, Christof (Hg.): Späte Freiheiten. Geschichten vom Altern. Neue Lebensformen im Alter. München/London/New York 2000. (Anläßlich der Ausstellung „Späte Freiheiten. Geschichten vom Altern“ im Historischen Museum Bielefeld vom 17. Oktober 1999 bis zum 16. Januar 2000 und im Schweizerischen Landesmuseum Zürich vom 14. April 2000 bis zum 16. Juli 2000.), S. 138–142, S. 138.

genüber ihren leiblichen Eltern gewesen, sondern hatte sich auf den Nachfolger des bäuerlichen Besitzes bezogen.[48] In den Übernahmeverträgen waren die fortdauernden Rechte des bisherigen Eigentümers und die Pflichten des neuen im einzelnen genau festgelegt. Da keine festen Regeln der Vorsorge für das Alter existierten, traute man den Nachfolgern selten ohne Bindung durch formelle Vereinbarungen zu, daß sie die Alten unterstützen.[49]

In der Armenfürsorge des ausgehenden 18. und 19. Jahrhunderts spielte das Alter allein als Grund für Bedürftigkeit keine Rolle. Die Ursachen für Hilfsbedürftigkeit, beispielsweise Krankheit, Gebrechlichkeit, Witwenschaft, Behinderung, Invalidität oder der Verlust des Vermögens, waren nicht altersspezifisch. Von der Armenpflege versorgte ältere Menschen wurden dies aufgrund von Hinfälligkeit und Mittellosigkeit, nicht aufgrund ihres höheren Alters.[50] Im Rahmen der Armenpflege hat Alter nie zu einem eigenen Diskurs geführt. So bemerkt Gerd Göckenjan, für das Thema Alter im Rahmen der Armenpflege gelte, was auch auf andere Gesellschaftsbereiche zutreffe: „Alter wird nie als solches thematisiert, Alter kommt immer nur vor im Kontext anderer Themen."[51]

Die als „Kaiserliche Botschaft" bekanntgewordene Thronrede Kaiser Wilhelms I. vom 17. November 1881 gab die Richtlinien für den Aufbau einer Arbeiterversicherung vor. Die Arbeiter sollten gegen Krankheit, Unfall, Invalidität und Alter versichert werden, und es sollte ihnen ein Rechtsanspruch auf die Leistungen der Versicherung zustehen.[52] In diesem Sinne kam es 1883 zur Krankenversicherung, 1884 zur Unfallversicherung und 1889 zur Invaliditäts- und Altersversicherung.[53] Im Zuge der sozialen und politischen Umbrüche war es zu teilweise massenhaften Armutszuständen

48 Vgl. Held, Thomas: Ausgedinge und ländliche Gesellschaft. Generationenverhältnisse im Österreich des 17. bis 19. Jahrhunderts. In: Conrad/Kondratowitz: Gerontologie und Sozialgeschichte, S. 151–185, S. 153 und Treiber, Angela: Bäuerliche Altenfürsorge in Franken. Am Beispiel eines fränkischen Juradorfes. Würzburg 1988, S. 12ff.: „Zur Entstehung des bäuerlichen Altenteils." Einen Überblick über die Alterssicherung im ländlichen Bereich bietet außerdem: Taeger, Angela: Der Kampf um den Status des Alters im agrarischen Bereich und die vielen Bedeutungen des Altenteils. In: Göckenjan, Gerd (Hg.): Recht auf ein gesichertes Alter? Studien zur Geschichte der Alterssicherung in der Frühzeit der Sozialpolitik. Augsburg 1990, S. 35–62.

49 Laslett: Drittes Alter, S. 175ff.

50 Vgl. Göckenjan, Gerd: Altersbilder und die Regulierung der Generationenbeziehungen. Einige systematische Überlegungen. In: Ehmer, Josef/Gutschner, Peter (Hg.): Das Alter im Spiel der Generationen. Historische und sozialwissenschaftliche Beiträge. Wien/Köln/Weimar 2000, S. 93–108, S. 97f. und Cappell, Eckard: Von der Hilfspflege zur Profession. Entstehung und Entwicklung des Altenpflegeberufs. Köln 1996, S. 13.

51 Göckenjan, Gerd: Alter und Armut. Armenpflege für alte Leute im 19. Jahrhundert. In: Göckenjan: Recht auf ein gesichertes Alter?, S. 105–141, S. 105.

52 Wehnert, Felicitas: Von der Fürsorge zum Sozialstaat. 100 Jahre Kaiserliche Botschaft. Karlsruhe 1982, S. 24ff.

53 Kramer: Deutsche Kultur, S. 99.

gekommen, die als gefährlich und systembedrohend angesehen wurden.[54] Bismarck wollte vor allem der gegen die Massenarmut ankämpfenden Arbeiterbewegung, die trotz Verboten und Schikanen immer mehr Zulauf gewonnen hatte, den Wind aus den Segeln nehmen. Die staatlich getragene Unfall-, Kranken- und Rentenversicherung sollte die Mißstände mildern und die Arbeiter zu einer Schicht machen, die an der Aufrechterhaltung der bestehenden Ordnung schon allein materiell interessiert war.[55]

Die Invaliditäts- und Altersversicherung war eine Zwangsversicherung für Arbeiter und Arbeiterinnen, die jährlich weniger als 2000 Mark verdienten, für den Fall der Invalidität, des Alters und des Todes. Die Pflichtleistungen waren von einer Wartezeit abhängig. Invalidität lag vor, wenn der Versicherte nicht mehr in der Lage war, einen bestimmten Mindestverdienst zu erarbeiten. Ab dem 70. Lebensjahr entfiel dieser Nachweis und es wurde eine bescheidene Altersrente ausbezahlt.[56]

Auch nach Einführung der Rentenversicherung blieb ein großer Teil der Arbeiter auf zusätzliche Arbeit angewiesen, um den täglichen Lebensunterhalt bestreiten zu können. 1907 waren noch knapp 40 % der über Siebzigjährigen erwerbstätig.[57] Die Leistungen der Rentenversicherung konnten die Kosten des Lebensunterhaltes besonders in den Städten nicht decken. Mit der Heirat der Kinder oder deren Auszug aus dem elterlichen Haushalt begann meist eine kritische Phase im Leben der Älteren, da die finanzielle Unterstützung der verdienenden Kinder zunächst wegfiel. Wie Peter Gutschner für das Arbeitermilieu nachgewiesen hat, wurden viele erwerbsunfähige Arbeiter und Arbeiterinnen in den Haushalt ihrer Kinder aufgenommen, wo sie ihrerseits eine große Belastung darstellten.[58] Deswegen war vor allem auf dem Land, wo zum Teil noch Naturalwirtschaft herrschte, das

54 Vgl. Sachße, Christian/Tennstedt, Florian (Hg.): Bettler, Gauner und Proleten. Armut und Armenfürsorge in der Deutschen Geschichte. Reinbek bei Hamburg 1983, S. 154.

55 Wehnert: Von der Fürsorge zum Sozialstaat, S. 24.

56 Ebd., S. 99 und Weller, Arnold: Sozialgeschichte Südwestdeutschlands unter besonderer Berücksichtigung der sozialen und karitativen Arbeit vom späten Mittelalter bis zur Gegenwart. Stuttgart 1979, S. 208. Zur Geschichte der Sozialgesetzgebung siehe weiterhin u. a.: Tennstedt, Florian: Sozialgeschichte der Sozialpolitik in Deutschland. Vom 18. Jahrhundert bis zum Ersten Weltkrieg. Göttingen 1981. Sachße/Tennstedt: Geschichte der Armenfürsorge./Diess. (Hg.): Soziale Sicherheit und soziale Disziplinierung. Beiträge zu einer historischen Theorie der Sozialpolitik. Frankfurt a. M. 1986.

57 Reichel, Johannes: Gesicherter Ruhestand oder erhöhtes Verarmungsrisiko? Die Kleinrentnerfürsorge in der Weimarer Republik nach Krieg und Inflation. In: Historical Social Research 24 (1999), S. 32–74, S. 47 und Ehmer: Sozialgeschichte des Alters, S. 104. Von den noch erwerbstätigen über 70jährigen waren zwei Drittel selbständig. Nach Ehmer, S. 137, waren 1905 noch 51 % der 65jährigen und älteren Männer erwerbstätig.

58 Gutschner, Peter: „Was nennen Sie alte Arbeiterin?" Alter und Generationenbeziehungen im Arbeitermilieu um 1900. In: Ehmer/Gutschner: Das Alter im Spiel der Generationen, S. 383–405, S. 404.

zusätzliche Geld der Rentner den Angehörigen oft willkommen.[59] Dementsprechend weisen Gerhard Ritter und Klaus Tenfelde in ihrer Untersuchung zur Situation der Arbeiter im Deutschen Kaiserreich darauf hin, daß die Leistungen der Sozialversicherung die Versicherten aus der Armenbevölkerung herausgehoben und insbesondere den alten Menschen auf dem Land einen erheblichen Statusgewinn und eine deutlich bessere Versorgung gebracht hätten.[60]

Durch den veränderten Arbeitsmarkt hatten sich die Produktionsbedingungen für die Arbeiter verändert. War es in der Landwirtschaft noch irgendwie möglich gewesen, eine Beschäftigung zu finden, die auch ein körperlich weniger Kräftiger hatte ausüben können, konnte man in der Industrieproduktion keinen brauchen, der nicht mit voller Kraft arbeitete. Lebenslange Erfahrung war nicht mehr ausschlaggebend, sondern Schnelligkeit und Geschick. Da Alte und Kranke die übrigen Arbeiter eher behinderten, war es sogar billiger, ganz auf sie zu verzichten, als sie mit geringerem Lohn arbeiten zu lassen.[61] Zeitgenössische Untersuchungen zeigen, daß das Verdienstniveau der älterwerdenden Arbeiter sank. Je nach Qualifikation und Anforderungen in den verschiedenen Branchen und Berufen lassen sich dabei Unterschiede feststellen. Bei Chemie- und Metallarbeitern war der Lohnrückgang im Alter besonders gravierend, während vor allem Textilarbeiter ein allerdings niedrigeres Gesamtlohnniveau verhältnismäßig lange im Alter hielten. Sehr oft mußte deshalb zur Sicherung des Familieneinkommens die Ehefrau mitarbeiten.[62] Neuere Forschungen belegen, daß auch eine Rente selten zur Absicherung des Existenzminimums gereicht hat. Dabei darf jedoch nicht übersehen werden, daß den älteren Arbeitern weiterhin verschiedene Quellen zur Bestreitung des Lebensunterhaltes offenstanden. Das Rentnerdasein bedeutete nicht den Wechsel in eine arbeitsfreie Lebensphase, sondern den Übergang von einer Bestreitung des Lebensunterhaltes aus einer zentralen Quelle zu einer Mischung aus privaten und staatlichen Ressourcen. So wurde zum Beispiel die bisherige Lohnarbeit teilweise eingeschränkt fortgesetzt oder andere Erwerbstätigkeiten aufgenommen sowie das soziale Netz, bestehend aus Familie oder Bekannten, aktiviert. Zum Teil wurde auch das kommunale Armen- und Wohlfahrtswesen in Anspruch genommen.[63] War die Rente für die Bestreitung des Lebensunterhaltes allein auch nicht ausreichend, so war sie doch hoch genug,

59 Schäfer, Hermann: Die Berufliche und soziale Lage von Arbeitern im Alter. Eine Skizze zur Situation in Deutschland im 19./20. Jahrhundert. In: Conrad/Kondratowitz: Gerontologie und Sozialgeschichte, S. 255–272, S. 269.

60 Ritter, Gerhard A./Tenfelde, Klaus: Arbeiter im Deutschen Kaiserreich. Bonn 1992, S. 706.

61 Wehnert: Von der Fürsorge zum Sozialstaat, S. 18.

62 Schäfer: Berufliche und soziale Lage, S. 270.

63 Kaschke, Lars: Nichts als „Bettelgelder"? Wert und Wertschätzung der Alters- und Invalidenrenten im Kaiserreich. In: Historische Zeitschrift 270 (2000), S. 345–388, S. 353.

um mit anderen Einkommensquellen und der Beihilfe der Familie ein Leben ohne Armenunterstützung führen zu können.[64]

Das System der gesetzlichen Rentenversicherung wirkte auf die Definition des Alters selbst zurück. Eine nach Lebensjahren bemessene Grenze wurde künstlich festgelegt.[65] Das Alter war kein individuelles Schicksal mehr, das den Einzelnen in Form von Arbeitsunfähigkeit und Siechtum zu unterschiedlichen Zeitpunkten und Lebensumständen traf, sondern eine bedrohliche Zukunftserwartung eines Großteils der Bevölkerung.[66] Das Alter wurde zu einem gesellschaftlich zu lösenden sozialen Problem.[67] Obwohl Altersarmut schon in der Phase der Frühindustrialisierung zum Massenphänomen geworden und als kollektives Problem ins gesellschaftliche Bewußtsein gerückt war,[68] wurde die Altersproblematik weiterhin als ein Problem unter anderen behandelt. Christoph Conrad hat am Beispiel Kölns gezeigt, daß ältere Menschen von der Vielzahl reformerischer Initiativen der Jahrhundertwende, die den teilweise neu entdeckten sozialen Problemen entgegenwirken sollten, nicht berücksichtigt wurden. Zwar wurden die bisher erreichten Versorgungsmöglichkeiten älterer Menschen nicht beeinträchtigt, doch verfolgten die Maßnahmen gegen Arbeitslosigkeit oder Tuberkulose und zur Sozialhygiene andere Ziele.[69] Die Profilierung des Alters als gesamtgesellschaftliches Problem zeichnete sich vor dem Ersten Weltkrieg nur sehr begrenzt ab. In jeder Richtung sozialpolitischen Denkens und Handelns ging es nur ausnahmsweise um Alter als solches. Was im letzten Drittel des Lebens zum Problem wurde, war die Arbeitsunfähigkeit in einer industrialisierten Welt. Infolgedessen versuchte die Sozialpolitik im Deutschen Reich nicht der Altersarmut, sondern der Invaliditätsproblematik entgegenzuwirken.[70] Bis 1957 deckte die Rentenversicherung der Arbeiter Alter nur nachrangig ab. Sie war eine Invaliden-Versicherung, die sich formal nur das Ziel setzte, einen Teil der verlorenen Erwerbsfähigkeit zu ersetzen. Es wurde keine selbständige Alterssicherung angeboten, sondern nur Zuschüsse zum Bestreiten des Lebensunterhaltes gewährt.[71] Seit 1899 hieß die Invaliditäts- und Altersversicherung nur noch Invalidenversicherung. 1922 wurde die Altersrente abgeschafft und mit der Altersgrenze, die 1916 auf 65 Jahre gesenkt worden war, trat automatisch die höhere Invalidenversicherung ein.[72]

64 Ebd., S. 357.

65 Siehe dazu ausführlich Kap. 3.5.: Exkurs: Altersgrenzen und Lebensphasen im Zusammenhang mit kulturellen Veränderungen und sozialpolitischen Gegebenheiten.

66 Vgl. Wehnert: Von der Fürsorge zum Sozialstaat, S. 18.

67 Vgl. dazu auch Ehmer: Sozialgeschichte des Alters, S. 106f.

68 Vgl. Mitterauer: Problemfelder, S. 49.

69 Conrad: Vom Greis zum Rentner, S. 206.

70 Ebd., S. 258.

71 Göckenjan, Gerd: „Solange uns die Sonne leuchtet, ist Zeit des Wirkens“. Zum Wandel des Motivs: Leistung im Alter. In: Göckenjan, Gerd/Kondratowitz, Hans-Joachim von (Hg.): Alter und Alltag. Frankfurt 1988, S. 67–99, S. 92/Ders.: Altersbilder, S. 98.

72 Göckenjan: „Solange uns die Sonne leuchtet…“, S. 92.

Da Invalidität nichts Objektives ist und wie Krankheit auch im historischen Kontext betrachtet werden muß, hatte sich für die älteren Invalidenkassen zunächst kein Problem ergeben. Vor Einführung der gesetzlichen Rentenversicherung hatte der Arbeitgeber meist alleine, eventuell nach Rücksprache mit dem Fabrikarzt, oder die Berufsgenossenschaft individuell über das Unterstützungsbedürfnis entschieden. Durch die Einführung der gesetzlichen Versicherungen wurden Regeln zur Feststellung der Invalidität aufgestellt.[73] Die Gewährung einer Invalidenrente wurde an dauernde Erwerbsunfähigkeit gebunden. Nach dem Gesetzentwurf von 1888/89 galt als erwerbsunfähig derjenige, „welcher in Folge seines körperlichen oder geistigen Zustandes nicht im Stande ist, durch die gewöhnlichen Arbeiten, welche seine bisherige Berufsthätigkeit mit sich bringt", seinen Lebensunterhalt sicherzustellen.[74] Der Lebensunterhalt galt als sichergestellt, wenn der Rentenbewerber körperlich und geistig dazu in der Lage war, mehr als ein Drittel des ortsüblichen Mindestlohnes verdienen zu können, unabhängig davon, ob er nun tatsächlich einer Tätigkeit nachging oder nicht.[75]

Die Entscheidung über Lohnersatzleistungen und über Art und Dauer einer medizinischen Behandlung wurde den Ärzten überlassen, deren medizinisches Gutachten fortan obligatorisch war. Göckenjan zufolge besteht zumindest für die erste Zeit der Gesetzeseinführung der Eindruck, daß die ärztlichen Gutachten von den Aufsichtsbehörden dazu benutzt wurden, die Rentenbewilligungen einzuschränken. So sei bei etwa zehn Prozent der Rentenbewerber der Verdacht auf Simulation „bestätigt" worden.[76] Dagegen bezeichnet Lars Kaschke den Zugang zur Invalidenrente als relativ unproblematisch, da von 1892 bis 1913 in sämtlichen Landesversicherungsanstalten fast 80 % aller formell entschiedenen Invalidenanträge im erstinstanzlichen Verfahren anerkannt worden seien.[77] Der Rentenbewerber konnte ein von der Landesversicherungsanstalt bezuschußtes Gutachten von einem Arzt seiner Wahl vorlegen, das fast nie einer weiteren Prüfung unterzogen wurde. Während die Begutachtungspraxis in der Unfallversicherung, die in den Händen der Berufsgenossenschaften und Vertrauensärzte lag, von der Arbeiterschaft regelmäßig als unverhältnismäßig und ungerecht angeprangert wurde, gaben sich die Landesversicherungen in der Regel mit einfachen Begründungen zufrieden und verzichteten im großen und ganzen auf eigene Untersuchungen der Bewerber.[78] Auch sei es in der Praxis im Gegensatz zur

73 Ebd., S. 93.

74 Entwurf eines Gesetzes, betr. die Alters- und Invalidenversicherung. In: Stenographische Berichte über die Verhandlungen des Reichstages, 7. Legislaturperiode – IV. Session 1888/89, Bd. 107 (Erster Anlageband), S. 31f. Zitiert nach Blasius, Dirk: „Einfache Seelenstörung". Geschichte der deutschen Psychiatrie 1800–1945. Frankfurt a. M. 1994, S. 62f.

75 Göckenjan: „Solange uns die Sonne leuchtet...", S. 93.

76 Ebd., S. 94.

77 Kaschke: „Bettelgelder", S. 347.

78 Ebd., S. 366.

Gewährung einer Unfallrente durchaus üblich gewesen, daß eine einmal gewährte Rente gerade für ältere Rentenempfänger in der Regel bis zum Lebensende bestehen blieb.[79] Kaschke zufolge sind der Wert und die Leistungen der Invalidenversicherung im Kaiserreich von Zeitgenossen und in der neueren Forschung als relativ gering eingestuft worden. Seinen Untersuchungen nach leistete jedoch die Invalidenrente, die der großen Mehrheit der Antragsteller ohne weiteres bewilligt und nur in seltenen Fällen wieder entzogen worden sei, für die meisten Rentenempfänger einen bedeutenden Beitrag zum Lebensunterhalt.[80]

Im quantitativen Leistungsangebot des Gesundheitswesens stellte die Einführung der Gesetzlichen Krankenversicherung einen wichtigen Aspekt dar. Sie hatte Einfluß auf die Erhöhung der Ärztezahlen, da die Nachfrage nach einer ärztlichen Behandlung vor allem in den Unterschichten zunahm und wurde dadurch auch Triebkraft beim Anstieg des Bettenangebotes in den Krankenanstalten.[81] So wurde zum Beispiel im Allgemeinen Krankenhaus zu München zwischen 1885 und 1894 annähernd die Hälfte der zur Finanzierung des laufenden Betriebes notwendigen Einnahmen durch die Gesetzliche Krankenversicherung gedeckt.[82]

1885, zwei Jahre nach Einführung der Gesetzlichen Krankenversicherung, waren zehn Prozent der Bevölkerung des Deutschen Reiches Mitglieder einer Krankenkasse. 1913 hatte sich die Zahl der Mitglieder auf fast 25 % der Reichsbevölkerung erhöht.[83] Dabei sind jedoch erhebliche regionale Unterschiede zu beachten. Demnach lag der Prozentsatz in industriellen Regionen und in Großstädten weit über dem Reichsdurchschnitt und in ländlichen Regionen darunter. Zudem fehlen genaue Hinweise, inwieweit die Krankenkassen dazu übergegangen waren, auch die Angehörigen ihrer Mitglieder zu versorgen. Beispielsweise waren 1900 in Augsburg 37,4 % der Einwohner gesetzlich versichert; durch die mitversicherten Angehörigen stieg der Prozentsatz auf 61 %, obwohl nur bei einem Teil der Kassen die Familienversicherung eingeführt worden war. Spree zieht daraus den Schluß, daß in vielen Regionen die Versicherten-Quote deutlich höher gelegen hat, als es im Reichsdurchschnitt zum Ausdruck kommt.[84]

Auch in der Medizinischen Klinik der Universität Tübingen erhöhten sich im Zusammenhang mit der Einführung der Gesetzlichen Krankenversicherung und durch Einweisungen zwecks Begutachtungen in einer Renten-

79 Ebd., S. 348f.
80 Ebd., S. 388.
81 Spree: Soziale Ungleichheit, S. 102.
82 Wagner, Andrea/Spree, Reinhard: Die finanzielle Entwicklung des Allgemeinen Krankenhauses zu München 1830–1894. In: Sudhoffs Archiv. Zeitschrift für Wissenschaftsgeschichte 84 (2000), S. 129–165, S. 157.
83 Tennstedt, Florian: Sozialgeschichte der Sozialversicherung. In: Blohmke, Maria/Ferber, Christian v./Kisker, Karl Peter/Schaefer, Hans (Hg.): Handbuch der Sozialmedizin in drei Bänden. Bd. 3: Sozialmedizin in der Praxis. Stuttgart 1976, S. 385–492, S. 386.
84 Spree: Soziale Ungleichheit, S. 102f.

sache im Zusammenhang mit der Invaliden- und Altersversicherung die Patientenzahlen. Untersucht man, wer im Untersuchungszeitraum für die Kosten einer Krankenhausbehandlung in Tübingen aufgekommen ist, läßt sich nach der Jahrhundertwende sowohl bei den älteren als auch bei den sonstigen Patienten ein deutlicher Umschwung weg von der Armenpflege hin zu den Sozialversicherungsträgern feststellen, wie die folgenden Diagramme und Tabellen zeigen.

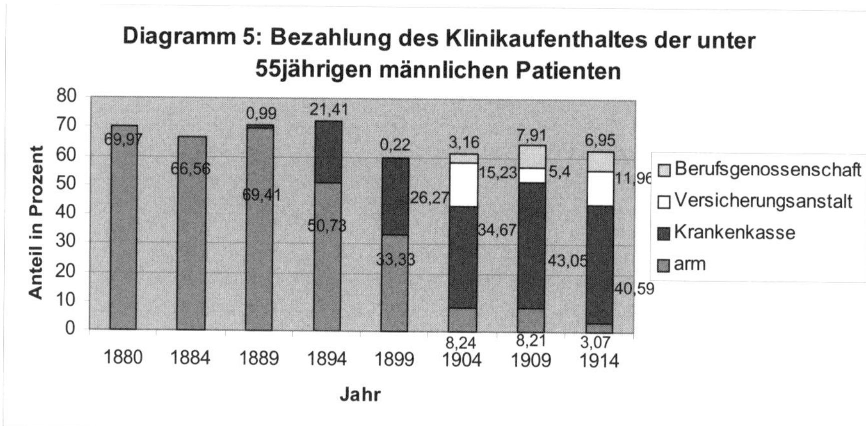

Quelle für Diagramm und Tabelle: Eigene Berechnungen nach den Aufnahme- und Kassenbüchern der Medizinischen Klinik der Universität Tübingen, Jg. 1880 bis 1914, vh. im UA Tü, Sign. 437.

Tab. 6: Bezahlung des Klinikaufenthaltes der unter 55jährigen männlichen Patienten in absoluten Zahlen

	Arm	Krankenkasse	Versicherungsanstalt	Berufsgenossenschaft	Gesamt patientenzahl
1880	226	0	0	0	323
1884	203	0	0	0	305
1889	211	3	0	0	304
1894	244	103	0	0	481
1899	151	119	1	0	453
1904	86	362	159	33	1044
1909	111	582	73	107	1352
1914	30	397	117	68	978

Vor allem bei den männlichen Patienten unter 55 Jahren ging der Anteil der von der Armenpflege bezahlten Klinikaufenthalte entsprechend den dazugekommenen Anteilen der von den Sozialversicherungsträgern bezahlten

Aufenthalte zurück. Zusammengenommen wurde die Krankenhausbehandlung bei durchschnittlich zwei Dritteln (65,92 %) dieser Patientengruppe im gesamten Untersuchungszeitraum von den Sozialversicherungsträgern einschließlich der Wohlfahrts- und Armenverbände erstattet. Von der Gruppe der 54jährigen und jüngeren männlichen Patienten standen die meisten mitten im Berufsleben, so daß die Auswirkungen der Gesetzlichen Krankenversicherung hier am deutlichsten erkennbar sind. Der Anteil der krankenversicherten Patienten verdoppelte sich von etwas über 20 % im Jahr 1894 auf über 40 % in den Jahren 1909 und 1914.

Diagramm 6: Bezahlung des Klinikaufenthaltes der unter 55jährigen weiblichen Patienten

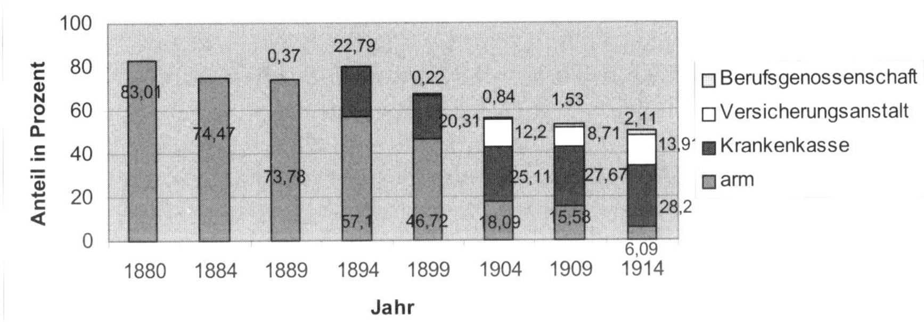

Quelle für Diagramm und Tabelle: Eigene Berechnungen nach den Aufnahme- und Kassenbüchern der Medizinischen Klinik der Universität Tübingen, Jg. 1880 bis 1914, vh. im UA Tü, Sign. 437.

Tab. 7: Bezahlung des Klinikaufenthaltes der unter 55jährigen weiblichen Patienten in absoluten Zahlen

	Arm	Krankenkasse	Versicherungsanstalt	Berufsgenossenschaft	Gesamt patientenzahl
1880	215	0	0	0	259
1884	175	0	0	0	235
1889	197	1	0	0	267
1894	213	85	0	0	373
1899	214	93	1	0	458
1904	129	179	87	6	713
1909	143	254	80	14	918
1914	49	227	112	17	805

Bei den weiblichen Patienten unter 55 Jahren blieb der Anteil derjenigen, deren Aufenthalt von einer Krankenkasse oder den Armenbehörden bezahlt wurde, nur bis 1894 relativ konstant bei durchschnittlich 77,88 %. Nach der Jahrhundertwende ging hier zwar auch die Bezahlung durch die Wohlfahrtsverbände rapide zurück, der Anteil der krankenversicherten Patientinnen erhöhte sich jedoch von 1894 bis 1914 nur um knapp acht Prozent. Die Einführung der Sozialversicherungsgesetze hatte zumindest auf den Anstieg der weiblichen Patienten in der Medizinischen Klinik der Universität Tübingen geringeren Einfluß.

Diagramm 7: Bezahlung des Klinikaufenthaltes der über 54jährigen männlichen Patienten

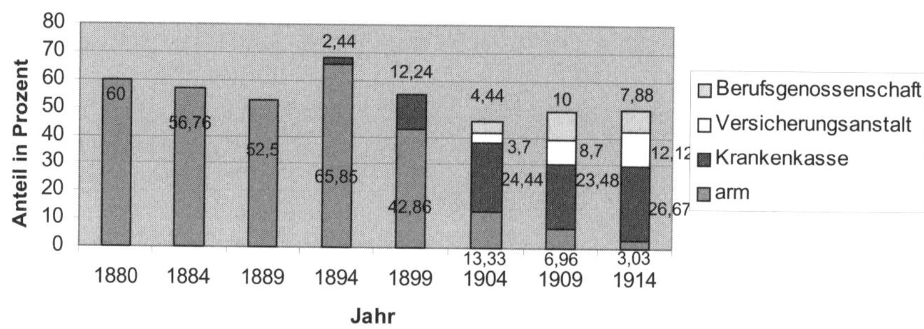

Quelle für Diagramm und Tabelle: Eigene Berechnungen nach den Aufnahme- und Kassenbüchern der Medizinischen Klinik der Universität Tübingen, Jg. 1880 bis 1914, vh. im UA Tü, Sign. 437.

Tab. 8: Bezahlung des Klinikaufenthaltes der über 54jährigen männlichen Patienten in absoluten Zahlen

	Arm	Krankenkasse	Versicherungsanstalt	Berufsgenossenschaft	Gesamt patientenzahl
1880	24	0	0	0	40
1884	21	0	0	0	37
1889	21	0	0	0	40
1894	27	1	0	0	41
1899	21	6	0	0	49
1904	18	33	5	6	135
1909	16	54	20	23	230
1914	5	44	20	13	165

Bei den über 54jährigen männlichen Patienten ging die Anzahl der durch die Armen- und Wohlfahrtsverbände finanzierten Krankenhausaufenthalte nach der Jahrhundertwende ebenfalls zurück. Gemäß den jüngeren männlichen Patienten verringerte sich dieser Anteil entsprechend den dazugekommenen Anteilen der von den Sozialversicherungsträgern bezahlten Aufenthalte. Da allerdings der Anteil der krankenversicherten älteren Männer sich nicht ähnlich den jüngeren Männern nach 1900 verdoppelte, sondern nur leicht anstieg, wurde die Krankenhausbehandlung in der ersten Hälfte des Untersuchungszeitraumes von fast 60 % der älteren männlichen Patienten von den Sozialversicherungsträgern einschließlich der Armenbehörden erstattet und in der zweiten Hälfte des Untersuchungszeitraumes nur noch von knapp 50 %.

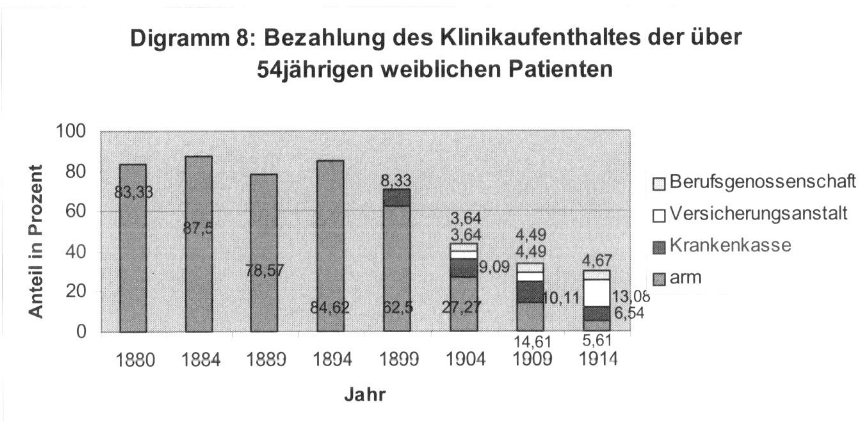

Quelle für Diagramm und Tabelle: Eigene Berechnungen nach den Aufnahme- und Kassenbüchern der Medizinischen Klinik der Universität Tübingen, Jg. 1880 bis 1914, vh. im UA Tü, Sign. 437.

Tab. 9: Bezahlung des Klinikaufenthaltes der über 54jährigen weiblichen Patienten in absoluten Zahlen

	Arm	Krankenkasse	Versicherungsanstalt	Berufsgenossenschaft	Gesamtpatientenzahl
1880	5	0	0	0	6
1884	7	0	0	0	8
1889	11	0	0	0	14
1894	22	0	0	0	26
1899	15	2	0	0	24
1904	15	5	2	2	55
1909	13	9	4	4	89
1914	6	7	14	5	107

Entsprechend dem Anteil jüngerer weiblicher Patienten hatte die Sozialversicherungsgesetzgebung ebenfalls geringeren Einfluß auf den Anstieg der älteren Patientinnen. Nach der Jahrhundertwende ging hier zwar gleichermaßen die Bezahlung durch die Wohlfahrtsverbände zurück, doch wesentlich langsamer als bei allen übrigen Patienten. Krankenversichert waren von 1899 bis 1914 durchschnittlich nur 8,52 % der über 54jährigen weiblichen Patienten der Medizinischen Klinik in Tübingen.

Am wenigsten profitierten die älteren Frauen von der Einführung der Gesetzlichen Krankenversicherung. Obwohl ihr Anteil an der Tübinger Patientenschaft nach der Jahrhundertwende anstieg, ist dies nicht auf eine Übernahme der Kosten durch eine Krankenkasse zurückzuführen. Hier wird deutlich, worauf Tennstedt in seiner *Sozialgeschichte der Sozialpolitik in Deutschland* aufmerksam macht, daß nämlich die Gesetzliche Krankenversicherung zunächst nur in Gewerbebetrieben beschäftigte Arbeiter sowie die Gehilfen der Rechtsberufe und Versicherungseinrichtungen erfaßte.[85] Da durchschnittlich mehr als 70 Prozent (72,6 %) der älteren Patientinnen der Jahre 1899 bis 1914 keinen versicherungspflichtigen Beruf ausübten, bot sich für sie nur die Möglichkeit, über den Ehemann einen Krankenversicherungsschutz zu erhalten. Verheiratet waren jedoch im Durchschnitt nur etwas mehr als die Hälfte (53,3 %) der älteren Patientinnen derselben Jahre.

Durch die Ausweitung des Unfallversicherungsgesetzes erhöhte sich die Patientenzahl durch diejenigen Patienten, die sich einer medizinischen Begutachtung unterziehen mußten. Auch hier läßt sich feststellen, daß der Anteil der Patienten, deren Klinikaufenthalt von einer Berufsgenossenschaft bezahlt wurde, unter den über 54jährigen weiblichen Patienten am niedrigsten war. Die Möglichkeit der Familienversicherung bestand hier nicht, wodurch tatsächlich nur diejenigen Frauen einen Versicherungsschutz hatten, die einer versicherungspflichtigen beruflichen Tätigkeit nachgingen. Daß trotzdem durchschnittlich 4,26 % der Jahre 1904 bis 1914 zur Unfallbegutachtung nach Tübingen geschickt wurden, obwohl nur ein knappes Drittel der älteren Patientinnen einen Beruf hatten, verweist auf ein höheres Unfallrisiko dieser Altersgruppe. Immerhin bedeuten diese Zahlen, daß fast 14 % der älteren Patientinnen, die einen versicherungspflichtigen Beruf hatten, zwecks einer Unfallbegutachtung im Tübinger Krankenhaus waren. Von den jüngeren Patientinnen, von denen erheblich mehr versicherungspflichtig waren, mußten sich von 1899 bis 1904 nur durchschnittlich 0,53 % einer Begutachtung im Falle eines Unfalls unterziehen. Auch von 1909 bis 1914 blieb deren Anteil unter zwei Prozent (1,82 %). Bei den männlichen Patienten läßt sich nur eine geringe Altersdifferenzierung feststellen. Bei beiden Altersgruppen stiegen die Aufenthalte, die durch eine Berufsgenossenschaft finanziert wurden, ab 1904 an. Bei den jüngeren männlichen Patienten erhöhte sich dieser Anteil von durchschnittlich 3,16 % im Jahr 1904 auf 7,43 % in den Jahren 1909 bis 1914, bei den über 54jährigen Patienten im selben Zeitraum von 4,44 % auf 8,94 %.

85 Siehe Tennstedt: Sozialgeschichte der Sozialpolitik, S. 169.

Auch im Zuge der Invaliditätsversicherung wurden Patienten zwecks medizinischer Begutachtung in das Tübinger Krankenhaus eingeliefert. Während bei den jüngeren männlichen und weiblichen Patienten der Anteil der Patienten, deren Aufenthalt von einer Versicherungsanstalt bezahlt wurde, ab 1904 gleichmäßig hoch war,[86] läßt sich bei den älteren Patienten im selben Zeitraum ein kontinuierlicher Anstieg feststellen.[87] Erst 1914 liegt der Anteil dieser Versicherungsfälle bei den älteren Patienten auf demselben Niveau wie bei den jüngeren, nämlich bei durchschnittlich 13 %. Da ab 70 Jahren automatisch eine Altersrente ausbezahlt wurde, muß berücksichtigt werden, daß ab 1900 für durchschnittlich 7,37 % der älteren männlichen Patienten und 13,23 % der älteren weiblichen Patienten eine Invalidenrente nicht mehr in Betracht kam. Proportional betrachtet, lag der Anteil der in einer Invaliditätsangelegenheit eingelieferten älteren Patienten also etwas höher, als die Zahlen belegen.

Tatsächlich wuchs in Tübingen die Zahl der weiblichen Patienten, sowohl der älteren als auch der jüngeren, vor allem durch den Zuwachs der Patienten an, die ihren Klinikaufenthalt selbst bezahlt haben. Wie Diagramm 9 und Tabelle 10 zeigen, war dies ebenso bei den männlichen Patienten der Fall, wenn auch weniger ausgeprägt.

Diagramm 9: Anteil der Patienten, die ihren Klinkaufenthalt selbst bezahlen

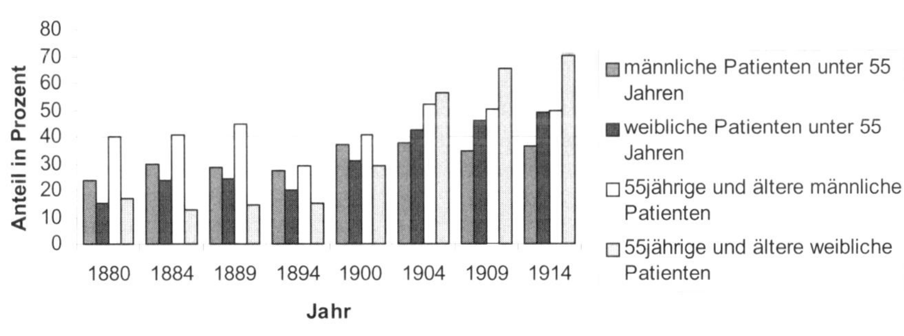

Quelle für Diagramm und Tabelle: Eigene Berechnungen nach den Aufnahme- und Kassenbüchern der Medizinischen Klinik der Universität Tübingen, Jg. 1880 bis 1914, vh. im UA Tü, Sign. 437.

86 Bei den männlichen Patienten unter 55 Jahren wurden von 1904 bis 1914 durchschnittlich 10,86 % der Klinikaufenthalte von einer Versicherungsanstalt bezahlt, bei den weiblichen Patienten durchschnittlich 11,61 %.

87 1904 bezahlte im Durchschnitt 3,7 % der Klinikaufenthalte aller 55jährigen und älteren männlichen Patienten eine Versicherungsanstalt, 1909 8,7 % und 1914 12,12 %. Die Kosten der Aufenthalte der weiblichen Patienten derselben Altersgruppe wurden 1904 in 3,64 % der Fälle, 1909 in 4,49 % und 1914 in 13,98 % von einer Versicherungsanstalt übernommen.

Tab. 10: Anzahl der Patienten, die ihren Klinikaufenthalt selbst bezahlen in Prozent (absolute Zahlen in Klammer)

	Unter 55jährige männliche Patienten	Unter 55jährige weibliche Patienten	Über 54jährige männliche Patienten	Über 54jährige weibliche Patienten
1880	23,84 % (77)	15,06 % (39)	40 % (16)	16,67 % (1)
1884	29,84 % (91)	23,41 % (55)	40,55 % (15)	12,5 % (1)
1889	28,29 % (168)	23,97 % (64)	45 % (18)	14,29 % (2)
1894	27,23 % (86)	19,84 % (74)	29,27 % (12)	15,38 % (4)
1899	37,09 % (131)	31 % (142)	40,82 % (20)	29,17 % (7)
1904	37,35 % (390)	42,49 % (303)	51,85 % (70)	56,36 % (31)
1909	34,61 % (468)	46,08 % (423)	50,44 % (116)	65,17 % (58)
1914	36,41 % (353)	49,19 % (552)	49,7 % (82)	70,1 % (75)

Im Untersuchungszeitraum muß sich also vor allem das Ansehen der Tübinger Medizinischen Klinik in der Bevölkerung verändert haben, da der Anteil der Personen, die finanziell besser gestellten Kreisen entstammten, nach 1900 stark anstieg.[88]

Gleichzeitig ist festzuhalten, daß die Anzahl der Personen aus ärmeren sozialen Schichten, die von sich aus das Krankenhaus aufsuchten, zurückgegangen ist. Wurde der Klinikaufenthalt von den Wohlfahrts- und Armenbehörden bezahlt, waren die Kranken nicht verpflichtet, ein Krankenhaus aufzusuchen. Im Falle einer Begutachtung in einer Rentenangelegenheit mußte jedoch ein medizinisches Gutachten vorgelegt werden. Der Patient konnte von den Schiedsgerichten zur Beobachtung in eine Klinik eingewiesen werden und mußte dieser Aufforderung nachkommen, wenn er eine Rente wollte. Kam eine Krankenkasse für die Krankenhausbehandlung auf, konnte es sein, daß der Patient eine Klinik aufsuchen mußte, weil die Kasse eine solche Behandlung für die effektivste ansah. Ansonsten stand es der Kasse frei, jede ärztliche Behandlung zu verwehren.[89]

Auch in anderen Krankenhäusern sind diese Tendenzen hinsichtlich der Bezahlung des Klinikaufenthaltes erkennbar. So wurde zum Beispiel das Stadt-Krankenhaus in Osnabrück in den 1890er Jahren hauptsächlich von Kranken aufgesucht, deren Aufenthalte die Unterstützungskasse, der Ortsar-

88 Siehe dazu ausführlich Kap. 4.2.: Das Ansehen der Medizinischen Klinik Tübingens in der Bevölkerung.

89 Dies betraf zunächst ledige Personen, konnte jedoch in bestimmten Fällen auch auf verheiratete Personen ausgeweitet werden. Siehe Wiedemann, Dr.: Kranken-Versicherungsgesetz und Arzt. In: Medizinisches Correspondenz-Blatt des wuerttembergischen Aerztlichen Landesvereins 70 (1900), Beilage zu Nro. 39, S. 487–502, S. 487f.: Verheiratete „Personen, wenn sie wiederholt [...] die von der Gemeinde resp. Kassenverwaltung erlassenen Vorschriften über das Verhalten der Kranken [...] übertreten [...] oder wenn ‚Zweifel gegen das Vorhandensein einer Krankheit' (Motive) vorliegen, kann seitens der Kassenverwaltung die Verbringung in ein Krankenhaus verfügt werden, ohne dass die Zustimmung des Patienten hiezu eingeholt werden muß."

menverband oder die städtische Armenkasse bezahlten. Nach Einführung der Gesetzlichen Krankenversicherung wurde die Armenkasse deutlich weniger beansprucht. Auch hier stieg gegen Ende der 1890er Jahre die Menge der selbstzahlenden Patienten an.[90] Daß in Tübingen nicht nur ökonomische Gründe für die Inanspruchnahme einer klinischen Behandlung sprachen, zeigt der hohe Anteil der Patienten, die für ihren Krankenhausaufenthalt selbst aufgekommen sind. Welche weiteren Gründe für ältere Menschen ausschlaggebend für eine stationäre Behandlung waren und wie sich die älteren Patienten zusammensetzten, die das Krankenhaus aufsuchten, soll im folgenden Kapitel untersucht werden.

3.4. Die Inanspruchnahme einer Krankenhausbehandlung durch ältere Menschen

Wirft man einen Blick auf die Geschlechterverteilung der älteren Patienten in Tübingen, fällt ein Ansteigen des Anteiles der Patientinnen seit den 1890er Jahren auf. Diagramm 10 und Tabelle 11 zeigen, daß die prozentuale Zunahme der weiblichen älteren Patienten in der Medizinischen Klinik in Tübingen schon Mitte der 80er Jahre des 19. Jahrhunderts begann.

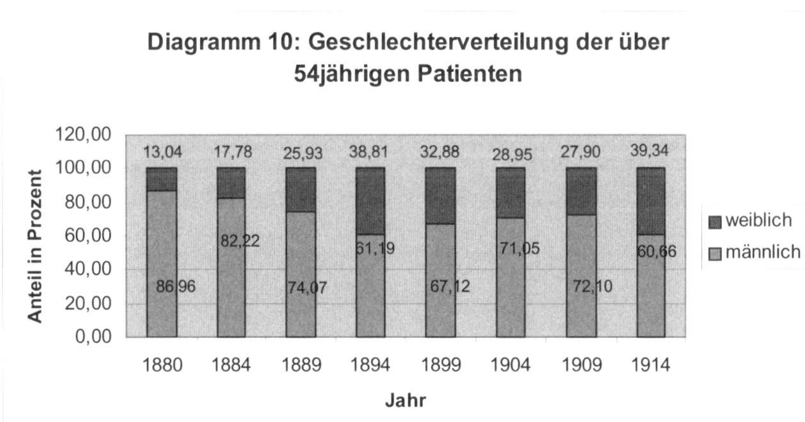

Quelle für Diagramm und Tabelle: Eigene Berechnungen nach den Aufnahme- und Kassenbüchern der Medizinischen Klinik der Universität Tübingen, Jg. 1880 bis 1914, vh. im UA Tü, Sign. 437.

90 Berger, Eva: Wer bürgt für die Kosten? Zur Sozialgeschichte des Krankenhauses. 125 Jahre Stadt-Krankenhaus Osnabrück, 180 Jahre städtische Gesundheitspolitik. Bramsche 1991, S. 81.

Tab. 11: Geschlechterverteilung der über 54jährigen Patienten in absoluten Zahlen

	1880	1884	1889	1894	1899	1904	1909	1914
männlich	40	37	40	41	49	135	230	165
weiblich	6	8	14	26	24	55	89	107

Während des Untersuchungszeitraumes hat sich der Anteil der weiblichen älteren Patienten nahezu verdreifacht. Wie in Kapitel 3.3 gezeigt wurde, war es nicht der Einfluß der Sozialversicherungsgesetzgebung, der zu einer Zunahme der weiblichen Patienten führte. Tatsächlich stieg in Tübingen – wie oben schon erwähnt – die Zahl der Patientinnen vor allem durch den Zuwachs selbstzahlender Patienten an.

Das folgende Diagramm und die Tabelle zeigen die Geschlechterverteilung der übrigen Patienten. Im Vergleich zu den älteren Patienten fällt der über den gesamten Untersuchungszeitraum relativ gleichbleibende Anteil männlicher und weiblicher Patienten auf.

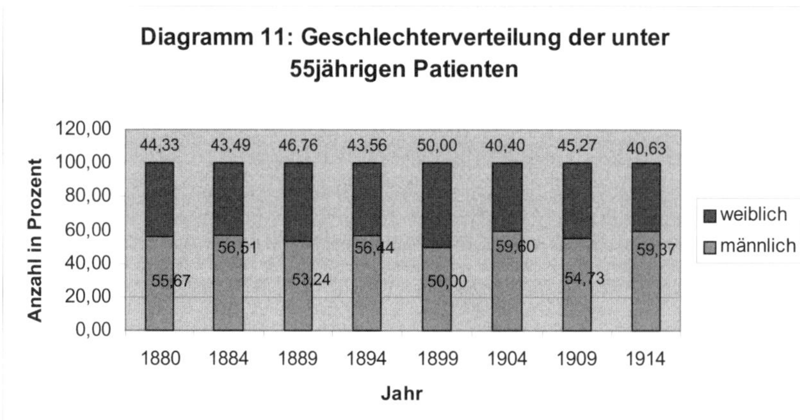

Quelle für Diagramm und Tabelle: Eigene Berechnungen nach den Aufnahme- und Kassenbüchern der Medizinischen Klinik der Universität Tübingen, Jg. 1880 bis 1914, vh. im UA Tü, Sign. 437.

Tab. 12: Geschlechterverteilung der unter 55jährigen Patienten in absoluten Zahlen

	1880	1884	1889	1894	1899	1904	1909	1914
männlich	324	304	304	482	459	1055	978	1347
weiblich	258	234	267	372	459	715	809	922

Zwar überwog hier ebenfalls der Anteil der männlichen Kranken, doch hielt sich die Anzahl der weiblichen Patienten kontinuierlich zwischen 40 und 50 Prozent. Barbara Leidiger konnte in ihrer Untersuchung zur Allgemeinen Krankenanstalt in Bremen im letzten Drittel des 19. Jahrhunderts einen Zuwachs der weiblichen Patienten ausmachen. Von 1862 bis 1895 stieg dort der Anteil der Patientinnen von 22,2 % auf 38,6 % an.[91] Betrachtet man die Gesamtzahl der Tübinger Patienten, kommt man im Jahr 1894 auf einen Anteil von etwa 41,19 % weiblicher Kranker, was in etwa dem Verhältnis der Bremer Anstalt nahe kommt. Obwohl etwas mehr als 50 Prozent der Bevölkerung weiblich waren,[92] überwog die Zahl der männlichen Kranken. Daß der Anteil der unter 55jährigen weiblichen Kranken zwar kontinuierlich gleich blieb, aber dennoch unter der Anzahl der männlichen Patienten lag, könnte ein Hinweis darauf sein, daß Frauen in das familiäre Arbeitsleben eingebunden waren und zu Hause somit mehr gebraucht wurden als Männer.

Betrachtet man den Familienstand der Patienten, überrascht der hohe Anteil verheirateter älterer Patienten, während der Großteil der übrigen Patienten ledig war. Im Reichsdurchschnitt waren um die Jahrhundertwende 65,59 % der männlichen Bevölkerung im Alter von 60 Jahren und darüber verheiratet.[93] In der Medizinischen Klinik in Tübingen lag dagegen der Anteil der älteren männlichen verheirateten Patienten fast immer bei über 70 Prozent, wie Diagramm 12 zeigt.

Obwohl die Möglichkeit der Pflege durch die Ehefrau bestand, wurde das Angebot der Gesundheitsversorgung im Krankenhaus von überdurchschnittlich vielen älteren Männern in Anspruch genommen. Nur etwa ein Fünftel bis ein Viertel der älteren männlichen Kranken waren im Untersuchungszeitraum ledig oder verwitwet. Obwohl im Reichsdurchschnitt 27,4 % der männlichen Bevölkerung über 60 Jahren verwitwet waren[94], waren es zum Beispiel im Jahr 1899 nur 18,37 % der älteren Patienten in Tübingen.

Wie das folgende Diagramm 13 und die Tabelle 14 zeigen, war der Prozentsatz der verheirateten älteren Patientinnen etwas geringer als der der männlichen.

91 Leidiger, Barbara: Krankenhaus und Kranke. Die Allgemeine Krankenanstalt an der St. Jürgen-Straße in Bremen 1851–1897. Stuttgart 2000, S. 82.

92 Vgl. z. B.: Das Deutsche Reich in gesundheitlicher und demographischer Beziehung, S. 15: Im Jahr 1900 waren ca. 49,21 % der Bevölkerung männlich (27 737 247 Einwohner) und ca. 50,79 % weiblich (28 629 931). Da ein großer Teil der Tübinger Patientenschaft nicht aus Württemberg stammte, sondern seinen Wohnsitz in Baden oder im preußischen Hohenzollern hatte, boten sich für einen Vergleich eher gesamtdeutsche Zahlen an.

93 Ebd., S. 15.

94 Siehe: Das Deutsche Reich in gesundheitlicher und demographischer Beziehung, S. 15.

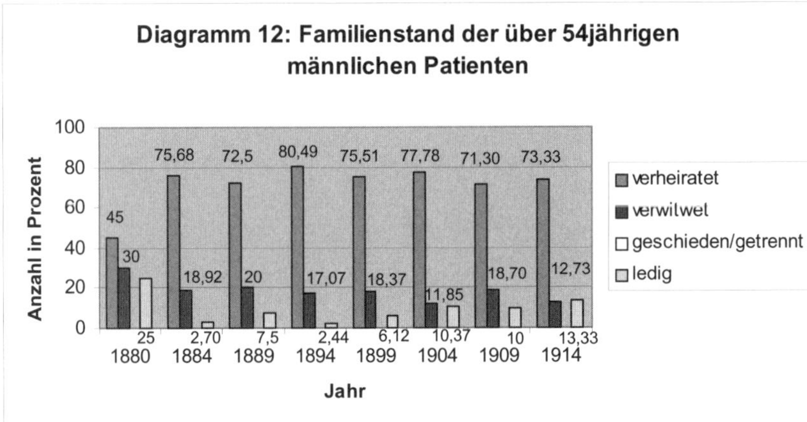

Quelle für Diagramm und Tabelle: Eigene Berechnungen nach den Aufnahme- und Kassenbüchern der Medizinischen Klinik der Universität Tübingen, Jg. 1880 bis 1914, vh. im UA Tü, Sign. 437.

Tab. 13: Familienstand der über 54jährigen männlichen Patienten in absoluten Zahlen

	1880	1884	1889	1894	1899	1904	1909	1914
verheiratet	18	28	29	33	37	105	164	121
verwitwet	12	7	8	7	9	16	43	21
geschieden/ getrennt	0	0	0	0	0	0	0	1
Ledig	10	1	3	1	3	14	23	22

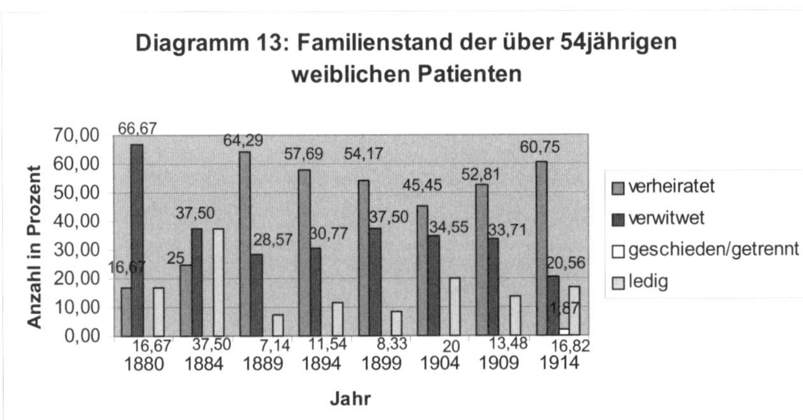

Quelle für Diagramm und Tabelle: Eigene Berechnungen nach den Aufnahme- und Kassenbüchern der Medizinischen Klinik der Universität Tübingen, Jg. 1880 bis 1914, vh. im UA Tü, Sign. 437.

Tab. 14: Familienstand der über 54jährigen weiblichen Patienten in absoluten Zahlen

	1880	1884	1889	1894	1899	1904	1909	1914
verheiratet	1	2	9	15	13	25	47	65
verwitwet	4	3	4	8	9	19	30	22
geschieden/ getrennt	0	0	0	0	0	0	0	2
Ledig	1	3	1	3	2	11	12	18

Anfang der 1880er Jahre lag der Anteil der verheirateten älteren Patientinnen zwischen 17 und 25 Prozent, um sich im Laufe des Untersuchungszeitraumes auf einen durchschnittlichen Anteil von etwa 55 Prozent einzupendeln. Es liegt nahe, dies als einen Hinweis auf die Bedeutung der Frauen für die Aufrechterhaltung des Haushalts zu sehen. Solange sie zu Hause gebraucht wurden, um zum Beispiel den Ehemann zu versorgen, konnten sie das Angebot einer Krankenhausversorgung weit weniger in Anspruch nehmen als männliche Kranke. Bestätigung scheint diese Vermutung in der Tatsache zu finden, daß sich nach der Jahrhundertwende vergleichsweise viele ältere weibliche Patienten aus sozial höher gestellten Schichten in Tübingen behandeln ließen. Wurden Bedienstete beschäftigt, war es einer Ehefrau leichter möglich, sich im Krankenhaus behandeln zu lassen. Tatsächlich waren aber im Reichsdurchschnitt um 1900 nur 35,36 % der weiblichen Bevölkerung im Alter von 60 und mehr Jahren verheiratet.[95] Somit war der Anteil der in Tübingen behandelten älteren Patientinnen, der 1899 zum Beispiel 54,17 % betrug, ebenfalls überdurchschnittlich hoch und entsprach durchaus in etwa der Anzahl der verheirateten männlichen älteren Kranken. Der Anteil der alleinstehenden älteren Patientinnen lag zu Beginn des Untersuchungszeitraumes noch bei über 83 Prozent. Seit den 1890er Jahren waren durchschnittlich etwa 44 Prozent der älteren weiblichen Kranken ledig oder verwitwet. Entsprechend den älteren männlichen Patienten wurden in Tübingen weniger verwitwete ältere Frauen behandelt, als dem Reichsdurchschnitt entsprechend. In der Medizinischen Klinik betrug 1899 ihr Anteil 37,5 %, während im Jahr 1900 54,31% der weiblichen Bevölkerung im Alter von 60 und mehr Jahren als Witwe lebten.[96]

Betrachtet man dagegen den Familienstand der übrigen Patienten, fällt der hohe Anteil an ledigen Kranken auf. Wie die folgenden Diagramme und Tabellen zeigen, waren im Durchschnitt über 60 Prozent der Patienten unter 55 Jahren ledig.

95 Ebd., S. 15.
96 Ebd., S. 15.

Diagramm 14: Familienstand der unter 55jährigen männlichen Patienten

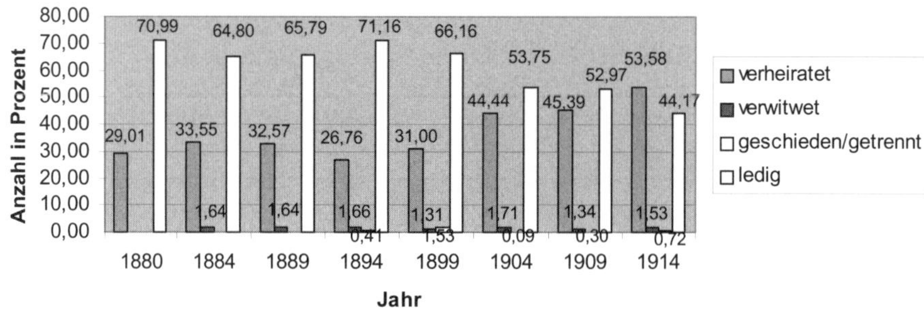

Diagramm 15: Familienstand der unter 55jährigen weiblichen Patienten

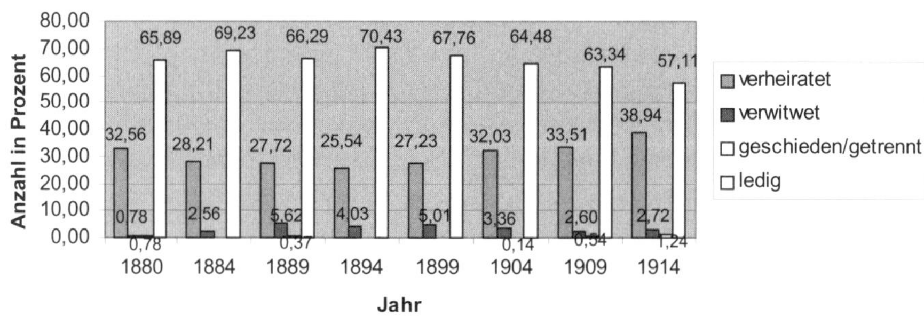

Quelle für Diagramme und Tabellen: Eigene Berechnungen nach den Aufnahme- und Kassenbüchern der Medizinischen Klinik der Universität Tübingen, Jg. 1880 bis 1914, vh. im UA Tü, Sign. 437.

Tab. 15: Familienstand der unter 55jährigen männlichen Patienten in absoluten Zahlen

	1880	1884	1889	1894	1899	1904	1909	1914
verheiratet	94	102	99	129	142	468	611	524
Verwitwet	0	5	5	8	6	18	18	15
geschieden/ getrennt	0	0	0	2	7	1	4	7
Ledig	230	197	200	343	303	566	713	432

Tab. 16: Familienstand der unter 55jährigen weiblichen Patienten in absoluten Zahlen

		1884	1889	1894	1899	1904	1909	1914
verheiratet	84	66	74	95	125	229	309	315
Verwitwet	2	6	15	15	23	24	24	22
geschieden/ getrennt	2	0	1	0	0	1	5	10
Ledig	170	162	177	262	311	461	584	462

Selbst wenn man die im Krankenhaus behandelten Kinder bis 15 Jahre, die auch zu den ledigen Patienten zählen, außer Acht läßt, kommt man immer noch auf einen durchschnittlichen Anteil von über 50 Prozent an ledigen Kranken unter 55 Jahren. Im Jahr 1900 waren im Reichsdurchschnitt 44,76 % der männlichen und 38,86 % der weiblichen Bevölkerung unter 60 Jahren ledig.[97] Im Gegensatz zu den Verheirateten suchten demnach ledige Kranke schneller eine Krankenanstalt auf, beziehungsweise, wurden von ihrem Arzt eher in ein Krankenhaus überwiesen. Der Anteil der ledigen Patienten über 55 Jahren entsprach dagegen in etwa dem Anteil der Ledigen im Reichsdurchschnitt. Im Jahr 1900 waren 7,11 % der Männer und 10,44 % der Frauen über 60 Jahren ledig.[98] In der Medizinischen Klinik in Tübingen waren 1899 6,12 % und 1904 10,37 % der 55jährigen und älteren männlichen Patienten ledig und entsprechend 8,33 % und 20 % der weiblichen älteren Patienten.

Im Jahr 1900 gehörten 69,01 % der Einwohner Württembergs der evangelischen Landeskirche an.[99] Mitglied der katholischen Kirche waren 29,98 %[100], jüdischen Glaubens etwa 0,55 % und circa 0,4 % waren anderen Religionsgemeinschaften zugehörig.[101] Die folgenden Tabellen zeigen, daß die Konfession der unter 55jährigen Patienten in etwa dieser Relation entsprach, unter den älteren Kranken jedoch immer wieder mehr Katholiken anzutreffen waren, als der Landesdurchschnitt erwarten ließ. Der Anteil jüdischer Patienten unter den jüngeren Kranken war den gesamten Untersuchungszeitraum hindurch höher als der Landesdurchschnitt. Unter den älteren Kranken stieg der Anteil jüdischer Patienten nach der Jahrhundertwende über den Landesdurchschnitt an.

97 Vgl.: Das Deutsche Reich in gesundheitlicher und demographischer Beziehung, S. 15.
98 Ebd., S. 15.
99 Siehe: Das Königreich Württemberg. Eine Beschreibung nach Kreisen, Oberämtern und Gemeinden. Herausgegeben von dem K. Statistischen Landesamt. Erster Band. Allgemeiner Teil und Neckarkreis. Stuttgart 1904, S. 143.
100 Ebd., S. 145.
101 Ebd., S. 147.

Tab. 17: Religionszugehörigkeit der über 54jährigen männlichen Patienten in Prozent (absolute Zahlen in Klammer)

	Evangelisch	Katholisch	Jüdisch	Andere	Keine
1880	60 % (24)	40 % (16)	0	0	0
1884	72,97 % (27)	27,03 % (10)	0	0	0
1889	50 % (20)	45 % (18)	0	5 % (2)	0
1894	70,73 % (29)	29,27 % (12)	0	0	0
1899	51,02 % (25)	46,94 % (23)	0	2,04 % (1)	0
1904	62.96 % (85)	33,33 % (45)	2,96 % (4)	0	0,74 % (1)
1909	68,26 % (157)	29,57 % (68)	1,74 % (4)	0	0,43 % (1)
1914	64,85 % (107)	32,12 % (53)	1,21 % (2)	0	1,82 % (3)

Quelle: Eigene Berechnungen nach den Aufnahme- und Kassenbüchern der Medizinischen Klinik der Universität Tübingen, Jg. 1880 bis 1914, vh. im UA Tü, Sign. 437.

Tab. 18: Religionszugehörigkeit der über 54jährigen weiblichen Patienten in Prozent (absolute Zahlen in Klammer)

	Evangelisch	Katholisch	Jüdisch	Andere	Keine
1880	50 % (3)	50 % (3)	0	0	0
1884	50 % (4)	50 % (4)	0	0	0
1889	71,43 % (10)	28,57 % (4)	0	0	0
1894	53,85 % (14)	42,31 % (11)	0	0	3,85 % (1)
1899	15 62,5 % (15)	37,5 % (9)	0	0	0
1904	80 % (44)	18,18 % (10)	1,82 % (1)	0	0
1909	65,17 % (58)	34,83 % (31)	0	0	0
1914	70,09 % (75)	27,1 % (29)	1,87 % (2)	0	0,93 % (1)

Quelle: Eigene Berechnungen nach den Aufnahme- und Kassenbüchern der Medizinischen Klinik der Universität Tübingen, Jg. 1880 bis 1914, vh. im UA Tü, Sign. 437.

Tab. 19: Religionszugehörigkeit der unter 55jährigen männlichen Patienten in Prozent (absolute Zahlen in Klammer)

	Evangelisch	Katholisch	Jüdisch	Andere	Keine
1880	67,59 % (219)	31,48 % (102)	0,31 % (1)	0	0,62 % (2)
1884	66,78 % (203)	30,92 % (94)	1,97 % (6)	0	0,33 % (1)
1889	73,36 % (223)	23,68 % (72)	2,3 % (7)	0	0,66 % (2)
1894	65,15 % (314)	33,2 % (160)	0,62 % (3)	0	1,04 % (5)
1899	66,23 % (304)	32,46 % (149)	1,31 % (6)	0	0
1904	67,01 % (707)	30,81 % (325)	1,23 % (13)	0,09 % (1)	0,85 % (9)
1909	63,47 % (855)	34,82 % (469)	0,97 % (13)	0,22 % (3)	0,52 % (7)
1914	62,99 % (616)	35,99 % (352)	0,72 % (7)	0,1 % (1)	0,2 %(2)

Quelle: Eigene Berechnungen nach den Aufnahme- und Kassenbüchern der Medizinischen Klinik der Universität Tübingen, Jg. 1880 bis 1914, vh. im UA Tü, Sign. 437.

Tab. 20: Religionszugehörigkeit der unter 55jährigen weiblichen Patienten in Prozent (absolute Zahlen in Klammer)

	Evangelisch	Katholisch	Jüdisch	Andere	Keine
1880	75,58 % (195)	22,48 % (58)	1,16 % (3)	0,78 % (2)	0
1884	67,52 % (158)	29,06 % (68)	2,99 % (7)	0	0,43 % (1)
1889	68,91 % (184)	29,59 % (79)	0,75 % (2)	0	0,75 % (2)
1894	69,09 % (257)	30,11 % (112)	0,54 % (2)	0	0,27 % (1)
1899	69,93 % (321)	28,98 % (133)	0,65 % (3)	0	0,44 % (2)
1904	68,81 % (492)	29,23 % (209)	1,26 % (9)	0	0,7 % (5)
1909	64,64 % (596)	34,06 % (314)	0,87 % (8)	0	0,43 % (4)
1914	61,68 % (499)	37,08 % (300)	0,87 % (7)	0,37 % (3)	0

Quelle: Eigene Berechnungen nach den Aufnahme- und Kassenbüchern der Medizinischen Klinik der Universität Tübingen, Jg. 1880 bis 1914, vh. im UA Tü, Sign. 437.

In den Jahren 1880 und 1884 waren sogar jeweils 50 Prozent der älteren Patientinnen katholisch und in den Jahren 1880 und 1889 jeweils 40 beziehungsweise 45 Prozent der älteren männlichen Patienten. Zum Einzugsgebiet der Tübinger Klinik gehörte jedoch nicht nur württembergisches Territorium. Patienten aus Baden und Hohenzollern ließen sich ebenfalls in Tübingen behandeln, und die Konfessionszugehörigkeit der Bevölkerung in Baden und im preußischen Hohenzollern variierte von der in Württemberg erheblich. So waren 1871 in Baden nur 33,59 % der ortsanwesenden Einwohner evangelisch und 64,49 % katholisch. Im Jahr 1910 stieg der evangelische Bevölkerungsanteil auf 38,56 % an und der katholische verringerte sich auf 59,32 %.[102] Auch in Hohenzollern bekannten sich 1871 96,18 % und 1910 94,37 % zum katholischen Glauben. Da für die Einwohner Hohenzollerns die Universitätsklinik in Tübingen das nächstgelegene größere Krankenhaus war, könnte dieser Umstand dazu geführt haben, daß die Patienten aus dem zwar kleinen Hohenzollern – 1871 zählte man 67 324 Ortsanwesende – durchaus einen Einfluß auf den Anstieg der katholischen Patienten hatten.[103]

Die Nähe Hohenzollerns zu Tübingen mag auch ausschlaggebend dafür gewesen sein, daß unter den Patienten der Medizinischen Klinik im Vergleich zu den Durchschnittszahlen Württembergs überproportional viele jüdische Patienten anzutreffen waren. Bei den älteren Patienten war dies erst nach der Jahrhundertwende der Fall, während im Hinblick auf die übrigen Patienten den gesamten Untersuchungszeitraum hindurch jüdische Kranke im Tübinger Krankenhaus behandelt wurden. In Württemberg waren im Jahr 1871 nur 0,67 % der Einwohner Juden, in Hohenzollern im selben Jahr 1,08 %. Von der badischen Bevölkerung waren sogar 1,76 % jüdischen

102 Siehe Hohorst, Gerd/Kocka, Jürgen/Ritter, Gerhard A.: Sozialgeschichtliches Arbeitshandbuch. Materialien zur Statistik des Kaiserreiches 1870–1914. München 1975, S. 53.

103 Ebd., S. 53.

Glaubens. 1910 hatte sich der Anteil der jüdischen Mitbüger insgesamt reduziert. So waren in Württemberg 0,49 %, in Hohenzollern 0,57 % und in Baden 1,21 % der Bevölkerung Juden.[104] Die älteren jüdischen Patienten gehörten fast ausnahmslos den jüdischen Gemeinden in Hohenzollern an und bezahlten als Privatpatienten zumeist ein Mehrfaches des üblichen Tagessatzes für ihre Behandlung.

Um einen Überblick zu bekommen, welche sozialen Schichten sich überwiegend einer Krankenhausbehandlung in Tübingen unterzogen, ist ein Blick auf die Berufe der Patienten unerläßlich.[105] Aus Tabelle 21 wird ersichtlich, daß bis 1894 die meisten älteren männlichen Patienten ihren Unterhalt im Handel und Gewerbe verdienten, während ab 1899 die Gruppe der Lohnabhängigen zunahm.

Tab. 21: Berufe der über 54jährigen männlichen Patienten in Prozent (absolute Zahlen in Klammer)

	1880	1884	1889	1894	1899	1904	1909	1914
Gesinde, Lohnabhängig	22,5 % (9)	21,62 % (8)	25,0 % (10)	21,95 % (9)	36,73 % (18)	34,07 % (46)	29,13 % (67)	38,18 % (63)
Handel, Gewerbe	32,5 % (13)	48,65 % (18)	27,5 % (11)	41,46 % (17)	28,57 % (14)	29,63 % (40)	31,3 % (72)	23,64 % (39)
Landwirtschaft	15,0 % (6)	10,81 % (4)	12,5 % (5)	19,51 % (8)	14,29 % (7)	14,07 % (19)	19,57 % (45)	13,33 % (22)
Militär	0	0	0	0	0	0,74 % (1)	1,3 % (3)	1,21 % (2)
Bildung, Wissenschaft, Kirche, Kunst	7,5 % (3)	5,41 % (2)	12,5 % (5)	4,88 % (2)	4,08 % (2)	5,19 % (7)	3,48 % (8)	5,45 % (9)
Gericht, Verwaltung	2,5 % (1)	13,51 % (5)	5,5 % (2)	4,88 % (2)	8,16 % (4)	4,44 % (6)	7,39 % (17)	9,09 % (15)
Adel	0	0	0	0	0	0	0,87 % (2)	0
Privatiers, Unternehmer, Fabrikanten, Ingenieure	10,0 % (4)	0	7,5 % (3)	4,88 % (2)	4,08 % (2)	11,11 % (15)	4,35 % (10)	6,67 % (11)
Hausierer, Fahrendes Volk	0	0	5,5 % (2)	2,44 % (1)	2,04 % (1)	0	0,43 % (1)	0,61 % (1)
Keine Angabe	10,0 % (4)	0	5,5 % (2)	0	2,04 % (1)	0,74 % (1)	2,17 % (5)	1,82 % (3)

Quelle: Eigene Berechnungen nach den Aufnahme- und Kassenbüchern der Medizinischen Klinik der Universität Tübingen, Jg. 1880 bis 1914, vh. im UA Tü, Sign. 437.

104 Ebd., S. 53.

105 Grundlage der sozialen Kategorisierung der Patienten ist das Schema, das bei der Auswertung der Krankenjournale Samuel Hahnemanns im Institut für Geschichte der

Von 1884 an wuchs der Anteil der krankenversicherten Tagelöhner und Arbeiter stetig[106], was sich auch in der Bezahlung der Krankenhauskosten widerspiegelt. Wie oben erwähnt, wurde auch in Tübingen ab etwa 1899 die Krankenhausbehandlung zunehmend von einer Krankenkasse bezahlt, weshalb die Anzahl der Lohnabhägigen ab demselben Zeitraum zunahm. Ebenso kamen vor allem bei Arbeitern und Tagelöhnern Rentenbegutachtungen hinzu, die ebenfalls zu einer Zunahme dieser Berufgruppen im Krankenhaus führten.

Den gesamten Untersuchungszeitraum hindurch lag der Anteil der Landwirtschaftsangehörigen bei durchschnittlich 15 Prozent. Da in Württemberg im Jahr 1882 rund 48,2 Prozent der Bevölkerung und 1895 circa 45,1 Prozent in „Landwirtschaft, Gärtnerei und Tierzucht, Forstwirtschaft und Fischerei" tätig waren[107] erscheint diese Zahl relativ gering. Auch von der zum Oberamt Tübingen gehörenden Bevölkerung waren 1895 beispielsweise 41,7 % in der Land- und Forstwirtschaft tätig.[108] Tatsächlich suchten also Angehörige dieser Berufsgruppe ein Krankenhaus seltener auf. Zum einen könnte dies daran liegen, daß in landwirtschaftlichen Berufen Tätige meist abgelegen wohnten. Im Gegensatz zu vielen Lohnabhängigen und den Handel und Gewerbe Treibenden, deren Wohnsitze zumindest in der Nähe etwas größerer Dörfer oder Städte liegen mußten, damit sie ihren Beruf ausüben konnten, lagen Höfe und kleine Dörfer zum Teil weit weg von den üblichen Verkehrswegen. Auch wenn die Landwirtschaftsangehörigen in direkter Nähe zu Tübingen wohnten, mußten diese die Klinik meistens zu Fuß aufsuchen, was oft einen längeren Reiseweg bedeutete. Dagegen waren kleinere Städte und größere Dörfer zum Teil an das Schienennetz der Eisenbahn angeschlossen.[109]

Medizin der Robert Bosch Stiftung angewandt wird: Vogl, Michael: Samuel Hahnemanns Eilenburger Patientenschaft 1801–1803. In: Medizin, Gesellschaft und Geschichte 9 (1990), S. 165–180. Diese sind: 1. Gesinde und Lohnabhängig, dazu gehören z. B. Tagelöhner, Knechte, Gesellen, Arbeiter und Diener, aber auch die Ehefrauen der Tagelöhner, 2. Handel und Gewerbe, wie z. B. Händler, Wirte, Oekonome, Handwerker und Hebammen, 3. Landwirtschaft, wozu auch Weingärtner und Bienenzüchter sowie deren Ehefrauen zählen, 4. Militär, 5. Bildung, Wissenschaft, Kirche, Kunst, wozu Ärzte und Lehrer zu rechnen sind, 6. Hofhaltung, Gericht, Verwaltung, dazu gehören Sekretäre und Förster, 7. dem Adel zugehörige Personen. Zusätzlich wurde das Schema von mir um zwei Kategorien erweitert, 8. Hausierer und Fahrendes Volk sowie 9. Privatiers, Unternehmer, Fabrikanten und Ingenieure.

106 Vgl. Tennstedt: Sozialgeschichte der Sozialpolitik, v. a. S. 165–174.

107 Siehe: Das Königreich Württemberg. Eine Beschreibung nach Kreisen, Oberämtern und Gemeinden. Herausgegeben von dem K. Statistischen Landesamt. Erster Band. Allgemeiner Teil und Neckarkreis. Stuttgart 1904, S. 152.

108 Siehe: Das Königreich Württemberg. Eine Beschreibung nach Kreisen, Oberämtern und Gemeinden. Herausgegeben von dem K. Statistischen Landesamt. Zweiter Band. Schwarzwaldkreis. Stuttgart 1905, S. 556.

109 Die Eisenbahnlinien, die im Untersuchungszeitraum Tübingen durchliefen waren zum einen die „Obere Nekkarbahn" Richtung Stuttgart und Richtung Rottenburg (Plochingen – Horb – Immendingen) und zum anderen die „Hohenzollernbahn", die

Zum anderen könnte im Untersuchungszeitraum auf die ländliche Bevölkerung zutreffen, was ein praktischer Arzt in seiner „kulturgeschichtlichen Skizze" über den medizinischen „Volksglauben und Volksaberglauben aus Schwaben" im Jahr 1865 herausgefunden hat. Die meisten Schwaben bräuchten keinen Arzt und würden eine Erkrankung mehr oder weniger als Lappalie betrachten.[110] Dagegen hätten die „menschlichen Heiler, Wunderdoctoren, Rogenflicker, Seichgucker, Brunzdoktoren" häufig starken Zulauf[111] und „Wunden an Fingern und Zehen" würden „meist selbst behandelt oder durch eine Nachbarin Doktorin."[112]

Tab. 22: Berufe der männlichen Patienten von 16 bis 54 Jahren in Prozent (absolute Zahlen in Klammer)

	1880	1884	1889	1894	1899	1904	1909	1914
Gesinde, Lohnabhängig	29,01 % (85)	31,78 % (82)	36,13 % (86)	27,72 % (107)	28,95 % (108)	36,62 % (345)	40,03 % (482)	41,81 % (360)
Handel, Gewerbe	48,12 % (141)	50,00 % (129)	36,97 % (88)	42,75 % (165)	39,68 % (148)	38,54 % (363)	32,97 % (397)	32,06 % (276)
Landwirtschaft	11,60 % (34)	2,71 % (7)	5,88 % (14)	9,84 % (38)	9,38 % (35)	9,66 % (91)	10,38 % (125)	8,36 % (72)
Militär	0	0,39 % (1)	0,84 % (2)	0,26 % (1)	0,27 % (1)	0,53 % (5)	1,00 % (12)	0,23 % (2)
Bildung, Wissenschaft, Kirche, Kunst	7,85 % (23)	6,98 % (18)	9,24 % (22)	10,36 % (40)	13,14 % (49)	7,64 % (72)	6,40 % (77)	7,67 % (66)
Gericht, Verwaltung	1,71 % (5)	1,55 % (4)	2,52 % (6)	1,55 % (6)	4,83 % (18)	3,50 % (33)	5,73 % (60)	4,30 % (37)
Adel	0	0	0	0	0,27 % (1)	0,21 % (2)	0,17 % (2)	0
Privatiers, Unternehmer, Fabrikanten, Ingenieure	0,34 % (1)	2,33 % (6)	2,52 % (6)	3,37 % (13)	0,54 % (2)	2,12 % (20)	1,16 % (14)	3,25 % (28)
Hausierer, Fahrendes Volk	0	0	0	0,26 % (1)	0	0,11 % (1)	0,11 % 0,11 %	0,58 % (3) (5)
Keine Angabe	1,37 % (4)	4,26 % (11)	5,88 % (14)	3,89 % (15)	2,95 % (11)	1,06 % (10)	1,91 % (23)	1,74 % (15)

Quelle: Eigene Berechnungen nach den Aufnahme- und Kassenbüchern der Medizinischen Klinik der Universität Tübingen, Jg. 1880 bis 1914, vh. im UA Tü, Sign. 437.

über Hechingen nach Sigmaringen führte. Ab April 1902 gab es außerdem eine Verbindung von Reutlingen via Tübingen nach Mähringen und Gönningen. Siehe: Das Königreich Württemberg. Zweiter Band, S. 565.

110 Buck, Michael Richard: Medicinischer Volksglauben und Volksaberglauben aus Schwaben. Eine kulturgeschichtliche Skizze. Ravensburg 1865. Nachdruck, 2. Aufl., Riedlingen 1984, S. 18.

111 Ebd., S. 29.

112 Ebd., S. 72.

Tabelle 22 zeigt, daß unter den männlichen Patienten zwischen 16 und 54 Jahren sogar ein noch geringerer Teil einen landwirtschaftlichen Beruf ausübte. Von 1894 an waren durchschnittlich nur 9,52 Prozent der männlichen jüngeren Patienten in der Landwirtschaft beschäftigt. Dafür gehörten prozentual gesehen mehr Jüngere den beiden Berufsgruppen Gesinde und Lonabhängige sowie Handel und Gewerbe an. Ältere Patienten waren also noch vermehrt in der Landwirtschaft tätig, während sich Jüngere zunehmend anderen Berufen zuwandten. Auffällig ist, daß sowohl bei den jüngeren als auch bei den älteren männlichen Patienten die Anzahl der in der Landwirtschaft arbeitenden Patienten im Jahr 1884 am geringsten war. Nur 10,81 Prozent der älteren und sogar nur 2,71 Prozent der jüngeren Patienten gehörten in diesem Jahr dieser Berufsgruppe an. Auch hinsichtlich der Berufe der weiblichen jüngeren Patienten läßt sich diese Tendenz feststellen. Sowohl der prozentuale Anteil der Frauen, deren Ehemänner landwirtschaftlich tätig waren (8,33 %) als auch der der Frauen, die einen landwirtschaftlichen Beruf ausübten (2,51%) waren 1884 am geringsten.

Auch unter den jüngeren männlichen Patienten wuchs der Anteil derjenigen Kranken, die zu der Gruppe der Lohnabhängigen gehörten. Im Vergleich zu den älteren Patienten nahm aber der Anteil der jüngeren Lohnabhängigen erst etwas später, ab 1904, zu. Allerdings gehörten im Durchschnitt schon vor der Jahrhundertwende prozentual gesehen dieser Berufsgruppe mehr jüngere (von 1880 bis 1899 durchschnittlich 30,7 %) als ältere (von 1880 bis 1894 durchschnittlich 22,8 %) Patienten an. Ebenso ging entsprechend den älteren Patienten die Anzahl der in Handel und Gewerbe tätigen jüngeren männlichen Patienten zurück, jedoch wiederum erst nach der Jahrhundertwende. Bei den jüngeren Patienten spielte also die Bezahlung durch eine Krankenkasse eine geringere Rolle, beziehungsweise waren auch viele der in Handel und Gewerbe und in der Landwirtschaft tätigen Personen krankenversichert. Die Bezahlung des Aufenthaltes in der Medizinischen Klinik wurde nämlich schon 1894 für über 20 Prozent der jüngeren männlichen Patienten von einer Krankenkasse übernommen, obwohl der Anteil der Lohnabhägigen noch nicht zugenommen hatte. Dagegen kamen auch bei den jüngeren Patienten nach 1900 entsprechend den älteren Arbeitern und Tagelöhnern Renten- und Unfallbegutachtungen hinzu, die ebenfalls zu einer Zunahme dieser Berufsgruppen im Krankenhaus führten. Bei beiden Patientengruppen fällt der relativ hohe Anteil an Personen auf, die einer sozial höher gestellten Berufsgruppe angehörten.[113] Innerhalb dieser Schichten mußte die Medizinische Klinik einen vergleichsweise guten Ruf haben, da diese Patienten, die oft auch von entfernter gelegenen Orten anreisten, ihren Aufenthalt selbst bezahlten und sich somit auch ganz bewußt für eine Behandlung in Tübingen entschieden hatten. Tabelle 23 zeigt, daß unter den älteren Patienten dieser Anteil noch etwas höher war als unter den jüngeren.

113 Dazu zählen Angehörige der Berufsgruppen „Bildung, Wissenschaft, Kirche, Kunst", „Gericht und Verwaltung", „Privatiers, Unternehmer, Fabrikanten, Ingenieure" sowie dem Adel zugehörige Personen.

Tab. 23: Der Anteil höher gestellter Berufsgruppen unter den männlichen Patienten in Prozent (absolute Zahlen in Klammer)

	Patienten im Alter von 16 bis 54 Jahren	über 54 Jahre alte Patienten
1880	9,9 % (29)	20,0 % (8)
1884	10,86 % (28)	18,92 % (7)
1889	14,28 % (34)	25,5 % (10)
1894	15,28 % (59)	14,64 % (6)
1899	18,78 % (70)	16,32 % (8)
1904	13,47 % (127)	20,74 % (28)
1909	19,86 % (162)	16,09 % (37)
1914	15,22 % (131)	21 % (35)

Quelle: Eigene Berechnungen nach den Aufnahme- und Kassenbüchern der Medizinischen Klinik der Universität Tübingen, Jg. 1880 bis 1914, vh. im UA Tü, Sign. 437.

Wie die folgenden Tabellen zeigen, überwog bei den weiblichen Patienten die Anzahl derer, die keinen Beruf ausübten.

Tab. 24: Berufe der über 54jährigen weiblichen Patienten in Prozent (absolute Zahlen in Klammer)

	1880	1884	1889	1894	1899	1904	1909	1914
Gesinde, Lohnabhängig	0	0	28,57 % (4)	3,85 % (1)	12,5 % (3)	20 % (11)	10,11 % (9)	12,15 % (13)
Handel, Gewerbe	0	0	7,14 % (1)	0	0	3,64 % (2)	3,37 % (3)	0,93 % (1)
Landwirtschaft	0	0	28,57 % (4)	30,77 % (8)	4,17 % (1)	16,36 % (9)	12,36 % (11)	5,61 % (6)
Bildung, Wissenschaft, Kirche, Kunst	0	0	0	0	0	0	0	0
Gericht, Verwaltung	0	0	0	0	0	0	2,25 % (2)	0
Adel	0	0	0	0	0	0	0	0
Privatiers, Unternehmer, Fabrikanten, Ingenieure	0	0	0	0	0	0	3,37 % (3)	2,8 % (3)
Hausierer, Fahrendes Volk	16,67 % (1)	0	0	0	0	0	0	0
Keine Angabe	83,33 % (5)	100 % (8)	35,17 % (5)	65,38 % (17)	83,33 % (20)	60 % (33)	68,54 % (61)	78,5 % (84)

Quelle: Eigene Berechnungen nach den Aufnahme- und Kassenbüchern der Medizinischen Klinik der Universität Tübingen, Jg. 1880 bis 1914, vh. im UA Tü, Sign. 437.

Tab. 25: Berufe der weiblichen Patienten von 16 bis 54 Jahren in Prozent (absolute Zahlen in Klammer)

	1880	1884	1889	1894	1899	1904	1909	1914
Gesinde, Lohnabhängig	11,11 % (23)	23,62 % (47)	24,06 % (51)	3,93 % (12)	25,97 % (100)	240 38,03 % (240)	254 31,63 % (254)	177 24,48 % (177)
Handel, Gewerbe	0,97 % (2)	0,5 % (1)	0,47 % (1)	30,16 % (92)	1,04 % (4)	21 3,33 % (21)	21 2,62 % (21)	15 2,07 % (15)
Landwirtschaft	4,35 % (9)	2,51 % (5)	6,13 % (13)	6,23 % (19)	6,49 % (25)	3,65 % (23)	5,35 % (43)	5,81 % (42)
Bildung, Wissenschaft, Kirche, Kunst	0,48 % (1)9	1,01 % (2)	0	0	1,04 % (4)	1,27 % (8)	0,62 % (5)	1,38 % (10)
Gericht, Verwaltung	0	0	0	0	0	0,16 % (1)	0,75 % (6)	1,11 % (8)
Adel	0	0	0	0	0,26 % (1)	0	0,5 % (4)	0,55 % (4)
Privatiers, Unternehmer, Fabrikanten, Ingenieure	0	0	0	0	0,26 % (1)	0	0,12 % (1)	0
Hausierer, Fahrendes Volk	0	0	0	0	0	0,48 % (3)	0	0
Keine Angabe	83,09 % (172)	72,36 % (144)	69,34 % (147)	59,67 % (182)	64,94 % (250)	53,09 % (335)	58,41 % (469)	64,59 % (467)

Quelle: Eigene Berechnungen nach den Aufnahme- und Kassenbüchern der Medizinischen Klinik der Universität Tübingen, Jg. 1880 bis 1914, vh. im UA Tü, Sign. 437.

Um einen Eindruck des sozialen Umfeldes der Patientinnen zu erhalten, wurden die Berufe der Ehemänner ausgewertet.

Tab. 26: Berufe der Ehemänner der über 54jährigen Patientinnen in Prozent (absolute Zahlen in Klammer)

	1880	1884	1889	1894	1899	1904	1909	1914
Gesinde, Lohnabhängig	0	25 % (2)	28,57 % (4)	19,23 % (5)	33,33 % (8)	30,91 % (17)	11,24 % (10)	18,69 % (20)
Handel, Gewerbe	16,67 % (1)	12,5 % (1)	28,57 % (4)	19,23 % (5)	29,17 % (7)	10,91 % (6)	38,20 % (34)	20,56 % (22)
Landwirtschaft	0	0	28,57 % (4)	30,77 % (8)	4,17 % (1)	16,36 % (9)	12,36 % (11)	5,61 % (6)
Militär	0	0	0	0	0	0	2,25 % (2)	0
Bildung, Wissenschaft, Kirche, Kunst	0	0	7,14 % (1)	3,85 % (1)	4,17 % (1)	1,82 % (1)	4,49 % (4)	17,76 % (19)
Gericht, Verwaltung	0	0	0	0	12,5 % (3)	12,73 % (7)	10,11 (9)	8,41 % (9)

Adel	0	0	0	0	0	0	0	0
Privatiers, Unternehmer, Fabrikanten, Ingenieure	0	12,5 % (1)	0	3,85 % (1)	4,17 % (1)	10,91 % (6)	7,87 % (7)	9,35 % (10)
Hausierer, Fahrendes Volk	0	0	0	0	0	0	0	0
Keine Angabe	83,33 % (5)	50 % (4)	7,14 % (1)	23,08 % (6)	12,5 % (24)	16,36 % (55)	13,48 % (89)	19,63 % (107)

Quelle: Eigene Berechnungen nach den Aufnahme- und Kassenbüchern der Medizinischen Klinik der Universität Tübingen, Jg. 1880 bis 1914, vh. im UA Tü, Sign. 437.

Tab. 27: Berufe der Ehemänner der Patientinnen von 16 bis 54 Jahren in Prozent (absolute Zahlen in Klammer)

	1880	1884	1889	1894	1899	1904	1909	1914
Gesinde, Lohnabhängig	22,09 % (19)	22,22 % (16)	31,46 % (28)	22,73 % (25)	20,27 % (30)	18,97 % (48)	30,03 % (100)	29,08 % (98)
Handel, Gewerbe	46,51 % (40)	54,17 % (39)	43,82 % (39)	43,64 % (48)	39,19 % (58)	44,66 % (113)	36,64 % (122)	31,45 % (106)
Landwirtschaft	11,63 % (10)	8,33 % (6)	12,36 % (11)	16,36 % (18)	17,57 % (26)	9,49 % (24)	14,11 % (47)	12,76 % (43)
Militär	0	0	0	0	1,35 % (2)	1,19 % (3)	2,1 % (7)	2,08 % (7)
Bildung, Wissenschaft, Kirche, Kunst	1,16 % (1)	5,56 % (4)	2,25 % (2)	4,55 % (5)	5,41 % (8)	9,49 % (24)	4,8 % (16)	8,9 % (30)
Gericht, Verwaltung	2, 33 % (2)	1,39 % (1)	4,49 % (4)	6,36 % (7)	7,43 % (11)	5,93 % (15)	4,8 % (16)	8,31 % (28)
Adel	0	1,39 % (1)	(1)	0	0	0	0,3 % (1)	0,3 %
Privatiers, Unternehmer, Fabrikanten, Ingenieure	2,33 % (2)	2,78 % (2)	3,37 % (3)	1,82 % (2)	3,38 % (5)	5,14 % (13)	4,8 % (16)	3,56 % (12)
Hausierer, Fahrendes Volk	1,16 % (1)	0	1,12 % (1)	0	0	0	0	0,3 % (1)
Keine Angabe	12,79 % (11)	4,17 % (3)	1,12 % (1)	4,55 % (5)	5,41 % (8)	5,14 % (13)	2,4 % (8)	3,26 % (11)

Quelle: Eigene Berechnungen nach den Aufnahme- und Kassenbüchern der Medizinischen Klinik der Universität Tübingen, Jg. 1880 bis 1914, vh. im UA Tü, Sign. 437.

Bei den älteren Patientinnen wurde angenommen, daß die Ehefrau eines landwirtschaftlich tätigen Mannes ebenfalls in der Landwirtschaft beschäftigt war. Bei den jüngeren Patientinnen übte dagegen die Ehefrau manchmal eine andere Tätigkeit aus, so daß diese Kategorisierung im Falle der jüngeren Patientinnen nicht übernommen wurde.

Auffällig ist, daß ab 1899 rund ein Viertel (durchschnittlich 26,08 %) der älteren weiblichen Patienten den höheren sozialen Schichten angehörten. Von den männlichen älteren Patienten gehörte während des gesamten Untersuchungszeitraumes durchschnittlich ein Fünftel (circa 19,18 %) dieser gesellschaftlichen Gruppe an. Unter den jüngeren Patientinnen zählten im Durchschnitt ab 1899 etwa 18,14 Prozent zu den gesellschaftlich höher gestellten Schichten. Vor allem bei den älteren weiblichen Patienten mußte also die Klinik ab etwa der Jahrhundertwende einen guten Ruf besessen haben.

Aus den folgenden Tabellen wird ersichtlich, daß der Wohnsitz des Großteils aller in der Medizinischen Klinik behandelten Patienten bis zu 30 Kilometern von Tübingen entfernt lag.

Tab. 28: Wohnsitz der über 54jährigen männlichen Patienten in Prozent (absolute Zahlen in Klammer)

	1880	1884	1889	1894	1899	1904	1909	1914
Bis zu 10 km von Tübingen entfernt	27,50 % (11)	32,43 % (12)	17,5 % (7)	21,95 % (9)	22,45 % (11)	19,26 % (26)	20,43 % (47)	11,52 % (19)
Bis zu 30 km von Tübingen entfernt	37,5 % (15)	35,14 % (13)	30 % (12)	41,46 % (17)	20,41 % (10)	34,07 % (46)	26,09 % (60)	26,06 % (43)
Bis zu 50 km von Tübingen entfernt	22,5 % (9)	18,92 % (7)	37,5 % (15)	26,83 % (11)	32,65 % (16)	24,44 % (33)	27,83 % (64)	34,55 % (57)
Bis zu 100 km von Tübingen entfernt	12,50 % (5)	10,81 % (4)	15 % (6)	9,76 % (4)	22,45 % (11)	20,74 % (28)	23,48 % (54)	24,85 % (41)
Über 100 km von Tübingen entfernt	0	2,7 % (1)	0	0	2,04 % (1)	0,74 % (1)	2,17 % (5)	1,82 % (3)
Ohne festen Wohnsitz	0	0	0	0	0	0,74 % (1)	0	1,21 % (2)

Quelle: Eigene Berechnungen nach den Aufnahme- und Kassenbüchern der Medizinischen Klinik der Universität Tübingen, Jg. 1880 bis 1914, vh. im UA Tü, Sign. 437.

Tab. 29: Wohnsitz der über 54jährigen weiblichen Patienten in Prozent (absolute Zahlen in Klammer)

	1880	1884	1889	1894	1899	1904	1909	1914
Bis zu 10 km von Tübingen entfernt	33,33 % (2)	37,5 % (3)	21,43 % (3)	23,08 % (6)	29,17 % (7)	23,64 % (13)	21,35 % (19)	33,64 % (36)
Bis zu 30 km von Tübingen entfernt	16,67 % (1)	50 % (4)	35,71 % (5)	34,62 % (9)	41,67 % (10)	30,91 % (17)	25,84 % (23)	21,5 % (23)
Bis zu 50 km von Tübingen entfernt	0	0	21,43 % (3)	23,08 % (6)	8,33 % (2)	29,09 % (16)	33,71 % (30)	22,43 % (24)

Bis zu 100 km von Tübingen entfernt	33,33 % (2)	12,5 % (1)	21,43 % (3)	19,23 % (5)	16,67 % (4)	16,36 % (9)	16,85 % (15)	21,5 % (23)
Über 100 km von Tübingen entfernt	0	0	0	0	4,17 % (1)	0	1,12 % (1)	0,93 % (1)
Ohne festen Wohnsitz	16,67 % (1)	0	0	0	0	0	1,12 % (1)	0

Quelle: Eigene Berechnungen nach den Aufnahme- und Kassenbüchern der Medizinischen Klinik der Universität Tübingen, Jg. 1880 bis 1914, vh. im UA Tü, Sign. 437.

Tab. 30: Wohnsitz der unter 55jährigen männlichen Patienten in Prozent (absolute Zahlen in Klammer)

	1880	1884	1889	1894	1899	1904	1909	1914
Bis zu 10 km von Tübingen entfernt	19,75 % (64)	18,09 % (55)	19,08 % (58)	26,14 % (126)	24,62 % (113)	23,98 % (253)	22,64 % (305)	15,34 % (150)
Bis zu 30 km von Tübingen entfernt	29,01 % (94)	28,62 % (87)	28,95 % (88)	26,76 % (129)	31,15 % (143)	28,72 % (303)	25,84 % (348)	23,62 % (231)
Bis zu 50 km von Tübingen entfernt	22,22 % (72)	25,66 % (78)	25,99 % (79)	20,33 % (98)	20,48 % (94)	24,08 % (254)	23,09 % (311)	26,58 % (260)
Bis zu 100 km von Tübingen entfernt	17,59 % (57)	16,12 % (49)	20,39 % (62)	18,05 % (87)	17,65 % (81)	20,19 % (213)	25,54 % (344)	32,0 % (313)
Über 100 km von Tübingen entfernt	11,42 % (37)	11,51 % (35)	5,59 % (17)	8,71 % (42)	6,1 % (28)	2,27 % (24)	2 % (27)	2,35 % (23)
Ohne festen Wohnsitz	0	0	0	0	0	0,76 % (8)	0,89 % (12)	0,1 % (1)

Quelle: Eigene Berechnungen nach den Aufnahme- und Kassenbüchern der Medizinischen Klinik der Universität Tübingen, Jg. 1880 bis 1914, vh. im UA Tü, Sign. 437.

Tab. 31: Wohnsitz der unter 55jährigen weiblichen Patienten in Prozent (absolute Zahlen in Klammer)

	1880	1884	1889	1894	1899	1904	1909	1914
Bis zu 10 km von Tübingen entfernt	32,95 % (85)	22,65 % (53)	22,10 % (59)	26,08 % (97)	22,88 % (105)	30,21 % (216)	20,93 % (193)	18,54 % (150)
Bis zu 30 km von Tübingen entfernt	39,53 % (102)	26,92 % (63)	35,21 % (94)	35,75 % (133)	34,42 % (158)	30,49 % (218)	31,67 % (292)	22,99 % (186)
Bis zu 50 km von Tübingen entfernt	13,18 % (34)	25,64 % (60)	27,72 % (74)	21,24 % (79)	21,35 % (98)	21,96 % (157)	25,38 % (234)	28,06 % (227)
Bis zu 100 km von Tübingen entfernt	11,24 % (29)	20,94 % (49)	12,73 % (34)	15,86 % (59)	18,95 % (87)	15,94 % (114)	20,28 % (187)	27,56 % (223)
Über 100 km von Tübingen entfernt	3,1 % (8)	3,85 % (9)	2,25 % (6)	1,08 % (4)	2,4 % (11)	1,26 % (9)	1,63 % (15)	2,27 % (22)
Ohne festen Wohnsitz	0	0	0	0	0	0,14 % (1)	0,11 % (1)	0,12 % (1)

Quelle: Eigene Berechnungen nach den Aufnahme- und Kassenbüchern der Medizinischen Klinik der Universität Tübingen, Jg. 1880 bis 1914, vh. im UA Tü, Sign. 437.

Bis 1909 wohnte durchschnittlich über ein Viertel der älteren (27,07 %) und jüngeren (25,4 %) Patientinnen höchstens zehn Kilometer von Tübingen entfernt. Auch von den männlichen Patienten lebten bis 1909 sowohl von den Älteren (23,07 %) als auch von den Jüngeren (22,04 %) durchschnittlich über ein Fünftel in dieser Entfernung zum Krankenhaus. Während jedoch die Anzahl dieser Patienten unter den älteren weiblichen Patienten im Jahr 1914 auf über ein Drittel (33,64 %) anstieg, reduzierte sie sich im selben Jahr unter den übrigen Patientengruppen.[114]

Den gesamten Untersuchungszeitraum hindurch war der Wohnsitz von im Durchschnitt rund einem Drittel aller Patienten zwischen 10 und 30 Kilometern von Tübingen entfernt.[115]

Ein relativ hoher Anteil Patienten aller Altersgruppen lebte im Umkreis von 50 und 100 Kilometern von Tübingen[116], während nur wenige ihren Wohnsitz in einer Entfernung von über 100 Kilometern hatten.

Bei einem Blick auf die Alterszusammensetzung der über 54jährigen Patienten fällt auf, daß wirklich Hochbetagte selten in der Medizinischen Klinik behandelt wurden. Die Diagramme und Tabellen zeigen, daß der Großteil der älteren männlichen und weiblichen Patienten zwischen 55 und 59 Jahre alt war.

Diagramm 16: Alterszusammensetzung der über 54jährigen männlichen Patienten

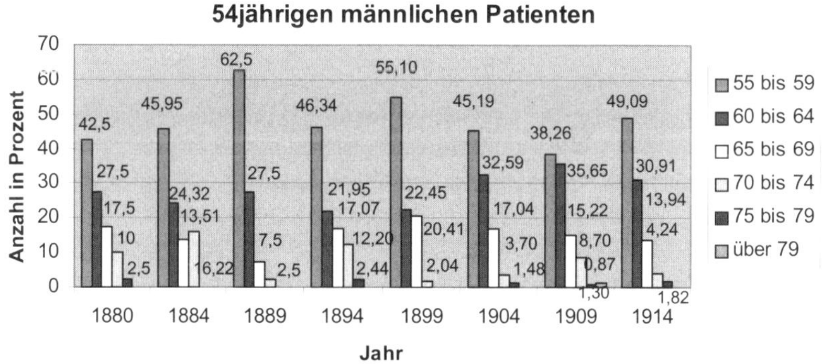

Quelle für Diagramm und Tabelle: Eigene Berechnungen nach den Aufnahme- und Kassenbüchern der Medizinischen Klinik der Universität Tübingen, Jg. 1880 bis 1914, vh. im UA Tü, Sign. 437.

114 Siehe dazu Kap. 4.2. Das Ansehen der Medizinischen Klinik Tübingens in der Bevölkerung.

115 Von den älteren männlichen Patienten lebten durchschnittlich 31,35 %, von den jüngeren männlichen Patienten durchschnittlich 27,83 %, von den älteren weiblichen Patienten durchschnittlich 32,11 % und von den jüngeren weiblichen Patienten durchschnittlich 32,12 % zwischen 10 und 30 Kilometer von Tübingen entfernt.

116 Durchschnittlich 17,45 % der männlichen älteren Patienten, 20,94 % der jüngeren

Tab. 32: Alterszusammensetzung der über 54jährigen männlichen Patienten in absoluten Zahlen

	1880	1884	1889	1894	1899	1904	1909	1914
55 bis 59	17	17	25	19	27	61	88	81
60 bis 64	11	9	11	9	11	44	82	51
65 bis 69	7	5	3	7	10	23	35	23
70 bis 74	4	6	1	5	1	5	20	7
75 bis 79	1	0	0	1	0	2	2	3
über 79	0	0	0	0	0	0	3	0

Bis zur Jahrhundertwende war im Durchschnitt rund ein Viertel (24,74 %) der älteren männlichen Patienten zwischen 60 und 64 Jahre alt. Ab 1904 steigerte sich dieser Anteil auf durchschnittlich ein Drittel (33,05 %) der über 54jährigen männlichen Patienten. Durchschnittlich 15,27 Prozent der Kranken dieser Patientengruppe waren in einem Alter von 65 bis 69 Jahren. Der Anteil der 70 bis 74jährigen älteren Patienten lag mit Ausnahme der Jahre 1884 (16,22 %) und 1894 (12,2 %) bei unter zehn Prozent, noch ältere Patienten gab es selten. Im Jahr 1880 war ein Patient 77 Jahre alt und 1894 ließ sich ein 75jähriger Mann im Krankenhaus behandeln. 1909 gab es in der Medizinischen Klinik drei hochbetagte Patienten: einen 89jährigen Pfarrer, einen 81jährigen Bauer und einen ebenfalls 81jährigen Zimmermann.

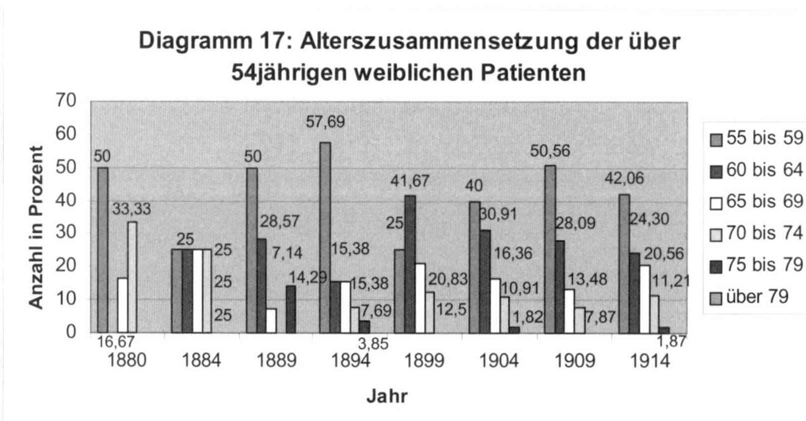

Quelle für Diagramm und Tabelle: Eigene Berechnungen nach den Aufnahme- und Kassenbüchern der Medizinischen Klinik der Universität Tübingen, Jg. 1880 bis 1914, vh. im UA Tü, Sign. 437.

männlichen Patienten, 19,73 % der älteren Patientinnen und 17,94 % der jüngeren Patientinnen.

Tab. 33: Alterszusammensetzung der über 54jährigen weiblichen Patienten in absoluten Zahlen

	1880	1884	1889	1894	1899	1904	1909	1914
55 bis 59	3	2	7	15	6	22	45	45
60 bis 64	0	2	4	4	10	17	25	26
65 bis 69	1	2	1	4	5	9	12	22
70 bis 74	2	2	0	2	3	6	7	12
75 bis 79	0	0	2	1	0	1	0	2
über 79	0	0	0	0	0	0	0	0

Nach der Jahrhundertwende war durchschnittlich über ein Viertel (27,77 %) der älteren Patientinnen zwischen 60 und 64 Jahre alt. Im Durchschnitt waren während des gesamten Untersuchungszeitraumes 16,93 % der über 54jährigen Patientinnen in einem Alter zwischen 65 und 69 Jahren. Im Gegensatz zu den älteren männlichen Patienten war der Anteil der 70 bis 74jährigen Patientinnen höher, nur im Jahr 1909 blieb dieser unter zehn Prozent. Über 79jährige Patientinnen gab es im Untersuchungszeitraum keine, dafür wurden 1889 eine 76jährige sowie eine 77jährige Frau behandelt. 1894 hatte eine 76jährige die Klinik aufgesucht, 1904 eine ebenfalls 76jährige Privatiere und 1914 waren eine 74jährige Apothekerswitwe und eine 76jährige Frau zur Behandlung im Krankenhaus.

Wie die folgenden Diagramme und Tabellen zeigen, machten junge Erwachsene zwischen 16 und 30 Jahren entsprechend der im 19. Jahrhundert üblichen Alterszusammensetzung der Krankenhauspatienten die Hauptgruppe der unter 55jährigen Patienten aus.

Diagramm 18: Alterszusammensetzung der unter 55jährigen männlichen Patienten

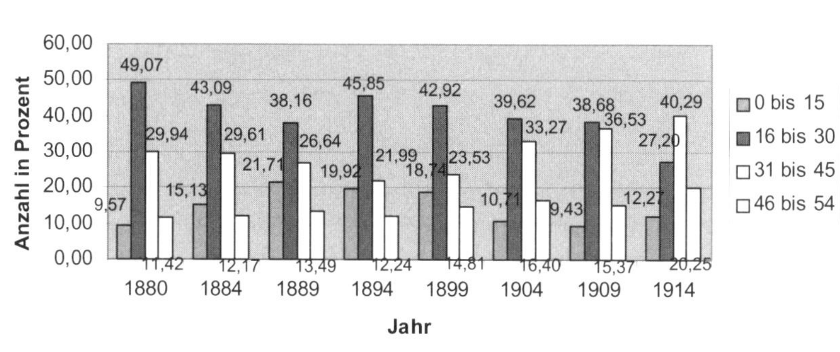

Quelle für Diagramme und Tabellen: Eigene Berechnungen nach den Aufnahme- und Kassenbüchern der Medizinischen Klinik der Universität Tübingen, Jg. 1880 bis 1914, vh. im UA Tü, Sign. 437.

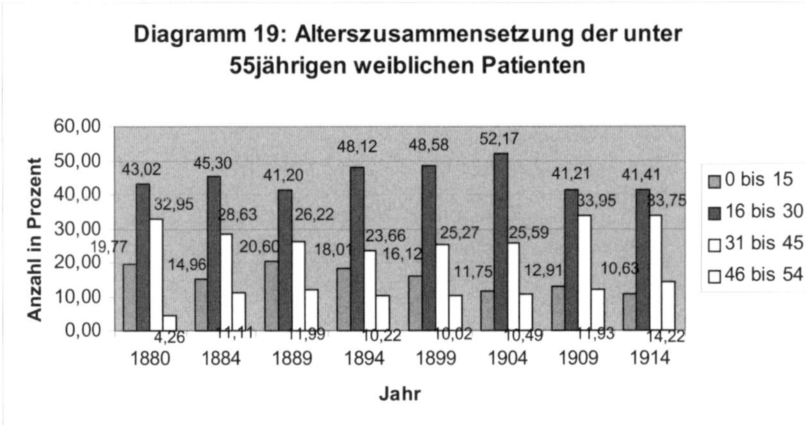

Tab. 34: Alterszusammensetzung der unter 55jährigen männlichen Patienten in absoluten Zahlen

	1880	1884	1889	1894	1899	1904	1909	1914
0 bis 15	31	46	66	96	86	113	127	120
16 bis 30	159	131	116	221	197	418	521	266
31 bis 45	97	90	81	106	108	351	492	394
46 bis 54	37	37	41	59	68	173	207	198

Tab. 35: Alterszusammensetzung der unter 55jährigen weiblichen Patienten in absoluten Zahlen

	1880	1884	1889	1894	1899	1904	1909	1914
0 bis 15	51	35	55	67	74	84	119	86
16 bis 30	111	106	110	179	223	373	380	335
31 bis 45	85	67	70	88	116	183	313	273
46 bis 54	11	26	32	38	46	75	110	115

Ein Umschwung läßt sich nach der Jahrhundertwende feststellen. Unter den jüngeren männlichen Patienten erhöhte sich der Anteil der 31– bis 45Jährigen sowie der der 46- bis 54Jährigen, so daß diese Altersgruppen zusammengezählt die Gruppe der 16- bis 30Jährigen überholten.[117] Bei den unter 55jährigen Patientinnen wurde diese Tendenz erst ab 1909 sichtbar.[118]

117 Im Jahr 1904 gehörten 49,67 % der unter 55jährigen männlichen Patienten der Altersgruppe der 31 bis 54Jährigen an, 1909 waren es 51,9 % und 1914 sogar 60,54 %.

118 1909 gehörten 45,88 % der unter 55jährigen weiblichen Patienten der Altersgruppe der 31 bis 54Jährigen an, 1914 waren es 47,97 %.

Um herauszufinden, ob eventuell der Aufnahmemonat eine Rolle bei der Entscheidung gespielt hat, sich im Krankenhaus behandeln zu lassen, wurde dieser ebenfalls ausgewertet. Bei den über 54jährigen weiblichen Patienten läßt sich jedoch diesbezüglich keine eigentliche Tendenz feststellen, während von den männlichen älteren Patienten die wenigsten im August und September ins Krankenhaus kamen.

Tab. 36: Aufnahmemonat der über 54jährigen weiblichen Patienten in Prozent (absolute Zahlen in Klammern)

	1880	1884	1889	1894	1899	1904	1909	1914
Januar	0	12,5 % (1)	28,57 % (4)	0	12,5 % (3)	5,45 % (3)	8,99 % (8)	12,15 % (13)
Februar	0	12,5 % (1)	0	15,38 % (4)	12,5 % (3)	9,09 % (5)	10,11 % (9)	11,21 % (12)
März	16,67 % (1)	12,5 % (1)	0	0	0	7,27 % (4)	7,87 % (7)	6,54 % (7)
April	66,67 % (4)	25 % (2)	7,14 % (1)	11,54 % (3)	8,33 % (2)	5,45 % (3)	8,99 % (8)	10,28 % (11)
Mai	0	0	7,14 % (1)	19,23 % (5)	8,33 % (2)	14,55 % (8)	6,74 % (6)	19,63 % (21)
Juni	0	0	28,57 % (4)	7,69 % (2)	0	20 % (11)	12,36 % (11)	11,21 % (12)
Juli	0	0	0	11,54 % (3)	12,5 % (3)	12,73 % (7)	12,36 % (11)	9,35 % (10)
August	0	0	7,14 % (1)	7,69 % (2)	4,17 % (1)	7,27 % (4)	7,87 % (7)	2,8 % (3)
September	0	0	0	0	8,33 % (2)	3,64 % (2)	2,25 % (2)	4,67 % (5)
Oktober	0	25 % (2)	7,14 % (1)	19,23 % (5)	20,83 % (5)	5,45 % (3)	3,37 % (3)	2,8 % (3)
November	16,67 % (1)	12,5 % (1)	14,29 % (2)	3,85 % (1)	8,33 % (2)	9,09 % (5)	10,11 % (9)	5,61 % (6)
Dezember	0	0	0	3,85 % (1)	4,17 % (1)	0	8,99 % (8)	3,74 % (4)

Quelle: Eigene Berechnungen nach den Aufnahme- und Kassenbüchern der Medizinischen Klinik der Universität Tübingen, Jg. 1880 bis 1914, vh. im UA Tü, Sign. 437.

Tab. 37: Aufnahmemonat der über 54jährigen männlichen Patienten in Prozent (absolute Zahlen in Klammern)

	1880	1884	1889	1894	1899	1904	1909	1914
Januar	5 % (2)	10,81 % (4)	10 % (4)	12,2 % (5)	8,16 % (4)	11,85 % (16)	11,3 % (26)	15,15 % (25)
Februar	12,5 % (5)	10,81 % (4)	2,5 % (1)	7,32 % (3)	14,29 % (7)	7,41 % (10)	5,22 % (12)	10,3 % (17)

März	0	0	5 % (2)	7,32 % (3)	6,12 % (3)	10,37 % (14)	6,52 % (15)	10,91 % (18)
April	15 % (6)	2,7 % (1)	2,5 % (1)	7,32 % (3)	6,12 % (3)	13,33 % (18)	9,13 % (21)	7,88 % (13)
Mai	17,5 % (7)	5,41 % (2)	15 % (6)	9,76 % (4)	18,37 % (9)	13,33 % (18)	11,3 % (26)	12,12 % (20)
Juni	7,5 % (3)	16,22 % (6)	12,5 % (5)	9,76 % (4)	8,16 % (4)	5,19 % (7)	12,17 % (28)	8,48 % (14)
Juli	12,5 % (5)	18,92 % (7)	22,5 % (9)	9,76 % (4)	16,33 % (8)	9,63 % (13)	8,26 % (19)	13,33 % (22)
August	5 % (2)	0	2,5 % (1)	4,88 % (2)	4,08 % (2)	2,96 % (4)	7,83 % (18)	3,03 % (5)
September	2,5 % (1)	5,41 % (2)	2,5 % (1)	4,88 % (2)	2,04 % (1)	4,44 % (6)	6,09 % (14)	2,42 % (4)
Oktober	2,5 % (1)	8,11 % (3)	12,5 % (5)	12,2 % (5)	4,08 % (2)	6,67 % (9)	7,39 % (17)	7,88 % (13)
November	7,5 % (3)	18,92 % (7)	7,5 % (3)	9,76 % (4)	6,12 % (3)	7,41 % (10)	7,39 % (17)	3,03 % (5)
Dezember	12,5 % (5)	2,7 % (1)	5 % (2)	4,88 % (2)	6,12 % (3)	7,41 % (10)	7,39 % (17)	5,45 % (9)

Quelle: Eigene Berechnungen nach den Aufnahme- und Kassenbüchern der Medizinischen Klinik der Universität Tübingen, Jg. 1880 bis 1914, vh. im UA Tü, Sign. 437.

Von den unter 55jährigen männlichen Patienten kamen die meisten im Januar zur Behandlung in die Medizinische Klinik, die Mehrheit der jüngeren weiblichen Patienten suchte im Mai das Krankenhaus auf. Die wenigsten jüngeren männlichen und weiblichen Patienten wurden im August und September in Tübingen behandelt.

Tab. 38: Aufnahmemonat der unter 55jährigen männlichen Patienten in Prozent (absolute Zahlen in Klammern)

	1880	1884	1889	1894	1899	1904	1909	1914
Januar	11,42 % (37)	10,53 % (32)	12,17 % (37)	14,94 % (72)	13,94 % (64)	11 % (116)	10,24 % (138)	14,72 % (144)
Februar	8,64 % (28)	8,55 % (26)	11,18 % (34)	12,24 % (59)	6,54 % (30)	10,81 % (114)	8,69 % (117)	13,91 % (136)
März	7,1 % (23)	9,54 % (29)	3,29 % (10)	4,56 % (22)	7,41 % (34)	11,09 % (117)	7,87 % (106)	10,22 % (100)
April	9,57 % (31)	8,88 % (27)	8,88 % (27)	9,54 % (46)	5,66 % (26)	7,2 % (76)	7,72 % (104)	10,33 % (101)
Mai	10,49 % (34)	11,84 % (36)	12,5 % (38)	12,03 % (58)	12,64 % (58)	10,05 % (106)	9,65 % (130)	12,47 % (122)
Juni	9,88 % (32)	11,84 % (36)	7,89 % (24)	9,75 % (47)	9,37 % (43)	10,14 % (107)	9,73 % (131)	11,66 % (114)

Juli	10,49 % (34)	9,54 % (29)	14,47 % (44)	9,75 % (47)	9,37 % (43)	7,39 % (78)	8,31 % (112)	10,33 % (101)
August	4,63 % (15)	3,29 % (10)	1,97 % (6)	4,98 % (24)	6,32 % (29)	4,45 % (47)	6,24 % (84)	2,76 % (27)
September	0,93 % (3)	1,97 % (6)	2,96 % (9)	1,66 % (8)	2,18 % (10)	4,45 % (47)	5,72 % (77)	2,97 % (29)
Oktober	6,79 % (22)	8,22 % (25)	10,2 % (31)	8,09 % (39)	7,19 % (33)	7,39 % (78)	8,54 % (115)	2,86 % (28)
November	10,8 % (35)	8,22 % (25)	9,87 % (30)	7,88 % (38)	11,76 % (54)	8,72 % (92)	9,58 % (129)	3,58 % (35)
Dezember	9,26 % (30)	7,57 % (23)	4,61 % (14)	4,56 % (22)	7,63 % (35)	7,3 % (77)	7,72 % (104)	4,19 % (41)

Quelle: Eigene Berechnungen nach den Aufnahme- und Kassenbüchern der Medizinischen Klinik der Universität Tübingen, Jg. 1880 bis 1914, vh. im UA Tü, Sign. 437.

Tab. 39: Aufnahmemonat der unter 55jährigen weiblichen Patienten in Prozent (absolute Zahlen in Klammern)

	1880	1884	1889	1894	1899	1904	1909	1914
Januar	11,24 % (29)	7,26 % (17)	6,37 % (17)	10,75 % (40)	9,37 % (43)	10,91 % (78)	10,3 % (95)	12,61 % (102)
Februar	13,18 % (34)	14,53 % (34)	13,11 % (35)	12,1 % (45)	8,5 % (39)	10,21 % (73)	7,48 % (69)	9,39 % (76)
März	5,04 % (13)	5,13 % (12)	5,24 % (14)	5,38 % (20)	10,68 % (49)	10,21 % (73)	7,27 % (67)	11 % (89)
April	7,36 % (19)	5,98 % (14)	8,99 % (24)	8,87 % (33)	5,01 % (23)	8,95 % (64)	7,92 % (73)	9,39 % (76)
Mai	15,12 % (39)	14,96 % (35)	17,23 % (46)	11,56 % (43)	14,81 % (68)	10,21 % (73)	11,82 % (109)	12,48 % (101)
Juni	10,08 % (26)	10,26 % (24)	11,61 % (31)	11,29 % (42)	10,68 % (49)	9,93 % (71)	11,39 % (105)	15,08 % (122)
Juli	9,3 % (24)	11,11 % (26)	11,24 % (30)	10,22 % (38)	9,15 % (42)	9,51 % (68)	8,13 % (75)	13,72 % (111)
August	1,55 % (4)	3,42 % (8)	3 % (8)	3,23 % (12)	3,05 % (14)	3,08 % (22)	5,86 % (54)	2,1 % (17)
September	0	2,56 % (6)	2,62 % (7)	3,49 % (13)	2,18 % (10)	4,62 % (33)	4,66 % (43)	2,35 % (19)
Oktober	4,65 % (12)	9,83 % (23)	8,99 % (24)	9,14 % (34)	8,28 % (38)	7,27 % (52)	8,24 % (76)	3,71 % (30)
November	11,63 % (30)	10,26 % (24)	6,37 % (17)	8,06 % (30)	9,59 % (44)	8,25 % (59)	10,3 % (95)	4,33 % (35)
Dezember	10,85 % (28)	4,7 % (22)	5,24 % (14)	5,91 % (22)	8,71 % (40)	6,85 % (49)	6,62 % (61)	3,83 % (31)

Quelle: Eigene Berechnungen nach den Aufnahme- und Kassenbüchern der Medizinischen Klinik der Universität Tübingen, Jg. 1880 bis 1914, vh. im UA Tü, Sign. 437.

Da im Herbst die wenigsten Patienten in der Medizinischen Klinik aufgenommen wurden, könnte ein Zusammenhang mit der landwirtschaftlichen Erntetätigkeit angenommen werden. Da jedoch die berufliche Kategorisierung gezeigt hat, daß unterdurchschnittlich wenige Patienten in der Landwirtschaft beschäftigt waren, ist diese Verbindung wohl auszuschließen. Tatsächlich wurden jedoch in den Semesterferien der Universität nur in dringenden Fällen Patienten aufgenommen, so daß in diesem Zeitraum weniger Kranke in der Klinik behandelt wurden.[119]

Die älteren Patienten der Medizinischen Klinik waren also mehrheitlich männlichen Geschlechts. Von diesen waren im Durchschnitt Dreiviertel verheiratet. Auch wenn vereinzelt jüdische Patienten in der Klinik behandelt wurden, gehörte die Mehrheit der männlichen älteren Patienten der evangelischen Kirche an. Hatten bis 1894 noch die meisten der älteren Patienten ihren Unterhalt im Handel und Gewerbe verdient, nahm ab 1899 die Gruppe der Lohnabhängigen zu. Auffällig ist der geringe Prozentsatz von durchschnittlich nur etwa 15 % der in der Landwirtschaft tätigen älteren Patienten, der nur in den Jahren 1894 und 1909 auf knapp 20 % angestiegen war. Wenn auch gegen Ende des Untersuchungszeitraumes die Anzahl männlicher Patienten anstieg, deren Wohnort mehr als 30 Kilometer von Tübingen entfernt lag, lebte doch während des gesamten Untersuchungszeitraumes der Großteil der älteren männlichen Patienten höchstens 30 Kilometer von Tübingen entfernt. Von den über 54jährigen männlichen Patienten hatten nur wenige ein Alter von über 74 Jahren. Die Mehrheit der in der Klinik behandelten Kranken waren zwischen 55 und 64 Jahre alt. Die wenigsten der älteren männlichen Patienten wurden in den Monaten August und September aufgenommen.

Von den älteren weiblichen Patienten war durchschnittlich nicht einmal die Hälfte verheiratet. Patientinnen jüdischen Glaubens ließen sich nur äußerst selten in der Klinik behandeln, der Großteil der älteren Patientinnen war evangelisch. Ab der Jahrhundertwende gehörte im Durchschnitt ein Viertel der Patientinnen den höher gestellten sozialen Schichten an. Etwa 60 % der älteren Patientinnen hatten ihren Wohnsitz höchstens 30 Kilometer von Tübingen entfernt. Auch unter den über 54jährigen Patientinnen gab es nur wenige hochbetagte Menschen. Der Großteil der weiblichen älteren Patienten war ebenfalls zwischen 55 und 64 Jahre alt.

119 Siehe: Schön, Theodor: Die Krankenhäuser der Universität Tübingen. In: Medizinisches Correspondenz-Blatt des wuerttembergischen Aerztlichen Landesvereins 73 (1903), S. 660–662, aus: Schön, Theodor: Die Entwicklung des Krankenhauswesens und der Krankenpflege in Württemberg, S. 339 ff., S. 662: „Während der Universitätsferien findet nur Aufnahme in dringenden Fällen statt."

3.5. Exkurs: Altersgrenzen und Lebensphasen im Zusammenhang mit kulturellen Veränderungen und sozialpolitischen Gegebenheiten

Age is used by society to organize itself and its members.
Herbert C. Covey[120]

Ethnographische Studien zur gesellschaftlichen Konstruktion von Lebensphasen zeigen auf, daß in nicht-industriellen Kulturen eine Zuordnung von Sozialstatus zu chronologischem Alter nicht gegeben ist. Das soziale Alter wird nicht über die Anzahl gelebter Jahre bestimmt, sondern über die Stellung in der Generationenfolge, Reichtum und sozialen Status, die Zugehörigkeit zu festgelegten Altersgruppen oder die Position im Familienzyklus. Ein chronologischer Altersbegriff ist nicht vorhanden.[121] Dagegen ist in industrialisierten Gesellschaften an die Stelle einer überwiegend situationsbezogenen geordneten Lebensform eine vornehmlich biographische, an lebenszeitliche Abläufe gebundene Lebensform getreten.[122] In den letzten zwei Jahrhunderten wurde der Lebenslauf immer mehr institutionalisiert. Dabei hat sich die Verzeitlichung des Lebens weitgehend am chronologischen Alter orientiert. Zunehmend fiel das soziale Alter mit dem chronologischen zusammen. In den westlichen Kulturen wurde der Lebenslauf um das Erwerbssystem herum organisiert. Die zumeist übliche zeitliche Gliederung ist heute eine Dreiteilung in Vorbereitungs-, Erwerbs-, und Ruhestandsphase. „Der Lebenslauf als Institution ist Teil der Struktur der Arbeitsgesellschaft."[123]

Das soziale Alter an sich ist nicht generell bestimmbar, sondern abhängig von verschiedenen Epochen, gesellschaftlichen Strukturen und dem jeweiligen Beziehungsfeld, in das ein Mensch eingebunden ist.[124] Deshalb kann man aus einer in historischen Quellen überlieferten Zuordnung einer

120 Covey, Herbert C.: The definitions of the beginning of old age in history. In: The international journal of aging and human development: a journal of psychological gerontology 34 (1992), S. 325–337, hier S. 325.

121 Siehe: Elwert, Georg/Kohli, Martin/Müller, Harald K. (Hg.): Im Lauf der Zeit. Ethnographische Studien zur gesellschaftlichen Konstruktion von Lebensaltern. Saarbrükken/Ford Lauderdale 1990, S. 4f. Anhand von Untersuchungen zu verschiedenen Gebieten Schwarzafrikas, den Tuareg, einem türkischen und einem malayischen Dorf und zu der Kaste der Unberührbaren in Indien wird aufgezeigt, wer in welchen Kulturen als alt gilt, welche Merkmale dazu herangezogen werden und wie die als alt Geltenden behandelt werden.

122 Kohli, Martin: Lebenslauf und Lebensalter als gesellschaftliche Konstruktionen: Elemente zu einem Vergleich. In: Matthes, Joachim (Hg.): Zwischen den Kulturen? Die Sozialwissenschaften vor dem Problem des Kulturvergleichs. Göttingen 1992, S. 283–303, hier S. 287.

123 Ebd., S. 287 und Kohli: Lebenslauf. In: Elwert/Kohli/Müller: Im Lauf der Zeit, S. 11–32, hier S. 16.

124 Vgl. z. B.: Améry, Jean: Über das Altern. Revolte und Resignation. Stuttgart 1991. (1. Auflage 1968), S. 69.

bestimmten physischen Verfassung zu einem bestimmten kalendarischen Alter nicht generell auf die Grenze für den Beginn der Altersphase schließen. Alter läßt sich nicht einfach über eine Entsprechung zwischen physischem Zustand und erreichten Lebensjahren bestimmen. Wichtiger als der biologische Zustand ist dessen jeweilige gesellschaftliche Interpretation. In diesem Sinne wird Alter nicht nur durch ein bestimmtes körperliches Entwicklungsstadium bestimmt, sondern vor allem durch gesellschaftliche Normierungen und Bewertungen, die zwar an physische Gegebenheiten geknüpft sind, daneben aber gesellschaftlich verschiedene sozio-kulturelle Interpretationsmuster darstellen.[125] Das Entscheidende am Altern ist also nicht die biologische Seite. Es sind vielmehr soziale Verhältnisse und Institutionen, die sozialen Gruppen und Individuen bestimmte Bedeutungen zuweisen.

Die verschiedenen Einteilungen des Lebenslaufes in unterschiedliche Phasen in der Antike und im Mittelalter sind Hinweise auf den theologischen und naturwissenschaftlichen Orientierungsrahmen und lassen keine direkten Rückschlüsse auf die gesellschaftlichen und demographischen Umstände zu.[126] Die Vorstellung des menschlichen Lebens als geordnete Folge zeitlicher Gestalten bestimmte antike, mittelalterliche und frühneuzeitliche Konzeptionen des Lebenslaufes. Orientiert am Sonnenlauf entwickelte sich eine Gliederung in drei Lebensphasen. Aristoteles berief sich auf die biologische Einteilung des Lebens in Wachstum, Stillstand und Niedergang.[127] Aus der griechischen Medizin und Physiologie wurde die Einteilung nach vier Gestalten, die sich in den vier Jahreszeiten spiegeln, übernommen.[128] Kindheit, Jugend, Mannesalter und Greisenalter bekamen bestimmte körperliche, charakterliche und geistige Eigenschaften zugeordnet, die sich an den vier Elementen (Erde, Wasser, Feuer, Luft), den vier Körpersäften (gelbe Galle, schwarze Galle, Blut und Schleim), den vier Qualitäten (warm, feucht, trocken, kalt) und den vier Temperamenten (Cholerik, Melancholie, Phlegma, Sanguinik) orientierten.[129] Die sieben Wochentage und die sieben in der Antike bekannten Planeten bildeten die Grundlage, auf der der Astronom Ptolemäus die Viererеinteilung ausbaute.[130] Dabei stellte er die Eigenschaf-

125 Vgl. Mitterauer: Problemfelder, S. 16.

126 Vgl. Conrad: Vom Greis zum Rentner, S. 17ff.

127 Zur Dreiteilung des Lebenslaufes siehe: Barth, Suse: Lebensalter-Darstellungen im 19. und 20. Jahrhundert. Ikonographische Studien. Bamberg 1971, S. 11ff.

128 Ebd., S. 69ff. zur Einteilung in vier Lebensalter.

129 Vgl. Cole, Thomas R./Winkler, Mary G.: „Unsere Tage zählen." Ein historischer Überblick über die Konzepte des Alterns in der westlichen Kultur. In: Göckenjan/Kondratowitz: Alter und Alltag, S. 35–66, S. 38f. Einen Überblick über antike Lebenslaufvorstellungen gibt außerdem: Mittelstraß, Jürgen: Die menschliche Zeit. Bemerkungen zur Philosophie der Lebensalter. In: Akademie der Wissenschaften zu Berlin. Jahrbuch 1988. Berlin/New York 1989, S. 306–335, v. a. S. 326ff.

130 Zur Einteilung in sieben Lebensphasen siehe: Barth: Lebensalter-Darstellungen, S. 127ff.

ten der sieben Planeten in direkte Beziehung zu den Charakteristiken der verschiedenen Lebensalter.[131]

Erst seit dem 16. Jahrhundert verbreitete sich die Einteilung des Lebenslaufes in zehn Altersstufen, wie sie häufig auf Lebenstreppendarstellungen zu finden ist.[132] Der jeweilige physische Zustand wird bildlich beschrieben, indem auf der einen Seite ein Kind auf die Treppe steigt, die auf der anderen, absteigenden Seite von einem Greis wieder verlassen wird. Die Darstellung entspricht dabei nicht der damaligen Realität, sondern gibt die herrschenden idealtypischen Vorstellungen wider. So sind die historischen Konzepte der Lebenslaufstadien ein gutes Beispiel für die Verbindung von chronologischer Dimension und Wertmaßstäben, die Alter im jeweiligen sozialen Kontext bestimmen. Die Dezennien sind Symbol für das Werden und Vergehen des Menschen. In Lebensalterdarstellungen setzte sich der Mensch mit dem Tod auseinander, zu dessen Bewältigung er einen erkennbaren Sinn im Sterben finden mußte. Die auf- und absteigende Treppe versuchte die Unsicherheit des Lebens zu überbrücken, indem sie ein Gleichgewicht zwischen Leben und Tod darstellte.[133]

Die Ausbildung des Alters zu einem gesellschaftlichen, kulturellen und biologischen Phänomen wird verständlich, wenn man es im Zusammenhang mit anderen Lebensabschnitten betrachtet. Die Übergänge zwischen den einzelnen Lebensphasen waren in den letzten Jahrhunderten nicht so genau definiert wie heute. Erst durch die Schaffung des Bildungs- und Rentensystems wurde das Leben in eine Phase vor und nach der Arbeit eingeteilt, während in Zeiten der Kinderarbeit und der familienabhängigen Saisonarbeit Arbeit ein alle Lebensabschnitte betreffender Zustand war.[134] Gesetze zur Einschränkung der Kinderarbeit und zur Schulpflicht grenzten seit Mitte des 19. Jahrhunderts Kinder und Jugendliche zunehmend aus. Ebenso führte das schrittweise Verdrängen älterer Menschen vom Arbeitsmarkt zu einer Isolierung dieser Altersgruppe. Die sozialpolitischen Veränderungen betrafen alle Lebensstadien und spalteten den Lebenslauf in stärker normierte Abschnitte auf.[135] In wohlfahrtsstaatlichen Gesellschaften konstituieren sich Altersgruppen also in der Hauptsache durch sozialpolitische Maßnahmen und Regelungen. Da der Arbeitsmarkt als solcher keine natürlichen Grenzen der Erwerbstätigkeit kennt und sich die sozialrechtlichen Vorschriften am chronologischen Alter orientieren, sind die Kategorien „jung“ und „alt“

131 Mittelstraß: Die menschliche Zeit, S. 326.

132 Siehe dazu ausführlicher: Schenda, Rudolf: Die Alterstreppe – Geschichte einer Popularisierung. In: Die Lebenstreppe. Bilder der menschlichen Lebensalter. Köln 1983, S. 11–24.

133 Vgl. Göckenjan: Altersbilder, S.106. und Cole/Winkler: „Unsere Tage zählen.“ S. 46.

134 Vgl. Hareven, Tamara K.: Historischer Wandel von Altersbildern und die soziale Konstruktion des Lebenslaufs. In: Hareven, Tamara K.: Familiengeschichte, Lebenslauf und sozialer Wandel. Frankfurt a. M./New York 1999, S. 163–179, S. 165ff.

135 Ebd., S. 179. Vgl. auch Hareven, Tamara K.: The Last Stage: Historical Adulthood and Old Age. In: Daedalus 105 (1976), Fall, S. 13–27, v. a. S. 16–19.

in ihrer uns heute selbstverständlichen Bedeutung sozialpolitisch konstituiert.[136] Die Zäsuren unserer gegenwärtigen Lebensläufe sind dementsprechend „sozial gesetzt". Sie werden in der Regel nicht vom Zustand unserer körperlichen und geistigen Kräfte bestimmt, sondern von Arbeitsmarktstrukturen und der Sozialgesetzgebung.[137] Im Untersuchungszeitraum wurde eine Rente nach dem Gesetz zur Invaliditäts- und Altersicherung erst ab einem Alter von 70 Jahren ausbezahlt. Wenn möglich, arbeitete man noch länger, da die Rente allein – wie oben schon erwähnt – den Lebensunterhalt nicht decken konnte. Wurde demnach im Untersuchungszeitraum eine Person ab etwa 70 Jahren als alt bezeichnet oder sogar erst, wenn sie gar keiner Arbeit mehr nachgehen konnte?

Tatsächlich war in der Medizinischen Klinik der Universität Tübingen in der Regel das äußere Erscheinungsbild ausschlaggebend dafür, ob ein Patient in den Krankenakten als alt bezeichnet wurde. Mit dem chronologischen Alter wurde ein bestimmtes Aussehen assoziiert. Indem zum Beispiel vermerkt wurde, ob Alter und Erscheinungsbild einander entsprechen, sind Rückschlüsse auf die gängigen Altersvorstellungen möglich. Dabei wird auch erkennbar, welche äußeren Charakteristiken dem Alter zugeschrieben wurden. Nach Prinzinger sind Altersmerkmale „morphologische, physiologische und/oder ethologische Eigenschaften, die eine mehr oder weniger eindeutige Bestimmung des chronologischen Lebensalters von Organismen zulassen. In der Regel sind diese Eigenschaften oder Charaktere die unmittelbare Folge von Alterserscheinungen und lassen sich optisch manifestieren, so daß mit den Mitteln des unbewaffneten Auges die altersmäßige Einordnung des Organismus möglich ist."[138] Alterserscheinungen sind „die mit dem Ablauf des Lebenszyklus einhergehenden von morphologischen, physiologischen und/oder ethologischen Eigenschaften, die in Altersmerkmalen nach außen hin in Erscheinung treten können."[139] Abhängig sind Alterserscheinungen und damit auch Altersmerkmale vom biologischen Altern. Infolgedessen kommt es unter anderem zu einer Leistungsminderung der Körperfunktionen. Das Nachlassen der Aufgaben des Skeletts, der Muskulatur, des Nervensystems und der Sinnesorgane bewirkt körperliche Veränderungen, die mit Alter im wesentlichen assoziiert werden. Wann das biologische Alter beginnt, konnte bis heute noch nicht genau festgelegt werden. Die Unterschiede zwischen chronologischem und biologischem Alter sind vorwiegend durch Erbmasse, Konstitution und Lebensumstände bestimmt.[140] Dennoch ist mit dem Wissen um das kalendarische Alter eine bestimmte Erwartungshaltung an das Erscheinungsbild geknüpft, die wie-

136 Leisering, Lutz: Sozialstaat und demographischer Wandel. Wechselwirkungen, Generationenverhältnisse, politisch-institutionelle Steuerung. Frankfurt a. M./New York 1992, S. 22.

137 Ehmer: Sozialgeschichte des Alters, S. 11.

138 Prinzinger: Geheimnis des Alterns, S. 295.

139 Ebd., S. 296.

140 Franke: Stellung und Aufgaben, S. 533f.

derum von anderen Dingen entscheidend mitgeprägt wurde und wird. Interessant ist in diesem Zusammenhang, ab welchem Alter die Patienten als alt bezeichnet wurden und dementsprechend ein bestimmtes Aussehen erwartet wurde.

In den Krankenakten vermerkte der untersuchende Arzt den körperlichen und psychischen Aufnahmestatus der Patienten. In der Regel bezeichnete er dabei als „alte Frau“ oder als „alter Mann“ nur Personen über 60 Jahre. Nur zwei Frauen im Alter von 58 Jahren wurden als „alte Frau“ beschrieben. Die Lebensumstände dieser Patientinnen lassen darauf schließen, daß beide körperlich verbraucht wirkten. Beide waren seit längerer Zeit krank und seit einem Jahr beziehungsweise acht Monaten in ärztlicher Behandlung. Die Krankheiten, Diabetes und ein psychisches Leiden sowie Herzinsuffizienz, weisen ebenfalls darauf hin, daß die beiden Frauen einen körperlich angeschlagenen Eindruck hinterließen. Bei beiden Frauen wurden die Klinikaufenthalte außerdem von der Armenkasse bezahlt. Dies und das arbeitsreiche Leben als ledige Dienstmagd und als Frau eines älteren Handwerkers lassen ebenfalls auf ein physisch äußerst anstrengendes Dasein schließen.[141] Daß ansonsten keiner der Patienten unter 60 Jahren als „alt“ bezeichnet wurde, ist ein Hinweis darauf, daß unbewußt 60 Jahre als Beginn der Altersphase gesehen wurde. Auch Formulierungen wie „für ihr Alter noch sehr rüstige Frau“[142] oder „für sein Alter sehr rüstig“[143] lassen auf eine bestimmte Erwartungshaltung hinsichtlich des körperlichen Zustandes einer 72jährigen Frau oder eines 71jährigen Mannes schließen, die eben nicht erfüllt wurde. Anders liegt der Fall, wenn es heißt „entspricht dem Alter“[144]. Der untersuchende Arzt ging in diesen Fällen davon aus, daß jeder, der Informationen aus den Akten gewinnen möchte, durch Angabe des Alters und dieser Formulierung in der Lage ist, sich ein Bild der körperlichen Verfassung des Patienten zu machen. Ganz klar wurde mit dem Alter eine bestimmte körperliche Verfassung assoziiert. Entsprach diese nicht der Erwartung, wurde dies explizit vermerkt. So beschrieb der untersuchende Arzt das Haar eines 69jährigen Mannes als „ergraut“, aber seine Gesichtsfarbe als „noch sehr frisch“.[145] Ebenso wurde festgehalten, wenn ein Patient älter aussah, als es der körperliche Zustand vermuten ließ. Ein 62jähriger Mann wurde dann als „frühzeitig gealtert“[146] beschrieben oder eine 63jährige Frau galt als „für ihr Alter ziemlich gealtert“[147]. Eine weitere Unterscheidung ist hinsichtlich Hochbetagter zu bemerken. Als „Greis“ oder „Greisin“ wurde nur bezeichnet, wer älter als 70 Jahre war.[148] Ausnahme ist hier eine

141 Siehe UA Tü, Sign. 284/13, 502/99 und Sign. 284/24, 69/01.
142 UA Tü, Sign. 284/59, 60/07.
143 UA Tü, Sign. 284/2, 151/98.
144 Z. B. UA Tü, Sign. 284/38, 222/05 oder Sign. 284/38, 227/05.
145 UA Tü, Sign. 284/134, 339.
146 UA Tü, Sign. 284/35, 1465/04.
147 UA Tü, Sign. 284/1, 6/98.
148 Z. B. UA Tü, Sign. 284/31, 963/03: eine 78jährige Witwe, Sign. 284/46, 859/05: ein 82jähriger Küfer, Sign. 284/46, 880,05: eine 71jährige Witwe.

65jährige als „Greisin" beschriebene Witwe, die allerdings nach zwei Tagen im Krankenhaus verstorben ist, was einen körperlich sehr schlechten Zustand vermuten läßt.[149]

Obwohl im Untersuchungszeitraum eine Rente nach dem Gesetz zur Invaliditäts- und Alterssicherung erst ab einem Alter von 70 Jahren ausbezahlt wurde, wurden im allgemeinen Sprachgebrauch Personen von ungefähr 60 Jahren als alt bezeichnet. Dies entsprach den verschiedenen Lebenstreppendarstellungen und Lebenstreppenreimen, wie sie seit dem 16. Jahrhundert bekannt waren: „Mit sechzig Jahr' geht's Alter an;"[150] Die Konstituierung der Altersgruppen durch sozialpolitische Maßnahmen und Regelungen bestimmte also nicht in demselben Maß die einzelnen Lebensphasen, wie sie unsere gegenwärtigen Lebensphasen bestimmen. Auch in den öffentlichen Statistiken[151] wurde eine Altersgrenze in der Regel bei 60 Jahren festgelegt. Diese ist auf die offizielle Alters-Definition der preußischen Statistik zurückzuführen, die schon in ihren Verfügungen zu Beginn des 19. Jahrhunderts das 60. Lebensjahr bei Zählungen der Bevölkerung als oberste Einteilung bestimmt hatte.[152] Der sich im Untersuchungszeitraum entwikkelnde Sozialstaat legte dann durch seine Rentenpolitik den „offiziellen" Beginn des Alters auf 70 Jahre fest, was sich aber in der öffentlichen Wahrnehmung nicht durchsetzen konnte. Mehr oder weniger unbewußt wurde man weiterhin mit 60 Jahren als alt betrachtet. Seit 1916 galt schließlich für Arbeiter, Angestellte und Beamte ein gesetzliches Ruhestandsalter von 65 Jahren, das sich im öffentlichen Bewußtsein nach und nach zur „normalen" Altersgrenze entwickelte.[153]

149 UA Tü, Sign. 284/74, 196/10.

150 Zitiert nach: Imhof: Reife des Lebens, S. 35.

151 Vgl. z. B.: Das Deutsche Reich in gesundheitlicher und demographischer Beziehung. Festschrift, den Teilnehmern am XIV. Internationalen Kongresse für Hygiene und Demographie Berlin 1907 gewidmet vom Kaiserlichen Gesundheitsamte und vom Kaiserlichen Statistischen Amte. Berlin 1907.

152 Vgl. Conrad: Vom Greis zum Rentner, S. 49.

153 Ebd., S. 50.

4. Die Behandlung älterer Patienten im Krankenhaus

4.1. Das Krankenhaus gegen Ende des 19. und zu Beginn des 20. Jahrhunderts

In der Frühen Neuzeit waren die von der Kirche oder den Gemeinden finanzierten Spitäler in erster Linie Institutionen zur Unterbringung Hilfsbedürftiger jeglicher Art. Einzelne Personen konnten sich zum Beispiel ihren „Alterswohnsitz" in einem Hospital erkaufen und wurden dort von Angehörigen religiöser Orden oder durch nicht speziell ausgebildete Laien verpflegt. Für Pest- oder Leprakranke gab es spezielle Häuser, in denen die Insassen nach strengen Regeln lebten.[1] Gegen Ende des 18. und zu Beginn des 19. Jahrhunderts entstanden erstmals Krankenhäuser, die keine Bewahranstalten für Invalide, Alte und Fürsorgebedürftige mehr waren, sondern der Behandlung heilbarer Kranker dienen sollten.[2] Das bisherige Hospital und das „moderne" Krankenhaus stellten gänzlich verschiedene Einrichtungen dar. Im Hospital, dem Asyl für Hilflose und Alte, hatte es in der Regel nicht einmal einen Arzt gegeben. Im Krankenhaus sollte der Patient in absehbarer Zeit geheilt oder die Krankheit zumindest soweit gelindert werden, daß das alltägliche Leben wieder aufgenommen werden konnte.[3]

Die neuen Anforderungen spiegelten sich in einer veränderten Zusammensetzung der Krankenhauspatienten wider. Arme, Sieche und Pfleglinge wurden endgültig ausgegliedert, Infektiöse und Geisteskranke in abgesonderten Räumen oder Einrichtungen untergebracht. In den Vordergrund traten diejenigen Patienten, die nach gezielten medizinischen Maßnahmen baldmöglichst wieder entlassen werden konnten.[4]

Die Hospitalisierung des Kranken gewann während des 19. Jahrhunderts immer mehr an Bedeutung. Durch den quantitativen Ausbau des Krankenhauswesens seit den 1850er Jahren und mit der Einführung der Gesetzlichen Krankenversicherung 1883 wurde gegen Ende des Jahrhunderts einer immer breiteren Bevölkerungsschicht der Zugang zum Krankenhaus ermöglicht.[5] Ein Reichsgesetz von 1879 hatte die Bürgerrechts- und Heimatverhältnisse neu geregelt. Nicht mehr allein der Heimatort, sondern alle

1 Vgl. z. B. Lachmund/Stollberg: Patientenwelten, S. 152. Siehe auch Jütte, Robert: Vom Hospital zum Krankenhaus: 16.–19. Jahrhundert. In: Labisch/Spree: „Einem jeden Kranken", S. 31–45.

2 Siehe z. B. Jetter, Dieter: Das Krankenhaus des 19. Jahrhunderts, bauliche Entwicklung und gesellschaftliche Funktion. In: Artelt, Walter/Rüegg, Walter (Hg.): Der Arzt und der Kranke in der Gesellschaft des 19. Jahrhunderts. Stuttgart 1967, S. 70–81, hier S. 72.

3 Vgl. Labisch/Spree: „Einem jeden Kranken", S. 14.

4 Labisch: Stadt und Krankenhaus, S. 286.

5 Vgl. dazu Stollberg, Gunnar/Tamm, Ingo: Die Binnendifferenzierung in deutschen

Gemeinden waren nunmehr dazu verpflichtet, jedem hilfsbedürftigen Reichsbewohner die erforderliche Hilfe zu gewähren und ihn gegebenenfalls in einem Krankenhaus unterzubringen.[6] Durch das Unfallversicherungsgesetz von 1884 kam es zu einem Ausbau und einer qualitativen Verbesserung vor allem der chirurgischen Abteilungen, die in diesem Zusammenhang auch ihre Heilverfahren rehabilitativ und funktional ausbauten. Außerdem förderte die Alters- und Invalidenversicherung eine vorbeugende Anstaltsbehandlung, die die Entwicklung neuer Heilverfahren begünstigte.[7] Eine verbesserte technische Ausrüstung erlaubte eine immer genauere Diagnostik. Beispielsweise machten die gegen Ende des 19. Jahrhunderts entwickelten Endoskope eine exaktere Untersuchung von Körperhöhlen und Hohlorganen möglich,[8] etablierte sich das Fiebermessen als wissenschaftliche Methode der klinischen Medizin[9] und gewährten Röntgenaufnahmen ganz neue Einblicke in den menschlichen Körper.[10] Daneben wurden neue therapeutische Techniken entwickelt, deren Anwendung nur im Krankenhaus möglich war. So machte beispielsweise die Einführung der Asepsis in der Chirurgie kompliziertere Operationstechniken möglich, die der praktische Arzt nicht mehr durchführen konnte. Die klinische Behandlung setzte sich nach und nach gegenüber einer ambulanten Behandlung durch, und die Aussicht auf eine Therapie, die in einer Privatpraxis nicht möglich war, führte da-zu, daß das Krankenhaus auch für sozial besser gestellte Schichten attraktiver wurde.[11]

In der ersten Hälfte des 19. Jahrhunderts war das Krankenhaus noch eine gesellschaftlich stigmatisierte Anstalt für Angehörige der sozialen Unterschichten, die nur im äußerten Notfall aufgesucht wurde. Die in der Bevölkerung vorhandenen Vorurteile gegenüber einem Krankenhausaufenthalt blieben bis zum Ende des 19. Jahrhunderts und zum Teil darüber hinaus dominant. Die besser gestellten Kreise wollten den Kontakt mit Ar-

Krankenhäusern bis zum Ersten Weltkrieg. Stuttgart 2001, S. 60, 143, 231f., 342ff., 443 und 541.

6 Drees: Ärzte auf dem Weg, S. 157. Vgl. auch Stollberg/Tamm: Binnendifferenzierung, S. 53. Ausführlicher dazu Dross, Fritz: Health Care Provision and Poor Relief in Enlightenment and 19th Century Prussia. In: Grell, Ole Peter/Cunningham, Andrew/Jütte, Robert (Hg.): Health Care and Poor Relief in 18th and 19th Century Northern Europe. Aldershot 2002, S. 69–111.

7 Labisch: Stadt und Krankenhaus, S. 266.

8 Wolf, Jörg Henning: Der Arzt und sein Spiegel. In: Habricht, Christa/Marguth, Frank/Wolf, Jörg Henning (Hg.): Medizinische Diagnostik in Geschichte und Gegenwart. Festschrift für Heinz Goerke zum sechzigsten Geburtstag. München 1978, S. 477–516.

9 Siehe dazu Hess, Volker: Der wohltemperierte Mensch. Wissenschaft und Alltag des Fiebermessens (1850–1900). Frankfurt a. M./New York 2000.

10 Dazu Bienek, Karl H. P.: Medizinische Röntgentechnik in Deutschland. Historische und moderne Tendenzen. Stuttgart 1994.

11 Vgl. Lachmund/Stollberg: Patientenwelten, S. 162f. und Heischkel-Artelt: Welt des praktischen Arztes, S. 11.

men, Kriminellen, Prostituierten oder einfachen Arbeitern vermeiden. Vor allem fürchtete man eine Ansteckung und die Ausbreitung von Infektionskrankheiten. Gerüchte über eine unfreundliche oder sogar unwürdige Behandlung durch das Pflegepersonal waren weit verbreitet, und das Krankenhaus wurde oft mit einem Gefängnis verglichen.[12] Die Kritik der Patienten stimmte zum Teil mit den Klagen der Ärzte überein. In der ärztlichen Standesliteratur waren Bemerkungen über bauliche und hygienische Mängel ebenso verbreitet wie Beanstandungen über die Folgen eines engstirnigen bürokratischen Verwaltungssystems. Beschwerden über schlecht ausgebildete, bestechliche und unfreundliche Krankenpfleger trugen ebenfalls nicht gerade dazu bei, das Ansehen der Kliniken in der Bevölkerung zu heben.[13]

Dennoch gab es auch positive Erfahrungen mit der Institution Krankenhaus, wenn etwa zum ersten Mal in einem entbehrungsreichen Leben Primärbedürfnisse erfüllt wurden oder Menschlichkeit und Wärme zu spüren waren. Für Alleinstehende und Arbeitsunfähige bot das Krankenhaus noch immer die Möglichkeit der Aufenthalts- und Verpflegungsstätte und konnte auf diese Weise den Kranken vor den Folgen saisonbedingter Arbeitslosigkeit bewahren.[14] Selbst für Kranke, die in eine Familie integriert waren, konnte die Klinik attraktiv sein, da dort eine kostenlose oder günstigere medizinischen Versorgung eher möglich war als im eigenen Haus.[15]

Die Zunahme privater Heilanstalten kann als Indiz dafür genommen werden, daß nach und nach auch die besser gestellten Bevölkerungsschichten einer Krankenhausbehandlung immer weniger ablehnend gegenüber standen. Nach Drees und Shorter wurde aber dem Aufenthalt in einer privaten Heilanstalt der Vorzug gegeben, um sich weiterhin von den sozialen Unterschichten abgrenzen zu können.[16] Um die Jahrhundertwende hatte die Hospitalisierung den Charakter einer klassenspezifischen Krankheitserfahrung verloren. Ein Krankenhausaufenthalt war nicht mehr Zeichen der Armut eines Patienten, sondern wurde zunehmend Ausdruck für die Ernsthaftigkeit einer Erkrankung.[17]

Durch den Ausbau und die Strukturveränderung der Krankenhäuser wurde die Medikalisierung der Bevölkerung vorangetrieben. Die Klinik entwickelte sich zu einem Ort, an dem sich die ärztliche Kunst entfalten konnte. Den Ärzten zufolge waren die Krankenhäuser der Familienpflege

12 Frevert: Krankheit als politisches Problem, S. 75ff.

13 Elkeles, Barbara: Der Patient und das Krankenhaus. In: Labisch/Spree: „Einem jeden Kranken", S. 357–373, hier S. 362.

14 Ebd., S. 359f.

15 Lachmund/Stollberg: Patientenwelten, S. 161.

16 Drees: Ärzte auf dem Weg, S. 162f. und Shorter, Edward: Heilanstalten und Sanatorien in privater Trägerschaft, 1877 bis 1933. In: Labisch/Spree: „Einem jeden Kranken", S. 320–333, v. a. S. 321. Siehe zur Entwicklung der privaten Kliniken in Europa auch: Shorter, Edward: Private Clinics in Central Europe 1850–1933. In: Social History of Medicine 3 (1990), S. 159–195.

17 Vgl. Lachmund/Stollberg: Patientenwelten, S. 163.

vorzuziehen. Denn in der Institution konnte sich der Patient nicht der ärztlichen Einflußnahme entziehen. Da weder Familienangehörige noch Besucher den Arzt kontrollierten oder den Patienten unterstützen konnten, war der Kranke allein und weitgehend rechtlos, während der Arzt uneingeschränkt wirken durfte: „Das Experimentieren mit dem menschlichen Körper, der während der Hausbesuche des Arztes bei seinen wohlhabenden Patienten unberührbar blieb, konnte in den öffentlichen Kranken- und Entbindungshäusern ohne Begrenzung durch Raum und Zeit stattfinden; Therapien konnten erprobt und verändert werden, ohne daß der Arzt Gefahr lief, einen zahlungskräftigen und auf unmittelbare Linderung seiner Gebrechen pochenden Patienten zu verlieren.“[18] Dieses Bild Ute Freverts vom Krankenhaus und seinen Patienten ist geprägt von den Thesen Michel Foucaults. Seine Forschungen beeinflußten die sozialhistorische Krankenhausforschung nachhaltig. In seinem Werk „Die Geburt der Klinik“ steht das Krankenhaus für den Ort, an dem sich die moderne Medizin und ihr Machtanspruch entfalten konnte. Durch staatliche Eingriffe habe sich die Klinik zu einer Lehr- und Forschungsanstalt entwickelt, in der die Kranken zu Objekten klinischer Beobachtung wurden.[19] So charakterisierte Claudia Huerkamp das Krankenhaus als freie Forschungsstätte der Ärzte, in der durch den Zwangscharakter des Arzt-Patienten-Verhältnisses der Patient immer weniger Rechte hatte.[20] Gerd Göckenjan sah das Krankenhaus als „Haus des Arztes“, in dem der Arzt herrschte und nicht der Kranke, dessen Einflußnahme extrem reduziert war.[21]

Traditionell waren Spitäler und Krankenhäuser Instrumente der „Policey“, die von der Norm abweichende Gruppen aus dem öffentlichen Raum fernhalten und disziplinieren sollten.[22] Auch aus diesem Bewußtsein resultierte eine negative Einstellung gegenüber einer Krankenhausbehandlung. Die früheren Bautypen der Krankenhäuser hatten an Gefängnisse oder Kasernen erinnert und damit die staatliche Gewalt versinnbildlicht. Eine

18 Frevert: Krankheit als politisches Problem, S. 79f.

19 Foucault, Michel: Die Geburt der Klinik. Eine Archäologie des ärztlichen Blicks. Frankfurt a. M. 1988, v. a. S. 98f. und S. 123f.

20 Huerkamp, Claudia: Der Aufstieg der Ärzte im 19. Jahrhundert. Vom gelehrten Stand zum professionellen Experten: Das Beispiel Preußens. Göttingen 1985, v. a. S. 41f., S. 140f. und S. 163f. So auch Volker Hess in: Hess, Volker: Raum und Disziplin. Klinische Wissenschaft im Krankenhaus. In: Berichte zur Wissenschaftsgeschichte 23 (2000), S. 317–329, S. 326: „Nicht als Objekt eines Disziplinarregimes, sondern als Objekt klinischen Erkenntnisinteresses wurde der Körper des Kranken [im Krankenhaus] diagnostischen Untersuchungen, instrumentellen Manipulationen und ausgefeilten Beobachtungstechniken unterworfen. Auf diese Weise wurde das lokale Wissen, das die räumliche Ordnung der klinischen Binnenkompartimente konzentrierte, in einem immer feiner gesponnenen Netz klinischer Beobachtungs- und Aufzeichnungsmethoden eingefangen, strukturiert und verfügbar gemacht.“

21 Göckenjan: Kurieren und Staat machen, v. a. S. 214ff.

22 Vgl. Lachmund/Stollberg: Patientenwelten, S. 160.

veränderte Bauweise sollte dieser Überzeugung entgegen wirken.[23] Untersuchungen zu Arbeiterbiographien belegen, daß sich gegen Ende des 19. Jahrhunderts eine prinzipielle Ablehnung der Krankenhäuser nur noch in Ansätzen und vor allem bei Älteren finden ließ. Die Unterschichten schienen die medizinische Komponente des Krankenhauses akzeptiert zu haben und forderten sogar den neuen Standards entsprechende medizinische Leistungen als Recht ein.[24] Das Bild des Krankenhauses als soziale Kontrollinstanz, die den Unterschichten aufgezwungen wurde, läßt sich nicht mehr so einfach aufrechterhalten. Olivier Faure zeigt am Beispiel der Hospitäler in Lyon, daß im frühen 19. Jahrhundert die Medikalisierungsbestrebungen des Staates und der Ärzteschaft einerseits auf Widerstand, andererseits aber auch auf ein Bedürfnis in der Bevölkerung stießen.[25] Ähnliche Schlüsse zog Colin Jones in seinen Untersuchungen zu den Patienten des Hospitals in Montpellier im 18. Jahrhundert: Der dort durchgeführte klinische Unterricht bei den Kranken stieß keineswegs auf Ablehnung.[26] Die Studie von Barbara Leidinger zur Allgemeinen Krankenanstalt in Bremen rückt ebenfalls von den Thesen Foucaults ab und sieht die Kranken als aktive Teilnehmer am Medikalisierungsprozeß, indem diese die Entwicklung der Institution entscheidend mittrugen.[27] Die steigenden Patientenzahlen und der damit in Zusammenhang stehende Patientenwechsel deutet nicht nur auf eine verstärkte, sondern auch auf eine veränderte Nachfrage an einer Krankenhausbehandlung hin.[28]

Inwieweit nun eine Nachfrage der älteren Patienten nach einer medizinischen Versorgung im Krankenhaus in Tübingen bestand, soll im folgenden untersucht werden. Dabei ist auch von Bedeutung, wie sich im Untersuchungszeitraum das Ansehen der medizinischen Klinik in der Bevölkerung entwickelt hat.

23 Labisch: Stadt und Krankenhaus, S. 265. Zur baulichen Entwicklung des Krankenhauses siehe auch: Murken, Axel Hinrich: Die bauliche Entwicklung des deutschen Allgemeinen Krankenhauses im 19. Jahrhundert. Göttingen 1979. Außerdem Prior, Lindsay: The Local Space of Medical Discourse. Disease, Illness and Hospital Architecture. In: Lachmund/Stollberg: Social Construction, S. 67–84.

24 Elkeles, Barbara: Arbeiterbiographien als Quelle der Krankenhausgeschichte. In: Medizinhistorisches Journal 23 (1988), S. 342–358, hier S. 357.

25 Faure, Olivier: Genèse de l'hôpital moderne. Les hospices civils de Lyon de 1802 à 1845. Paris/Lyon 1982.

26 Jones, Colin: Montpellier Medical Students and the Medicalisation of 18th Century France. In: Porter, Roy/Wear, Andrew (Hg.): Problems and Methods in the History of Medicine. London/New York/Sydney 1987, S. 57–80.

27 Leidiger: Krankenhaus und Kranke. Vgl. auch den dortigen Forschungsüberblick in der Einleitung S. 11ff.

28 Ebd., S. 266ff.

4.2. Das Ansehen der Medizinischen Klinik Tübingens in der Bevölkerung

Bei der Tübinger Bevölkerung hatte das Universitätskrankenhaus zumindest bis in die 1890er Jahre hinein keinen allzu guten Ruf. Darauf weist beispielsweise ein Zitat des Vorstandes der Poliklinik von 1888 hin: „Die Bevölkerung der Stadt hat von Alters her ein Vorurtheil gegen das Hospital, welches so thöricht, wie schwer besiegbar ist."[29] Bis 1894 gehörten durchschnittlich 77 % aller älteren Patienten aus der näheren Umgebung zur Klientel der armen, kostenlos aufgenommenen Patienten. Diese hatten aufgrund ihrer finanziellen Situation kaum Möglichkeiten, ihre medizinische Behandlung zu beeinflussen und suchten wahrscheinlich einfach die nächstbeste Medizinische Klinik auf. Von 1899 an sank der Anteil der armen Patienten über 55 Jahren, die in der näheren Umgebung Tübingens wohnten, von fast 40 % auf schließlich nur noch 7 % im Jahre 1914.

Gegenläufig kann der relativ große Anteil höher gestellter Berufsgruppen unter den älteren Patienten in den 1880er Jahren als Hinweis darauf gewertet werden, daß das Universitätsklinikum innerhalb dieser Schichten auch vor der Jahrhundertwende einen vergleichsweise guten Ruf hatte. Angehörige dieser gesellschaftlichen Schicht bezahlten meist ein Mehrfaches der Behandlungskosten, was sich vor allem in der Form der Unterbringung und Verpflegung bemerkbar machte. Tabelle 40 und 41 zeigen, daß der Anteil dieser Patienten auch nach 1900 nicht zurückging.

Tab. 40: Der Anteil höher gestellter Berufsgruppen unter den männlichen Patienten über 54 Jahren in Prozent (absolute Zahlen in Klammer)

	Bildung, Wissenschaft, Kirche, Kunst	Gericht Verwaltung	Privatiers Unternehmer, Fabrikanten, Ingenieure	Gesamt
1880	7,5 % (3)	2,5 % (1)	10 % (4)	20 % (8)
1884	5,41 % (2)	13,51 % (5)	0	18,92 % (7)
1889	12,5 % (5)	5,5 % (2)	7,5 % (3)	25,5 % (10)
1894	4,88 % (2)	4,88 % (2)	4,88 % (2)	14,64 % (6)
1899	4,08 % (2)	8,16 % (4)	4,08 % (2)	16,32 % (8)
1904	5,19 % (7)	4,44 % (6)	11,11 % (15)	20,74 % (28)
1909	3,48 % (8)	7,39 % (17)	4,35 % (10)	15,22 % (35)
1914	5,45 % (9)	9,09 % (15)	6,67 % (11)	21,21 % (35)

Quelle: Eigene Berechnungen nach den Aufnahme- und Kassenbüchern der Medizinischen Klinik der Universität Tübingen, Jg. 1880 bis 1914, vh. im UA Tü, Sign. 437.

29 Jürgensen, Theodor v.: Ueber den Unterricht in der Poliklinik. In: Deutsche Medicinische Wochenschrift 14 (1888), S. 758–759 und S. 782–783, hier S. 759.

Tab. 41: Der Anteil höher gestellter Berufsgruppen unter den Ehemännern der über 54 Jahre alten Patientinnen in Prozent (absolute Zahlen in Klammern)

	Bildung, Wissenschaft, Kirche, Kunst	Gericht Verwaltung	Privatiers Unternehmer, Fabrikanten, Ingenieure	Gesamt
1880	0	0	0	0
1884	0	0	12,5 % (1)	12,5 % (1)
1889	7,14 % (1)	0	0	7,14 % (1)
1894	3,85 % (1)	0	3,85 % (1)	7,7 % (2)
1899	4,17 % (1)	12,5 % (3)	4,17 % (1)	20,84 % (5)
1904	1,82 % (1)	12,73 % (7)	10,91 % (6)	25,46 % (14)
1909	4,49 % (4)	10,11 % (9)	7,87 % (7)	22,47 % (20)
1914	17,7 6% (19)	8,41 % (9)	9,35 % (10)	35,52 % (38)

Quelle: Eigene Berechnungen nach den Aufnahme- und Kassenbüchern der Medizinischen Klinik der Universität Tübingen, Jg. 1880 bis 1914, vh. im UA Tü, Sign. 437.

Der Anteil der männlichen älteren Patienten dieser Berufsgruppen lag den gesamten Untersuchungszeitraum hindurch bei durchschnittlich einem Fünftel (19 %). Bei den weiblichen über 54jährigen Insassen nahm der Anteil der Patientinnen, deren Ehemänner diesen Berufsgruppen an-gehörten, seit der Jahrhundertwende extrem zu. Konnten bis 1894 durchschnittlich 6,84 % dieser Kategorie zugeordnet werden, stieg der Anteil ab 1899 auf über ein Viertel (durchschnittlich 26,07 %) aller weiblichen älteren Patienten an. Ebenso wuchs seit 1899, wie Diagramm 20 und Tabelle 42 zeigen, die Anzahl der älteren Patientinnen, die für die Kosten ihres Krankenhausaufenthaltes selber aufkamen.

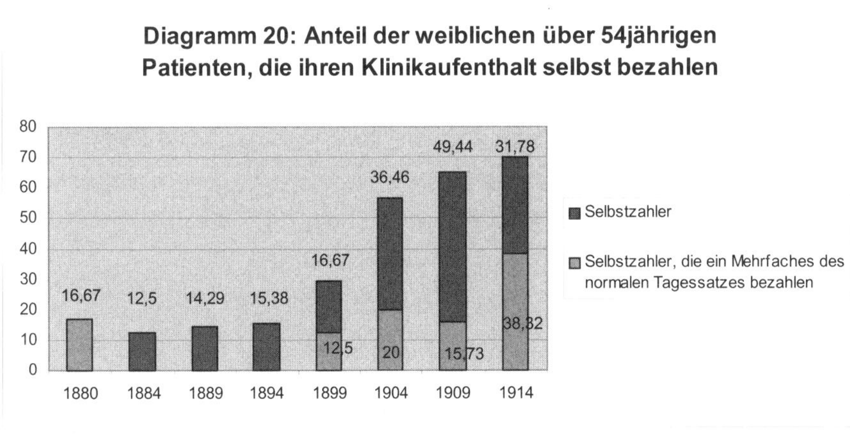

Quelle für Diagramm und Tabelle: Eigene Berechnungen nach den Aufnahme- und Kassenbüchern der Medizinischen Klinik der Universität Tübingen, Jg. 1880 bis 1914, vh. im UA Tü, Sign. 437.

Tab. 42: Anteil der weiblichen über 54jährigen Patienten, die ihren Klinikaufenthalt selbst bezahlt haben in absoluten Zahlen

	1880	1884	1889	1894	1899	1904	1909	1914
Selbstzahler, die ein Mehrfaches des normalen Tagessatzes bez.	1	0	0	0	3	11	14	41
Selbstzahler	0	1	2	4	4	20	44	34

Für gesellschaftlich und finanziell besser gestellte Frauen hat die Tübinger Medizinische Klinik nach der Jahrhundertwende eindeutig an Attraktivität zugenommen. Daß sich dies nicht allein auf die älteren Patientinnen beschränkte, zeigen Diagramm 21 und Tabelle 43.

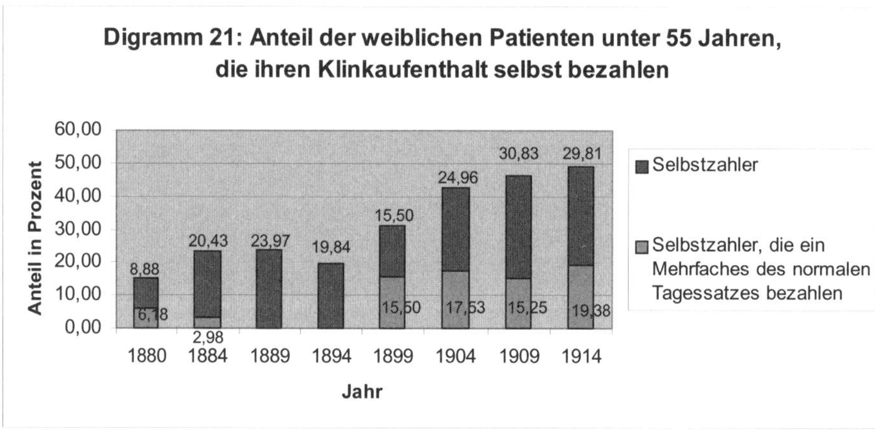

Quelle für Diagramm und Tabelle: Eigene Berechnungen nach den Aufnahme- und Kassenbüchern der Medizinischen Klinik der Universität Tübingen, Jg. 1880 bis 1914, vh. im UA Tü, Sign. 437.

Tab. 43: Anteil der weiblichen Patienten unter 55 Jahren, die ihren Klinikaufenthalt selbst bezahlt haben in absoluten Zahlen

	1880	1884	1889	1894	1899	1904	1909	1914
Selbstzahler, die ein Mehrfaches des normalen Tagessatzes bez.	16	7	0	0	71	125	140	156
Selbstzahler	23	48	64	74	71	178	283	240

Bei den männlichen Patienten war der Anteil derjenigen, die für die Kosten ihrer Behandlung selber aufkamen, den gesamten Untersuchungszeitraum hindurch verhältnismäßig hoch, doch zeigen die folgenden Diagramme und Tabellen, daß auch bei ihnen nach 1899 der Anteil der Selbstzahler anstieg.

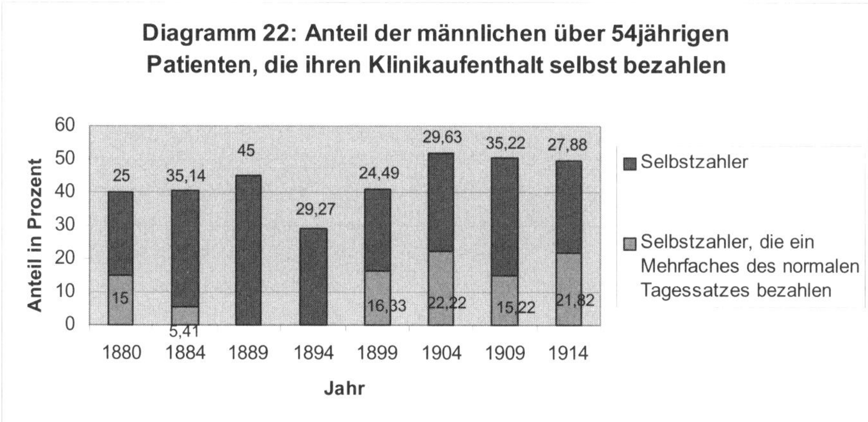

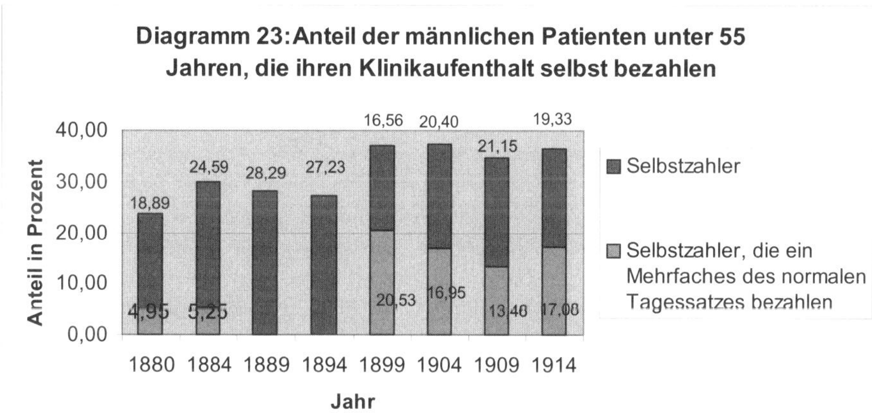

Quelle für Diagramme und Tabellen: Eigene Berechnungen nach den Aufnahme- und Kassenbüchern der Medizinischen Klinik der Universität Tübingen, Jg. 1880 bis 1914, vh. im UA Tü, Sign. 437.

Tab. 44: Anteil der männlichen über 54jährigen Patienten, die ihren Klinikaufenthalt selbst bezahl haben in absoluten Zahlen

	1880	1884	1889	1894	1899	1904	1909	1914
Selbstzahler, die ein Mehrfaches des normalen Tagessatzes bez.	6	2	0	0	8	30	35	36
Selbstzahler	10	13	18	12	12	40	81	46

Tab. 45: Anteil der männlichen Patienten unter 55 Jahren, die ihren Klinikaufenthalt selbst bezahlt haben in absoluten Zahlen

	1880	1884	1889	1894	1899	1904	1909	1914
Selbstzahler, die ein Mehrfaches des normalen Tagessatzes bez.	16	16	0	0	93	177	182	167
Selbstzahler	61	75	86	131	75	213	286	189

Bei den älteren männlichen Patienten war der Anteil der Selbstzahler höher als bei den übrigen männlichen Patienten. Während bis 1894 durchschnittlich 27,3 % der Patienten unter 55 Jahren die Kosten für ihren Krankenhausaufenthalt selbst übernahmen, waren es bei den älteren im selben Zeitraum durchschnittlich 38,71 %. Bei den weiblichen Patienten war der Anteil der Selbstzahler in der ersten Hälfte des Untersuchungszeitraumes zunächst bei den jüngeren Patientinnen um fast sieben Prozent höher (im Durchschnitt 20,57 % zu 14,71 %). Seit 1899 nahm aber der Anteil der selbstzahlenden 55jährigen und älteren Patientinnen kontinuierlich von zunächst noch 29,17 % auf schließlich 70,1 % im Jahr 1914 zu, während derselbe Anteil der jüngeren Patientinnen sich bis 1914 nur auf 49,19 % vergrößerte.[30] Bei den älteren Patienten hat also eine Krankenhausbehandlung vor allem nach der Jahrhundertwende eindeutig an Attraktivität zugenommen. Daß der proportionale Anteil der älteren weiblichen Patienten im Untersuchungszeitraum kontinuierlich anstieg – von 13,04 % im Jahr 1880 auf 39,34 % im Jahr 1914 –, während er bei den übrigen weiblichen Patienten durchgängig bei ca. 44,39 % lag, ist ein weiterer Hinweis auf das zunehmende Ansehen der Tübinger Medizinischen Klinik, vor allem bei älteren Frauen aus sozial besser gestellten Schichten. In die gleiche Richtung weist die Tatsache, daß ein langer Anreiseweg keinen Hinderungsgrund für einen Krankenhausaufenthalt darstellte. Fast 100 Prozent aller älteren Patienten, deren Wohnort mehr als 100 Kilometer von Tübingen entfernt lag, waren Angehörige der höher gestellten Berufsgruppen. Sie hatten sich also bewußt für eine Be-

30 Vgl. dazu Stollberg/Tamm: Binnendifferenzierung. Ein Vergleich mit den Zahlen, die Tamm und Stollberg liefern, ist insofern nicht direkt möglich, da die Selbstzahler des Münchner Allgemeinen Krankenhauses nicht mit den Privatzahlern aus dem Mittelstand identisch waren, sondern es sich um Arme aus anderen Gemeinden handelte, deren stationäre Versorgung aus der Armenkasse der Heimatgemeinde finanziert wurde. Ebd., S. 60. Im Allgemeinen Krakenhaus Bamberg schwankte der Anteil der Selbstzahler in der Medizinischen Klinik 1907 zwischen 13 und 30 %. Ebd., S. 179. Für das Krankenhaus St. Jacob in Leipzig werden nur Zahlen für die Jahre 1844 bis 1846 angegeben: 1844 waren 1,8 %, 1845 und 1846 2,5 % Privatzahler. Ebd., S. 278ff. Für das Katharinenhospital Stuttgart wird nur die Anzahl der Separatkranken angegeben, die jedoch nicht mit den Selbstzahlern identisch ist. Ebd., S. 373ff. Auch die Zahlen des Allgemeinen Krankenhauses Hamburg und des Evangelischen Krankenhauses in Düsseldorf lassen sich aus ähnlichen Gründen nicht mit den Tübinger Zahlen vergleichen.

handlung in Tübingen entschieden, im Gegensatz zu den Patienten, die von Versicherungsanstalten und Berufsgenossenschaften eingewiesen wurden, um ärztlich begutachtet zu werden.

Entsprechend dem Rückgang der Kranken, deren Aufenthalt von Armen- und Wohlfahrtsverbänden bezahlt wurde, ist der Anteil der Patienten gestiegen, deren Behandlung von einer Krankenkasse oder anderen Versicherungsträgern übernommen wurde. Diejenigen Patienten, die sich einer Begutachtung in einer Rentenangelegenheit unterziehen mußten, konnten sich die Klinik, in der sie untersucht wurden, in der Regel nicht aussuchen. 1893 wurde in den *Mitteilungen über Invaliditäts- und Altersversicherung in Württemberg* darauf hingewiesen, „daran festzuhalten, daß es regelmäßig Sache des Rentenbewerbers sei, daß zur Begründung seines Antrags erforderliche ärztliche Gutachten selbst zu beschaffen und zu bezahlen.“[31] Dadurch war den Antragstellern die Arztwahl freigestellt. Seit 1894 wurde in Württemberg das für die Ausstellung eines Zeugnisses anfallende ärztliche Honorar von der Württembergischen Invaliditäts- und Altersversicherungsanstalt übernommen[32], was die freie Arztwahl zunächst einmal nicht beeinträchtigte. Erst durch die Aufstellung von Vertrauensärzten für die einzelnen Bezirke wurde diese eingeschränkt. Durch ein Schiedsgericht konnte der Rentenbewerber jedoch zur Feststellung der Invalidität in ein Krankenhaus eingewiesen werden, das von den Schiedsgerichten genannt wurde.[33] Einweisungen im Falle von Rentenbegutachtungen lassen also keine Rückschlüsse über ein verändertes Ansehen des Tübinger Universitätskrankenhauses in der Bevölkerung, speziell auch der älteren, zu, da die Klinik, in der ein Rentenbewerber sich einer medizinischen Untersuchung unterziehen mußte, von einer höheren Instanz bestimmt wurde. Ein weiter Anreiseweg ist in diesem Zusammenhang also nicht unbedingt ein Hinweis auf die Reputation des Universitätskrankenhauses, sondern spricht eher dafür, daß

31 Konferenz der Vorstände der Deutschen Invaliditäts- und Altersversicherungsanstalten in Berlin. In: Mitteilungen über Invaliditäts- und Altersversicherung in Württemberg 3 (1893), S. 30–31, hier S. 30.

32 Siehe: Bekanntmachung des Vorstandes der Württ. Invaliditäts- und Altersversicherungsanstalt betreffend der Kosten des ersten ärztlichen Zeugnisses für Invalidenrentenbewerber aus der Kasse der Württ. Invaliditäts- und Altersversicherungsanstalt. In: Mitteilungen über Invaliditäts- und Altersversicherung in Württemberg 4 (1894), S. 71–72, S. 71: „Die Württ. Invaliditäts- und Altersversicherungsanstalt übernimmt freiwillig die Verpflichtung, den approbierten Ärzten für die Ausstellung des ersten ärztlichen Zeugnisses zum Zweck der Geltendmachung eines Invalidenrentengesuches ein Honorar von 3 Mark.“

33 Siehe z. B.: Verstoß gegen § 10 Abs. 3 der kaiserlichen Verordnung vom 6. Dezember 1899; Folgen der Weigerung des Rentenbewerbers, sich der zur Beurteilung seiner Erwerbsfähigkeit erforderlichen Beobachtung im Krankenhause zu unterziehen. In: Amtsblatt des Vorstandes der Versicherungsanstalt Württemberg 2 (1905), S. 22–24. Oder: Die Weigerung einer versicherten Ehefrau, sich der zur Beurtheilung ihrer Erwerbsfähigkeit erforderlichen Beobachtung im Krankenhause zu unterziehen. In: Amtsblatt des Vorstandes der Versicherungsanstalt Württemberg 2 (1905), S. 95–96.

die Ärzte der Medizinischen Klinik bei den Schiedsgerichten und Berufsgenossenschaften einen guten Ruf hatten. Dies führte dazu, daß sich nach der Jahrhundertwende die Zahl der Patienten, deren Wohnsitz zwischen 50 und 100 Kilometer von Tübingen entfernt lag, erhöhte. 24 % (von 51) der älteren Patienten, die zum Zweck einer Begutachtung im Krankenhaus waren, kamen 1909 aus diesem Einzugsgebiet, 1914 waren es sogar 29 % (von 52).

Soweit aus den vorhandenen Krankenakten ersichtlich, wurde von 1897 bis 1900 etwas über ein Drittel der männlichen älteren Patienten (34,62 %) von ihrem behandelnden Arzt in die Tübinger Medizinische Klinik geschickt.[34] Danach erhöhte sich diese Zahl auf etwa die Hälfte der älteren männlichen Patienten.[35] Bei den 55jährigen und älteren Patientinnen erhöhte sich die Zahl der durch ihren Hausarzt zur Behandlung ins Krankenhaus überwiesenen Personen von durchschnittlich 29,03 % in den Jahren 1897 bis 1900 und auf 55,56 % in den Jahren 1910 bis 1915.

Viele Hausärzte schickten der Klinik im voraus eine Mitteilung über den zu erwartenden Kranken, in der sie auf dessen Krankheitsbild eingingen und um Aufnahme in die Klinik baten. Dies betraf sowohl die älteren Patienten der höher gestellten sozialen Schichten als auch die ärmere Klientel. In der Regel waren die eingewiesenen Kranken von Leiden betroffen, die der Hausarzt trotz längerer Behandlung nicht zu heilen vermochte. Ob nun der Kranke oder der Arzt für eine Krankenhausbehandlung votierte, läßt sich nicht genau rekonstruieren. Den Briefen nach zu urteilen, bestand bei den Patienten genauso oft der Wunsch nach einer stationären Behandlung, wie diese von den Ärzten vorgeschlagen wurde. So schrieb der Hausarzt einer 55jährigen Patientin 1899: „Die betreffende Person wünscht nun in die Klinik aufgenommen zu werden“[36], und der Arzt eines 75jährigen Mannes glaubte, „eine Aufnahme in der Klinik wäre bei dem furchtbar quälenden Leiden des Patienten angezeigt.“[37] Ob nun allerdings der vom Hausarzt angeführte Wunsch des Patienten tatsächlich von diesem ausgesprochen worden war oder der Kranke die Möglichkeit einer Klinikbehandlung erst auf Anraten des Arztes in Erwägung gezogen hatte, ist nicht eindeutig festzustellen. So schrieb 1899 ein Arzt über seinen 65jährigen Patienten: „Ich habe daher demselben vorgeschlagen, klinische Hilfe aufzusuchen. [...] Zu diesem Zwecke möchte Patient [...] um Aufnahme in die medizinische Klinik betreffs weiterer Behandlung bitten.“[38]

34 Der Aufnahmemodus konnte für die Jahre 1897 bis 1900 von 26 männlichen und 31 weiblichen, von 1901 bis 1905 von 24 männlichen und 29 weiblichen, von 1906 bis 1909 von 14 männlichen und weiblichen und von 1910 bis 1914 von 122 männlichen und 54 weiblichen Patienten festgestellt werden.

35 Von 1901 bis 1909 wurden durchschnittlich 55,26 % der älteren männlichen Patienten von ihrem Arzt in die Medizinische Klinik geschickt, von 1910 bis 1915 waren es durchschnittlich 45,08 %.

36 Siehe UA Tü, Sign. 284/13, 525/99.

37 UA Tü, Sign. 284/14, 651/99.

38 UA Tü, Sign. 284/11, 303.

Etwas über die Hälfte der männlichen älteren Patienten (57,69 %) suchte von 1897 bis 1900 das Krankenhaus aus eigener Initiative auf. Bei den weiblichen Patienten waren es im selben Zeitraum sogar über zwei Drittel (70,97 %). Bei ca. 73 % dieser Patienten, sowohl der weiblichen als auch der männlichen, wurde der Klinikaufenthalt von der Armen- und Wohlfahrtspflege bezahlt. Ältere Kranke, die eine medizinische Behandlung nicht aus eigener Tasche bezahlen konnten, wandten sich meist direkt an das Krankenhaus, ohne vorher einen niedergelassenen Arzt zu konsultieren. Außerdem handelte es sich in der Regel um akute Erkrankungen, die erst vor kurzem ausgebrochen waren, während Patienten, die von ihrem Arzt in die Klinik geschickt wurden, gewöhnlich seit längerer Zeit in Behandlung standen. Für die ärmeren Patienten, die vor der Jahrhundertwende auch zum Großteil aus der unmittelbaren Umgebung Tübingens stammten, stellte das Krankenhaus immer noch den Ort dar, an dem sie schnellstmöglich medizinische Hilfe bekommen konnten. Dies änderte sich durch die Zunahme der Kranken-, Renten- und Unfallversicherungsmitglieder. Ein krankenversicherter Patient konnte nicht einfach ohne die Zustimmung seiner Krankenkasse eine Klinik aufsuchen.[39] Während also die Patienten zunahmen, deren Aufenthalt von einer Krankenkasse bezahlt wurde, ging die Anzahl der älteren Patienten, die von sich aus die Medizinische Klinik aufsuchten, zurück. So suchte von 1910 bis 1914 schließlich nur noch durchschnittlich ein Fünftel der älteren männlichen Patienten (22,95 %) und ein Drittel der weiblichen älteren Patienten (33,33 %) das Tübinger Universitätskrankenhaus direkt auf. Von diesen wiederum bezahlten von 1901 bis 1905 durchschnittlich 61,1 % der männlichen älteren Patienten und 43,75 % der weiblichen älteren Patienten ihren Krankenhausaufenthalt selbst. In den Jahren 1910 bis 1914 erhöhte sich der Anteil der Selbstzahler auf durchschnittlich 73,61 % bei beiden Geschlechtern.

Da sich die sozial besser gestellten Patienten zumeist in medizinischer Behandlung bei einem niedergelassenen Arzt befanden, und die finanziell schwächeren Patienten zunehmend krankenversichert waren, nahm im Untersuchungszeitraum die Anzahl der Patienten ab, die von sich aus die Medizinische Klinik aufsuchten. Die besser gestellten älteren Patienten gingen größtenteils erst auf Anraten ihres Hausarztes ins Universitätskrankenhaus.

Einige der älteren Patienten, vornehmlich aus sozial besser gestellten Kreisen, hielten aber auch direkt Kontakt mit der Medizinischen Klinik und berichteten dem behandelnden Tübinger Arzt sowohl vor als auch nach einem Krankenhausaufenthalt genau über ihren Gesundheitszustand. Aus dem Inhalt der Briefe ist zu entnehmen, daß sie größtes Vertrauen zu den Ärzten in Tübingen entwickelt und sich während der Behandlung gut ver-

39 Siehe: „Der Angehörige einer Krankenkasse hat selbst in einem dringenden Falle keinen Anspruch auf Krankenhauspflege.“ In: Rechtsprechung in Arbeiterversicherungssachen. In: Deutsche Krankenkassen-Zeitung 12 (1912), S. 278. Vgl. außerdem: Labisch: Stadt und Krankenhaus, S. 267.

sorgt gefühlt hatten. So ließ 1898 ein 73jährigen Sägmühlenbesitzer durch seine Tochter nicht nur dem behandelnden Arzt den „herzlichsten Dank" ausrichten, sondern ebenfalls „der Schwester Anna freundlichste Grüße übermitteln."[40]

Wie oben schon erwähnt, gewann bei gesellschaftlich und finanziell besser gestellten Frauen die Tübinger Medizinische Klinik während des Untersuchungszeitraumes eindeutig an Attraktivität. Die meisten dieser älteren Damen hatten mit einem Nervenleiden zu kämpfen und suchten immer wieder das Tübinger Krankenhaus auf, indem sie sich gut aufgehoben wußten und in der Regel für längere Zeit blieben. Zum fünften Mal begab sich beispielsweise die 65jährige Emilie S. 1897 „mit unbedingtem Vertrauen in die Klinik, da ihr hier immer noch Heilung ihrer Leiden geworden sei." Schon nach ihrem zweiten Krankenhausaufenthalt hatte die an Hypochondrie und Hysterie erkrankte ältere Patientin beim Abschied erklärt, „daß sie sich am liebsten für Lebzeiten in die Klinik eingemietet hätte."[41]

Ebenso kam 1910 die gleichfalls an Hysterie erkrankte 60jährige Privatiere Elise L. aus Sigmaringen in die Medizinische Klinik, „um sich wieder unter einer festen Leitung zu fühlen und ihr Leben wieder entsprechend einzurichten." 1906 war die Patientin ein halbes Jahr in der Klinik behandelt worden, „nachdem sie schon früher mehrfach Jahre in der Klinik gewesen war." Auch nach einem mehr als dreimonatigen Aufenthalt wollte die Patientin das Krankenhaus nicht verlassen und konnte sich erst „nach langem Zögern und unendlichem Ueberlegen und grossem Unglück" und dank der Überzeugungskraft des Oberarztes dazu entschließen, „nun mal wo anders hin zu gehen, da es ihr jetzt zu gut gehe, als dass sie hier noch einen Fortschritt machen könne."[42] Eine 56jährige an „Neuro-Psychopathie" erkrankte Arztgattin fühlte sich im selben Jahr in der Medizinischen Klinik ebenfalls sehr gut aufgehoben. Als sie entlassen werden sollte, verschlechterte sich ihr seelischer Zustand rapide.[43]

Die Tatsache, daß es sich bei der Medizinischen Klinik nicht um eine psychiatrische Heilanstalt handelte, erlaubte den „hysterischen" älteren Damen einen unbeschwerteren Aufenthalt. Eine Krankenhausbehandlung deutete auf ein ernsthaftes körperliches Leiden hin und lenkte das Umfeld von der Überzeugung ab, die Frauen seien geistig krank.

Auch um der Einsamkeit zu entgehen, suchten ältere Menschen das Universitätskrankenhaus auf. Die 76jährige Schultheißenwitwe Johanna H. begab sich im Januar 1915 zum wiederholten Male in die Medizinische Klinik, um „wieder einmal nach sich sehen [zu] lassen." Während ihres Aufenthaltes wurde deutlich, daß die einsame alte Frau vor allem einen Gesprächspartner vermißt hatte. Ihr psychischer Zustand wurde vom behandelnden Arzt folgendermaßen beschrieben: „Sehr gesprächige Frau, die

40 UA Tü, Sign. 284/3, 243/98.
41 UA Tü, Sign. 284/1, 17/97.
42 UA Tü, Sign. 284/94, 1328.
43 UA Tü, Sign. 284/93, 1289/10.

alles mögliche erzählt, bei jeder Untersuchung unterbricht, da tuts mir weh, wann sie an Weihnachten morgens auf den Abort gehen musste, dass sie Apfelkompott nicht vertragen könne, dass sie kommt, um nach sich sehen zu lasssen und sich wieder herrichten zu lassen. Der eigentliche Anlass ist der, dass sie an Weihnachten 2 mal Stuhlgang hatte, sonst nur einmal."[44] Bei einem weiteren Aufenthalt bestätigte die Patientin, daß sie sich „wie auch früher jedes Mal wieder sehr gut erholt" habe, da sie sich eben in der Klinik wohl fühle.[45]

Patienten, deren Behandlung von einer Armenkasse bezahlt werden mußte, und die nicht in unmittelbarer Nähe Tübingens wohnten, erhofften sich bei einem länger andauernden Leiden ebenfalls Hilfe von der Medizinischen Klinik der Universität. Obwohl ein langer Anreiseweg eine finanzielle Belastung darstellte, entschlossen sich manche dazu, selbst oder durch eine dritte Person in Tübingen um Aufnahme zu bitten. Im Falle eines 73jährigen Drehers aus Heidenheim – immerhin fast 100 Kilometer von Tübingen entfernt – bat 1898 der Pfarrer des Ortes für den Kranken um Aufnahme ins Krankenhaus: Der Patient „hat seit 3 Jahren eine Hautkrankheit, welche durch kein Mittel bis dahin geheilt werden konnte. [...] Da der Mann vergeblich seither Hilfe gesucht hat, so bittet er um Aufnahme in die Klinik [...] in Tübingen und hofft hier Heilung seines Leidens zu finden. [...] Der Mann wäre außerordentlich dankbar, wenn er sobald wie möglich Aufnahme finden könnte. Er ist ein braver, geordneter hiesiger Bürger mit gutem Prädikat." Tatsächlich hatte die Bitte des Pfarrers Erfolg. Drei Wochen später wurde der Kranke in die Medizinische Klinik aufgenommen.[46]

Der Entlassungsmodus liefert ebenfalls Hinweise darauf, ob ein Patient sich im Krankenhaus wohl gefühlt hat oder nicht. Den Krankenakten zufolge verließ von 1897 bis 1900 im Durchschnitt mehr als die Hälfte der männlichen älteren Patienten (55,17 %) und über ein Viertel der weiblichen älteren Patienten (28,13 %) das Krankenhaus auf eigenen Wunsch.[47] In den Jahren 1910 bis 1914 steigerte sich dieser Anteil auf durchschnittlich 58,07 % der männlichen und 35,71 % der weiblichen älteren Patienten. Die Kranken, die die Klinik auf eigenen Wunsch verließen, gehörten wie die Patienten, die das Krankenhaus von sich aus aufgesucht haben, weder einer Krankenkasse noch einem sonstigen Versicherungsträger an. Zwischen 1897 bis 1900 wurde deren Behandlung größtenteils von der Armen- und Wohlfahrtspflege bezahlt, von 1910 bis 1914 kamen diese Patienten überwiegend selber für die Kosten einer stationären Behandlung auf. Verließen Patienten ohne Zustimmung der Krankenkasse oder des behandelnden Arztes die

44 UA Tü, Sign. 284/128, 35.

45 UA Tü, Sign. 284/83, 723/10.

46 UA Tü, Sign. 284/7, 611/98.

47 Der Entlassungsmodus konnte für die Jahre 1897 bis 1900 bei 29 männlichen und 32 weiblichen Patienten festgestellt werden, für die Jahre 1901 bis 1905 bei 24 männlichen und bei 32 weiblichen, für die Jahre 1906 bis 1909 bei 13 männlichen und für die Jahre 1910 bis 1914 bei 62 männlichen und 28 weiblichen Patienten.

Klinik, konnte ihnen das Krankengeld gestrichen werden. Dies traf auch auf einen Großteil der älteren Patienten zu, da die Altersrente erst ab 70 Jahren bezahlt wurde, und die Kranken bis dahin in einem Arbeitsverhältnis standen. Da der Anteil der armen älteren Patienten im Untersuchungsraum zunehmend durch ältere krankenversicherte Patienten ersetzt wurde, könnte die von der Krankenkasse drohende Sanktion ein Grund dafür sein, daß ab 1910 hauptsächlich die älteren Kranken das Krankenhaus vorzeitig verließen, die für die Behandlungskosten selber aufkamen.

Verließen ältere Patienten ausdrücklich gegen den ärztlichen Rat die Medizinische Klinik, mußten sie in der Regel eine schriftliche Erklärung unterschreiben, die den behandelnden Arzt seiner Verantwortung enthob. Dies betraf sowohl die armen als auch die finanziell besser gestellten Patienten. Der 59jährige Weichenwärter Friedrich K., der die Kosten seiner Behandlung selbst trug, unterschrieb am 16. Dezember 1910 folgende Erklärung: „Ich wünsche entgegen ärztlichen Rat u. dringende Warnung meine Entlassung. Jede Verantwortung über die etwaigen durch die Heimreise in diesem Zustand für meine Gesundheit nachteiligen Folgen übernehme ich selbst."[48]

Kümmerten sich Verwandte um die älteren Kranken, kam es vor, daß diese die Pflege übernahmen und die Patienten auf eigene Verantwortung nach Hause holten. Der Sohn der 68jährigen Tagelöhnerin Martha B. holte die geistig völlig verwirrte Frau „gegen den ausdrücklichen Willen des Arztes" aus dem Krankenhaus[49], und die 58jährige Christine G., deren Zustand sich in der Klinik rapide verschlechtert hatte, wurde „von den Angehörigen gegen unseren Rat nach Hause geholt."[50] Waren die älteren Patienten in eine Familie eingebunden, wünschten sie oft die Entlassung, da sie sich ohne die Nähe der Verwandten einsam fühlten und unter starkem Heimweh litten. So wollte der 60jährige Samenhändler Eduard E. „sofort nach hause reisen. Er habe so großes Heimweh. [...] Er könne im Krankenhaus nicht mehr schlafen und essen. Er sei so unbekannt hier in Tübingen."[51] Ein 68jähriger Bauer wünschte ebenfalls aus Einsamkeit „unter Tränen seine Entlassung".[52] Anders die 65jährige Katharine G., die resolut darauf bestand, nach Hause entlassen zu werden, „wo sie ganz gute Pflege habe!"[53]

48 UA Tü, Sign. 284/107, 2018/10.
49 UA Tü, Sign. 284/22, 781/00.
50 UA Tü, Sign. 284/77, 410.
51 UA Tü, Sign. 284/72, 93.
52 UA Tü, Sign. 284/91, 1221/10.
53 UA Tü, Sign. 284/72, 104/10.

4.3. Das Arzt-Patienten-Verhältnis

Entsprechend der durch Foucault geprägten sozialhistorischen Forschung zur Geschichte der Klinik wurde in der Medizingeschichte immer wieder der durch die Krankenhausmedizin entstandene Zwangscharakter des Arzt-Patienten-Verhältnisses betont, in der der Patient immer weniger Rechte besitze.

Noch zur Wende vom 18. zum 19. Jahrhundert standen die Ärzte zu ihren Patienten in einem patronageähnlichen Verhältnis. Sowohl bezüglich der Behandlungsmethoden als auch hinsichtlich des ärztlichen Einkommens hatte der Patient die dominierende Rolle inne.[54] Das Gespräch mit dem begüterten Patienten bildete die wichtigste Grundlage der ärztlichen Diagnostik und verschaffte dem Patienten eine strategisch günstige Stellung.[55] Auch daß der Arzt innerhalb des häuslichen Milieus des Kranken agierte, war für diesen von Vorteil.[56] Die medizinische Behandlung im Krankenhaus unterlag dagegen eindeutig der Kompetenz des Arztes. Gerd Göckenjan drückte dies folgendermaßen aus: „Im Krankenhaus ist alles anders als im Haus der Kranken: Hier gibt es keine Öffentlichkeit, keine externe Kontrolle ärztlicher Tätigkeit, zumindest ist diese extrem eingeschränkt. Es besteht keine Möglichkeit für den Patienten, seine Kooperation zu verweigern, selbst andere Dinge zu probieren, mit anderen Vertrauten oder als Experten eingeschätzten Personen zu beratschlagen.“[57] Der Arzt sei nicht auf die wohlwollende Vermittlung von Informationen über die Krankheit oder über die Wirkung von Arzneimitteln angewiesen, da er durch die ihm unterstellten Pflegekräfte oder „selbst sehen, selbst zum Reden bringen, selbst überwachen“ könne.[58] Durch die Einweisung ins Krankenhaus betrat der Patient die Welt des Arztes, in der er ein Fremder war, der sich den in der Klinik herrschenden Spielregeln beugen mußte.[59]

Zu Beginn des 19. Jahrhunderts war das Ansehen der Ärzte relativ gering. Der größte Teil der nicht homogenen Berufsgruppe war nicht akademisch gebildet, sondern hatte in der Regel eine handwerkliche Ausbildung absolviert. Ärzte, die an einer medizinischen Fakultät studiert hatten, verfügten über wenig fachliche Kompetenz aufgrund ihrer spezialisierten theoretischen Ausbildung und waren dadurch den anderen Anbietern medizinischer Dienstleitungen eher unterlegen. Ihren hohen Sozialstatus verdankten einzelne Ärzte in der Hauptsache ihrer Herkunft, die sie in die Reihe der gebildeten Stände stellte.[60] Um ihr Ansehen zu heben, versuchte die Ärzteschaft, sich einen Wettbewerbsvorteil auf dem Gesundheitsmarkt zu ver-

54 Vgl. Huerkamp: Ärzte und Patienten, S. 57.
55 Siehe Lachmund/Stollberg: Patientenwelten, S. 85.
56 Vgl. ebd., S. 167 u. S. 218. und Heischkel-Artelt: Welt des praktischen Arztes, S. 10.
57 Göckenjan: Kurieren und Staat machen, S. 214.
58 Ebd., S. 214f.
59 Siehe ebenso: Lachmund/Stollberg: Patientenwelten, S. 167.
60 Huerkamp: Ärzte und Professionalisierung, S. 350.

schaffen. Der angestrebte Expertenstatus wurde durch die rasche Verwissenschaftlichung des Medizinstudiums und die in großem Stil publizierten Entdeckungen in den Grundlagenfächern der Medizin entschieden vorangetrieben. Auch die neugegründeten Ärztevereine trugen durch ihr weitverbreitetes Schrifttum dazu bei, daß das soziale Prestige der Ärzteschaft in der Öffentlichkeit stieg.[61] Durch die Einführung der Gesetzlichen Krankenversicherung wurde die Position der Ärzte gegenüber den Patienten ebenfalls gestärkt, da der Bezug von Kassenleistungen ein Attest und die strikte Befolgung ärztlicher Anordnungen erforderte.[62] Durch die Einführung der staatlichen Arbeiterrentenversicherung wurden jedes Jahr tausende Arbeitnehmer auf ihre Arbeitsfähigkeit hin untersucht und begutachtet. Der Rentenantragsteller mußte sich dazu in die Hände der Ärzte begeben, die mitentschieden, wer welche Leistungen erhielt.[63]

Je nach Ausprägung des Problembewußtseins und der Position der Autoren zeigten die fast nur von Ärzten im deutschen Sprachraum verfaßten medizinischen Schriften des 19. Jahrhunderts eine Vielzahl von Ansichten zum persönlichen und beruflichen Selbstverständnis und über die wünschenswerte Einstellung zum Patienten. Teilweise wurde eine sehr gegensätzliche Meinung vertreten, so daß man keinesfalls von einer einheitlichen Haltung der Ärzte gegenüber den Patienten sprechen kann. Die Ärzte des frühen 19. Jahrhunderts vertraten die Auffassung, daß Arzt und Patient auf derselben Stufe standen. Psychischen Einflüssen wurde ein hoher Stellenwert zugestanden und dem ärztlichen Gespräch große Bedeutung gegenüber anderen diagnostischen Maßnahmen beigemessen. Durch die Weiterentwicklung der naturwissenschaftlichen Grundlagenfächer kam es zu einem Bruch mit dieser Tradition, da das neue Methodenverständnis aus dem Kranken ein Objekt werden ließ. In dieser „depersonalisierten" Medizin wurde das Gespräch zwischen Arzt und Patient fast völlig bedeutungslos. Einige Medizinhistoriker gehen in diesem Zusammenhang davon aus, daß durch das veränderte Krankheitsverständnis die Würde des Patienten zunehmend mißachtet wurde und eine falsch verstandene Freiheit der Forschung zu unzähligen fragwürdigen ärztlichen Maßnahmen führte. Bei der Schaffung von Standesordnungen habe man keine Veranlassung gesehen, Verstöße gegen die Würde des Kranken als anstößig zu vermerken und verständigte sich ausschließlich auf die Wahrung der Standesinteressen.[64]

Da das ärztliche Erkenntnisvermögen immer mehr vom naturwissenschaftlichen Denken beherrscht wurde, kam es zu einer Abwertung der

61 Jütte Robert: Die Entwicklung des ärztlichen Vereinswesens und des organisierten Ärztestandes bis 1871. In: Jütte: Geschichte der deutschen Ärzteschaft, S. 15–42, hier S. 20f.

62 Vgl. Herold-Schmidt: Ärztliche Interessenvertretung, S. 82.

63 Vgl. Conrad: Vom Rand in das Zentrum, S. 26ff.

64 Brand, Ulrich: Ärztliche Ethik im 19. Jahrhundert. Der Wandel ethischer Inhalte im medizinischen Schrifttum. Ein Beitrag zum Verständnis der Arzt-Patient-Beziehung. Freiburg 1977, S. 161.

Individualität des Kranken. Die Medizin wandte sich von den sozialen und individuellen Erkrankungsursachen ab und den angeblich objektivierbaren, pathologischen Erscheinungen zu. So wurde auch die gesellschaftliche Identität des Patienten neu bestimmt: weniger nach seinem sozialen Status, als nach medizinisch-diagnostischen Kategorien und Verwaltungsroutinen. Der Arzt galt nun als „neutraler Experte gegenüber defekten, jetzt immer als gleichförmig angesehenen Körper-Maschinen."[65]

In der zeitgenössischen medizinischen Literatur wurde dem Arzt empfohlen, dem Patienten gegenüber eine emotional distanzierte Haltung einzunehmen und ein Autoritätsgefälle aufzubauen. Je niedriger die gesellschaftliche Stellung des Kranken war, um so mehr sollte der Kontakt eingeschränkt werden.[66] Der gesellschaftliche Umgang mit Patienten sollte stets im Hinblick auf den sonst unvermeidlichen Autoritätszerfall des Arztes auf das Notwendigste beschränkt bleiben. So sprachen sich zwar einige Mediziner für eine unbedingte Hilfeleistungspflicht des Arztes aus, sobald aber ein Patient die Vorschriften des Arztes nicht befolgte, durfte dieser wegen des Vertrauensbruchs jede weitere Behandlung ablehnen. Der Kranke hatte vorbehaltlos den ärztlichen Stand zu achten, im Krankheitsfall nur den Arzt um Rat zu fragen und dessen Anordnungen bedingungslos zu folgen. Im Gespräch sollte der Patient nicht selbständig erzählen, sondern nur auf die gestellten Fragen antworten.[67] Allerdings gab es auch Akademiker, die die Anschauung kritisierten, den Patienten nur noch als Träger von Krankheiten und als Objekt wissenschaftlicher Forschung zu sehen. 1895 bemerkte der Philosoph Max Dessoir (1867–1947) in einem Aufsatz: „Solche Verhältnisse dürfen auch nur annähernd nirgends geduldet werden, denn die Folge ist, daß der Mediziner sich daran gewöhnt, die Patienten als ‚Krankenmaterial' zu betrachten und zu behandeln. Die Kranken sind aber nicht als Objekte, sondern als zu heilende Lebewesen da. [...] Damit dies dem heranwachsenden Ärztegeschlecht recht deutlich wird, wäre zu wünschen, daß erstens die klinischen Lehrer zur Hervorhebung solcher Gesichtspunkte verpflichtet, zweitens die Ausdrücke ‚Unterrichtsmaterial an Patienten' und ‚Krankenmaterial' aus allen amtlichen Veröffentlichungen unnachsichtlich verbannt werden."[68]

Sicher handelten die Ärzte der Jahrhundertwende nicht grundsätzlich unabhängig vom Patientenwillen, doch konnte dieser oft umgangen werden. Die Mediziner gingen in der Regel davon aus, daß dem Kranken eine eigenverantwortliche Entscheidung weder möglich noch zumutbar war. Da darüber hinaus die Meinung vorherrschte, daß übergeordnete moralische und gesellschaftliche Werte die Entscheidungskompetenz des Patienten über-

65 Siehe Göckenjan: Kurieren und Staat machen, S. 189. Vgl. außerdem: Lachmund/Stollberg: Patientenwelten, S. 167.

66 Brand: Ärztliche Ethik, S. 164.

67 Ebd., S. 27.

68 Max Dessoir in: Westermanns Illustrierte Deutsche Monatshefte 77 (1895), S. 375–382, hier S. 381. Zitiert nach Brand: Ärztliche Ethik, S. 33f.

forderten, mußte es demzufolge dem Wohle des Kranken dienen, wenn Ärzte ihre eigenen Vorstellungen realisierten. Aufklärung des Patienten war nur soweit nötig, wie sie die ärztliche Therapie unterstützte.[69]

Der Frage, inwieweit dieses in der Forschungsliteratur vorherrschende Bild der Arzt-Patienten-Beziehung im Verhältnis von Ärzten und älteren Patienten in der Medizinischen Klinik in Tübingen Bestätigung findet, und welche Faktoren dabei eine Rolle spielten, soll im folgenden nachgegangen werden.

Nach § 13 der Statuten der Medizinischen Klinik von 1840 konnte ein Kranker entlassen werden, „wenn derselbe sich als unheilbar oder sonst unbrauchbar für den Lehrzweck darstellt, oder wenn er sich der Haus-Ordnung und den ärztlichen Vorschriften beharrlich nicht unterwirft. Die Entlassung wird von dem betreffenden Vorstand, vorbehaltlich der Aufsicht der medizinischen Facultät, verfügt."[70] In einem wahrscheinlich aus dem Jahr 1849 stammenden handschriftlichen Entwurf der „Organische(n) Statuten für die klinischen Anstalten der Universität Tübingen" wurde diese Anordnung in § 14 sogar noch schärfer ausgedrückt: „Die Verpflegten haben sich den Anordnungen der Aertze und der bestehenden Hausordnung unter allen Umständen zu fügen, widrigenfalls sie ohne weiteres die Anstalt zu verlassen haben und diese für ihre Nachhauseförderung keinerlei Sorge trägt. Zudem Ende werden in jedem Krankensaale gedruckte Exemplen der Hausordnung ausgehändigt."[71]

Seit der Jahrhundertwende wurde diese Bestimmung jedoch zumindest gegenüber den älteren Patienten nicht konsequent angewandt. Kam es zu einer Entlassung aus oben genannten Gründen, hatte der behandelnde Arzt meist schon über einen längeren Zeitraum versucht, den Kranken trotz dessen geringer Kooperation zu heilen. Dabei liegt manchmal allerdings der Verdacht nahe, die „Widerspenstigkeit" des Patienten sei nur vorgeschoben, um einen Grund für die nicht gelungene Heilung angeben zu können. So war zum Beispiel die 60jährige Witwe eines Schmieds im Frühjahr 1900 zum vierten Mal für längere Zeit wegen eines Ausschlags in der Klinik. Erst nach einem Aufenthalt von knapp sieben Wochen wurde sie aufgrund mangelnder Mitarbeit entlassen: „Sie ist gegen die Behandlung, nicht bloß gegen die Epilation der Haare, sondern auch gegen die Salben sehr mißtrauisch; sie spürt die Salben, wie sie vom Kopf das Blut hinuntertreiben, wie das Wasser (Urin) nach dem Kopf steigt, sie mache immer elender, es müsse ein Ausschlag in der Haut stecken etc. Bekommt Theer mit nach Hause, da sich eine

69 Elkeles, Barbara: Die schweigsame Welt von Arzt und Patient. Einwilligung und Aufklärung in der Arzt-Patienten-Beziehung des 19. und frühen 20. Jahrhunderts. In: Medizin, Gesellschaft und Geschichte 8 (1989), S. 63–91, hier S. 83f.

70 Organisches Statut für die Klinische Anstalt der Universitaet Tuebingen. Genehmigt durch hoechstes Dekret vom 9. Jan. 1840. Tuebingen 1840, §13.

71 UA Tü, Sign. 125/14: Dekanatsakten der Medizinischen Fakultät (Kliniken, Allgemeines), § 14.

weitere Behandlung bei dem geringen guten Willen der Frau nicht rentiert."[72]

Auch die 58jährige Tagelöhnerwitwe Wilhelmine B., deren Zustand sich während ihres 30tägigen Klinikaufenthalts kaum verändert hatte, wurde im Januar 1898 ins Backnanger Spital überwiesen, da in den Augen des behandelnden Arztes keine Veränderung des Zustandes aufgrund des Verhaltens der starrsinnigen Patientin zu erwarten war: „Eine Behandlung war bei Patientin nicht durchführbar, da sie allen ärztlichen Forderungen Widerstand entgegensetzte. Man beschränkte sich darauf bei stärkeren Schmerzen Morphiumpulver zu geben u. bei Harnverhalten zu kathetisieren. Den für die Nacht eingesetzten Dauerkatheter entfernte Patientin meist selbst wieder. Man sollte die Ortsarmenbehörde Sulzbach veranlassen, die Kranke wieder abzuholen, da die Behandlung aussichtslos sei."[73]

Den Krankenakten zufolge verhielten sich die meisten der älteren Patienten, die in den Jahren 1897 bis 1900 in der Medizinischen Klinik behandelt wurden, zumeist kooperativ (43,48 %) oder waren zumindest passiv[74] (34,78 %). Rund 13 % klagten über Schmerzen oder sonstige Leiden und nur einzelne waren wirklich aufsässig oder verhielten sich eindeutig unkooperativ. Da aufmüpfige ältere Patienten eher eine Ausnahme darstellten, griff das medizinische Personal bei aggressivem oder gar regelwidrigem Verhalten nicht rigide durch. Sogar als sich in den Jahren 1901 bis 1905 nur noch knapp die Hälfte aller älteren Patienten kooperativ (34,29 %) oder passiv (14,29 %) zeigte, während die Zahl der Patienten, die deutlich ihre Leiden beklagten, auf 28,57 % anstieg, kam es selten zu Klinikverweisen, obwohl gleichzeitig die Anzahl der Patienten, die sich aggressiv oder manisch-depressiv verhielten, ebenfalls anstieg. Patienten, die sich gegenüber Ärzten oder dem Pflegepersonal äußerst aggressiv verhielten oder sogar handgreiflich wurden, bildeten allerdings die Ausnahme. In der Regel handelte es

72 UA Tü, Sign. 284/18, 307.

73 UA Tü, Sign. 284/1, 4/98.

74 Die Auswertung der Krankenakten erlaubte eine mehr oder weniger subjektive Kategorisierung des Verhaltens der Patienten während ihres Klinikaufenthaltes. Als „passiv" wurde das Verhalten der Patienten bezeichnet, die weder positiv noch negativ auffielen. „Kooperativ" verhielten sich Patienten, die dem medizinischen Personal z. B. dadurch positiv auffielen, daß sie sich an alle Regeln hielten, besonders höflich und nett erschienen und strikt die verordneten Maßnahmen befolgten. Das Verhalten der Patienten, die heftig über Schmerzen oder ihren Allgemeinzustand klagten, wurde als „klagend" bezeichnet, als „aggressiv" die Kranken, die sowohl Mitpatienten als auch das Pflegepersonal beschimpften oder sogar tätlich angriffen. Als „unkooperativ" galten die Patienten, die sich zwar nicht direkt aggressiv verhielten, aber dennoch den verordneten Maßnahmen nicht nachkamen. In diesem Sinne konnten 46 Krankenakten der Jahre 1897 bis 1900 und 35 Akten der Jahre 1901 bis 1905 ausgewertet werden. In den Jahren 1897 bis 1900 verhielten sich davon 16 Patienten aufmüpfig, 20 kooperativ, 6 aggressiv und 4 zeigten ein anders einzuordnendes Verhalten. In den Jahren 1901 bis 1905 verhielt sich ein Patient aufmüpfig, 5 verhielten sich passiv, 12 kooperativ, 10 klagend, 3 aggressiv und ebenfalls 4 zeigten ein anders einzuordnendes Verhalten.

sich dabei um geistig verwirrte ältere Menschen, die oft nicht einmal richtig wahrgenommen hatten, wo sie sich befanden.

So wurde die 68jährige Tagelöhnerfrau Martha B. aufgrund ihres Verhaltens im Dezember 1900 von der Augenklinik, in der sie seit einem Monat behandelt worden war, in die Medizinische Klinik gebracht: „Seit heut morgen nimmt Patientin nichts mehr zu sich giebt (sic!) auf Anreden keine Antwort klemmt die Kiefer fest zusammen." Der „Status praesens" der Kranken wurde vom medizinischen Personal der Klinik folgendermaßen beschrieben: „Das Sensorium der Frau ist vollständig benommen. Sie ist vollständig desorientiert, verkennt ihre Umgebung, den Arzt [...], haut um sich, schreit, schimpft. Soviel aus ihren Selbstgesprächen zu schließen, wähnt sie sich zu hause."[75] Der untersuchende Arzt hielt eine Behandlung dennoch für sinnvoll, aber der Sohn holte seine Mutter am selben Abend „gegen den ausdrücklichen Willen des Arztes" nach Hause.

Im Gegensatz dazu waren die Ärzte im Falle der 60jährigen Karoline H., deren Mann als Schraubendreher arbeitete, weniger geduldig. Nach nur zwei Tagen Aufenthalt wurde sie im Juli 1905 entlassen: „Probemahlzeit ergibt nichts, da Pat. fast nichts zu sich genommen hat, weigert sich ein zweites Mal vollständig. Überhaupt benimmt sich Pat. derart inkorrekt, daß sie sofort entlassen wird."[76] Zur selben Zeit wurde ebenfalls nach zwei Tagen die 72jährige Weingärtnerin Friederike S. ihrer Aggressivität wegen in die psychiatrische Klinik verlegt. Da sie ihren Urin nicht halten konnte, sollte ihr ein Katheter gelegt werden, aber „beim Versuch sie zu kathetisieren (sic!), ergeht sie sich in den unflätigsten Schimpfereien gegen die Schwestern, schlägt um sich u. heult u. brüllt, so daß der Versuch aufgegeben werden muß."[77]

Die 71jährige Elfriede G. wurde dagegen im Dezember 1912 zum zweiten Mal für fast sechs Wochen aufgenommen und trotz ihrer Aggressivität geduldig und erfolgreich behandelt. Das Pflegepersonal nahm sich viel Zeit, um mit der Professorengattin spazieren zu gehen und ihr zum Beispiel Treppensteigen beizubringen. Der psychische Zustand der Patientin wurde folgendermaßen beschrieben: „Dissimuliert hochgradig, will von schwerer Krankheit nichts wissen, es ginge ganz ordentlich, aber sie sei im Stande, jeden Heilplan durchzuführen, sie könne alles, denn sie sei nicht nervös. Dabei ausserordentlich temperamentvoll, fahrig in ihren Bewegungen, kann sich nur schwer an die Ordnung der Klinik gewöhnen, spricht von hochgradiger Absperrung u.s.w."[78] Elfriede G. bezahlte allerdings für ihren Aufenthalt das Vierfache des normalen Tagessatzes, was sicherlich auch ein Grund für das medizinische Personal war, sich ausgiebiger mit der Patientin zu befassen, während die Krankenhausbehandlungen von Karoline H. und Friederike S. von der Armenkasse getragen wurden.

75 UA Tü, Sign. 284/22, 781/00.
76 UA Tü, Sign. 284/47, 1019/05.
77 UA Tü, Sign. 284/48, 1052/05.
78 UA Tü, Sign. 284/121, 1480/13.

Ausnahmen bildeten vor allem ältere Patienten, die offenkundig mit ihrer medizinischen Behandlung unzufrieden waren, aber keineswegs geistig verwirrt erschienen. So beschrieb der behandelnde Arzt den 58jährigen Josef M. im Jahr 1910 als „sehr ungeduldig, grübelt den ganzen Tag über sein Leiden nach, zeigt bei jeder Visite seine Unterschenkelödeme vor, die ‚immer noch nicht weg' seien." Zum Teil verweigerte der Viehhändler die Therapie völlig.[79] Über den 69jährigen Bauer Andreas M. hieß es im selben Jahr: „Pat. macht große Ansprüche an die Pflege, ist schwer zu befriedigen."[80] Beide Patienten kamen für ihren Krankenhausaufenthalt selbst auf und wurden trotz ihres Widerstrebens entsprechend den übrigen Patienten behandelt. Inwiefern allerdings der 55jährige Tagelöhner Johann F., dessen Klinikbehandlung von einer Krankenkasse bezahlt wurde, von dieser Sanktionen zu erwarten hatte, da er „in vorgeschlagene Operation nicht ein [willigte], da er sich vollkommen wohl fühle"[81], geht aus seiner Krankenakte nicht hervor.

Zusammenfassend läßt sich feststellen, daß mehr oder weniger aufsässige ältere Patienten in Tübingen eine Ausnahme darstellten. Die meisten älteren Patienten hatten großen Respekt vor dem medizinischen Personal und verhielten sich den Ärzten gegenüber eher zurückhaltend. Dementsprechend kamen Klinikverweise selten vor, und wenn überhaupt, dann meist im Zusammenhang mit einem aussichtslosen Heilungsverlauf. Den Patientenakten zufolge wurden die Kranken vom medizinischen Personal über ihren Zustand nur geringfügig aufgeklärt. Ein engeres Verhältnis zu ihrem behandelnden Arzt hatten nur wenige der wohlhabenderen und gebildeteren Patienten. Diese führten zum Teil einen regen Briefwechsel mit dem Arzt, in dem sie vor allem ihren körperlichen Zustand ausführlich beschrieben, aber auch ihre Lebensumstände entsprechend darstellten. Diese Patienten hatten ihrem Arzt gegenüber großes Vertrauen und baten selbst Monate nach ihrem Aufenthalt noch um medizinischen Rat. Das Pflegepersonal verhielt sich gegenüber den wohlhabenderen Patienten, die oft ein Mehrfaches des üblichen Tagessatzes bezahlten, zurückhaltend bis zuvorkommend. Erwies sich allerdings der Patient als nörglerisch und unzufrieden, reagierte das Personal dementsprechend strenger und bestimmender. Gegenüber Patienten, die aus sozial niedrigeren Schichten stammten, benahm sich das Pflegepersonal ohnehin eher autoritär. Dieses Verhalten ist auch darauf zurückzuführen, daß den Statuten von 1840 zufolge „unentgeltlich Aufgenommene [...] nach Zulassung ihrer persönlichen Verhältnisse und physischen Umstände mit Genehmigung der Vorsteher zu geringeren Diensten im Hause ohne Vergütung verwendet werden" konnten.[82]

Zu den stereotypen Klagen über die Zustände in Krankenhäusern gehörte außerdem, daß die Patienten gegen ihren Willen oder zumindest ohne

79 UA Tü, Sign. 284/101, 1680/10.
80 UA Tü, Sign. 284/80, 587/10.
81 UA Tü, Sign. 284/81, 607/10.
82 Organisches Statut für die Klinische Anstalt, § 16.

explizite Einwilligung zu Ausbildungszwecken verwendet würden.[83] Ganz sicher dienten die Patienten der Medizinischen Klinik der Universität Tübingen „der practischen Unterweisung und Anleitung der Studirenden der Medizin, Chirurgie und Geburtshülfe zur ärztlichen Kunstübung an Kranken."[84] Dahingehende Beschwerden sind jedoch den Krankenakten nicht zu entnehmen. Ein Grund für das hohe Ansehen der Medizinischen Klinik bei den sozial besser gestellten Schichten war jedoch gewiß, daß „solche, welche gegen den größten Ersatz (täglich 1F) aufgenommen werden [...] apart gelegt und nicht zum Unterricht benützt" wurden.[85]

Auch war die Angst in der Bevölkerung weit verbreitet, im Falle des Todes im Krankenhaus ein „Opfer" der Anatomie zu werden.[86] Diese Vorstellung war für die meisten Menschen ein Alptraum, da der traditionelle Respekt vor den Toten und die Vorstellung eines unversehrten Körpers als unabdingbar für ein Leben nach dem Tode immer noch weit verbreitet waren.[87] Tatsächlich war diese Angst nicht unbegründet. So hieß es in § 15 der Statuten der Medizinischen Klinik: „Die im Institut Verstorbenen werden, wenn die Beerdigung nicht von denjenigen, welche nach allgemeinen Grundsätzen hierzu berufen sind, besorgt und bestritten wird, an die Anatomie abgegeben."[88] Seit den 1880er Jahren wurden jedoch die im Krankenhaus Verstorbenen in der Regel in ihre Heimatgemeinde überführt und dort beerdigt. Die Medizinische Klinik übergab äußerst selten eine Leiche der Anatomie. Sogar arme, unentgeltlich aufgenommene Patienten, die keine Angehörigen besaßen, die sich um sie kümmerten, erhielten zumeist ein ordentliches Begräbnis. Beispielsweise wurde der im Krankenhaus verstorbene 66jährige Katholik Jakob H. zwei Tage nach seinem Tod in Tübingen auf Kosten der katholischen Gemeinde beerdigt. Der aus Münsingen stammende ledige Bierbrauer war „im klinischen Interesse" aufgenommen worden und hatte offensichtlich keine Verwandten, die Wert darauf legten, den Verstorbenen in ihrer Nähe begraben zu wissen.[89]

Obgleich die Gefahr, im Falle des Todes der Anatomie übergeben zu werden, selbst wenn es sich um mittellose, unentgeltlich aufgenommene

83 Vgl. Elkeles, Barbara: Der Patient und das Krankenhaus: In: Labisch/Spree: „Einem jeden Kranken", S. 357–373, hier S. 366.

84 Organisches Statut für die Klinische Anstalt, § 1.

85 UA Tü, Sign. 125/14: Dekanatsakten der Medizinischen Fakultät (Kliniken, Allgemeines), § 10.

86 Einen Überblick über die Entwicklung der Tübinger Anatomie gibt Mörike, Klaus D.: Geschichte der Tübinger Anatomie. Tübingen 1988. Nach einem Erlaß vom 4.6.1862 mußten Leichen von Hingerichteten, Verstorbenen aus Waisen- und Zuchthäusern, Selbstmördern und Leichen von Verstorbenen ohne Hinterlassenschaft, für deren Begräbnis die Gemeinde aufkommen müßte, der Anatomie übergeben werden. Ebd., S. 63. Zur allgemeinen Sozialgeschichte der Anatomie in der frühen Neuzeit siehe Stukenbrock, Karin: „Der zerstückte Cörper". Zur Sozialgeschichte der anatomischen Sektionen in der frühen Neuzeit (1650–1800). Stuttgart 2001.

87 Vgl. Frevert: Krankheit als politisches Problem, S. 78.

88 Organisches Statut für die Klinische Anstalt, § 15.

89 UA Tü, Sign. 437, Patient Nr. 1202.

Patienten handelte, sich auf ein Minimum reduzierte, war es doch sicher, daß bei fast allen im Krankenhaus verstorbenen Patienten zumindest eine Autopsie durchgeführt wurde.[90] Auch diese Vorstellung war für viele Patienten erschreckend. Man kann jedoch annehmen, daß ein Großteil der älteren Patienten von der Möglichkeit einer klinischen Sektion gar nichts wußte, vermutlich, weil trotz der Obduktion die Verstorbenen ordnungsgemäß beerdigt wurden. Immerhin verweigerten einzelne der älteren Patienten, wenn sie den Tod nahen fühlten, eine Autopsie. Meistens waren dies jedoch gebildete Personen, die sich mit dieser Thematik offensichtlich schon früher auseinandergesetzt hatten. Dazu gehörte zum Beispiel der 66 Jahre alte Oberamtsarzt Ferdinand G., der im Februar 1905 in seinen letzten Lebenstagen eine Sektion verweigerte, obwohl er laut Krankenakte „stets vollständig unklar" war[91], sowie ein 57jähriger Pfarrer.[92]

4.4. Diagnostik in Tübingen: wie wurden die älteren Patienten untersucht?

Von allen Patienten erhob die Medizinische Klinik bei der Aufnahme eine ausführliche Anamnese nach demselben Muster.

Zunächst wurden die üblichen Daten festgestellt und im als Kassenbuch geführten Aufnahmebuch registriert. Dazu gehörte der Vor- und Familienname des Kranken, sein Alter und seine Konfession, sein Wohn- und Geburtsort sowie das für ihn zuständige Oberamt. Außerdem wurden sowohl Familienstand und Beruf des Patienten, der Name und der Beruf des Ehegatten als auch der Name, der Beruf und der Wohnort der Eltern festgehalten. Aufnahmedatum und – nach Beendigung des Krankenhausaufenthaltes – Entlassungsdatum oder gegebenenfalls der Tag und die Stunde des Todes führten zum Vermerk der Anzahl der Verpflegungstage, deren Kosten jeweils für einen Tag sowie für die gesamte Aufenthaltsdauer aufgeschrieben wurden. Nach Vergabe einer Rechnungsnummer wurde festgehalten, wer für die Behandlung aufkam und wann letztendlich die Rechnung beglichen wurde. Vermerkt wurde auch, wenn zusätzliche Kosten angefallen waren, wie zum Beispiel für Röntgenaufnahmen oder für die Anwesenheit einer eigenen Pflegerin, für deren Aufenthalt die in diesem Fall aus besseren Verhältnissen stammenden Patienten ebenfalls Verpflegungskosten zu ent-

90 Einen Überblick über die Entwicklung der Pathologie im 19. und 20. Jahrhundert gibt der Sammelband von Cay-Rüdiger Prüll: Prüll, Cay-Rüdiger (Hg.): Pathology in the 19th and 20th Centuries. The Relationship between Theory and Practice. Sheffield 1998. Ebenfalls zum Thema: Groß, Dominik: Sektionen in Deutschland: Historische Wurzeln, gegenwärtiger Stellenwert und aktuelle ethische Probleme. In: Ethik in der Medizin 11 (1999), S. 169–181 und Groß, Dominik: Die Entwicklung der inneren und äußeren Leichenschau in historischer und ethischer Sicht. Würzburg 2002.

91 UA Tü, Sign. 284/38, 227/05.

92 UA Tü, Sign. 284/48, 1054/05.

richten hatten. In dem zum jeweiligen Aufnahmebuch gehörigen Hauptjournal wurde zusätzlich zu den persönlichen Daten nach Beendigung der Krankenhausbehandlung die Krankheit genannt, die diagnostiziert und behandelt wurde sowie eine Buchstaben-Zahlen-Kombination nach dem internen Diagnoseschlüssel vergeben. In der ausführlichen Krankenakte, die dann für jeden Patienten angelegt wurde, vermerkte der behandelnde Arzt nochmals Aufnahme- und Entlassungs- oder Todesdatum, Name, Alter, Beruf sowie den Geburts- und letzten Aufenthaltsort. Zusätzlich hielt man fest, in welchem Krankenzimmer der Patient untergebracht und von wem er ins Krankenhaus geschickt worden war.

In der eigentlichen Anamnese befragte man den Patienten zunächst zu früheren Krankheiten und zum Gesundheitszustand seiner Familie. Der Verlauf und die Dauer der aktuellen Beschwerden sowie deren eventuelle bisherige Behandlung wurden ebenfalls festgehalten. Fragen zu den Ernährungsgewohnheiten und zum Stoffwechsel vervollständigten die Angaben zur persönlichen Vorgeschichte des Kranken.

Schließlich untersuchte der behandelnde Arzt den Patienten gründlich. Unter dem Stichwort „Befund“ wurde zunächst der äußerlich wahrnehmbare körperliche Zustand beschrieben. Dazu gehörten Bemerkungen über den Ernährungszustand und über das altersspezifische Aussehen. Leicht festzustellende Behinderungen wie Schwerhörigkeit oder Sehfehler wurden festgehalten und äußerlich erkennbare Beeinträchtigungen wie Ödeme oder Dekubitus vermerkt. Auch Husten oder Schweratmigkeit sowie einen besonders schlechten Zustand der Zähne hielt der Arzt schriftlich fest. Daneben wurden Aussagen zum psychischen Befinden gemacht. Vor allem wenn der Patient ängstlich und weinerlich war oder verwirrt erschien, wurde dies explizit vermerkt.

Bei nahezu allen Patienten maß der Arzt nun die Körpertemperatur[93] und den Puls und ließ eine Urinprobe analysieren. Die Lungen und das Herz wurden auf ihre Funktionalität hin untersucht und Leber, Milz und Abdomen abgetastet. Im Verlauf des Untersuchungszeitraumes wurden die Untersuchungen auf immer mehr Organe ausgedehnt sowie Motilität[94] und Sensibilität zusätzlich überprüft. Auch körperliche Reflexe, wie zum Beispiel die Akkomodationsfähigkeit der Pupille, wurden vermehrt getestet. Klagten die älteren Patienten über Magen- oder Darmbeschwerden, ließen die behandelnden Ärzte zum Zwecke der diagnostischen Klärung zumeist ein Probefrühstück oder eine Probemahlzeit verabreichen. Sehr selten wurde das Sputum der älteren Patienten auf Tuberkulose untersucht oder ein Diphtherie-Rachenabstrich gemacht. Daß im Februar 1910 der „eitrige(r) Auswurf“ der 60jährigen Tagelöhnerwitwe Barbara S. auf Tuberkuloseerre-

93 Einen Überblick über die Geschichte des Fiebermessens gibt Hess, Volker: Der wohltemperierte Mensch. Wissenschaft und Alltag des Fiebermessens (1850–1900). Frankfurt a. M./New York 2000.

94 Das Bewegungsvermögen, speziell die unwillkürlichen Bewegungsvorgänge der einzelnen Organe, aber auch die Beweglichkeit als Leistung der Skelettmuskulatur.

ger untersucht wurde, hing sicherlich damit zusammen, daß die Patientin angegeben hatte, „seit ca. 15 Jahren lungenleidend zu sein“.[95]

Auch der Wassermann-Test[96] zur Feststellung einer Syphiliserkrankung, der seit 1906 in größeren Laboratorien vorgenommen werden konnte, wurde in Tübingen bis zum Ersten Weltkrieg fast nie durchgeführt. Bei beiden männlichen Patienten, die entgegen der sonst üblichen Maßnahmen in den Jahren 1909 und 1910 dem Test unterzogen wurden, war unter anderem „Hysterie“ diagnostiziert worden. Der soziale Hintergrund der Patienten scheint keine Rolle bei der Entscheidung für einen Test auf Syphilis gespielt zu haben, eher die Tatsache, daß beide Patienten als äußerst schwierig eingestuft wurden und eine direkte körperliche Erkrankung nicht festzustellen war. Beim 59jährigen Straßenwart Christian B. stellte der behandelnde Arzt eine „starke Loquacitus“[97] fest, die sich in einer „Hysterie“ manifestiert hatte[98]. Der 70jährige Oberst von F., der sich schon mehrfach in der Klinik hatte untersuchen lassen, war „dieses Mal wesentlich gleichmäßiger in der Stimmung.“ Erst gegen Ende des Aufenthalts sei er „mißmutig“ geworden.[99] Sowohl bei Herrn von F., der für seinen Aufenthalt ein Mehrfaches des üblichen Tagessatzes bezahlte, als auch bei Christian B., für dessen Behandlung die Bezirkskrankenkasse Gerabronn aufkam, sprach laut Krankenakte kein medizinischer Aspekt für eine Untersuchung auf Syphilis. Daß das nonkonforme Verhalten der beiden Patienten und die Diagnose „Hysterie“ eine Rolle bei der Entscheidung der Ärzte spielten, den Test durchzuführen, obwohl dieser äußerst kompliziert und langwierig war[100], kann nur vermutet werden. So diagnostizierten die Ärzte auch bei anderen älteren Patienten „Hysterie“ oder beklagten sich über deren ungebührliches Betragen, ohne das deshalb ein Wassermann-Test durchgeführt wurde.

Ab etwa 1907 arbeitete die Klinik vermehrt mit Röntgenaufnahmen.[101] Da diese relativ teuer waren – in der Regel kostete ein solches Verfahren ein Mehrfaches des einfachen Tagessatzes – kam diese Diagnosemöglichkeit vor allem bei Patienten zum Einsatz, die es sich ohnehin leisten konnten, für ihren Aufenthalt ein Vielfaches des normalen Tagessatzes zu bezahlen. Dazu gehörte zum Beispiel der 62jährige Freiherr von W., der im Herbst

95 UA Tü, Sign. 284/75, 270.
96 Zum Stichwort „Wassermann-Reaktion“ siehe Bäumler, Ernst: Amors vergifteter Pfeil. Kulturgeschichte einer verschwiegenen Krankheit. Erweiterte Neuausgabe, München 1989, v.a. S. 156ff. Zur Geschichte der Geschlechtskrankheiten im 19. und frühen 20. Jahrhundert siehe Sauerteig, Lutz: Krankheit, Sexualität, Gesellschaft. Geschlechtskrankheiten und Gesundheitspolitik in Deutschland im 19. und frühen 20. Jahrhundert. Stuttgart 1999.
97 Von lat. „loquacitas“, die Geschwätzigkeit.
98 UA Tü, Sign. 284/90, 1165.
99 UA Tü, Sign. 284/67, 1263/09.
100 Vgl. Bäumler: Amors vergifteter Pfeil, S. 156.
101 Zur Entwicklung der Röntgendiagnostik siehe Bienek, Karl H. P.: Medizinische Röntgentechnik in Deutschland. Historische und moderne Tendenzen. Stuttgart 1994, v. a. S. 133ff. und S. 141ff.

1910 wegen Herzbeschwerden in die Klinik kam und pro Tag nicht nur 8 Mark anstelle der sonst üblichen 1,2 Mark bezahlte, sondern für eine Röntgenaufnahme zusätzlich zehn Mark bezahlen mußte.[102] Oder die 63jährige Fabrikantengattin Lina K., die im Dezember desselben Jahres ebenfalls wegen Herzbeschwerden behandelt wurde, pro Tag gleichfalls acht Mark bezahlte und deren Röntgenaufnahmen sogar mit 25 Mark zu Buche schlugen.[103]

Der Großteil der Patienten, die im Laufe der Untersuchungen geröntgt wurden, gehörte allerdings zu der Gruppe, deren Aufenthalt zum Zwecke der Begutachtung in einer Rentensache von einer Berufsgenossenschaft oder der Versicherungsanstalt bezahlt wurde. In diesen Fällen waren die Kostenträger gerne bereit, für die höheren Ausgaben aufzukommen, um eventuell die mit Sicherheit teureren Rentenzahlungen einstellen zu können oder gar nicht erst bezahlen zu müssen. So war es zum Beispiel beim 63jährigen Bauern Karl D., der im Herbst 1908 bei der Arbeit von einer Kuh getreten worden war und nun bei der landwirtschaftlichen Berufsgenossenschaft eine Invalidenrente beantragt hatte. Seine Röntgenaufnahmen kosteten die Berufsgenossenschaft 4,80 Mark, was sich für diese jedoch auszahlte, da „von der Rippenfractur keine Reste mehr nachweisbar" waren, und die Erwerbsunfähigkeit des Mannes sich auf zehn Prozent infolge einer „traumatischen Hysterie" beschränkte.[104] Im Falle der 69jährigen Katharina O. bestätigte die drei Mark teure Röntgenaufnahme im Mai 1911 allerdings die altersbedingte Erwerbsunfähigkeit der Steinschlägerin, worauf die Versicherungsanstalt eine Invalidenrente nicht mehr zurückhalten konnte.[105] Wer für seinen Aufenthalt selber aufkam und nicht gerade wohlhabend war, konnte sich dieses Diagnoseverfahren in der Regel nicht leisten. Auch Krankenhausbehandlungen, die von einer Armenkasse finanziert wurden, schlossen Röntgenaufnahmen aus.

Vereinzelt gehörte seit 1910 das Messen des Blutdrucks[106] zur Untersuchung. Zu diesem Zeitpunkt war die Methode als diagnose- und prognoserelevantes Standardverfahren noch nicht in die medizinischen Lehrbücher aufgenommen worden. Erst in den 1920er Jahren sollte die Blutdruckmessung als Routineverfahren in der allgemeinärztlichen Praxis Verbreitung finden.[107] Auffällig ist, daß die älteren Patienten, bei denen der Blutdruck gemessen wurde, fast alle sozial höher gestellten Schichten angehörten. Nur bei dem schon oben erwähnten Straßenwart Christian B. wurde ebenfalls der Blutdruck überprüft.[108] Die übrigen Kranken, bei denen dieses Diagno-

102 UA Tü, Sign. 284/101, 1717 und 437, Kassenbuch 1909.

103 UA Tü, Sign. 284/109, 2043/10 und 437, Kassenbuch 1909.

104 UA Tü, Sign. 284/65, 184/09 und 437, Kassenbuch 1908.

105 UA Tü, Sign. 284/112, 800 und 437, Kassenbuch 1911.

106 Einen Überblick über die Entwicklung der Blutdruckmessung gibt Schneider, Kurt: Immer ruhig Blut. Technik-, kultur- und körpersoziologische Studien zur Blutdruckmessung. Berlin 1994, S. 130ff.

107 Siehe Schneider: Immer ruhig Blut, S. 149.

108 UA Tü, Sign. 284/90, 1165.

severfahren angewandt wurde, gehörten zu denjenigen, die ein Mehrfaches des üblichen Tagessatzes für ihre Behandlung entrichteten. Unter anderen waren dies ein 57jähriger „Kommercienrat“[109], eine 57jährige Fabrikantengattin[110], ein 68jähriger „Steuerinspector a. D.“[111] und ein 58jähriger praktischer Arzt[112].

4.5. Medizinische Behandlung und psychologische Betreuung der älteren Patienten in Tübingen

Die Auswertung der im Untersuchungszeitraum gestellten Diagnosen stellt ein besonderes Problem dar. Da zum einen Krankheitsbezeichnungen verwendet wurden, die heute gar nicht mehr existieren und zum anderen heute noch bekannte Krankheitsnamen in einem ganz anderen Sinne als heute üblich verwendet werden, scheint es sich zunächst vor allem um ein Problem der Übersetzung zu handeln. Tatsächlich geht es jedoch um ein grundsätzliches Problem, das mit dem besonderen methodologischen Status von Krankheitsbegriffen und Diagnosen zu tun hat. So dürfen die historischen Termini nicht einfach in die moderne medizinische Fachsprache übersetzt werden, sondern die Diagnosen müssen innerhalb ihres Entstehungskontextes interpretiert werden.[113] Im Zusammenhang mit den Diagnosen, die von den Tübinger Ärzten während des Untersuchungszeitraumes gestellt wurden, soll versucht werden, die jeweilige historische Nomenklatur in Kenntnis des geltenden medizinischen Systems zu entschlüsseln und auf heutige Kategorien zu beziehen.[114] Ob der Kranke nun tatsächlich an der diagnostizierten Erkrankung litt oder nicht, spielt dabei im Grunde genommen keine Rolle. Zunächst soll vielmehr untersucht werden, wie die von den Ärzten festgestellten Krankheiten therapiert wurden.

Die Behandlung erfolgte entsprechend den Untersuchungsergebnissen und war auf den jeweiligen Patienten abgestimmt. Bettruhe, Bäder, Massagen und Bewegungsübungen wurden ebenso verordnet wie eine medikamentöse Therapie. Auch die Gefahren einer längeren Bettlägerigkeit waren den behandelnden Ärzten bewußt. Im Falle der 64jährigen Bäuerin Christine W. konnte eine beginnende Thrombose des rechten Beines durch Einwickeln „mit Flanellbinden“ aufgehalten werden.[115]

109 UA Tü, Sign. 284/76, 283.
110 UA Tü, Sign. 284/78, 449.
111 UA Tü, Sign. 284/131, 199.
112 UA Tü, Sign. 284/94, 1362.
113 Zum Problem der Interpretation historischer Diagnosen siehe Bleker, Johanna: Die medizinische Funktion des frühmodernen Krankenhauses. Zur Analyse des Diagnosespektrums der Inneren Abteilung des Würzburger Juliusspitals 1819–1829. In: Labisch/Spree: „Einem jeden Kranken“, S. 123–144, hier S. 124.
114 Vgl. ebd., S. 127.
115 UA Tü, Sign. 284/3, 250/98.

Bis zum Beginn des 20. Jahrhunderts war eine häufig gestellte Diagnose die Krätze. Die Skabies der älteren Patienten wurde genauso zu kurieren versucht wie die der übrigen Patienten. In *Eulenburgs Real-Encyklopädie*, einem Handbuch für praktische Ärzte, wurden verschiedene Arzneien, durch die die für die Beschwerden verantwortlichen Milben abgetötet werden, genannt.[116] Als Mittel der Wahl verordneten die Tübinger Ärzte eine „Styroxkur", bei der die betroffenen Hautstellen mit dem aus dem Amberbaum gewonnenen Balsam bestrichen wurden. Die Kranken blieben in der Regel nur für eine Nacht in der Klinik, in Ausnahmefällen einen weiteren Tag, da der Juckreiz durch das Auftragen des Balsams ziemlich schnell nachließ. So wurde die 65jährigen Bauerswitwe Kathrine L. nach der Behandlung mit Styrox „ohne Juckreiz" nach einem Tag Aufenthalt zur Jahreswende 1897/98 aus dem Krankenhaus entlassen.[117] Ebenso der 64jährige Schirmmacher Alexander R., bei dem „das Jucken" nach zweitägiger Behandlung mit dem Balsam im Oktober 1898 „vollständig aufgehört" hatte[118]. Trotz der offensichtlichen und akuten Erkrankung hatte der behandelnde Arzt die übliche Anamnese erhoben und die übrigen Organe gründlich untersucht. Waren weitere Maßnahmen notwendig, um das Befinden des Patienten zu verbessern, wurden diese angewandt. Daher konnte der 62jährige wohnungslose Hausierer Gottlieb W. im April des Jahres 1891 zunächst ein Bad nehmen, bevor er „mit grüner Seife eingerieben"[119], dann mit Styrox behandelt und schließlich zwei Tage später ohne Juckreiz entlassen wurde.[120]

Gegen Ende des Untersuchungszeitraumes wurde die Diagnose Skabies in der Medizinischen Klinik immer seltener gestellt. Das mag vor allem daran gelegen haben, daß die „Schmierkur" auch zu Hause durchgeführt werden konnte und somit ein Krankenhausaufenthalt nicht mehr nötig war.

Wie die Krätze war auch ein Bandwurm- oder Wurmbefall keine altersspezifische Diagnose. Diese parasitäre Erkrankung wurde mit den bei Patienten aller Altersklassen üblichen Mitteln zu heilen versucht. Mit Hilfe von Klistieren und Abführmitteln sollten die Würmer ausgeschieden werden,

116 Siehe Eulenburg, Albert (Hg.): Real-Encyclopädie der gesamten Heilkunde. Medizinisch-chirurgisches Handwörterbuch für praktische Ärzte. XIII. Band. Vierte, gänzlich umgearbeitete Auflage, Berlin/Wien 1913, S. 507: „Die Zahl der Mittel, durch welche die Krätzmilbe getötet wird, ist sehr groß, hauptsächlich sind es der Schwefel, die Schwefelleber, gewisse Quecksilberverbindungen, namentlich Sublimat, das schwefelsaure und salpetersaure Quecksilber, Kalk, Teer, Terpentin, Perubalsam, Styrax und viele andere."

117 UA Tü, Sign. 284/1, 50/97.

118 UA Tü, Sign. 284/7, 571/98.

119 Laut *Eulenburgs Real-Encyklopädie* wurde vor allem für Privatpraxen zusätzlich folgendes empfohlen: „Ich lasse den Kranken im warmen Bade sich mindestens 20 Minuten mit grüner Schmierseife am ganzen Körper, jedoch besonders an den Prädilektionsorten der Milbe kräftig abreiben." Eulenburg: Real-Encyclopädie der gesamten Heilkunde, S. 509.

120 UA Tü, Sign. 284/15, 681/99.

zusätzlich wurde den Patienten Farnextrakt gegen die Parasiten verabreicht.[121]

Dagegen befiel der zeitgenössischen Literatur zufolge der „Pruritus senilis", ein überaus quälender und unerträglicher Juckreiz, vor allem Ältere. Schon Carl Friedrich Canstatt hatte 1839 die Krankheit beschrieben: „Das Hautjucken ist ein oft äußerst beschwerliches, alten Personen allen Lebensgenuß verbitterndes, alle Ruhe raubendes Leiden, welches sich zu einem solchen Grade steigern kann, daß es die ältesten Greise fast bis zum Selbstmorde treibt, um der unerträglichen Qual zu entgehen."[122] Demzufolge sollten in der Therapie nicht nur die unmittelbaren Symptome behandelt werden. 1860 schrieb Lorenz Geist in seiner *Klinik der Greisenkrankheiten*: „Wichtig ist es, die allgemeinen Folgen des Prurigo, den allgemeinen Kräftestand zu berücksichtigen. In ersterer Beziehung kommt es besonders darauf an, Schlaf herbeizuführen [...]; in der andern sind nahrhafte Diät [...] angezeigt."[123] Josef Jadassohn (1863–1936), der Direktor der Dermatologischen Klinik und Poliklinik in Bern, ging im 1909 von Julius Schwalbe herausgegebenen *Lehrbuch der Greisenkrankheiten* sogar noch weiter und meinte: „Endlich ist die Psychotherapie nicht zu vergessen, welche wohl auch bei Reisen, Badeaufenthalten etc. die Hauptrolle spielt."[124]

In den medizinischen Fachzeitschriften wurde dagegen um 1900 eine überwiegend symptomatische Therapie empfohlen. Dazu gehörten unter anderem das „systematische Bürsten der Haut mit einer weichen Bürste", Alkoholeinreibungen und eine „Nachbehandlung der Haut mit fettigen Substanzen".[125] Ein Jahrzehnt früher riet man noch zu „Stärkemehl- oder Kleienbäder", abendlichen Waschungen mit essig- und carbolsäuregetränktem Wasser und „Einstäubungen" mit einem salicylhaltigen Wismut-Amylum-Gemisch.[126] Innerlich sollte Schwefelsäure[127] oder das Darmdesinfiziens Benzonaphthol[128] verabreicht werden. Seltener wurde zur Einnahme

121 UA Tü, Sign. 284/4, 275/98.

122 Canstatt, Carl Friedrich: Die Krankheiten des höheren Lebensalters und ihre Heilung. 2 Bände. Erlangen 1839, 2. Bd., S. 412f.

123 Geist, Lorenz: Klinik der Greisenkrankheiten. Erlangen 1860, zweiter Theil, S. 54.

124 Josef Jadassohn in: Schwalbe, Julius (Hg.): Lehrbuch der Greisenkrankheiten. Stuttgart 1909, S. 761.

125 Jaenicke, A.: Zur Behandlung des Pruritus senilis. In: Deutsche Medizinische Wochenschrift 26 (1900), Litteraturbeilage S. 288. Ebenso: Göbel: Zur Behandlung des Pruritus senilis von Dr. A. Jänicke. In: Schmidt's Jahrbücher der in- und ausländischen gesamten Medicin 272 (1901), S. 58 und: Behandlung des Pruritus senilis. In: Correspondenz-Blatt für Schweizer Ärzte 31 (1901), S. 64.

126 Der senile Pruritus und seine Behandlung. In: Correspondenz-Blatt für Schweizer Ärzte 21 (1891), S. 95. Ebenso: Behandlung des Pruritus senilis. In: Deutsche Medizinische Wochenschrift 15 (1889), S. 730.

127 Bei hartnäckigem Pruritus. In: Correspondenz-Blatt für Schweizer Ärzte 3 (1908), S. 680.

128 Behandlung des Pruritus senilis durch Darmantisepsis. In: Correspondenz-Blatt für Schweizer Ärzte 29 (1899), S. 94.

von Brompräparaten[129], die den Schlaf herbeiführen sollten, geraten. In Tübingen versuchten die behandelnden Ärzte 1898/99, den Juckreiz zunächst mit der Gabe von Arsenik, einem arsenhaltigen Pulver, zu beseitigen.[130] Auch der Hausarzt des 75jährigen Drechslers Jakob H. hatte schon vergeblich Arsenik verabreicht und Teereinreibungen angewandt. Daher hatte er keine andere Möglichkeit gesehen, als den Patienten ins Krankenhaus zu überweisen, da er glaubte „eine Aufnahme in der Klinik wäre bei dem furchtbar quälenden Leiden des Patienten angezeigt." Mit Lebertraneinreibungen gelang es schließlich, das Hautjucken fast zum Verschwinden zu bringen. Auf den psychischen Zustand des Patienten, der durch den dauernden unerträglichen Juckreiz entsprechend schlecht gewesen sein muß, ging der Tübinger Arzt nicht ein. Jakob H. konnte nach 36 Tagen Aufenthalt „bedeutend gebessert nach Hause entlassen" werden. Ein Hinweis, daß dies vor allem den subjektiven Eindruck des medizinischen Personals widerspiegelt, während der Patient von der „Kur" im Krankenhaus entsprechend mitgenommen sein mußte, ist seine kontinuierliche Gewichtsabnahme während des einmonatigen Aufenthaltes von 124 auf 120 Pfund.[131]

Anders der 73jährige Dreher Matthäus B. Bei ihm führten zwar Arsenik- und Teerbehandlung zu keiner wesentlichen Besserung des Hautzustandes, doch wurde der „alte(r) Mann von dürftigem Ernährungszustand" während seines Krankenhausaufenthaltes regelrecht aufgepäppelt, obwohl ihn gleichzeitig heftige Nebenwirkungen plagten. Während seiner zweimonatigen Behandlung nahm er immerhin elf Pfund an Gewicht zu.[132]

„Degeneratio cordis" – Funktionsminderung des Herzens – sowie verschiedene Insuffizienzen des Herzens wurden des öfteren bei den älteren Patienten diagnostiziert. Außer einer Digitalistherapie und der Anwendung von Diuretika wurde Bettruhe als wichtige Maßnahme bei jeder Art von Herzschwäche verordnet. So kann man in einem Artikel in der Zeitschrift *Die Krankenpflege* aus den Jahren 1902/3 folgendes lesen: „In der Tat kann gar nicht eindringlich genug betont werden, einen wie außerordentlich hohen Rang Bettruhe und Milchdiät in der Therapie dieser Gleichgewichtsstörungen der Herztätigkeit bei Greisen einnehmen, da schon die geringste Anstrengung die sofortige Wiederkehr der Insuffizienzerscheinungen des Herzens zur Folge haben kann."[133] Schon 1839 hatte Carl Friedrich Canstatt betont, daß „die größte körperliche und geistige Ruhe den Kranken anzuempfehlen" sei[134], und Lorenz Geist hatte 1860 darauf hingewiesen, daß

129 Behandlung des Pruritus senilis. In: Correspondenz-Blatt für Schweizer Ärzte 26 (1896), S. 752.

130 UA Tü, Sign. 284/14, 651/99 und 284/7, 611/98.

131 UA Tü, Sign. 284/14, 651/99.

132 UA Tü, Sign. 284/7, 611/98.

133 Guihal, Erneste: Über die Herzschwäche im Greisenalter und ihre Pflege. In: Die Krankenpflege. Monatsschrift für die gesamten Zweige der Krankenpflege und Krankenbehandlung in Wissenschaft und Praxis 2 (1902/3), S. 15–18, hier S. 17.

134 Canstatt, Carl Friedrich: Die Krankheiten des höheren Lebensalters und ihre Heilung. 2 Bände. Erlangen 1839, 2. Bd., S. 188.

„alles vermieden werden [müsse], was eine Aufregung der Herzthätigkeit bewirken könnte“[135].

So war es im Falle des im Frühjahr 1891 in der Medizinischen Klinik der Universität Tübingen behandelten 66jährigen Christian K. für den Arzt offensichtlich, daß der Sägmühlenbesitzer die für eine Genesung erforderliche Ruhe nur während eines Krankenhausaufenthaltes einhalten konnte. Er riet dem Patienten, der nach Hause entlassen werden wollte, dringend, „noch länger in absoluter Ruhe zu bleiben, da sonst eine Katastrophe zu befürchten sei.“ Der Arzt scheint dem Kranken, der für seine Behandlung das Dreifache des üblichen Tagessatzes bezahlte, besondere Aufmerksamkeit gewidmet zu haben. Tatsächlich war die Sorge des Arztes nicht unbegründet, da Herr K. sieben Jahre später wegen akuter Beschwerden die Klinik erneut aufsuchte und angab, daß es ihm „erst in letzter Zeit [...] schlechter gegangen [sei] infolge eines häuslichen Ärgernisses.“[136]

Bei einer genaueren Betrachtung fällt auf, daß Bettruhe im Zusammenhang mit einer Herzerkrankung immer empfohlen wurde, wenn die Ärzte dies für erforderlich hielten, unabhängig von der Bezahlung und der gesellschaftlichen Stellung des Patienten. Einer 70jährigen Hebamme, für deren Aufenthalt die Armenkasse aufkam, wurde ebenso Bettruhe verordnet[137] wie einem 66jährigen Oberamtsarzt, der das Fünffache des üblichen Tagessatzes für seine Behandlung bezahlte[138].

Allerdings forderten die behandelnden Ärzte nur bei etwa einem Drittel der Patienten mit einer diagnostizierten Funktionsstörung des Herzens explizit die Einhaltung der Bettruhe. Bei rund zwei Dritteln der Herzpatienten stand vor allem die medikamentöse Therapie im Vordergrund. Das Mittel der Wahl blieb den gesamten Untersuchungszeitraum hindurch das Fingerhutpräparat Digitalis. Carl Hirsch (1870–1930), der Direktor der Medizinischen Klinik in Göttingen, verwies in dem von Julius Schwalbe herausgegebenen Werk *Lehrbuch der Greisenkrankheiten* ausdrücklich auf die Wirksamkeit der Digitalispräparate im Falle von Herzerkrankungen.[139] Schon Canstatt hatte 1839 vom „großen Ruf“ der „Digitalis, theils allein, theils in Verbindung mit anderen Mitteln gebraucht“, gesprochen,[140] gleichzeitig aber auch davor gewarnt, die Droge „gegen alle Arten von Herzaffektionen schlendriansmäßig“ anzuwenden.[141] Dementsprechend schrieb Hirsch 1909, bei der Therapie von Herzkrankheiten mit Digitalis gelte ganz besonders der Satz: „Wir behandeln nicht Krankheiten, sondern kranke Menschen. Das heißt, wir müssen streng individualisieren.“[142]

135 Geist, Lorenz: Klinik der Greisenkrankheiten. Erlangen 1860, zweiter Theil, S. 226.

136 UA Tü, Sign. 284/3, 243/98.

137 UA Tü, Sign. 284/8, 674.

138 UA Tü, Sign. 284/38, 227/05.

139 Carl Hirsch in: Schwalbe, Julius (Hg.): Lehrbuch der Greisenkrankheiten. Stuttgart 1909, S. 76.

140 Canstatt, Carl Friedrich: Die Krankheiten des höheren Lebensalters und ihre Heilung. 2 Bände. Erlangen 1839, Bd. 2, S. 189.

141 Ebd., S. 239.

142 Hirsch, S. 76.

Bis ungefähr 1901 wandten die Tübinger Ärzte Digitalis in Form eines Drogenaufgusses an.[143] Meist in einem Verhältnis von 1,5 Teilen Digitalisblättern zu 180 Teilen Wasser aufgegossen, wurde den Patienten davon alle zwei Stunden ein Eßlöffel voll gegeben.[144] Bei schwereren Fällen wurde der Anteil der Blätter auf fünf Teile zu 200 Teilen Wasser erhöht und ebenfalls zweistündlich gegeben.[145] Später wurde die Digitalisgabe strenger individuell geregelt. Abhängig von der Schwere der Herzerkrankung, der Gabe anderer Medikamente und der weiteren Therapie, verabreichte das medizinische Personal Digitalispillen der Stärke 0,05 zwei bis drei Mal täglich[146] oder gab den Patienten nur alle zwei Tage eine der Pillen[147]. In Tropfenform wurde Digitalis unter dem Namen „Golaz" verordnet – ein durch Dialyse gewonnenes Fluidextrakt der Pflanze. Auch hier variierte die Gabe zwischen zwei bis drei Mal täglich sieben Tropfen[148] und sieben Tropfen jeden zweiten Tag[149].

Eine Veränderung zu einer individuelleren Gabe läßt sich auch bei der Verordnung der Strophantintinktur beobachten. Wurden noch bis ungefähr zur Jahrhundertwende drei Mal täglich fünf oder gegebenenfalls sechs Tropfen des Pflanzenproduktes verabreicht[150], variierte 1901 der die 65jährigen Maurerwitwe Katherine S. behandelnde Arzt die Arzneigaben in Abhängigkeit ihres täglichen Zustandes und verordnete abwechselnd eine Gabe von drei Mal oder ein Mal täglich sechs Tropfen und setzte zwischendurch die Behandlung sogar aus[151].

Erst nach der Jahrhundertwende verschrieben die Ärzte der Medizinischen Klinik zur Unterstützung der Behandlung ein Diuretikum. Zunächst verabreichten sie, wenn auch sehr selten, Petersilienwasser und eine Kalzi-

143 Laut *Eulenburgs Real-Encyklopädie* waren folgende Digitalispräparate in Gebrauch: „1. Folia digitalis (0,2! pro dosi, 1,0! pro die) gewöhnlich als Infus 0,5–1,5 zu 150–200 g Wasser verordnet; doch auch in Pulver- und Pillenform werden die Blätter verordnet.
2. Tinctura digitalis, sein alkoholisches Extrakt 1:10, das die Maximalformel 1,5 pro dosi und 5,0 pro die besitzt.
3. Besser sind die physiologisch titrierten Präparate, Extrakte, Tinkturen und Dialysate, z. B. Digitalon, Digitalysatum Bürger, Digitalisdialysat Golaz.
4. Digitoxium cristallisatum [...] Die Dosen für die Darreichung per os sind 0,5 mg pro dosi bis 2 mg Höchstgabe pro die. Das Digitoxin findet sich auch in Tablettenfom im Handel." Eulenburg: Real-Encyclopädie der gesamten Heilkunde, S. 870f.

144 UA Tü, Sign. 284/3, 243/98, Sign. 284/26, 201/01, Sign. 284/26, 241/01, Sign. 284/27, 252/01, Sign. 284/28, 441/01.

145 UA Tü, Sign. 284/27, 412/01 und Sign. 284/3, 250/98.

146 UA Tü, Sign. 284/62, 399/08, Sign. 284/75, 270, Sign. 284/78, 449 und Sign. 284/92, 1264.

147 UA Tü, Sign. 284/92, 1264.

148 UA Tü, Sign. 284/63, 922/08.

149 UA Tü, Sign. 284/109, 2043/10.

150 UA Tü, Sign. 284/1, 33/97, Sign. 284/3, 243/98, Sign. 284/12, 421/99, Sign. 284/19, 429/00, Sign. 284/23, 19/01.

151 UA Tü, Sign. 284/24, 80/01.

umacetatlösung.[152] Schließlich stellte Theobromin[153] das Mittel der Wahl dar. 1902/03 wurde in einem Artikel der Zeitschrift *Die Krankenpflege* ausdrücklich auf dieses Mittel verwiesen[154], das unter dem Markennamen Diuretin in der Medizinischen Klinik der Universität Tübingen von nun an Verwendung fand[155].

Weiterhin empfahl Carl Hirsch „als ein wichtiges Anregungsmittel bei der Herzschwäche älterer Menschen [...] den Wein, besonders bukettreichen."[156] Tatsächlich wurde einigen älteren Patienten in Tübingen Wein verschrieben. Die Ärzte betrachteten diese Verordnung – wenn auch selten – als zur Therapie gehörende Maßnahme und gaben herzkranken Patienten täglich Wein zu trinken, unabhängig vom sozialen Stand oder dem Vermögen der Kranken. So bekam im Herbst 1910 der 68jährige Weber Ludwig K. täglich etwas Wein gereicht, obwohl sein Aufenthalt von einer Armenkasse bezahlt wurde.[157] Auch im Falle des 77jährigen Fuhrmanns Kaspar M. gehörte Wein zur Therapie, auch wenn er nicht an einer Herzerkrankung litt. Der von einem Karzinom gequälte, „in seinem Ernährungszustand stark heruntergekommene Mann", wurde im Sommer 1905 in der Medizinischen Klinik zunächst einmal aufgepäppelt, um dann in die Chirurgische Klinik verlegt zu werden. Verordnet bekam der Witwer, für dessen Behandlung ebenfalls eine Armenkasse aufkam, eine „Hebung der Ernährung" verordnet, wozu er „alle 2 Stunden löffelweise kalte Milch, 3 Eier, Rotwein u. zerlassene Butter" zu sich nehmen sollte.[158]

Die Behandlung der übrigen diagnostizierten Krankheiten entsprach im großen und ganzen den in Zeitschriften und zeitgenössischen Fachbüchern beschriebenen Therapieverfahren. So riet zum Beispiel Alexander von Korányi (1866–1944) bei Diabetes zu einer „diätetischen Therapie", in deren Folge vor allem die Kohlenhydratzufuhr eingeschränkt werden müsse. Da dies jedoch zum einen „zu einer Gewichtsabnahme und zu einer wesentlichen Beeinträchtigung des Kräftezustandes führen" und sich zum anderen bei einer ungenügenden Beschränkung der Kohlenhydrate kein ausreichen-

152 UA Tü, Sign. 284/19, 429/00.

153 Das Purin-Derivat kommt in Kakaobohnen und -schalen, Tee, Cola-Nüssen und Mate vor, ist milder als Coffein und wirkt schwach erregend sowie diuretisch. In *Eulenburgs Real-Encyklopädie* heißt es: „Aus dieser Gruppe organischer Verbindungen sind das Coffein und das Theobromin pharmakologisch längst wohlbekannt und namentlich das Theobromin wird in Form von Doppelsalzen als Diuretin und Agurin als Diureticum angewendet." Eulenburg: Real-Encyclopädie der gesamten Heilkunde, S. 437.

154 Guihal, Erneste: Über die Herzschwäche im Greisenalter und ihre Pflege. In: Die Krankenpflege. Monatsschrift für die gesamten Zweige der Krankenpflege und Krankenbehandlung in Wissenschaft und Praxis 2 (1902/3), S. 15–18, hier S. 17.

155 UA Tü, Sign. 284/31, 114/03, Sign. 284/41, 505, Sign. 284/39, 279/05, Sign. 284/75, 270, Sign. 284/78, 449, Sign. 284/92, 1264, Sign. 284/109, 2043/10, Sign. 284/115, 87, Sign. 284/135, 413, Sign. 284/117, 1715.

156 Hirsch, S. 77.

157 UA Tü, Sign. 284/101, 1692 und 437, Kassenbuch 1910.

158 UA Tü, Sign. 284/49, 1128/05 und 437, Kassenbuch 1905.

der Erfolg einstellen könne, müsse „der Erfolg unserer Verordnungen anfangs täglich, dann in entsprechend längeren Intervallen durch quantitative Bestimmung der Zuckerausscheidung [...] im Harn kontrolliert werden.“[159]

Entsprechend wurde den Tübinger Patienten sowohl eine strenge Diät verordnet als auch der Harn mehrmals täglich untersucht.[160]

Des weiteren wurde bei einer „Hyperacidität“ des Magens ein Antacidum zusammen mit einer „Schleimsuppen-Milchdiät“[161] verordnet, bei Bronchitis ein Antitussiva[162] oder ein Expectorans[163] gegeben und bei einem akuten Herzanfall zumindest gegen Ende des Untersuchungszeitraumes Nitroglycerin verabreicht[164].

Den gesamten Untersuchungszeitraum hindurch war die Gabe von Analeptika, belebenden Mitteln, und Tonika, stärkenden Mitteln, üblich. Diese Verordnungen waren in der Regel unabhängig von der diagnostizierten Erkrankung und wurden wohl tatsächlich im Sinne der heutigen Geriatrika angewandt, um die körperliche und geistige Leistungsfähigkeit der älteren Patienten zu steigern. Ein in diesem Sinne häufig gebrauchtes Pharmazeutikum war das Coffein. Das Analeptikum sollte als Excitans vor allem Herz und Nervensystem anregen. So wurde es beispielsweise sowohl der 63jährigen Fabrikarbeiterin Albertine G. verschrieben, die aufgrund eines Blasenkarzinoms stechende Schmerzen hatte und „stark abgemagert“ war[165], als auch der ebenfalls 63jährigen Händlerin Katharine N., die an Schwindsucht, Herzschwäche und Neuritis litt. Bei der „schwächliche(n) [...] Frau in äußerst reduziertem Ernährungszustand“ wurde ein „Angina pectoris Anfall“ mit „heftigen Herzschmerzen, starker Atemnot, Pulslosigkeit, bekämpft durch Coffein.“[166] Bei Herzschwäche regelmäßig verabreicht, sollte Coffein aber auch die Diurese in Gang bringen.[167]

Zur allgemeinen Tonisierung üblich war auch die Verordnung von Eisenpräparaten. Der Zustand des Bauers Jakob K., der sich im Frühjahr 1899 nach einem Schlaganfall zur Behandlung in die Klinik begeben hatte, besserte sich nach einer mehrwöchigen Behandlung mit Eisentinktur beträchtlich. Drei Wochen nach seiner Entlassung begab sich der Bruder des 64jährigen Patienten in die „Ambulanz der Klinik, um die Tropfen (Tinkt. ferr.) für den Patienten erneuern zu lassen. Derselbe legt denselben eine gute Wirkung bei und der Bruder berichtet, Patient könne wieder soweit sprechen, dass man die Worte gut versteht, was während seines Aufenthalts in

159 Alexander Korányi in: Schwalbe, Julius (Hg.): Lehrbuch der Greisenkrankheiten. Stuttgart 1909, S. 713.

160 UA Tü, Sign. 284/4, 269, Sign. 284/9, 77/99, Sign. 284/94, 1321/10.

161 UA Tü, Sign. 284/3, 163/98.

162 Z. B. UA Tü, Sign. 284/24, 80/01.

163 Z. B. UA Tü, Sign. 284/31, 963/03.

164 Z. B. UA Tü, Sign. 284/76, 283 und Sign. 284/109, 2043/10.

165 UA Tü, Sign. 284/51, 1337.

166 UA Tü, Sign. 284/51, 1346/05.

167 Z. B. UA Tü, Sign. 284/75, 270 und UA Tü, Sign. 284/101, 1692.

der Klinik noch unmöglich war."[168] Im Herbst desselben Jahres stellte sich jedoch bei der Behandlung des dementen 65jährigen Georg W. mit derselben Tinktur kein Erfolg ein. Der unter Lähmungserscheinungen und an senilem Marasmus leidende Zimmermann wurde nach acht Tagen Aufenthalt entlassen, da sich „im Befinden keine Änderung" eingestellt hatte.[169]

Sowohl um den Appetit anzuregen als auch um eine allgemeine Tonisierung zu erzielen, wurde den älteren Patienten Chinatinktur verordnet. Der Appetit der 70jährigen Karoline L. steigerte sich unter Einnahme der Tinktur in Verbindung mit einem bitteren Magenmittel[170] beträchtlich, und der allgemeine Zustand der 71jährigen Haushälterin Karoline D., die wegen ihrer Herzinsuffizienz zur Behandlung in der Klinik war, konnte mit Hilfe von Chinatinktur in Verbindung mit Digitalispillen wesentlich verbessert werden.[171]

Nach einem Schlaganfall linksseitig gelähmt wurde im Frühjahr 1901 der 67jährige Weingärtner Christian L. in die Medizinische Klinik gebracht. Der Witwer bekam zur allgemeinen Stärkung und Anregung Kaliumjodid verabreicht[172], ebenso wie vier Jahre später der 68jährige Samenhändler Michael S., der ebenfalls nach einem Schlaganfall unter Lähmungserscheinungen litt.[173] Durch die Kaliumjodidgabe konnten seine Lähmungen „deutlich" gebessert werden, während das Befinden des kranken Christian L. nach der Kur „wenig Änderung" zeigte. Auch der 63jährige Jakob E., der unter „Kopfschmerzen nebst Störung des Allgemeinbefindens" litt wurde mit Kaliumjodid behandelt. Bei dem Weber, dessen Schmerzen „sich zeitweise in das Unerträgliche steigern sollen" hatte sich „zugleich [...] eine psychische Reflex-Erregbarkeit abnorm entwickelt, welche auch den körperlichen Zustand erheblich beeinflußt." Nach Ansicht der Ärzte hatten sich die „subjektiven Beschwerden" am Entlassungstag durch die Behandlung vermindert. Obwohl der Patient einige Tage zuvor bei Berührung des Wirbels noch „außerordentlich empfindlich" war, „heftig zusammen[zuckte]" und „beinahe auf[schrie]", wurde er entlassen. Zur weiteren Behandlung wurde ihm Kaliumjodid mitgegeben.[174]

Daß in Tübingen Jodpräparate relativ häufig verordnet wurden, hing sicherlich mit der eigenen Forschungstätigkeit Professor Ernst von Rombergs (1865–1933) zusammen, der von 1904 bis 1912 Direktor der Medizinischen Klinik war. Überzeugt von der positiven Wirkung der Jodpräparate auf die Arteriosklerose[175], verordneten er und sein Ärztestab im Falle der für

168 UA Tü, Sign. 284/10, 131/99.
169 UA Tü, Sign. 284/14, 546/99.
170 Tinctura amara, siehe: UA Tü, Sign. 284/51, 1330.
171 UA Tü, Sign. 284/62, 399/08.
172 UA Tü, Sign. 284/27, 284/01.
173 UA Tü, Sign. 284/40, 400.
174 UA Tü, Sign. 284/44, 716/05. Auch der ebenfalls an einer schmerzhaften Entzündung des Rückenmarks leidende 64jährige Schuhmacher Johannes R. wurde mit Kaliumjodid behandelt: siehe UA Tü, Sign. 284/48, 1061/05.
175 Siehe: Romberg, Ernst von: Lehrbuch der Krankheiten des Herzens und der Blutgefäße. Stuttgart 1906.

ältere Patienten typischen Herzerkrankungen vermehrt Kaliumjodid. Bestätigung fanden die Mediziner im Befinden ihrer Patienten. Nicht nur bei durch Schlaganfälle hervorgerufenen Lähmungserscheinungen schien das Medikament zu helfen. So klagte die 77jährigen Bauerswitwe Anna S., bei der Arteriosklerose und Herzinsuffizienz diagnostiziert worden waren, „seit Anwendung des Jodk. weniger über Kopfschmerzen“[176], und das Befinden der oben erwähnten Bäckersfrau Karoline L. konnte mit Hilfe des Kaliumjodids soweit gebessert werden, daß „keine Störung der Herztätigkeit“ mehr festgestellt werden konnte.[177]

Selbst als der Geheime Medizinalrat Bernhard Naunyn (1839–1925) in seiner Einleitung zu Schwalbes *Lehrbuch der Greisenkrankheiten* darauf hinwies, daß „die Jodpräparate ihren Kredit in der Behandlung der Arteriosklerose schon wieder soweit verloren“ hätten, „daß man Versuche, diese ihre günstige Wirkung zu erklären, vertagen“ dürfe[178], vertraute man in der Universitätsklinik weiterhin den Forschungsergebnissen Rombergs und verordnete an Arteriosklerose leidenden Patienten auch künftig Kaliumjodid.[179]

Unabhängig von der diagnostizierten Erkrankung wurde den älteren Patienten in Tübingen vor allem gegen starke Schmerzen häufig Morphium[180] verabreicht.[181] Dabei berücksichtigten die Ärzte jedoch den individuellen Zustand der Patienten ebenso wie einen eventuellen Gewöhnungsprozeß des Organismus an immer höhere Arzneimitteldosen. Auch die Tatsache, daß gebildeten Patienten die starke schmerzstillende Wirkung des Morphins bekannt war, wurde in der Therapie umgesetzt und die Möglichkeit einer Placebogabe genutzt. So behandelte man die starken Magenschmerzen der unter Hypochondrie und Hysterie leidenden 65jährigen Emilie S., die den Tübinger Ärzten von früheren Aufenthalten her bestens bekannt war, zunächst mit einem Placebo. Ein Brief ihres Bruders, in dem er darauf hinwies, daß seine „Schwester [...] wiederum auf ein Stadium vorgerückt“ sei, „welches ihr die unumgängliche Notwendigkeit aufzuerlangen dünkt, abermals in der Klinik Hilfe zu suchen,“ bestärkte den behandelnden Arzt in seiner Diagnose. Der Patientin, die sich von Dezember 1897 bis März 1898 im Krankenhaus aufhielt und das Dreifache des üblichen Tagessatzes für ihren Aufenthalt bezahlte, wurde ein „‚Morphiumpulver‘ gegeben,“ welches „aus Zucker mit Zusatz von etwas Chin. sulf.“ bestand, worauf

176 UA Tü, Sign. 284/48, 1088/05.

177 UA Tü, Sign. 284/51, 1330.

178 Naunyn, Bernhard: Einleitung. Allgemeine Pathologie und Therapie. In: Schwalbe, Julius (Hg.): Lehrbuch der Greisenkrankheiten. Stuttgart 1909, S. 3–64, hier S. 62.

179 Z. B. UA Tü, Sign. 284/128, 35, Sign. 284/135, 391 und Sign. 284/135, 413.

180 Zum Gebrauch von Opium und seinen Derivaten in der medikamentösen Therapie siehe den kurzen Überblick bei Leibrock, Ellen: Die medikamentöse Therapie psychisch Kranker in der zweiten Hälfte des 19. Jahrhunderts. Eine Untersuchung am Beispiel der pfälzischen Heil- und Pflegeanstalt Klingenmünster. Heidelberg 1998, S. 73–76.

181 Z. B. UA Tü, Sign. 284/1, 4/98: „Patientin klagt häufig über heftige Schmerzen am ganzen Leib, so dass öfters Morphium 0,01 per os gegeben wird.“

die Schmerzen sofort nachgelassen haben und die Patientin gut schlafen konnte. Gleichzeitig wurde ihr klar gemacht, daß die Ordination bei starken Schmerzen zwar wiederholt werden könne, „doch nicht täglich, damit keine Gewöhnung eintrete.“ Tatsächlich konnte zunächst mit der Gabe des Pulvers ein Nachlassen der Schmerzen erzielt werden. Doch nach einigen Wochen ging es der Patientin immer schlechter. Schließlich erhielt sie „ein anderes Pulver (Morph. 0,01), dessen Zusammensetzung man ihr nannte,“ worauf die Schmerzen endgültig verschwanden.[182]

Unter starken Magenschmerzen, die der Arzt zunächst mit Morphiumpulver behandelte, hatte auch die 67jährige Marie K. zu leiden. Da die Schmerzen der Schneidersgattin trotzdem immer heftiger wurden, verabreichte man ihr zusätzlich Morphiuminjektionen und gab alle zwei Stunden fünf Tropfen Opiumtinktur. Schließlich erkannte der Arzt, daß die Schmerzen von einer eingeklemmten Hernie herrührten und überwies die Patientin in die chirurgische Klinik, wo ihr durch eine Operation geholfen werden konnte.[183]

Auch der Fall der 68jährigen Zimmermannsfrau Katherine N. verweist darauf, daß Morphium hauptsächlich bei sehr starken und heftigen Schmerzen gegeben wurde. Die unter starken Rücken- und Brustschmerzen leidende Frau klagte „viel über Schmerzen und Zuckungen in den Beinen“ und war „nachts über außerordentlich unruhig, verlangte fortwährend nach Lageveränderung.“ Darauf bekam sie „nachts mehrmals Morphium in Pulver 0,01“ verabreicht. So konnte die Qual der Patientin wenigsten etwas gemindert werden, auch wenn eine Nacht später „der Tod [...] allmählich unter den Erscheinungen der Herzschwäche ein[trat].“[184]

Die 63jährige Krebspatientin Albertine G. bekam dagegen Morphium nicht nur wegen starker Schmerzen verabreicht, sondern auch, „weil sie daran gewöhnt“ war.[185]

Gegen Ende des Untersuchungszeitraumes setzten die Ärzte in der Schmerztherapie vermehrt Morphiumderivate ein. Verwendung fand vor allem das 1882 entdeckte Dionin, von dem eine geringere Suchtgefahr ausgehen sollte.[186] So konnte der unter Schmerzen und Alkoholentzugserscheinungen leidende praktische Arzt Dr. Otto M. zunächst „auf Dionin vorzüglich“ schlafen. Gegen Ende der Behandlung schlug die allabendlich Dosis von 0,02 Gramm jedoch nicht mehr an und wurde durch Brom ersetzt.[187]

182 UA Tü, Sign. 284/1, 17/97.

183 UA Tü, Sign. 284/7, 592/98. Auch bei der 73jährigen Sofie K. bekämpften die Ärzte deren heftige Schmerzen mit verschiedenen Opiaten, darunter Morphin in Pulverform und Opiumsuppositorien: siehe UA Tü, Sign. 284/38, 222/05.

184 UA Tü, Sign. 284/23, 29/01.

185 UA Tü, Sign. 284/51, 1337.

186 Siehe Fromme, Arnold: Dionin und seine Anwendung bei der Abstinenzkur des chronischen Morphinismus. In: Berliner Klinische Wochenschrift 36 (1899), S. 302–304. Einen historischen Überblick über die Entwicklung der Opimsucht gibt: Kreutel, Margit: Die Opiumsucht. Stuttgart 1988.

187 UA Tü, Sign. 284/94, 1362.

Als Sedativa eingesetzt wurden Brompräparate[188] häufiger gegeben als Morphium. Zu heftigen Erregungszuständen im Senium bemerkte Ernst Siemerling (1857–1931) in Schwalbes *Lehrbuch der Greisenkrankheiten*, daß Brom bei nervöser Unruhe gute Dienste leiste.[189] Vor allem der Behandlung der Schlaflosigkeit komme besondere Bedeutung zu. Hier könnten „Brompräparate, nicht fortgesetzt gegeben," nützlich sein, ebenso komme „Opium in Pulvern oder Tinktur" in Frage. „Mit der Verabreichung von Morphium subkutan" solle man jedoch sehr vorsichtig sein, „höchstens 0,01 auf einmal" geben.[190] Im Fall des 66jährigen Oberamtsarztes Ferdinand G., der im Frühjahr 1905 wegen starker Herzbeschwerden in die Klinik gebracht worden war, nahm dessen Erregungszustand während seines Aufenthaltes stetig zu. Zunächst war er „über Ort und Zeit unorientiert" gewesen und hatte „Gesichts- und Gehörhalluzinationen". Dabei war seine Stimmung jedoch „vorwiegend gehoben u. freudiger Art." Als dann allerdings „zeitweilig starke Erregungs- und Verfolgungszustände" aufkamen, sah der behandelnde Arzt sich gezwungen, Morphium anzuwenden und „ausserdem abends 2 g Bromkali" zu geben. Nach sechswöchiger Behandlung verstarb der Patient im Krankenhaus. Sein Zustand war die ganze Zeit hindurch nahezu unverändert geblieben, desorientiert und „stets vollständig unklar".[191]

Auch die 72jährige Weingärtnerin Friederike S. konnte durch die Gabe von Opium nicht beruhigt werden. Der „äußerst senile[n]" Patientin sollte ein Katheter gelegt werden, da sie „allen Urin unter sich gehen" ließ. „Beim Versuch zu katheterisieren" erging sie sich jedoch „in den unflätigsten Schimpfereien gegen die Schwestern", schlug „um sich u. heult[e] u. brüllt[e], so daß der Versuch aufgegeben werden" mußte. Einen Tag später wurde sie in die psychiatrische Klinik verlegt.[192]

Erfolgreich war dagegen die Behandlung des Stadtpfarrers Julius H. Der 63jährige Witwer halluzinierte und litt unter Sprach- und Gedächtnisstörungen. Er gab an, „dass er ab u. zu Stimmen höre, die ihn" riefen, „ihm Schimpfworte" sagten, „dass er an der Wand allerhand Städtebilder sehe, eine brennende Stadt, ein grosses Schiff usw." Aber er überzeuge sich selbst, daß es nur „optische Täuschungen" seien. Damit er nachts schlafen konnte, wurde ihm „ab und zu" Brom gegeben. Tatsächlich – und dazu hatte wohl vor allem auch die gute Betreuung in Tübingen beigetragen – konnte er nach zwei Monaten als nahezu geheilt entlassen werden.

Etwa ab 1908 verordneten die Tübinger Ärzte als Sedativum vermehrt das Barbiturat Veronal der Firma Bayer. Das erst 1903 auf den medizini-

188 Zur Einführung des Kaliumbromids als Schlafmittel siehe: Goder, Kristina: Zur Einführung synthetischer Schlafmittel in die Medizin im 19. Jahrhundert. Frankfurt a. M./Bern/New York 1985, v. a. S. 18–22.

189 Siemerling, Ernst: Geistes- und Nervenkrankheiten. In: Schwalbe, Julius (Hg.): Lehrbuch der Greisenkrankheiten. Stuttgart 1909, S. 479–584, hier S. 495.

190 Ebd., S. 486.

191 UA Tü, Sign. 284/38, 227/05.

192 UA Tü, Sign. 284/48, 1052/05.

schen Markt gebrachte Arzneimittel[193] wurde meist noch in Verbindung mit Kaliumbromid gegeben. So etwa dem 75jährigen Oberlehrer Gottlob T., der „sehr deprimiert, weinerlich, verzweifelt" über seine schlaflosen Nächte war. Sein Schlaf wurde durch die Brom-Veronal-Gabe wesentlich besser.[194] Im Falle des dementen Privatiers Heinrich C. verordnete der Arzt ebenfalls Veronal in Verbindung mit Kaliumbromid. Tagsüber wurde dem 55jährigen Mann zusätzlich Opiumtinktur gegeben, da er sich in einem überängstlichen Zustand befand und Opiate in diesem Fall als Mittel der Wahl gesehen wurden.[195] Tatsächlich befand sich der Patient in einem erbarmungswürdigen Gemütszustand. Er läge „angsterfüllt im Bett" und bräche bei der geringsten Kleinigkeit in Tränen aus. Dabei hatte der Patient oft ein „ganz kindliches Wesen", war „dankbar für jedes liebe Wort", klammerte sich „an einen und [wollte] sehr zart und freundlich behandelt sein." Dennoch konnte ihm in der Medizinischen Klinik nicht geholfen werden. Er wurde in die psychiatrische Klinik überwiesen.[196]

Litten Patienten unter hartnäckigem Husten, wurde ihnen in einigen Fällen ein Opiatantitussivum verordnet. Mixtura solvens opiati war hier das Mittel der Wahl, das den Hustenreiz sowohl bei schwerer Bronchitis[197] als auch bei einem Lungenemphysem[198] bekämpfen sollte. Auch Codein wurde gegen starken Hustenreiz angewandt.[199]

Gegen weniger heftige Schmerzen setzten die Tübinger Ärzte Salicylsäure ein. Das vor allem bei Gelenkrheuma angewandte Pulver zeigte auch bei Ischiasbeschwerden seine Wirkung. Der 58jährige Schuhmacher Johannes R. konnte nach dreitägiger Behandlung mit „Mixt. acid. salicyl." „bedeutend gebessert" entlassen werden.[200] Dagegen konnten die Beschwerden des 62jährigen Kupferschmieds Johannes K., die durch eine Rippenfellentzündung hervorgerufen worden waren, durch dieselbe Mixtur nicht gemildert werden. Der Patient klagte nach dreitägiger Behandlung „immer noch über dieselben stechenden Schmerzen" und wurde „auf seinen Wunsch nach hause entlassen."[201]

Zunächst unverständlich erscheint aus heutiger Sicht die explizite Anweisung, Bettruhe einzuhalten, begibt man sich doch vor allem ins Kranken-

193 Siehe Goder: Synthetische Schlafmittel, S. 45.

194 UA Tü, Sign. 284/64, 1324/08.

195 Siehe Bleuler, Paul Eugen: Die senilen Psychosen. In: Correspondenz-Blatt für Schweizer Ärzte 45 (1915), S. 2–14, hier S. 14: „Bei Angst sind [...] Opiate manchmal ganz gut."

196 UA Tü, Sign. 284/70, 1935.

197 Z. B. UA Tü, Sign. 284/1, 35/97.

198 Z. B. UA Tü, Sign. 284/1, 6/98 und Sign. 284/9, 37/99. Oft diagnostizierten die Ärzte auch ein Lungenemphysem in Verbindung mit einer Bronchitis und verabreichten die Mixtur dann ebenfalls: z. B. UA Tü, Sign. 284/24, 80/01.

199 Z. B. UA Tü, Sign. 284/35, 1465/04 und Sign. 284/64, 1409/08.

200 UA Tü, Sign. 284/4, 262/98.

201 UA Tü, Sign. 284/19, 400/00.

haus, wenn das Bett gehütet werden muß. Tatsächlich konnten jedoch laut den Statuten der Universitätsklinik „unentgeltlich Aufgenommene, besonders Schwangere und Reconvalescenten [...] nach Zulassung ihrer persönlichen Verhältnisse und physischen Umstände mit Genehmigung der Vorsteher zu geringeren Diensten im Hause ohne Vergütung verwendet werden.“[202] Außerdem haftete der Bettlägrigkeit wohl immer noch der Beigeschmack des Todes an, wenn auch weniger ausgeprägt als zu Beginn des 19. Jahrhunderts. In ihrer Dissertation über Kranke und Patienten von 1750 bis 1850 weist Franziska Loetz darauf hin, daß sich Kranke erst in fortgeschrittenem Krankheitszustand ins Bett legten und lange vor ihrer Genesung wieder aufstanden. Man mied das Bett, weil man glaubte, „das Bett zöge an und mache [...] noch kränker“. Die Vorstellung, Bettlägerigkeit lasse die Chancen auf Genesung sinken, war weit verbreitet gewesen.[203]

Die älteren Patienten der Tübinger Universitätsklinik wurden in der Regel weder zu Dienstleistungen in der Klinik aufgefordert noch erlaubte ihnen ihr physischer Zustand, den ganzen Tag auf den Beinen zu sein. Daß dennoch die Ordination „Bettruhe“ relativ häufig angeordnet wurde, mag ein Hinweis darauf sein, daß viele der Älteren sich subjektiv betrachtet gesünder fühlten, als sie es tatsächlich waren, und die behandelnden Ärzte ihrer „Umtriebigkeit“ entgegenwirken wollten. Die diagnostizierte Erkrankung scheint dabei zunächst keine Rolle gespielt zu haben. „Bettruhe“ wurde beispielsweise bei Herzerkrankungen[204], Leberzirrhose[205], Hysterie[206], Karzinomen[207], Atemwegserkrankungen[208] und Hauterkrankungen[209] verordnet. Am häufigsten ausdrücklich auf Bettruhe hingewiesen wurde jedoch bei Herzerkrankungen, da hier, wie zu Beginn des Kapitels erwähnt, Ruhe und Erholung der zeitgenössischen medizinischen Literatur zufolge zu den unabdingbaren Voraussetzungen gehörten, um eine Besserung des Zustandes zu erreichen.

Vor allem gegen Ende des 19. Jahrhunderts setzten die Tübinger Ärzte zur Behandlung von Lähmungserscheinungen Reizstrom ein. Überwiegend Patienten, die nach einem Schlaganfall unter Paralyse litten, wurden – meist erfolglos – mit „faradischem“ Strom behandelt. Im Falle der 64jährigen Bäuerin Christine W., deren komplette linke Seite nach einem Schlaganfall gelähmt war, konnte die „Faradisation“ zunächst keine Besserung der Lähmungserscheinungen bewirken. Erst nach fast zweimonatiger Behandlung

202 Organisches Statut für die Klinische Anstalt der Universitaet Tuebingen. Genehmigt durch hoechstes Dekret vom 9. Jan. 1840. Tuebingen 1840, §16.
203 Siehe Loetz: Vom Kranken zum Patienten, S. 125f.
204 Z. B. UA Tü, Sign. 284/3, 243/98, Sign. 284/15, 681/99, Sign. 284/35, 1465/04 oder Sign. 284/78, 449.
205 Z. B. UA Tü, Sign. 284/2, 73/98.
206 Z. B. UA Tü, Sign. 284/1, 17/97 oder Sign. 284/97, 1509/10.
207 Z. B. UA Tü, Sign. 284/4, 311/98.
208 Z. B. UA Tü, Sign. 284/8, 674 oder Sign. 284/51, 1284.
209 Z. B. UA Tü, Sign. 284/18, 307.

konnte sie im Juni 1898 entlassen werden, ohne jedoch vollständig geheilt zu sein: „Der linke Arm ist vollständig gelähmt, das linke Bein kann ein wenig herangezogen und wieder gestreckt werden. Grobe Berührungen werden am Arm und Bein zunächst gefühlt und ziemlich richtig localisiert, feinere Berührungen mit der Fingerkuppe und dem Wattebausch werden nur ganz vereinzelt wahrgenommen."[210]

Teilweise wurden rheumatische Beschwerden und Muskelatrophien ebenfalls mit Reizstrom behandelt, doch auch hier wurden kaum Erfolge erzielt. Die 64jährige Heinrike Z. gab an, „schon vor etwa 24 Jahren hier in der Klinik elektrisiert worden" zu sein. Dennoch versuchte der Arzt zunächst die rheumatischen Schmerzen der ledigen Tagelöhnerin mit einer Salicylsäuremixtur zu lindern. Nach Zunahme der Nebenwirkungen wurde das Mittel ausgesetzt und mit „galvanisierendem Strom" behandelt. Durch den Strom konnte jedoch nur eine vorübergehende Besserung erreicht werden.[211] Auch im Falle des 62jährigen Schuhmachers Jakob P., dessen Kräfte in den Armen und Beinen aufgrund einer diagnostizierten Muskelatrophie nachgelassen hatten, brachte die „Faradisation" keine Besserung. Sowohl im Juli als auch im November des Jahres 1900 wurde der Witwer nach jeweils mehrwöchiger Behandlung ohne eine wesentliche Änderung seines Zustandes entlassen.[212]

Wahrscheinlich wegen des mangelnden Erfolges der Reizstrombehandlung verordneten die Tübinger Mediziner im weiteren Verlauf des Untersuchungszeitraumes diese Therapieform immer seltener. Im Falle des 60jährigen Professors Friedrich R., der 1903 acht Monate zur Behandlung in der Medizinischen Klinik verbrachte, war die „Faradisation des ganzen Körpers" vermutlich ein Versuch, die Beschwerden des stark hypochondrischen Patienten auf irgendeine Weise zu mildern, nachdem die verschiedensten Therapien fehlgeschlagen waren.[213]

Eine weitere Behandlungsmethode war die Massage. Die 60jährige Bäuerin Sidonia C., die ihr Sohn im Herbst 1899 nach einem Schlaganfall halbseitig gelähmt in die Medizinische Klinik gebracht hatte, wurde während ihres vierwöchigen Aufenthaltes nicht nur täglich „faradisiert", sondern bekam außerdem Massagen. Trotzdem konnte ihr Zustand „nicht wesentlich verändert [werden] was Motilität der gelähmten Extremitäten anbelangt."[214]

Seit etwa 1899 zunächst nur vereinzelt ärztlich angeordnet, wurden Massagen erst ungefähr von 1910 an regelmäßig verschrieben. Eine Ausnahme bildete die 73jährige Sofie K., die 1905 fast vier Monate in der Medizinischen Klinik verbrachte und gegen ihre arteriosklerotische Neuritis Massagen, Bettruhe und Bäder verordnet bekam. Frau K. gehörte unzweifel-

210 UA Tü, Sign. 284/3, 250/98.
211 UA Tü, Sign. 284/13, 513/99.
212 UA Tü, Sign. 284/22, 699/00.
213 UA Tü, Sign. 284/31, 114/03.
214 UA Tü, Sign. 284/13, 525/99.

haft zu den besser situierten Patienten, da sie für ihren Aufenthalt ein Mehrfaches des üblichen Tagessatzes bezahlte. Das medizinische Personal bemühte sich besonders um die ledige Dame, wurde sie doch jeden Tag zunächst eine halbe Stunde und später bis zu einer Stunde in den Rollstuhl gesetzt, alle zwei Tage gebadet und im Bett auf einem Wasserkissen gelagert. Mit warmen Umschlägen wurde ebenfalls versucht, ihre Schmerzen zu lindern.[215]

Kassenpatienten oder Kranke, deren Aufenthalt von der Armen- und Wohlfahrtspflege bezahlt wurde, kamen nicht in den Genuß dieser Behandlungsmethode und hielten sich in der Regel nicht über einen so langen Zeitraum in der Klinik auf. Auch die Patienten, die ab 1910 in den Genuß von Massagen kamen, bezahlten ein Vielfaches des üblichen Tagessatzes, entstammen sozial höher gestellten Schichten, und ihre Behandlung erstreckte sich über mehrere Wochen oder sogar Monate. Der 59jährige Straßenwart Christian B. war der einzige, für dessen Aufenthalt die Krankenkasse aufkam, und der sowohl mit Heißluft als auch mit Massagen behandelt wurde. In seinem Fall bezahlte die Krankenkasse jedoch den Aufenthalt und die entsprechende Behandlung um, wie sein Hausarzt der Krankenversicherung mitteilte, „den Kranken vor völligem Siechtum zu bewahren“, was für die Kasse einen weitaus höheren finanziellen Aufwand bedeutet hätte. Tatsächlich zahlte sich der Klinikaufenthalt aus, denn der an „sclerotischer Encephalomalacie“ leidende Patient, bei dem der dringende „Verdacht auf eine Verlagerung des organischen Krankheitsbildes einer Hysterie“ bestand, konnte letztendlich durch „suzzesives (sic!)“ Einreden und Faradisation fast vollständig geheilt werden.[216]

Spaziergänge wurden in der Regel ebenfalls nur Patienten aus höheren gesellschaftlichen Schichten empfohlen. Auffällig ist, daß sowohl Massagen als auch Spaziergänge vor allem dann zur Therapie gehörten, wenn eine psychische Erkrankung diagnostiziert worden war. Bei dem unter Herzbeschwerden leidenden 57jährigen „Kommerzienrat“ Albert F. diagnostizierte der behandelnde Arzt in Tübingen außerdem eine „Psychopathie“ und beurteilte ihn als „außergewöhnlich labil und infantil“. Wahrscheinlich vor allem, um ihn von seiner Krankheit abzulenken, sollte er zwei Mal täglich eine halbe Stunde gehen. Auch Gymnastik der Hand-, Ellbogen-, Knie- und Fußgelenke, Massage der Rückenmuskulatur und Atemübungen gehörten zu seiner Therapie.[217] Der 60jährigen Privatiere Elise L., bei der eine „behagliche und freundliche Hysterie“ diagnostiziert worden war, wurden ebenfalls Bewegungsübungen und Massagen verordnet. Ihr behandelnder Arzt schrieb: „P. hat sich nun allmählich ganz nett an Bewegungen gewöhnt, sie geht schon 1 $^{1}/_{4}$ –1 $^{1}/_{2}$ Stunden, die Massage [...] tat ihr gut.“[218]

215 UA Tü, Sign. 284/38, 222/05 und Sign. 437, Kassenbuch 1904.
216 UA Tü, Sign. 284/90, 1165 und Sign. 437, Kassenbuch 1910.
217 UA Tü, Sign. 284/76, 283.
218 UA Tü, Sign. 284/94, 1328.
219 Der Landwirt Vinzenz Prießnitz (1790–1851) begründete die Prießnitzkur, ein Natur-

Bäder, Leib- und Brustwickel, warme Umschläge, Kaltwasseranwendungen nach Prießnitz[219] und Heißluftbehandlungen vervollständigten die nichtmedikamentösen Behandlungsmöglichkeiten. Bäder wurden bei den unterschiedlichsten Beschwerden verordnet. Sie sollten den Allgemeinzustand beispielsweise bei Hysterie[220], Herzbeschwerden[221], Lähmungserscheinungen und Gliederschmerzen[222] oder stark juckenden Ekzemen[223] verbessern. Leib- oder Brustwickel wurden nur bis etwa zur Jahrhundertwende angewandt und sollten wohl hauptsächlich vorhandene Schmerzen lindern.[224] Warme Umschläge, zum Beispiel in Form von Kataplasmen, dienten ebenfalls der Schmerzlinderung[225] ebenso wie Heißluftbehandlungen[226], die vor allem ab etwa 1910 mit Hilfe eines Föns ausgeführt wurden. Während des gesamten Untersuchungszeitraumes erhielten einzelne Patienten immer wieder Umschläge nach Prießnitz. Diese sollten sowohl Schmerzen mildern[227] als auch den Allgemeinzustand anregen[228].

Bei psychischen Problemen sollten ältere Patienten – gemäß dem Schweizer Psychiatrieprofessor Paul Eugen Bleuler (1857–1939) – „vor denjenigen psychischen und körperlichen Anstrengungen geschützt werden, die sie nicht mehr ertragen können – nicht aber volle Ruhe pflegen.“[229] Vor allem wichtig aber sei die psychische Behandlung. „Der Kranke, der jedes kleine Symptom“ beobachte, sei zu trösten, „was, wenn es geschickt gemacht“ würde, „in den meisten Fällen nicht nur Beruhigung“ bringe, „sondern auch die Symptome seltener und milder“ mache. Auch sei es ein großer Segen, wenn Arbeit möglich sei, die den Kranken ablenke. Man solle „niemals in den Tag hinein die Arbeit verbieten, sondern das richtige Maß und die richtige Qualität von Arbeit finden, die der Kranke noch“ ertrage.[230]

Bis etwa zur Jahrhundertwende wurde dieser Ansatz zur Behandlung psychischer Beschwerden älterer Patienten in Tübingen nicht verfolgt. In der Regel verordnete man den Patienten Medikamente[231], die sie beruhigen oder körperlich wieder aufbauen sollten und legte auf eine psychologische Betreuung weniger Wert. So wurde dem 65jährigen Georg W., der von

heilverfahren, indem Kaltwasseranwendungen, schweißtreibende Maßnahmen und Wassertrinkkuren empfohlen werden.

220 Z. B. UA Tü, Sign. 284/1, 17/97.

221 Z. B. UA Tü, Sign. 284/3, 243/98 oder Sign. 284/31, 114/03.

222 Z. B. UA Tü, Sign. 284/38, 222/05 oder Sign. 284/130, 160.

223 Z. B. UA Tü, Sign. 284/97, 1515/10.

224 Z. B. UA Tü, Sign. 284/1, 23/97 oder Sign. 248/9, 32/99.

225 Z. B. UA Tü, Sign. 284/38, 231/05 oder Sign. 284/115, 87.

226 Z. B. UA Tü, Sign. 284/94, 1353, Sign. 284/130, 160 oder Sign. 284/103, 1808/10.

227 Z. B. UA Tü, Sign. 284/3, 163/98.

228 Z. B. UA Tü, Sign. 284/26, 201/01, Sign. 284/23, 19/01 oder Sign. 284/72, 93.

229 Bleuler, Paul Eugen: Die senilen Psychosen. In: Correspondenz-Blatt für Schweizer Ärzte 45 (1915), S. 2–14, hier S .13.

230 Ebd., S.14.

231 Zur im Untersuchungszeitraum üblichen Medikamentengabe im Falle einer psychischen Erkrankung vgl. Leibrock: Medikamentöse Therapie.

seinem Hausarzt wegen einer „Krankheit, die gleichermaßen zu Lähmungserscheinungen in der motorischen wie in der psychischen Thätigkeit des Körpers geführt" hatte in die Klinik eingewiesen worden war, eine eisenhaltige Tinktur verabreicht, die wohl seinen Allgemeinzustand verbessern sollte. Daneben wurden die gelähmten Gliedmaßen mit Reizstrom behandelt. Auf die „hochgradige Demenz" des Zimmermanns ging das medizinische Personal laut Krankenakte nicht weiter ein und Herr W. wurde im November 1899 nach einwöchigem Aufenthalt entlassen. In seinem Befinden hatte sich „keine Änderung" ergeben.[232]

Auch der 68jährigen Tagelöhnerfrau Martha B. konnte in der Medizinischen Klinik nicht wesentlich geholfen werden. Die Patientin war im Dezember 1900 in der Augenklinik der Universität operiert worden, als sich der Zustand der Patientin, deren Heilungsverlauf zunächst normal verlaufen war, plötzlich verschlechterte. Sie nahm nichts mehr zu sich, gab „auf Anrede keine Antwort" und „klemmt[e] die Kiefer fest zusammen." Frau B. mußte mit Gewalt im Bett gehalten werden und nahm nur „auf energisches Zureden" Nahrung zu sich. Ihr Sohn glaubte in diesem Fall nicht an eine angemessene Versorgung in Tübingen und holte „die Kranke [...] abends 7h gegen den ausdrücklichen Rat des Arztes [...] nach hause".[233]

Die 76jährige Marie L. war im Frühjahr des Jahres 1901 in der Augenklinik ebenfalls einer Staroperation unterzogen worden. Da sie hohes Fieber und einen starken Wundausschlag im Gesicht („Erysipelas faciei") bekam, wurde sie in die Medizinische Klinik überwiesen. Dort diagnostizierten die Ärzte außerdem eine starke „Verwirrtheit", auf die jedoch in der Behandlung zunächst nicht eingegangen wurde. Vielmehr war man sich sicher, sämtliche Beschwerden der Zimmermannsfrau nicht wesentlich bessern zu können, „da die Prognose [...] bei dem Alter der Frau als zweifelhaft zu bezeichnen" sei. Obwohl die Patientin „entschieden geistig beeinträchtigt" war[234], galt sie als „ruhig und geordnet". Mit ihrem körperlichen Zustand erholte sie sich auch psychisch. Erst nachdem sich ihr „geistiger Zustand bedeutend gebessert" hatte, wurde sie wieder in die Augenklinik zurückverlegt.[235]

232 UA Tü, Sign. 284/14, 546/99.

233 UA Tü, Sign. 284/22, 781/00. Der Zustand der Patientin wurde folgendermaßen beschrieben: „Das Sensorium der Frau ist vollständig benommen. Sie ist vollständig desorientiert, verkennt ihre Umgebung, den Arzt. Will aus dem Bett hinaus springen, läuft planlos gegen das Fenster und die Thüren, muß im Bett gehalten werden, haut um sich, schreit, schimpft. Soviel aus ihren Selbstgesprächen zu schließen ist, wähnt sie sich zu hause und will Haushaltungsgeschäfte besorgen, ruft ihre Angehörigen Jospeh und Willy. Zeitweise ist sie wieder ruhiger, schreit jedoch wieder plötzlich laut auf. Nahrung nimmt sie auf energisches Zureden, aber nur sehr wenig, zu sich."

234 Ausführlich heißt es in der Krankenakte: „Seit dem Fieberanfall ist die Frau entschieden geistig beeinträchtigt. Sie denkt sehr langsam, reagiert sehr träge, kann Morgen und Abend nicht unterscheiden, weiß nicht wo sie ist daß sie operiert worden ist, ob sie Kinder hat u. drgl.; ist aber ruhig und geordnet." Siehe: UA Tü, Sign. 284/26, 241/01.

235 Ebd.

Die Behandlung beider Frauen finanzierte die Armenkasse.[236] Dies und ihre gesellschaftliche Stellung könnten ausschlaggebend dafür gewesen sein, weshalb die Ärzte nicht gründlicher auf den psychischen Zustand der Patientinnen eingegangen sind. Dabei fällt auf, daß man auf den seelischen Zustand von Marie L., deren Verhalten als „ruhig und geordnet" beschrieben wurde, etwas mehr Rücksicht nahm. Im Falle des Freiherrn Herrmann von M., der als „Staatsminister a. D." ein Vielfaches des üblichen Tagessatzes für seinen Aufenthalt bezahlte,[237] gingen die Ärzte dagegen ganz besonders auf dessen psychische Probleme ein, obwohl er außerdem an Diabetes und starkem Juckreiz litt. Der 81jährige hatte „seit einigen Jahren Anfälle von Schwermut und Schwäche". Deswegen war ihm von seinen Hausärzten geraten worden, „nach Stuttgart ins Hotel Marquardt[238] überzusiedeln, um sich etwas zu zerstreuen." Da sich sein Befinden jedoch nicht besserte, suchte er im März des Jahres 1906 die Medizinische Klinik in Tübingen auf, wo versucht wurde, ihn durch Zerstreuung von seinen Beschwerden abzulenken. Außer Diätvorschriften hinsichtlich seiner Diabetes verordneten die Ärzte dem Staatsminister bei der Entlassung „geistige Beschäftigung [...], indem er hin und wieder einen seiner früheren Sekretäre kommen läßt und mit diesen arbeitet."[239]

Zerstreuung und Abwechslung wurde auch der schon mehrfach wegen Hysterie in der Klinik behandelten 60jährigen Elise L. empfohlen. Der ebenfalls zu den besser situierten Patienten zählenden Privatiere empfahlen die Ärzt nach dreimonatigem Aufenthalt im Herbst 1910, während dem es zu keiner wesentlichen Änderung ihres Zustandes gekommen war, zunächst nicht direkt nach Hause, sondern „erst noch einige Zeit unter die Menschen nach Stuttgart" zu gehen. Außerdem solle sie „viermal wöchentlich nach Stuttgart [...] fahren", täglich Freiübungen machen und „zweimal täglich eine Stunde gehen." Auch solle sie „stündlich mit ihrer Arbeit abwechseln und sich dauernd beschäftigen."[240]

Fast liebevoll gingen das Pflegepersonal und die behandelnden Ärzte mit der gleichfalls vermögenden Privatiere Emma G. um. Die 57jährige Frau, die fast ein halbes Jahr in der Klinik verbrachte, war sehr depressiv und hatte „alle Lust am Leben" verloren. Dennoch gelang es immer wieder, die zunächst verschlossen, abweisend und gleichgültig wirkende Frau aufzumuntern und zu gesellschaftlichen Aktivitäten zu überreden.[241] Daß sich die manisch-depressive Patientin im Krankenhaus äußerst wohl und gut aufge-

236 UA Tü, Sign. 437, Kassenbuch 1900 und 1901.

237 UA Tü, Sign. 437, Kassenbuch 1905.

238 Das 1857 gegründete Hotel Marquardt in Stuttgart gehörte zu den besten Häusern am Platze, in dem beispielsweise im Jahre 1864 auch Richard Wagner logierte.

239 UA Tü, Sign. 284/56, 442/06.

240 UA Tü, Sign. 284/94, 1328.

241 UA Tü, Sign. 284/97, 1509/10. U. a. heißt es: „Hat vor allem grosse Angst und hat immer tausend Wenn und Aber, wenn sie etwas tun soll. Geht aber doch jetzt in Konzerte und zu Thee zu ihren Verwandten."

nommen fühlte, wird vor allem an ihrer Angst, die Klinik verlassen zu müssen, deutlich. „Als mit ihr besprochen wurde, was später geschehen soll“, wurde sie wieder von den „alten Verzweiflungen überfallen“. Sie plagte sich „mit Ausmalen ihrer Abschiedsschmerzen“, fühlte „sich nun wieder völlig verlassen und einsam“ und hatte „grosse Angst vor dem Weggehen.“ Die Ärzte schickten sie nach ihrer Entlassung im Frühjahr 1911 zunächst nach Baden-Baden und rieten danach zu einem längeren Sommeraufenthalt in der Schweiz. Auch durfte sie „eventuell nochmals“ nach Tübingen kommen.[242]

Die 63jährige Landwirtin Karoline L. war eine der wenigen Patienten, die nicht zur höheren Gesellschaftsschicht gehörten und der dennoch geraten wurde, Abwechslung und Zerstreuung zu suchen. Vor allem auf den seelischen Zustand der zunächst wegen Stoffwechselstörungen und Herzbeschwerden behandelten Frau gingen die Ärzte zu Beginn des Jahres 1912 ein. Nachdem die Patientin täglich „mehrere Stunden außer Haus“ verbrachte, fühlte sie sich bedeutend wohler. In einem Brief an den Hausarzt stellte der behandelnde Arzt fest, daß Frau L. zwar an einer „leichten Melancholie mit zur Zeit vorwiegend hypochondrischen Beschwerden“ leide, und „im Sommer vergangenen Jahres schwere Zeiten mit Suicidgefahr bestanden“ hätten, im Moment jedoch keine nennenswerte Gefahr drohe und „auch die häuslichen Verhältnisse ordentlich zu sein“ scheinen, so daß man nicht „auf die Aufnahme in eine geschlossene Anstalt zu bestehen“ brauche.[243]

Unabhängig davon, aus welcher Gesellschaftsschicht die psychisch Kranken stammten, überwiesen die Tübinger Ärzte die schwersten Fälle, bei denen sie sich nicht mehr zu helfen wußten, in eine psychiatrische Klinik. So hatte zu Beginn des Jahres 1901 die 58jährige Dienstmagd Maria S., für deren Aufenthalt die Armenkasse aufkam, wegen ihrer Diabetes die Klinik aufgesucht, wo sie jedoch bald unangenehm auffiel: „Die Frau ist zweifellos geistig defekt; fügt sich in die Saalordnung nicht, bekommt mit sämtlichen Mitkranken Streit, beschimpft dieselben mit allen erdenklichen Ausdrükken, läßt sich in ihren Schimpfanfällen nicht mäßigen.“ Auch ihre Diät wollte die Patientin nicht einhalten und verließ schließlich die Klinik, „da sie notwendig nach hause müsse, sie habe einen schlimmen Traum gehabt, und müsse zu Hause nachsehen, was passiert sei.“ Ihrem Hausarzt erzählte sie, sie sei aus der Klinik ausgewiesen worden, worauf dieser um ihre Wiederaufnahme bat und anmerkte: „Ev. könnte sie, wenn sie jeder Zeit nicht normal ist, in die Irrenklinik eingewiesen werden.“ Tatsächlich wurde Frau S. nach einer Woche in die psychiatrische Klinik verlegt, da sie schließlich ihre Umgebung bedrohte, Mitpatienten tätlich angriff und mit Gegenständen um sich warf.[244]

242 Ebd.
243 UA Tü, Sign. 284/115, 246.
244 UA Tü, Sign. 284/24, 69/01 und Sign. 437, Kassenbuch 1900. Beschrieben wird u. a.

Auch dem 55jährigen Heinrich C. konnte in der Medizinischen Klinik selbst während eines dreimonatigen Aufenthaltes nicht wesentlich geholfen werden. Der Privatier, der ein Mehrfaches des üblichen Tagessatzes für seine Behandlung bezahlte, wähnte sich in „pekuniären Sorgen", quälte sich wegen einer unehelichen Tochter und spielte mit Selbstmordgedanken. Mit Opiumtinktur und einer Brommixtur sollte er beruhigt werden, worauf er wenigstens ruhiger schlafen konnte. Um ihn von seinen seelischen Qualen abzulenken, sollte er täglich „Handarbeiten" machen und spazieren gehen. Schließlich wurde ein Professor der Psychiatrischen Klinik hinzugezogen und der Patient anschließend sofort in dessen Obhut übergeben.

Selbstmordversuche, die jedoch eine Ausnahme bildeten, stellten einen unausweichlichen Grund dar, weshalb ältere Patienten in die Psychiatrie überwiesen wurden. Aus diesem Anlaß ließen die Tübinger Ärzte beispielsweise den 61jährigen „Pfarrer a. D." Ernst H., allerdings mit Einverständnis des Bruders und der Familie und „freiwilllig", im Februar 1909 in die Heil- und Pflegeanstalt für Geisteskranke in Winnenden einliefern. Schon während seines dreimonatigen Aufenthaltes hatte man sich Sorgen um seine Sicherheit gemacht und ihn wegen seiner Depressionen nachts kontrolliert. Trotzdem wachte er eines Nachts plötzlich auf, „griff [...] zum Messer und versuchte sich d. Pulsadern zu durchschneiden." Der Pfarrer, der mehr als das Dreifache des üblichen Tagessatzes für seine Behandlung bezahlte, wurde daraufhin ununterbrochen bewacht und schließlich drei Tage später in die Psychiatrische Klinik überwiesen.[245]

Gelegentlich brachten wohlhabende Patienten eine private Pflegekraft mit in die Klinik. Ein Blick auf die Entwicklung der Krankenpflege im Verlauf des 19. Jahrhunderts zeigt, daß dies im Rahmen der traditionellen Pflegepraktiken gesehen werden muß. Gudrun Wedel hat anhand von Biographien nachgewiesen, daß selbst wohlhabende Alte und Kranke, die bisher in der Familie versorgt worden waren, nach und nach in einer Institution untergebracht wurden. War zunächst nur der Arzt als einziger Außenstehender an der Pflege beteiligt, stellte man für diese Aufgabe zunehmend fremde Pflegerinnen ein. Anfänglich hatten diese nicht unbedingt eine entsprechende Ausbildung. Erst allmählich wurden vermehrt ausgebildete Pflegerinnen für die Zeit einer Krankenpflege ins Haus geholt. Deren Kompetenz trat nun völlig an die Stelle der traditionell ausgeübten Pflegepraktiken. Schließlich wurden ältere Menschen vermehrt außerhalb der Familie in Krankenhäusern und Pflegeheimen untergebracht und versorgt.[246]

folgende Szene: „Heute abend 9 h steht Patientin plötzlich auf, schreit, ihr Herz bleibe stehen, man solle ihr helfen, die Hexen seien an ihr. Als solche erklärt sie 2 mitkranke alte Frauen im Saal. Und behauptet vom Heiland beauftragt zu sein, daß sie beiden an die Gurgel springe und sie tot mache. Sie bittet, daß man sie aus dem Saal entfernt, da sie sonst die beiden Frauen mit der Faust blutig schlage."

245 UA Tü, Sign. 284/64, 1574/08.

246 Wedel, Gudrun: Bemerkungen zum Altwerden und Altsein von Frauen im 19. Jahrhundert als Themen in ihren autobiographischen Schriften. In: Conrad/Kondrato-

Da sich zwischen der privaten Pflegekraft und dem Kranken eine besondere Beziehung entwickeln konnte, wird das Mitbringen der eigenen Pflegerin ins Krankenhaus verständlich. Weil die Kranken in diesem Fall nicht nur zusätzlich ihre Pflegerin bezahlen, sondern auch noch für die Verpflegungskosten ihrer Begleitung aufkommen mußten, ist es klar, daß sich dies nur wohlhabende Patienten leisten konnten. In den 1880er und 1890er Jahren war es zunächst die Ehefrau, die in Ausnahmefällen als Pflegerin mit in die Klinik kam, dort aber genauso viel für ihren Aufenthalt bezahlen mußte, wie ihr kranker Mann.[247] In zwei Fällen kam die Tochter mit ins Krankenhaus. Dabei machte es finanziell keinen Unterschied, ob die Tochter als „Gesellschafterin" oder als „Pflegerin" mit im Krankenhaus war. Beide Male bezahlten die Töchter dasselbe wie der zur Behandlung anwesende Elternteil.[248] Die 61jährige Witwe Marie S. war 1897 die erste Patientin, die eine professionelle Pflegerin mit in die Klinik brachte.[249] Von nun an kam es immer wieder vor, daß wohlhabende Patienten in Begleitung ihrer privaten Pflegekraft zur Behandlung in die Tübinger Klinik kamen. Diese mußten bis 1902 denselben Tagessatz wie die Patienten bezahlen. 1903 wurde in den Kassenbüchern nicht mehr von einer „Pflegerin" gesprochen, sondern von einer „Begleitung", die weiterhin dasselbe bezahlen mußte wie der Kranke, was sich ab 1904 jedoch änderte. Von nun an wurde finanziell zwischen Begleitung und Pflegerin unterschieden. Für die privat anwesende Pflegerin mußte der Patient den üblichen Tagessatz von 1,2 Mark entrichten. Für die Anwesenheit einer Begleitung bezahlte er zwar ein Mehrfaches des normalen Tagessatzes, jedoch weniger, als für sich selber. Da die Begleitung in der Regel in der selben Zimmerkategorie untergebracht war wie der Kranke, mußte auch für diese entsprechend viel bezahlt werden, die Kosten für die Behandlungen wurden dagegen abgezogen.

Im Verlauf des weiteren Untersuchungszeitraumes kam die Anwesenheit einer Pflegerin immer seltener vor. Zumeist war es Besuch, der für ein

witz: Gerontologie und Sozialgeschichte, S. 105–119, S. 113f. Einen Überblick über die Entwicklung der Krankenpflege gibt Kruse, Anna-Paula: Die Krankenpflegeausbildung seit der Mitte des 19. Jahrhunderts. Zweite, überarbeitete Auflage, Stuttgart 1995.

247 Von Juli bis September 1883 waren das die Ehefrau eines 55jährigen Rechtsanwalts, von April bis Mai 1897 die Frau eines 63jährigen Buchhalters und im April 1898 die Gattin eines 69jährigen Garnisonspredigers. Jede der sechs Personen, sowohl Patienten wie Pflegerinnen, bezahlten das Fünf- bzw. Sechsfache des üblichen Tagessatzes für ihren Aufenthalt. Siehe UA Tü, Sign. 437, Kassenbuch 1882–1886, Kassenbuch 1897/98 und Kassenbuch 1898.

248 So bezahlte der im Oktober 1883 anwesende Landtagsabgeordnete Hermann H. den dreifachen Tagessatz und ab dem Zeitpunkt, ab dem seine Tochter zu seiner Gesellschaft in der Klinik blieb, für beide zusammen den siebenfachen Tagessatz. Siehe UA Tü, Sign. 437, Kassenbuch 1882–1886. Im Mai 1897 bezahlte die 61jährige Ehefrau eines Brauereibesitzers sowohl für sich als auch für ihre Tochter den fünffachen Tagessatz, obwohl die Tochter anwesend war, um sie zu pflegen. Siehe UA Tü, Sign. 437, Kassenbuch 1897/98.

249 UA Tü, Sign. 437, Kassenbuch 1897/98.

paar Tage bei dem Kranken in der Klinik blieb und dort ähnlich einem Hotel für Unterkunft und Verpflegung aufkommen mußte. Eine Ausnahme war der 55jährige Sanitätsrat Hermann W., der im Mai 1907 sowohl eine Pflegerin dabei hatte, für die er den üblichen Tagessatz entrichtete, als auch eine Begleitung, für deren Aufenthalt er dasselbe bezahlen mußte wie für sich selbst.[250]

Das Vorhandensein einer eigenen Pflegerin kann nicht als Hinweis darauf gelten, daß die Patienten in Tübingen nicht genügend versorgt wurden. Daß zeigt sich darin, daß der Großteil der vermögenden älteren Patienten ohne Pflegerin oder Begleitung die Klinik aufsuchte, und daß überhaupt der Anteil dieser Patientenschicht relativ hoch war. Wie das Beispiel des 58jährigen Dr. Otto M. zeigt, war der Kranke schon seit Jahren von einem Diakon betreut worden, der den Arzt schließlich auch in die Klinik begleitete.[251] Eine Konstellation, die durchaus auch für die übrigen privaten Pflegekräfte gelten könnte.

Die Anwesenheit eines Bekannten oder Verwandten hätte bestimmt auch den übrigen älteren Patienten der Medizinischen Klinik gut getan, da aufgrund der teilweise weiten Anreise ein Besuch nicht immer möglich war. So hatten über 60 Prozent der älteren Patienten, die in Begleitung das Krankenhaus aufsuchten, ihren Wohnsitz über 30 Kilometer von Tübingen entfernt.[252] Nur in den Jahren 1880 und 1884 wohnte etwa ein Drittel aller älteren Patienten der Medizinischen Klinik bis zu zehn Kilometern von Tübingen entfernt.[253] In den späteren Jahren sank diese Zahl auf durchschnittlich ein Fünftel (22,12 %).[254] Sie waren die einzigen, die eventuell täglich Besuch bekommen konnten. Da die dauernde Anwesenheit eines Bekannten oder Verwandten die finanziellen Möglichkeiten der meisten übrigen Patienten bei weitem übertraf, waren soziale Kontakte nur zu Mitkranken oder dem medizinischen Personal möglich.

Ob die älteren Patienten in Tübingen physisch gut versorgt wurden, läßt sich auch anhand des Körpergewichts feststellen. Eine Gewichtszu- oder abnahme kann auch ein Hinweis darauf sein, ob es einer Person psychisch gut ging oder nicht. Von 1897 bis 1900 haben vor allem die älteren Patienten an Gewicht zugelegt, deren Aufenthalt von einer Armenkassse bezahlt wurde.[255] Dies ist zum einen ein Hinweis auf eine ausgewogene, nahrhafte

250 UA Tü, Sign. 437, Kassenbuch 1907.

251 UA Tü, Sign. 284/94, 1362.

252 Nur 3,95 % der älteren Patienten, die in Begleitung die Klinik aufsuchten, wohnten bis zu 10 km von Tübingen entfernt. 34,21 % bis zu 30 km, 23,68 % bis zu 50 km, 27,63 % bis zu 100 km und 10,53 % dieser Patienten hatten ihren Wohnsitz über 100 km von Tübingen entfernt.

253 1880 waren es 30,42 % und 1884 34,97 %.

254 1889 lag der Wohnsitz von 19,47 % aller älteren Patienten der Medizinischen Klinik bis zu 10 Kilometern von Tübingen entfernt. 1894 von 22,52 %, 1899 von 25,81 %, 1904 von 21,45 %, 1909 von 20,9 % und 1914 von 22,59 %.

255 Z. B. UA Tü, Sign. 284/1, 35/97, Sign. 284/8, 675/98, Sign. 284/7, 611/98, Sign. 284/8, 11/99 oder Sign. 284/22, 699/00.

Klinikernährung, die sich die ärmeren Patienten im Alltag nicht leisten konnten. Zum anderen fanden die Älteren, die für ihren Lebensunterhalt zum Teil noch schwer arbeiten mußten, im Krankenhaus Ruhe und Erholung. Beispielsweise hatte die 75jährige Weingärtnerin Katherine H. im Dezember 1899 „in äußerst heruntergekommenem Ernährungszustand" wegen eines blasenbildenden Hautausschlags die Klinik aufgesucht. Mit Vinum Condurango, einem bitteren Magenmittel, sollte zusätzlich zu der äußerlichen Behandlung ihr Appetit angeregt werden. Während ihres dreimonatigen Aufenthaltes nahm die Witwe sieben Pfund zu. Erst nachdem ihr Allgemeinzustand „sehr befriedigend" und auch ihr „Appetit gut" war, wurde sie als geheilt entlassen.[256] Ebenfalls „in schlechtem Ernährungszustand" kam die 71jährige Marie P. im Januar 1899 wegen eines schlimmen Ekzems in das Tübinger Krankenhaus. Obwohl sie nur wegen ihres Hautleidens behandelt wurde, nahm die Weberin bis zum März sechs Pfund an Gewicht zu.[257]

Die 74jährige Händlerin Margarete K. war eine der wenigen Patienten, deren Aufenthalt von der Armenkasse bezahlt wurde und die während ihres Klinikaufenthaltes an Gewicht verlor. Tatsächlich war die „stark corpulente, ältere Frau" wegen starker Herzbeschwerden in die Klinik gekommen, so daß eine Gewichtsabnahme unabdingbar war. Innerhalb fünf Wochen über die Jahreswende 1897/98 nahm die Witwe zwölf Pfund ab. Der Allgemeinzustand der Patientin hatte sich zwar gebessert, dennoch wurde sie ins städtische Spital aufgenommen, da sie dort besser versorgt werden konnte.[258]

In den folgenden Jahren des Untersuchungszeitraumes läßt sich kein Zusammenhang zwischen der gesellschaftlichen Zugehörigkeit eines Kranken und einer Gewichtszu- oder abnahme feststellen. Allgemein überwogen diejenigen Patienten, die an Gewicht zulegten, leicht. Nahmen ältere Patienten im Verlauf ihres Aufenthaltes ab, litten sie zumeist unter Herzbeschwerden infolge von Adipositas und gehörten größtenteils der wohlhabenderen Gesellschaftsschicht an, wie die 58jährige Marie J. Die Ehefrau eines „geheimen Commerzienrates" war im Frühjahr 1910 zur Behandlung in Tübingen und erholte sich dort „ausgezeichnet". Ihr „Gewicht ging um ca. 4 Pfund zurück", und sie wurde „allmählich ausserordentlich gelenkig, beweglich [und] konnte zuletzt Treppensteigen ohne Beschwerden."[259]

Allgemein läßt sich feststellen, daß versucht wurde, die älteren Patienten aufzumuntern. So war es dem medizinischen Personal der Klinik gelungen, die 71jährige Beate H., die an ihrem Aufnahmetag versucht hatte, „durch entschieden übertriebenes Klagen und Jammern" einen besonders bemitleidenswerten Eindruck zu hinterlassen, nach einwöchigem Aufenthalt im Mai

256 UA Tü, Sign. 284/8, 675/98.
257 UA Tü, Sign. 284/8, 11/99.
258 UA Tü, Sign. 284/1, 33/97.
259 UA Tü, Sign. 284/82, 652/10.

1905 „sehr zufrieden" zu verabschieden.[260] Vor allem wurden die Patienten dazu angehalten, sich zu bewegen.[261] Nach ihrer Entlassung sollten sie sich wieder im Leben zurechtfinden können. War dies nicht der Fall, wurden sie in die Obhut einer anderen Instanz oder von Verwandten übergeben. Die 77jährige Anna S., die im Sommer 1905 wegen Herzbeschwerden behandelt worden war, wurde beispielsweise erst entlassen, als sie „ohne größere Beschwerden einen großen Teil des Tages außer Bett sein" konnte.[262] Und auch die 75jährige Christine S. wurde erst mit langsamen Gehübungen auf ihre Entlassung vorbereitet.[263]

Trotz geduldiger Pflege versuchte das Personal, sich die Arbeit nach Möglichkeit zu erleichtern, auch wenn dies mit Unannehmlichkeiten für die Patienten verbunden war. Ein Beispiel dafür ist die Behandlung der 58jährigen Tagelöhnerin Wilhelmine B., die zu Beginn des Jahres 1898 die Medizinische Klinik unter anderem wegen einer Blasenentzündung aufgesucht hatte. Die Witwe mußte „bei Nacht [...] öfters, um zu urinieren herausgenommen werden." Deswegen sollte sie „von heute ab bei Nacht einen Dauerkatheter erhalten."[264]

Weigerten sich Patienten, sich untersuchen zu lassen, fügten sie sich nicht in die bestehende Ordnung oder fielen auf irgendeine andere Weise unagenehm auf, konnten sie sofort entlassen werden. So weigerte sich die 60jährige Karoline H. im Sommer 1905, eine Probemahlzeit einzunehmen. In der Akte vermerkte der zuständige Arzt: „Probemahlzeit ergibt nichts, da Pat. fast nichts zu sich genommen hat, weigert sich ein zweites Mal vollständig. Überhaupt benimmt Pat. sich derart inkorrekt, daß sie sofort entlassen wird."[265]

Störten Patienten die Ruhe ihrer Mitkranken und gefährdeten somit deren Genesung, wurde der Störenfried in ein Einzelzimmer verlegt. Im Falle der 75jährigen Karoline M. sah sich das Pflegepersonal gezwungen, die Patientin aus dem Schlafsaal zu entfernen, da diese „aus dem Bette auf[sprang] u. in den Gang hinaus" und „einzeln die anderen Patienten im Saal weckte."[266] Die schon erwähnte Dienstmagd Maria S. war sogar soweit gegangen, andere Patienten tätlich anzugreifen, worauf sie in ein „Absonderungszimmer" gebracht wurde, wo sie sich für den Rest ihres Krankenhausaufenthaltes aufhalten mußte.[267]

260 UA Tü, Sign. 284/46, 880/05.

261 Beispielsweise UA Tü, Sign. 284/35, 1465/04, Sign. 284/51, 1284, Sign. 284/51, 1330, Sign. 284/64, 1324/08 oder Sign. 284/94, 1328.

262 UA Tü, Sign. 284/48, 1088/05.

263 UA Tü, Sign. 284/117, 1715: „Da Pat. bald entlassen werden soll wird langsam mit dem Aufstehen begonnen, auch werden ganz vorsichtig Gehübungen gemacht."

264 UA Tü, Sign. 284/1, 4/98.

265 UA Tü, Sign. 284/47, 1019/05.

266 UA Tü, Sign. 284/28, 490/01.

267 UA Tü, Sign. 284/24, 69/01.

Für eine spezielle Behandlung älterer Patienten waren in Tübingen keine bestimmten Ärzte zuständig. Lediglich im Falle einer Hauterkrankung wurden ältere Patienten – entsprechend den jüngeren Kranken – ab 1904 von Dr. Paul Linser (1871–1963),[268] der sich in diesem Jahr in Tübingen für Dermatologie habilitiert hatte, behandelt.[269]Ansonsten war jeder der an der Medizinischen Klinik angestellten Ärzte gleichermaßen für alle Patienten zuständig, unabhägig von deren Alter und der gestellten Diagnose. Seltener wurden die älteren Patienten von einem Professor der Universitätsklinik behandelt. Professor Ernst von Romberg (1865–1933), der 1904 einem Ruf nach Tübingen gefolgt war,[270] kümmerte sich nur in Ausnahmefällen selbst um die Kranken. Diese gehörten dann zu den wohlhabenderen Patienten und hatten sich oftmals schon vorher privat von Professor Romberg behandeln lassen. Während des Klinikaufenthalts wurden die Kranken, die ein Mehrfaches des normalen Tagessatzes für ihren Aufenthalt bezahlten, dann jedoch von einem anderen Arzt behandelt und Professor Romberg nur gelegentlich hinzugezogen.[271] Die Patienten, die von zwei oder mehreren Ärzten betreut wurden, gehörten ebenfalls alle der höheren Gesellschaftsschicht an. Außerdem litten sie an mehreren, teilweise unterschiedlichen Erkrankungen, die oft auch die Psyche betrafen und hielten sich über einen längeren Zeitraum in der Klinik auf. Zu diesen Patienten gehörte beispielsweise die 61jährige Klara B., die während ihres zehnwöchigen Aufenthaltes wegen eines Gallenleidens, chronischer Obstipation und Hysterie behandelt wurde. Die Witwe des ehemaligen Finanzministers bezahlte für ihren Aufenthalt täglich das Sechsfache des normalen Tagessatzes.[272]

Hinsichtlich der medizinischen Behandlung und der psychologischen Betreuung der älteren Patienten in Tübingen läßt sich sagen, daß durchaus einige moderne geriatrische Ziele umgesetzt wurden. So wurde versucht, die körperliche und geistige Leistungsfähigkeit im Rahmen der damaligen Mittel möglichst lange zu erhalten. Die Patienten wurden zu Spaziergängen und Bewegungsübungen angeregt und teilweise auch geistig, zum Beispiel durch Schreibübungen, gefordert. Die kranken Betagten wurden mit medizinischer Sachkenntnis, Geduld und Einfühlungsvermögen in somatischer und psychischer Hinsicht betreut. Die moderne Geriatrie fordert zudem eine soziale Betreuung der Älteren, worauf jedoch in Tübingen weniger Wert gelegt wurde. Eine Ausnahme stellt der Fall des 62jährigen Landwirts Joachim F. dar, der 1910 vom behandelnden Arzt ermuntert wurde, einen An-

268 Z. B. UA Tü, Sign. 284/94, 1332/10, Sign. 284/107, 1998/10 oder Sign. 284/107, 1999/10.

269 Siehe Fischer, Isidor (Hg.): Biographisches Lexikon der hervorragenden Ärzte der letzten 50 Jahre. Zwei Bände. Zweite und dritte unveränderte Auflage, München/Berlin 1962, Band 2, S. 921.

270 Ebd., S. 1317.

271 UA Tü, Sign. 284/64, 1324/08, Sign. 284/67, 1263/09 und Sign. 284/94, 1328.

272 UA Tü, Sign. 284/115, 87. Siehe außerdem Sign. 284/94, 1328 oder Sign. 284/117, 1715.

trag auf Invalidenrente zu stellen.[273] Dagegen wurden die speziellen Krankheiten im höheren Alter dem damaligen Kenntnisstand entsprechend gezielt therapiert. Eine präventive Betreuung älterer Menschen, die zu den unabdingbaren Voraussetzungen einer geriatrischen Behandlung gehört, gab es in Tübingen nicht. Das ist aber vor allem darauf zurückzuführen, daß es sich in Tübingen um ein Akutkrankenhaus handelte, das erst im Falle einer realen Erkrankung aufgesucht wurde. Präventive Maßnahmen wurden, wenn überhaupt, nur vom Hausarzt verordnet. Allerdings wurden den älteren Patienten bei ihrer Entlassung durchaus Ratschläge für eine gesunderhaltende Lebensführung und für eine zweckdienliche Ernährung im Alter sowie Richtlinien für eine körperliche und geistige Aktivierung mit auf den Weg gegeben.

Bei der medikamentösen Behandlung sollte auf jeden Fall die Alterspolypathie und der besondere Zustand der Organe im alternden Organismus beachtet werden. Dem damaligen medizinischen Kenntnisstand entsprechend, wurde dies bei der medikamentösen Behandlung durchaus berücksichtigt. Auf weitreichende geropharmazeutische Besonderheiten und spezielle Richtlinien einer geriatrischen Langzeitbehandlung gingen die behandelnden Ärzte jedoch nicht ein. Daß die vielseitigen geriatrischen Aufgaben nur in Zusammenarbeit von klinisch erfahrenen Allgemeinärzten mit Psychologen, Internisten, Psychiatern, Chirurgen, Ophthalmologen und anderen Fachvertretern lösbar sind, war den damaligen Ärzten so nicht bewußt. Allerdings arbeiteten die Vertreter der einzelnen Disziplinen in Ausnahmefällen eng zusammen, wenn dadurch den älteren Patienten geholfen werden konnte.[274]

273 UA Tü, Sign. 284/106, 1932/10.

274 Vgl. Franke, Hans: Allgemeine Therapieprinzipien bei Betagten. In: Therapiewoche 30 (1980), S. 5278–5284 und Franke: Stellung und Aufgaben.

5. Die Einstellung älterer Patienten zur Medizin

5.1. Die Einstellung zur Gesundheit und die gesellschaftliche Stellung kranker Menschen im Alter

> *Jeder Krankheitsfall ist die Begegnung zweier geschichtlicher Abläufe: Der Geschichte der Persönlichkeit, und der Geschichte der Gesellschaft, in der die betreffende Person lebt.*
> Maurice Dorès[1]

Die Wahrnehmung von Krankheit und die Art ihrer Bewältigung durch Laien werden bestimmt vom zeitgenössischen medizinischen Diskurs, dem jeweiligen sozialen Umfeld und den zur Verfügung stehenden sozioökonomischen Ressourcen. Folglich spiegeln sich historische Prozesse, wie die Weiterentwicklung des Bürgertums, die zunehmende Verstädterung und Industrialisierung sowie das Entstehen der modernen Industriearbeiterschaft im kulturellen Umgang mit Krankheit und seinem Wandel wider.[2] In diesem Sinne erklärt Robert Jütte Krankheit als individuellen Zustand, der im Zusammenhang mit dem medizinischen System, anderen Individuen und der gesamten Gesellschaft gesehen werden muß. Nicht weniger wichtig als das sich verändernde medizinische Wissen und die unterschiedlichen medizinischen Vorstellungen sei der kollektive Diskurs über Gesundheit und Krankheit. Um also die gesellschaftliche Stellung kranker Menschen im jeweiligen zeitgenössischen Umfeld analysieren zu können, muß der Historiker zu verstehen versuchen, wie die Menschen in der Vergangenheit eine Krankheit oder Epidemie wahrnahmen, erklärten oder behandelten, um so ein kollektives und soziales Ereignis erkennen zu können.[3] In der Weise, wie Krankheitskonzepte eine Folge oder ein Produkt maßgebender Werte, des medizinischen Wissens und des Gesundheitssystems darstellen, verweist jede Interpretation von Gesundheit und Krankheit auf eine bestehende Ordnung und beinhaltet damit unweigerlich bestimmte Verhaltensregeln. Deshalb wird man, indem man den Terminus „Gesundheit" oder „Krankheit" zu definieren versucht, mit unausgesprochenen Werten konfrontiert.[4]

Da physische Prozesse das Erleben und Handeln eines Individuums nicht direkt beeinflussen, sondern immer durch kulturelle Empfindungsweisen, Körperbilder, Metaphern und Erklärungsmodelle geprägt sind, spricht

1 Dorès, Maurice: Tintenfische 13. Alltag des Wahnsinns. Berlin 1978, S. 119.

2 Vgl. Lachmund/Stollberg: Patientenwelten, S. 221.

3 Jütte, Robert: The Social Construction of Illness in the Early Modern Period. In: Lachmund/Stollberg: Social Construction , S. 23–38, hier S. 23f.

4 Vgl. Labisch, Alfons: The Social Construction of Health. From Early Modern Times to the Beginnings of the Industrialization. In: Lachmund/Stollberg: Social Construction, S. 85–101, hier S. 85.

man in der medizinhistorischen Theorie von einer sozialen Konstruktion.[5] Die Soziologen Peter Berger und Thomas Luckmann haben das dialektische Verhältnis von Gesellschaft und Individuum in verschiedenen Gesellschaftstypen untersucht. In ihrer Theorie von der gesellschaftlichen Konstruktion der Wirklichkeit weisen die beiden auf den Einfluß der Wissenssysteme, der gesellschaftlichen Legitimierungsmechanismen und religiösen und anderen Symbolwerten in diesem Verhältnis hin.[6] Mit anderen Worten: Bezeichnet man eine Krankheit als „sozial konstruiert", signalisiert man damit, daß die Auffassung dieser Krankheit nicht aus der Natur der Sache abzuleiten, sondern vom Verhalten der Menschen abhängig ist. Die im Krankheitskonzept verarbeiteten Bilder lassen sich unterschiedlich auffassen und konzeptualisieren.[7] Dem folgend weisen Jens Lachmund und Gunnar Stollberg darauf hin, daß Krankheit nicht nur ein körperliches Ereignis ist, sondern eine neue soziale Situation und neue Verpflichtungen und Abhängigkeiten schafft. Außerdem errege sie Ängste, Mitgefühl, Scham oder Peinlichkeit und bilde daher den Kristallisationspunkt spezifischer Rituale, die den sozialen Umgang mit dem Kranken regulieren. Sie durchkreuze Lebensentwürfe und werfe Fragen nach der persönlichen Identität auf. Die sozialen Identitäten des Kranken seien so vielfältig wie die sozialen Lebenslagen einer Gesellschaft.[8]

Alfons Labisch sieht durch die verschiedenen sozialen Konstruktionen von Krankheit und Gesundheit den Körper in ein Konzept von Vorstellungen und Werten, das eine Gesellschaft beinhaltet, integriert. In diesem Sinne beinhalte Gesundheit generelle Konzeptionen und Werte, die für vergange-

5 Vgl. Lachmund/Stollberg: Patientenwelten, S. 10.

6 Siehe Berger, Peter L./Luckmann, Thomas: Die gesellschaftliche Konstruktion der Wirklichkeit. Eine Theorie der Wissenssoziologie. 5. Auflage, Frankfurt a. M. 1977. Vgl. auch Jütte, Robert: Sozialgeschichte der Medizin: Inhalte – Methoden – Ziele. In: Medizin, Gesellschaft und Geschichte 9 (1991), S. 149–164, S. 155f. Zum Nutzen von Begriff und Konzept der sozialen Konstruktion in der Geschichte von Medizin, Naturwissenschaft und Technik siehe ebenso: Hacking, Ian: Was heißt >soziale Konstruktion<? Zur Konjunktur einer Kampfvokabel in den Wissenschaften. 2. Auflage, Frankfurt a. M. 1999.

7 In seiner Arbeit über „Ärzte, Heiler und Patienten" in der Frühen Neuzeit weist Robert Jütte explizit auf Krankheit und Gesundheit als soziale Konstrukte in einem bestimmten historischen Rahmen hin: „Krankheit und Gesundheit sind ein soziales 'Konstrukt', das heißt, der Mensch definiert sein Verhältnis zum Körper und zum medizinischen System immer wieder neu. Die Krankheitsauffassung und das Krankheits- oder Gesundheitsverhalten müssen also vor dem Hintergrund der jeweiligen Epoche gesehen werden. Es ist nicht zuletzt die Aufgabe des Historikers, die kulturellen, sozialen und politischen Entwicklungen, die das Kranksein in einer bestimmten Gesellschaft geprägt haben, herauszuarbeiten und zu interpretieren." Siehe: Jütte, Robert: Ärzte, Heiler und Patienten. Medizinischer Alltag in der frühen Neuzeit. München/Zürich 1991, S. 9. In seiner Studie stehen dementsprechend die gesellschaftlich und kulturell geprägte Einstellung zum Leiden, der Umgang mit der Krankheit und die Bewältigung von Krankheit in der Frühen Neuzeit im Mittelpunkt.

8 Lachmund/Stollberg: Patientenwelten, S. 12.

nes und zukünftiges Handeln zuständig seien. Da somit Gesundheit immer teleologisch, also zielgerichtet erklärt wird, werde die Möglichkeit ausgeschlossen, Gesundheit wertfrei zu erklären.[9] Wie also der Körper und die menschliche Existenz gesehen werden, ist ein Hinweis auf gesellschaftliche Wertvorstellungen, die wiederum die Wahrnehmungen des individuellen und sozialen Körpers kontrollieren.[10]

Aus diesem Zusammenhang heraus trifft zu, was Franziska Loetz in der Einleitung zu ihrer Dissertation erwähnt. Mit dem Forschungsgegenstand Krankheit verbinde sich nicht mehr das Problem der retrospektiven Diagnose, der geographischen Verbreitung von Krankheit oder der Entdeckung ihrer effizienten Behandlung, sondern die Frage, in welchen typischen Formen und mit welchen kulturellen Gewohnheiten Erkrankte, Gesunde und Heilkundige auf Krankheiten und somit auch auf Kranke reagieren.[11] Nach Eliot Freidson kann zwar die Krankheit selbst eine biologische Veränderung sein, der Gedanke der Krankheit dagegen nicht und auch nicht die Art und Weise, in der der Mensch darauf reagiert. Krankheit als biophysischer Zustand bedeute Veränderungen in einem lebenden Organismus. Krankheit als sozialer Zustand bedeute dagegen Veränderungen im Verhalten, die nur bei Menschen aufträten und je nach Kultur und nach symbolischen Bedeutungssystemen verschieden seien. So werde also Krankheit sozial definiert und sei von sozialen Vorgängen umgeben, die sie bedingten.[12]

Wird Krankheit somit als Unfähigkeit definiert, normalerweise erwartete Rollen und Aufgaben zu übernehmen, kann dies nicht ohne Folgen für die gesellschaftliche Position des Kranken bleiben. Der Kranke ist der Bewertung seines Krankseins durch andere und damit einer sozialen Kontrolle unterworfen.[13]

Schon vor dem 19. Jahrhundert wurden Krankheit und Armut als zusammenhängend betrachtet, da beide die Unfähigkeit zu arbeiten bedingten, und auf Krankheit oftmals finanzielle Schwierigkeiten folgten. So wurde einem Kranken beispielsweise während der Entstehung des sozialen Sicherungssystems das Gefühl vermittelt, eine Last für die Gesellschaft zu sein.[14] Der Mäßigkeitsdiskurs des späten 18. und frühen 19. Jahrhunderts führte ebenfalls dazu, daß Krankheit und Gesundheit als Balance des Lebens unmittelbar in die Verantwortung des betreffenden Individuums gestellt wurden. Krankheit galt prinzipiell als selbstverschuldete Folge von Fehlern in der Lebensführung. Am wirkungsvollsten gelang es wohl Christoph Wilhelm Hufeland in seiner „Makrobiotik"[15], dieses Prinzip zu erklären. Direkt

9 Labisch: Social Construction of Health, S. 85.
10 Ebd., S. 100.
11 Loetz: Vom Kranken zum Patienten, S. 24.
12 Freidson: Der Ärztestand, S. 175 und S. 185f.
13 Vgl. Jütte: Sozialgeschichte der Medizin, S. 152.
14 Vgl. Jütte: Social Construction of Illness, S. 27.
15 Hufeland, Christoph Wilhelm: Makrobiotik oder die Kunst das menschliche Leben zu verlängern. Wien und Prag 1797.

an die mittelalterliche hippokratisch-galenische Tradition der sechs res non naturales als Steuerkreise der körperlichen Elemente und Säfte anknüpfend, postulierte er, in den verschiedensten Angelegenheiten, wie Licht und Luft, Speise und Trank, Arbeit und Ruhe, Schlafen und Wachen, Füllen und Leeren des Körpers sowie in Gemütsbewegungen, ein „rechtes" Maß walten zu lassen, um die Balance der res non-naturales nicht in Unordnung zu bringen.[16]

Auch die Ideen der Aufklärung führten dazu, daß gesundes Verhalten als erkennbar vernünftiges und somit moralisch richtiges Leben betrachtet wurde. Im Widerspruch zur „gottgewollten, aristokratisch-klerikalen Weltordnung und der sich hieraus ableitenden, angeblich unveränderlichen Zuteilung von Lebenschancen" behaupteten gesundheitspolitische Schriften seit der Mitte des 18. Jahrhunderts, daß Krankheit und früher Tod „unnötig" seien.[17] Indem sich die Menschen von religiösen Werten zu lösen begannen, gewannen andere Tugenden an Bedeutung. Obwohl Krankheit nicht mehr als Buße für Sünden galt, wurde Gesundheit mit moralischem und natürlichem Wohlverhalten gleichgesetzt und Krankheit mit Schuld. Dabei unterschied man durchaus zwischen „natürlichen" und „selbstverschuldeten" Krankheiten. Epidemien wurden als natürliche Krankheiten gesehen, denen niemand entkommen konnte, selbstverschuldete Krankheiten galten dagegen als physische Konsequenz moralischer Sorglosigkeit, basierend auf der Vorstellung, bestimmte Ursachen hätten sowohl moralisch als auch physisch gleichartige Folgen.[18] Im Zuge der Aufklärungsbewegung sollte die Bevölkerung christlich und sittlich unterwiesen, während gleichzeitig zweckrationale, ökonomisch kalkulierbare Verhaltensweisen vermittelt werden sollten. In diesem Normendiskurs spielte Gesundheit eine wichtige Rolle als Voraussetzung und Folge eines „rechtschaffenen" Lebens, Bedingung des individuellen Glücks sowie als Ergebnis einer vernünftigen Lebensführung. Daraus folgte, daß nur ein gesunder Mensch seinen Platz in der bürgerlichen Gesellschaft richtig ausfüllen und seine Fähigkeiten zum Wohle des Ganzen ausschöpfen konnte. Die Erhaltung der Gesundheit wurde zur Pflicht gegenüber der Allgemeinheit.[19]

Die Entwicklung der Hygiene im selben Zeitraum führte dazu, daß mit Hilfe der neuesten physikalischen und biologischen Erkenntnisse Gesundheitsbedingungen und Faktoren experimentell abgeleitet und bestimmte

16 Vgl. Lachmund/Stollberg: Patientenwelten, S. 39f.

17 Siehe Göckenjan: Kurieren und Staat machen, S. 65.

18 Siehe Labisch: The Social Construction of Health, S. 93.

19 Vgl. Frevert: Krankheit als politisches Problem, S. 31. Zu Gesundheit als gesellschaftlicher Diskurs während der Aufklärung siehe auch Göckenjan: Kurieren und Staat machen, v. a. S. 90 und S. 65: „Die zugleich damit angestimmte Aufforderung zur Selbstverantwortlichkeit ist der bürgerlich-aufklärerische Impuls der Besinnung auf die eigenen Kräfte, auf die Potenz der Vernunft, gegen eine Verteilung der Lebenschancen nach Abstammung und Status, ein Impuls, der sein Plausibilität vor allem aus dem Verweis auf die Veränderung, die Veränderbarkeit der Verhältnisse zieht."

Verhaltensweisen dadurch zu einzig gesundheitlich richtigen Verhaltensweisen erklärt werden konnten. Nach Alfons Labisch war es daher nicht mehr nötig, gesundheitsgerechtes Verhalten an andere Wertesysteme zu knüpfen. Gesundheit sei nun gleichsam zur wertfreien beweisbaren Richtschnur des täglichen Lebens geworden.[20]

Die Hygienebewegung versuchte zu zeigen, daß Infektionskrankheiten hauptsächlich durch ungesunde soziale Verhältnisse hervorgerufen werden, und bestimmte Bevölkerungsgruppen dem Ausbruch von Epidemien Vorschub leisten. In der bürgerlichen Gesellschaft galt Gesundheit nun als ein Wert, der sich in äußerer und innerer Reinlichkeit und Ordnung aller Lebensverhältnisse offenbart. Als Allheilmittel öffentlicher und privater Gesundheit galten Hygiene und Sauberkeit. Gesundheitsfürsorge konnte also auf den einzelnen übertragen werden. Man war überzeugt, daß die Unterschichten durch die Annahme gesundheitlicher, also bürgerlicher Verhaltensmaßregeln und Normen zu Disziplin und Arbeit gebracht werden könnten. Deshalb war die bürgerliche Hygienebewegung in erster Linie ein Kampf um Zucht und Ordnung.[21] Gesundheit erhielt für die Hygieniker eine soziale Bedeutung. In diesem Sinne konnte sich eine speziell auf die Gesundheit bezogene Ethik entwickeln. „Wenn der Kranke nun auch kein Sünder mehr war, hatte er doch eine Verfehlung begangen, nicht mehr in seiner Seele, sondern mit dem Körper: er war ein Geschädigter."[22]

Im letzten Drittel des 19. Jahrhunderts wurde Gesundheit auch auf Staatsebene zu einem zentralen und volkswirtschaftlichen Gut. Da im administrativen Stabilisierungsprozeß der Territorialstaaten die Bevölkerung zunehmend als Produktionsfaktor galt, wurde Gesundheit zur Aufgabe des Staates.[23] So versuchte man, das öffentliche und private Leben nach gesundheitlichen Wertmaßstäben zu organisieren. Vor allem während der Übergangsphase von der Agrar- zur Industriegesellschaft wandelte sich die extensive Ausnutzung der Arbeitskraft zu einer intensiven. Ziel war, ein quantitativ und qualitativ genügendes Arbeitskräftepotential auf Dauer zu sichern. Um dieses Ziel zu erreichen, wurden unter anderem das Gesundheitswesen und die staatliche Sozialpolitik ausgebaut.[24] Die Motive und die Intention einer solchen Politik waren vor allem die Vermeidung von „Gesundheitsstörungen" der Arbeiter. Gesundheit, körperliche Tüchtigkeit, Ordnungsliebe

20 Labisch, Alfons: „Hygiene ist Moral – Moral ist Hygiene" – Soziale Disziplinierung durch Ärzte und Medizin. In: Sachße/Tennstedt: Soziale Sicherheit, S. 265–285, hier S. 275.

21 Drees: Ärzte auf dem Weg, S. 137.

22 Herzlich, Claudine/Pierret, Janine: Kranke gestern, Kranke heute. Die Gesellschaft und das Leiden. München 1991, S. 185.

23 Vgl. Drees: Ärzte auf dem Weg, v. a. S. 269.

24 Labisch, Alfons: Die soziale Konstruktion der „Gesundheit" und des „Homo hygienicus": Zur Soziogenese eines sozialen Gutes. In: Österreichische Zeitschrift für Soziologie 10 (1985), S. 60–81, S. 61. Vgl. dazu auch Sachße/Tennstedt: Geschichte der Armenfürsorge, v. a. Kapitel 2: Von der Armenfürsorge zur „socialen Fürsorge": Tendenzen städtischer Sozialpolitik 1871–1914, S. 15–45.

und Mäßigung galten als erstrebenswerte Tugenden, die den Arbeitern vor allem durch die Krankenkassen nahe gebracht werden sollten.[25]

Ebenfalls im Verlauf des 19. Jahrhunderts wurde Krankheit immer öfter mit anderen Dingen in Zusammenhang gebracht. In ihrer Untersuchung über „Kranke gestern, Kranke heute" weisen Claudine Herzlich und Janine Pierret darauf hin, daß in den Werken zeitgenössischer Schriftsteller, wie Flaubert und Zola, die Auffassung zu entdecken ist, daß „Krankheit, vielleicht stärker als jedes andere Phänomen, etwas ausdrückt." Von nun an ginge es vor allem darum, die Krankheit sprechen zu lassen, da sie immer auch das Bild von etwas anderem sei.[26] So finden sich im 19. Jahrhundert erste Ansätze des „Gebrauchs der Krankheit als Metapher", wie es Susan Sontag für die zweite Hälfte des 20. Jahrhunderts nachgewiesen hat.[27] In ihrem Essay weist die Autorin darauf hin, daß Krankheit als psychologisches Ereignis interpretiert werden kann. Man werde ermuntert zu glauben, daß man krank werde, weil man es sich unbewußt wünsche, und daß man sich durch die Mobilisierung des Willens selbst heilen könne. So seien psychologische Krankheitstheorien machtvolle Instrumente, um Schande auf kranke Menschen abzuwälzen. Patienten, die darüber belehrt werden, daß sie ihre Krankheit unwissentlich selbst verursacht hätten, lasse man zugleich wissen, daß sie sie verdient hätten.[28]

Krankheit als objektive körperliche und seelische Störung oder als Wandel der subjektiven Befindlichkeit führt zu einer Verhaltensänderung, die vor allem die Einschränkung der Leistungsfähigkeit betrifft. Die Kranken und somit Leistungsunfähigen erhalten von der Gesellschaft eine neue Rolle zugeteilt, die wiederum mit verschiedenen Attributen und Erwartungen verknüpft ist. Wie sich nun eine Person im Krankheitsfall verhält, ist das Resultat einer bewußten und unbewußten Auseinandersetzung mit dieser neuen Rolle als Kranker und ist auch abhängig von der sozialen Situation des Kranken und seinem materiellen Besitz.[29] Das Krankheitsverhalten bezeichnet „den Komplex kulturtypischer psychosozialer Reaktionen des Individuums auf subjektive Befindungsstörungen und objektive Krankheitssymptome, vor allem die Einschätzung und Inanspruchnahme von Hilfe von seiten der ärztlichen oder chirurgischen Profession oder von Laien,

25 Vgl. Frevert: Krankheit als politisches Problem, S. 208. Nach Ute Frevert waren vor allem die Unternehmer von der Nützlichkeit der Krankenkasse voll überzeugt: Die Krankenkassen „bearbeiteten nicht nur Gesundheitsstörungen, in dem sie ihren Mitgliedern eine medizinische Infrastruktur zugänglich machten und den Genesungsprozeß unter die Kontrolle ärztlicher Experten stellten. Sie federten auch nicht nur Folgeprobleme eines Gesundheitsverlustes ab, wenn sie dafür sorgten, daß eine zeitweilige, durch Krankheit bedingte Arbeitsunfähigkeit noch kein gänzliches Ausfallen aus dem Lohnverhältnis nach sich zog. Neben diesem materiellen Leistungsangebot stand ein moralischer Erziehungseffekt."

26 Herzlich/Pierret: Kranke gestern, Kranke heute, S. 45f.

27 Sontag, Susan: Krankheit als Metapher. Frankfurt a. M. 1981.

28 Ebd., S. 67f.

29 Vgl. Döhner: Krankheitsbegriff, S. 21f.

schließlich auch die Form der Selbstbehandlung."[30] Um das Krankheitsverhalten der älteren Patienten in Tübingen beurteilen zu können, müssen die Erwartungen, die die Kranken an die Ärzte herantrugen, ebenso analysiert werden, wie die Einschätzungen seitens der Patienten bezüglich der Leistungsfähigkeit der Ärzte oder die der Qualität der verordneten Arzneien, und ob die Patienten den Krankheitsverlauf überhaupt für beeinflußbar hielten.

Wann Kranke beispielsweise einen Arzt aufsuchten oder sich ins Krankenhaus begaben, ist ein Hinweis auf das konkrete Handeln im Krankheitsfall und läßt Aussagen darüber zu, ab wann man sich als krank betrachtete. In ihrer Untersuchung über Kranke und Patienten in den Jahren 1750 bis 1850 faßt Franziska Loetz die zeitgenössische medizinische Publizistik zusammen, die einstimmig berichtet, daß ärztliche Hilfe in der Regel nicht vor dem dritten Tag einer schweren akuten Erkrankung oder sogar noch viel später gerufen wurde. Auch ob und wann sich erkrankte Personen zu Bett legten, ist ein Hinweis auf die eigene Einschätzung des Krankheitszustandes. Laut Franziska Loetz waren Krankheit und Bettlägerigkeit gleichbedeutend, weshalb sich viele Kranke erst in fortgeschrittenem Erkrankungsstadium zu Bett legten und lange vor ihrer Genesung wieder aufstanden. Nach Aussagen von Ärzten mieden kranke Personen das Bett, weil sie glaubten, ‚das Bett zöge an und mache sie noch kränker'. Dies lasse den Schluß zu, daß ‚krank' offenbar nicht nur ein Unwohlbefinden bezeichne, sondern bedeute, das Bett hüten zu müssen und daher nicht mehr in der Lage zu sein, den Alltag zu bewältigen.[31]

5.2. Die Selbsteinschätzung des Gesundheitszustandes älterer Patienten

Obwohl er schon seit zehn Monaten unter starken Schluckbeschwerden gelitten hatte, suchte der 62jährige Schuhmacher Johannes W. erst im Herbst des Jahres 1898 die Medizinische Klinik auf. Trotzdem er oft tagelang keine feste Nahrung zu sich nehmen konnte und sich regelmäßig nach dem Essen erbrach, hatte er die ganze Zeit über keine ärztliche Hilfe in Anspruch genommen. Nachdem er sich schließlich sieben Wochen lang nur noch von flüssigen Speisen ernähren konnte, ging er endlich ins Krankenhaus. Dort stellten die behandelnden Ärzte ein Speiseröhrenkarzinom fest, das nicht nur jegliche Form einer normalen Ernährung unmöglich machte, sondern außerdem äußerst schmerzhaft war.[32]

Auch die 63jährige Fabrikarbeiterin Albertine G. ließ sich erst, nachdem sie schon mehrere Monate unter heftigen Unterleibsschmerzen gelitten hatte, ärztlich behandeln. Im Aufnahmeprotokoll ist zu lesen: „Seit einem halben Jahr habe Pat. stechende Schmerzen im Leibe [...] am Tage, wenn

30 Ebd., S. 49.
31 Loetz: Vom Kranken zum Patienten, S. 125.
32 UA Tü, Sign. 284/6, 520/98.

die Frau putzte und werckte beachtete sie die Schmerzen weniger; abends dagegen konnte sie sich kaum nach Hause schleppen. [...] In den letzten Wochen nahmen die Schmerzen immer mehr zu." Die Ärzte der Medizinischen Klinik konnten der Kranken, die die Klinik im Herbst 1905 aufgesucht hatte, nicht mehr helfen. Nach nur drei Tagen starb sie an den Folgen eines Blasenkarzinoms.[33]

Die meisten der älteren Patienten kamen erst nach langer Krankheit zur Behandlung in die Medizinische Klinik. Obwohl sie größtenteils zumindest ab und zu von einem praktischen Arzt betreut worden waren, hatte sich ihr Leiden über Monate oder sogar Jahre hinweg verschlimmert. Die Einweisung ins Krankenhaus erschien vielen als letzte Möglichkeit, ihren Gesundheitszustand doch noch zu verbessern. Das soziale Umfeld der Patienten scheint dabei keine Rolle gespielt zu haben. So war ein 58jähriger Schuhmacher ein Jahr lang von heftigen Ischiasschmerzen geplagt worden,[34] hatte ein 61jähriger Gymnasialprofessor seit einem Jahr an neuralgischen Schmerzen und seit neun Wochen unter starken Schmerzen am Bein gelitten[35] und ein ebenfalls 58jähriger Tagelöhner seit 10 Monaten unter hochgradigen Beschwerden „mit den Beinen",[36] bevor sie zur Behandlung in die Medizinische Klinik kamen. Soweit es aus den Aufnahmeprotokollen ersichtlich ist, suchten viele der älteren Patienten auch einen praktischen Arzt nicht sofort beim ersten Auftreten der Beschwerden auf. Beispielsweise litt der 60jährige Landwirt Eduard M. bei seiner Aufnahme in die Medizinische Klinik schon seit zwei Monaten unter heftigen, von einem Speiseröhrenkarzinom ausgelösten Schmerzen und war dennoch erst seit einem Monat in ärztlicher Behandlung.[37] Auch die 57jährige Schuhmachergattin Barbara S. hatte erst nach zweimonatigen Beschwerden medizinische Hilfe gesucht[38], und die 63jährige Witwe Nanette F., die das Vierfache des üblichen Tagessatzes für ihren Klinikaufenthalt bezahlte, war, obwohl sie seit über zwei Jahren Magenbeschwerden hatte, erst seit einem halben Jahr in ärztlicher Behandlung.[39]

Eine Ausnahme war der 67jährige Karl von S. Der „Geheimrat a. D." hatte seinen Urin routinemäßig in der Apotheke untersuchen lassen. Als Eiweiß im Harn festgestellt wurde, begab er sich im September 1910 als Selbstzahler in die Medizinische Klinik. Der hypochondrische Patient konnte nur schwer von seiner Gesundheit überzeugt werden. In seiner Krankenakte vermerkte der behandelnde Arzt: „Nachdem die wiederholte Untersuchung dauerndes Fehlen jedes Albumins ausserdem aber auch jeder nephritischen Erscheinung ergeben hatte, wird P. heute entlassen mit der Versiche-

33 UA Tü, Sign. 284/51, 1337.
34 UA Tü, Sign. 284/4, 262/98.
35 UA Tü, Sign. 284/130, 160.
36 UA Tü, Sign. 284/12, 421/99.
37 UA Tü, Sign. 284/4, 311/98.
38 UA Tü, Sign. 284/4, 269.
39 UA Tü, Sign. 284/3, 164/98.

rung, dass er keine Nephritis habe und kein Albumin vorhanden sei. Soll sich im übrigen als gesund betrachten."[40]

Mußte ein Klinikaufenthalt von der Armenkasse bezahlt werden, wurde eine Krankenhausbehandlung vor allem dann in Erwägung gezogen, wenn eine Pflege daheim nicht möglich war. So bemerkte der behandelnde Arzt vor Ort im Falle der 74jährigen Händlerin Margarete K.: „Da jede geordnete Pflege zu Hause fehlt, würde Aufnahme in medizin. Klinik mit grossem Dank angenommen werden."[41] Ähnlich formulierte es der Hausarzt der 60jährigen Tagelöhnerwitwe Barbara S. in seinem Aufnahmegesuch, daß die Kranke nämlich „keine zur Pflege geeignete weibliche Angehörige" besäße, weswegen ihre Unterbringung in einer Klinik unbedingt nötig sei.[42] Der Arzt der 59jährigen Emma P. schickte diese dagegen ins Krankenhaus, weil sie daheim keine Ruhe fände. Die Ehefrau eines hohen Beamten, die ein Vielfaches des üblichen Tagessatzes für ihren Aufenthalt bezahlte, litt unter Diabetes und hatte vergeblich versucht, „zu Hause die gebotene Diät einzuhalten."[43]

Nur wenige der älteren Patienten in Tübingen hatten sich schon vor der stationären Behandlung ausführlich mit ihrem Gesundheitszustand beschäftigt. Einer davon war der 65jährige Zimmermann Josef S., was wohl vor allem auf die heftigen Schmerzen, die der Patient erdulden mußte, zurückzuführen ist. So bat der behandelnde Arzt vor Ort um eine rasche Aufnahme in das Universitätskrankenhaus, da der seit eineinhalb Jahren von „neuralgischen Schmerzen von unerträglicher Heftigkeit" geplagte Kranke nun „mehr als je zu leiden" habe. In einem Brief beschrieb Josef S. sein Leiden folgendermaßen: „Müde Füße ewiglich verzagt mellankholisch (sic!) im Kopf als waere er in einen Schraubstock eingeschweißt. Schmerzen auf dem Rücken als ob ein Zentner darauf lege; Rückenschmerzen Kopfschmerzen Ohrenschmerzen kalte Hand und Füße Schüttelfrost fliegende Hitze auch komt (sic!) es wieder ob der Koerper in einem Ameisenhaufen lag aufgetriebenem Bauch Hautausschlag Brennen im Unterleib Gliederreißen Schwindel kurzen ahtem (sic!) Verstopfung so dass ich abfürmittel u. Kriestier (sic!) anwenden musste u. mein Stuhlgang erfolgt kaum 2 bis 3 Litter abgehend mit lauter Rotz oder Schleim u. so bereit alle 8 Tage damit ein Leben in Sichthum."[44]

Der 60jährige Professor Friedrich R. schrieb seine Krankengeschichte am ersten Tag in der Medizinischen Klinik ausführlich nieder, um diese dann dem behandelnden Arzt zu übergeben. In einem vier Seiten langen Dossier erklärte der ledige Akademiker, daß er schon seit über 14 Jahren

40 UA Tü, Sign. 284/97, 1488/10.

41 UA Tü, Sign. 284/1, 33/97.

42 UA Tü, Sign. 284/75, 270. Auch der Hausarzt der 56jährigen Ehefrau eines Steinschlägers bemerkte: „wegen mangelnder häuslicher Pflege ist für sie Krankenhausbehandlung dringend nötig." UA Tü, Sign. 284/101, 1704/10.

43 UA Tü, Sign. 284/92, 1260/10.

44 UA Tü, Sign. 284/11, 303.

unter Herzbeschwerden litt, wie es seiner Meinung nach zu der Krankheit gekommen war, wie er sie bisher behandelt hatte und durch welche äußeren Einwirkungen sich die Beschwerden verbessern oder verschlimmern würden.[45]

Der Großteil der älteren Patienten gab bei Erstellung der Anamnese an, „früher nie krank gewesen“ zu sein. Selbst wenn jemand eine oder mehrere Krankheiten hatte oder von verschiedenen Gebrechen geplagt wurde, hieß es in der Regel: „Sonst nie krank gewesen.“ Trotz einer Erkrankung arbeitete man also weiter. Wer gar nicht mehr arbeitsfähig war oder gar das Bett hatte hüten müssen, betonte dies im Aufnahmegespräch besonders. So gab der 62jährige Schuhmacher Jakob P., der wegen Muskelatrophie schon einmal im Krankenhaus behandelt worden war, bei seiner zweiten Aufnahme im November des Jahres 1900 an, daß er „sich nur noch mühsam auf dem Feld mit leichten Arbeiten, wie Rechen“ beschäftigen könne,[46] und der 66jährige Oberamtsarzt Ferdinand G. hatte an Weihnachten 1905, kurz bevor er zur Behandlung in die Klinik kam, seine Praxis schließen müssen, da seine Herzbeschwerden immer heftiger geworden waren.[47]

Ein Hinweis darauf, daß sich die älteren Patienten wirklich erst zu Bett begaben, wenn ihre Beschwerden sich ins Unerträgliche gesteigert hatten oder ein Aufbleiben physisch nicht mehr möglich war, ist die Dauer der Bettlägerigkeit. Mußten die Kranken nämlich erst einmal das Bett hüten, dauerte es Wochen oder sogar Monate, bis sie dieses wieder verlassen konnten oder direkt in die Klinik kamen. Die 68jährige Zimmermannsfrau Agnes Katharina N. hatte beispielsweise schon seit drei Monaten ihr Bett nicht mehr verlassen können, „da ihre Beine plötzlich gelähmt worden seien“, als sie im Januar 1901 ins Krankenhaus gebracht wurde.[48] Auch der 64jährige Schuhmacher Johannes R. war erst nach einer „vollständigen Lähmung“ bettlägerig geworden, obwohl er schon seit einem halben Jahr unter heftigen und schmerzhaften Beschwerden gelitten hatte. Sechs Wochen nach Beginn seiner Bettlägerigkeit suchte er im Sommer 1905 die Medizinische Klinik auf.[49] Die 70jährige Bäckersfrau Karoline L., die bis zu ihrer Erkrankung zu Beginn des Jahres 1905 immer gearbeitet hatte, war sogar schon vier Monate vor ihrer Einlieferung in das Universitätsklinikum nicht mehr in der Lage gewesen, ihr Bett verlassen zu können.[50]

Mit ihrem Verhalten wollten die älteren Patienten wohl verhindern, als krank und gebrechlich angesehen zu werden. Im allgemeinen begaben sich die Älteren erst in ärztliche Obhut oder suchten das Krankenhaus auf, wenn ihre Beschwerden sehr weit fortgeschritten waren. Im Aufnahmegespräch betonten sie in der Regel, bisher immer ihrer Arbeit nachgegangen und „nie

45 UA Tü, Sign. 284/31, 114/03.
46 UA Tü, Sign. 284/22, 699/00.
47 UA Tü, Sign. 284/38, 227/05.
48 UA Tü, Sign. 284/23, 29/01.
49 UA Tü, Sign. 284/48, 1061/05.
50 UA Tü, Sign. 284/51, 1330.

krank gewesen" zu sein. Eine Einschränkung ihrer Leistungsfähigkeit wollten sie nicht ohne weiteres zugeben. Wohlhabendere ältere Patienten suchten eher zu einem früheren Zeitpunkt medizinische Hilfe. Ein hypochondrisches Krankheitsverhalten zeigten, wenn überhaupt, nur gut situierte Privatpatienten. Dagegen ließen sich die älteren Patienten, für deren Aufenthalt die Armenkasse aufkam, hauptsächlich dann in der Medizinischen Klinik behandeln, wenn sie niemanden hatten, der sie zu Hause betreuen und pflegen konnte.

Einige der älteren Patienten machten sich durchaus Gedanken über ihre Gebrechen. Sie entwickelten eigene Vorstellungen zur Entstehung ihrer Beschwerden und wußten, was ihnen gut tat und was ihren Zustand verschlechterte. So war sich die 75jährige Weingärtnerin Katharine H., die von stark juckenden Ekzemen gequält wurde, darüber im klaren, daß sie „durch Kratzen und Scharren den Ausschlag an sich selbst weiter verbreitet" hatte.[51] Desgleichen wußte der unter Herzbeschwerden leidende 73jährige Sägmühlenbesitzer Christian K., daß psychische Aufregung sich negativ auf seinen Zustand auswirken konnte und gab deswegen im Aufnahmeprotokoll an, „infolge eines häuslichen Ärgernisses sei es mit ihm schlechter gegangen."[52]

Oft akzeptierten die älteren Patienten nicht, daß es sich um eine ernste Erkrankung handelte, oder sie spielten die Beschwerden bewußt oder unbewußt herunter. Beispielsweise erlitt der 71jährige Privatgelehrte Oberst von F., der schon mehrmals aus den unterschiedlichsten Gründen in der Klinik behandelt worden war, während seines Aufenthaltes einen Schlaganfall und war infolgedessen einseitig gelähmt. Er hielt jedoch „die Affection für ‚rheumatisch'".[53] Die 69jährige Katharine M., die von einer heftigen Dermatitis geplagt wurde, gab an, daß sich das „acute Ekzem [...] vor etwa 8 Tagen an allen Stellen von den Füßen aus über den ganzen Körper verbreitet" habe. Der behandelnde Arzt bemerkte jedoch: „Patientin gibt dies ausdrücklich so an, nach dem Aussehen müsste man denken, daß das Ekzem schon älter sei." Die Vermutung liegt nahe, daß Katharine M. schon länger von Hautausschlägen betroffen war, diese aber bisher nicht ernst genommen hatte. Erst als die Beschwerden unerträglich geworden waren, hatte sie sich ins Krankenhaus begeben, wo „eine schwere, ganz diffuse Form eines acuten Ekzems" diagnostiziert wurde.[54]

Einige der älteren Patienten waren sich darüber bewußt, daß Erkrankungen auch psychosomatische Zusammenhänge haben können. So erwähnte die 63jährige Elise von A., ihre Magenbeschwerden träten besonders nach „seelischen Erregungen" auf,[55] führte der 63jährige Stadtpfarrer Julius H. sein Leiden auf Ärger und Überarbeitung zurück,[56] und gab der 65jährige

51 UA Tü, Sign. 284/8, 675/98.
52 UA Tü, Sign. 284/3, 243/98.
53 UA Tü, Sign. 284/94, 1353.
54 UA Tü, Sign. 284/4, 292/98.
55 UA Tü, Sign. 284/87, 967/10.
56 UA Tü, Sign. 284/62, 365/08.

Ingenieur Gustav M. an, daß er „nach verschiedenen ärgerlichen Angelegenheiten wieder nervös" geworden sei und außerdem unter schlechtem Schlaf, Unruhe und Kopfschmerzen leide.[57]

Gedanken über seine Leistungsfähigkeit, die er nicht verlieren wollte, machte sich der schon oben erwähnte 60jährige Professor Friedrich R. In seiner selbst verfaßten Krankengeschichte schrieb er: „Seit 1889 fühle ich, wohl in Folge einer Ueberanstrengung auf einem sehr steilen ungebahnten Weg, einen Druck am Herzen bei länger dauernden Märschen, beiläufig nach drei Stunden. So mußte ich 1890 bei einer unternommenen Bergbesteigung im Montavon (sic!) nach drei Stunden umkehren. Mit der Zeit verlor sich jener Druck, wohl auch, weil ich meine Touren einschränkte."[58] Daß er sich in Zukunft schonen mußte, kam Friedrich R. alles andere als gelegen. Durch das Nachlassen seiner physischen Ausdauer rückte er in die Nähe derjenigen, die nicht mehr in der Lage waren, ihren Alltag zu bewältigen.

Daß die gesellschaftlichen Erwartungen hinsichtlich der Leistungsfähigkeit ihrer Mitglieder relativ hoch waren, zeigen die im Untersuchungszeitraum zunehmenden Einweisungen zwecks einer Begutachtung in einer Rentensache. Damit in Zusammenhang steht die Anerkennung der traumatischen Neurose als schadenspflichtige Krankheit durch das Reichsversicherungsamt im Jahre 1889.[59] Im 19. Jahrhundert wurde die Diagnose „Hysterie" aufgrund der zeitgenössischen Pathogenese fast ausschließlich bei Mädchen und Frauen gestellt. Die Mediziner folgten im Grundsatz alle der im 18. Jahrhundert entwickelten Auffassung, daß sowohl die Hysterie als auch die Hypochondrie auf einer erhöhten Reizbarkeit des Nervensystems beruhe.[60] Mit dem Aufkommen der Krankenversicherung veränderte sich die Klientel, bei der Hysterie diagnostiziert wurde. Bisher waren es vor allem Angehörige der gehobenen Schichten gewesen, jetzt gab es immer mehr Fälle in der Arbeiterschaft und vor allem auch männliche Kranke.[61] Die männliche Hysterie blieb von sexualbezogenen Deutungsversuchen abgekoppelt. Denn in ihrem Fall drehte es sich überwiegend darum, finanzielle Ansprüche zu entkräften, auf die der männliche Hysteriker Anspruch haben könnte, indem er zum Beispiel einen unfallbezogenen Schadensersatz forderte.[62] Die an „Rentenneurose", „Rentenhysterie", „traumatischer Neuro-

57 UA Tü, Sign. 284/65, 388/09.

58 UA Tü, Sign. 284/31, 114/03.

59 Vgl. Eghigian, Greg: Die Bürokratie und das Entstehen von Krankheit. Die Politik und die „Rentenneurosen" 1890–1926. In: Reulecke/Castell Rüdenhausen: Stadt und Gesundheit, S. 203–223, hier S. 203.

60 Bleker, Johanna: Hysterie – Dysmenorrhoe – Chlorose. Diagnose bei Frauen der Unterschicht im frühen 19. Jahrhundert. In: Medizinhistorisches Journal 28 (1993), S. 345–374, S. 348.

61 Ebd., S. 345. Siehe außerdem Weickmann, Dorion: Rebellion der Sinne. Hysterie – ein Krankheitsbild als Spiegel der Geschlechterordnung (1880–1920). Frankfurt a. M./New York 1997.

62 Ebd., S. 85. Siehe ebenfalls Radkau, Joachim: Das Zeitalter der Nervosität. Deutschland zwischen Bismarck und Hitler. München/Wien 1998, S. 339ff.

se“ oder „traumatischer Hysterie“ leidenden Kranken behaupteten, ihre Beschwerden seien eine Folge von Arbeitsunfällen in Industrie und Landwirtschaft und versuchten, von den Sozialversicherungsträgern eine Entschädigung in Form einer Rente zu erhalten.[63] Die Versicherungsträger sahen sich gezwungen, die Rentenansprüche der Arbeiter, die über unfallbedingte nervöse Leiden klagten, zu bewerten und zu ermitteln, ob und inwiefern die Antragsteller in ihrer Erwerbsfähigkeit beeinträchtigt waren.[64] In der Politik und in der Ärzteschaft wurde auf die unerwünschten Folgen der Sozialversicherung hingewiesen. Es kursierte die Meinung, finanzielle Anreize wie Schadensersatz, Krankengeld und kostenfreie Behandlungsgarantie würden die Arbeiter zur Ausnutzung der Kassen durch Simulation verleiten.[65] Die Berufsgenossenschaften kämpfen gegen die Rentenansprüche an. Gegenüber den traumatischen Neurosen hatten sie eine äußerst skeptische Haltung eingenommen und vermuteten hinter fast jeder Rentenforderung einen Fall von Simulation.[66] Nach Gerd Göckenjan hängt dieser zentrale Stellenwert des Simulationsproblems in der Arbeiterversicherung mit seiner Kontinuität zur Armenpflege zusammen. Wie in der Armenpflege stehe die Sozialversicherung mit Arbeitsfähigkeit und Arbeitsbereitschaft in Zusammenhang. Die Leistungen und Bedürftigkeitsdefinitionen unterlägen einem allgemeinen Gemeinwohlverhalten, und die Leistungen der Krankenversicherung würden „nicht so sehr aufgrund des Leistungsanspruchs als aufgrund der professionellen Zumutbarkeitsfeststellungen gewährt.“[67]

63 Vgl. Eghigian: Bürokratie und Entstehen von Krankheit, S. 203.

64 Ebd., S. 204.

65 Vgl. z. B. Nipperdey: Deutsche Geschichte, S. 156 und Weickmann: Rebellion der Sinne, S. 50. Ausführlicher: Schuster, Anna-Maria: Simulation von Krankheiten in der zweiten Hälfte des 19. Jahrhunderts unter besonderer Berücksichtigung der Sozialversicherungsgesetzgebung der späten 1880er Jahre. Unveröffentlichte Magisterarbeit, Stuttgart 2003.

66 Siehe Eghigian: Bürokratie und Entstehen von Krankheit, S. 205. Siehe dazu auch die Originalartikel von Strümpell, Adolf von: Ueber die Untersuchung, Beurtheilung und Behandlung von Unfallkranken. In: Münchener Medicinische Wochenschrift 42 (1895), S. 1137–1140 und S. 1165–1168, Feilchenfeld, Leopold: Rentenhysterie. In: Ärztliche Sachverständigen-Zeitung. Organ für die gesammte Sachverständigenthätigkeit des praktischen Arztes sowie für praktische Hygiene und Unfallheilkunde. 12 (1906), S. 320–325, Hösslin, R. v.: Zum Nachweis der Simulation bei Hysterischen und Unfallkranken. In: Münchener Medizinische Wochenschrift 49 (1902), S. 1521–1524, Meltzer, Otto: Schätzung der Erwerbsunfähigkeit bei Hysterie und traumatischer Neurose. In: Ärztliche Sachverständigen-Zeitung. Organ für die gesammte Sachverständigenthätigkeit des praktischen Arztes sowie für praktische Hygiene und Unfallheilkunde 20 (1914), S. 379–382, Meyer, E.: Hysterie und Invalidität. In: Deutsche Medizinische Wochenschrift 33 (1907), S. 209–213. Seeligmüller, Adolf: Erfahrungen und Gedanken zur Frage der Simulation bei Unfallverletzten. In: Deutsche Medizinische Wochenschrift 16 (1890), S. 663–665, S. 960–963 u. S. 980–982 und Steyerthal, Armin: Die Rentenhysterie. In: Die Umschau. Übersicht über die Fortschritte und Bewegungen auf dem Gesamtgebiet der Wissenschaft und Technik, sowie ihrer Beziehungen zu Literatur und Kunst 13 (1909), S. 1055–1056.

67 Göckenjan: Kurieren und Staat machen, S. 381.

Adolf von Strümpell (1853–1925), Ordinarius an der Universitätsklinik von Erlangen, verfaßte 1895 einen Artikel „Ueber die Untersuchung, Beurtheilung und Behandlung von Unfallkranken", der mit wie folgt begann: „Die folgenden Bemerkungen beziehen sich vorzugsweise auf jene Gruppen von Unfallkranken, bei denen die starken subjectiven Klagen in auffallendem Gegensatz zu der Geringfügigkeit oder meist sogar zu dem völligen Fehlen von objectiv nachweisbaren Krankheitserscheinungen stehen. Diese Kranken, deren Beurtheilung dem untersuchenden Arzt zuweilen die grössten Schwierigkeiten darbietet, werden besonders oft den Universitäts-Kliniken zur Beobachtung und Begutachtung geschickt."[68]

Entsprechend fanden sich auch in der Medizinischen Klinik der Universität Tübingen viele der genannten Fälle. Dabei sprachen sich die Tübinger Ärzte fast nie für eine 100prozentige Erwerbsbeschränkung aus. Das Alter der Patienten wurde in den ärztlichen Gutachten explizit erwähnt und in die Beurteilung der Arbeitsfähigkeit miteingeschlossen. So war der 63jährige Bauer Karl D. im Herbst des Jahres 1908 von einer Kuh getreten worden und hatte sich eine Rippenfraktur zugezogen. Drei Monate später wies ihn die Berufsgenossenschaft zur Begutachtung in die Medizinische Klinik ein. In der Krankenakte wurde vermerkt, daß „von der Rippenfractur keine Reste mehr nachweisbar" seien. Allerdings beschränke „die traumatische Hysterie [...] die Erwerbsfähigkeit um 10 % der vollen Erwerbsfähigkeit", die Altersveränderungen hätten jedoch „schon vor dem Unfall die Erwerbsfähigkeit um 1/3 beschränkt."[69] Im Falle des 57jährigen Knechtes Raimund S. plädierten die Ärzte nur für eine 20prozentige Erwerbsbeschränkung, bemerkten jedoch auch, daß eine weitere Herabsetzung der Arbeitsfähigkeit mit zunehmendem Alter nicht auszuschließen sei. [70] Bei der 69jährigen Tagelöhnerin Katharine O. sprachen sich dagegen die Gutachter für eine dauernde Erwerbsunfähigkeit aus, da die Patientin „durch die Gesamtheit der [...] Altersveränderungen [...] auf weniger als 1/3 ihrer Erwerbsfähigkeit herabgesetzt" sei und empfahlen eine „Invalidenrente umso mehr, als nur 1 Jahr bis zum 70. Lebensjahr" fehle.[71]

Teilweise zeigen die Aussagen in den ärztlichen Gutachten der Medizinischen Klinik, daß auch die Tübinger Ärzte die zeitgenössischen Vorurteile und Vorstellungen über das Verhalten der Rentenantragsteller teilten. Adolf von Strümpell schrieb, „dass ein sehr grosser Theil der Krankheitszustände nach Unfällen auf rein psychische Ursachen zurückzuführen ist, d. h. auf Vorstellungen, welche sich in Folge des Unfalls im Bewusstsein der Betroffenen gebildet und festgesetzt haben. Man begreift leicht, dass die Entwicklung und die lebhafte Wirksamkeit derartiger Vorstellungen durch das

68 Strümpell, Adolf von: Ueber die Untersuchung, Beurtheilung und Behandlung von Unfallkranken. In: Münchener Medicinische Wochenschrift 42 (1895), S. 1137–1140 und S. 1165–1168, hier S. 1137.

69 UA Tü, Sign. 284/65, 184/09.

70 UA Tü, Sign. 284/104, 1857/10.

71 UA Tü, Sign. 284/112, 800.

Bestehen unserer Unfall-Gesetzgebung wesentlich gefördert wird. [...] Die Verletzten werden somit jetzt in erhöhtem Maasse veranlasst, auch nach der Heilung ihrer etwaigen anfänglichen Verletzungen sich mit ihrem Zustande zu beschäftigen, ihren Körper zu beobachten, ihre Leistungsfähigkeit zu beurtheilen und auf ihre subjectiven Empfindungen zu achten."[72] Dementsprechend bemerkte der untersuchende Arzt im Gutachten über den 67jährigen Peter O.: „O. spricht viel von seinem Leiden; sein gesamtes Denken ist auf dasselbe hingerichtet."[73] Im Falle des 60jährigen Gerbers Friedrich H. hielten die Ärzte folgendes fest: „H. ist in den Gedanken, er müsse invalidisiert werden, aufdringlich verbohrt. Er kommt in der Unterhaltung immer wieder darauf zurück und scheint sich fast dauernd mit seiner Invalidisierungsangelegenheit zu beschäftigen."[74] Auch über den 57jährigen Gestütswart Leonhard B. bemerkte der untersuchende Arzt: „Im seelischen Befinden fiel ein ausgeprägtes Krankheitsbewusstsein auf. – B. empfindet seine verschiedenen Beschwerden sehr stark und bringt sie wahllos mit den Unfällen in Zusammenhang mit denen er in Gedanken viel beschäftigt erscheint."[75] Weniger streng urteilten die Ärzte über den 61jährigen Tagelöhner Johannes R., der „etwas zu Übertreibung" neigen würde.[76] Im Falle des 60jährigen Amtsdieners Johannes K. betonte der Arzt dagegen, daß der „sehr gealterte Mann" zwar einen „ziemlich senilen Eindruck" mache, ansonsten aber „keinerlei Neigung zu Übertreibung" zeige. Demzufolge wurde eine 70prozentige Erwerbsunfähigkeit befürwortet und eine „Invalidisierung auf Dauer" empfohlen.[77]

Weiter schrieb Strümpell: „Fast jeder Unfall-Kranke, welcher vor den untersuchenden Arzt tritt, hat das begreifliche Bestreben, seinen Zustand möglichst schlimm erscheinen zu lassen."[78] Ebenso ist im Gutachten über den schon oben erwähnten 57jährigen Raimund S. zu lesen: „Dauernd viele Klagen; sei ausser Stande die leichteste Arbeit zu verrichten; könne nur spazieren gehen."[79] Über den 60jährigen Bauer Johannes H. hieß es: „Bei Untersuchung sehr lebhafte Betonung seiner Schmerzen."[80]

72 Strümpell: Ueber die Untersuchung, Beurtheilung und Behandlung von Unfallkranken, S. 1137.

73 UA Tü, Sign. 284/30, 538/02.

74 UA Tü, Sign. 284/81, 617/10.

75 UA Tü, Sign. 284/80, 586/10. Auch über die 55jährige Bäuerin Christine R. urteilten die Ärzte: „Was das seelische Verhalten der R. anbelangt, so fällt auf, dass sie äusserst erregbar, grossen Stimmungsschwankungen unterworfen und sehr leicht beeinflussbar ist. Sie beschäftigt sich viel mit ihrem Unfall." UA Tü, Sign. 284/81, 616/10.

76 UA Tü, Sign. 284/92, 1223/10. Ebenso bemerkten die Ärzte über den 60jährige Tagelöhner Peter L.: „Scheint etwas zu Übertreibungen zu neigen." UA Tü, Sign. 284/88, 1046/10.

77 UA Tü, Sign. 284/107, 2003/10.

78 Strümpell: Ueber die Untersuchung, Beurtheilung und Behandlung von Unfallkranken, S. 1138.

79 UA Tü, Sign. 284/104, 1857/10.

80 UA Tü, Sign. 284/90, 1150/10.

Die zu begutachtenden Patienten wiesen im Aufnahmegespräch in der Regel dezidiert darauf hin, daß sie „immer gesund" gewesen seien.[81] Auch Strümpell bemerkte, daß die Kranken „fast ausnahmslos [...] gerade ganz besonders ihre frühere völlige Gesundheit in jeder Beziehung" betonen würden.[82] Der 68jährige Weber Viktor K. gab beispielsweise an, nicht nur „stets gesund" gewesen zu sein, sondern außerdem noch bis zum Unfall „stets geschafft" zu haben.[83]

In manchen Fällen setzten sich die Mediziner für ihre Patienten ein. So merkte der Arzt im Gutachten über die 61jährige Metzgersgattin Barbara K. an, daß eine „baldige Erledigung der Rentenangelegenheit wünschenswert wäre, da ein langes Hinziehen erfahrungsgemäß eine Verschlimmerung der nervösen Beschwerden" verursachen würde.[84] Dem 72jährigen Landwirt Joachim F. riet der behandelnde Arzt sogar, einen Antrag auf Gewährung der Invalidenrente zu stellen. Schwere Arbeit und Bücken solle er im übrigen ganz vermeiden.[85]

Nach Strümpell sollte die Hauptaufgabe der Ärzte jedoch sein, „dafür zu wirken, dass die Kranken sich allmählich wieder an die Arbeit gewöhnen. Die Energielosigkeit und Willensträgheit vieler Unfall-Kranker" dürfe nicht „unterstützt werden durch die Gewährung zu hoher Renten."[86] Im Gutachten über den 60jährigen Gerber Friedrich H. hieß es ebenfalls: „Bei dem Alter des H. ist eine wesentliche Besserung der Hysterie wenig wahrscheinlich, jedenfalls wird sie durch Krankenhausbehandlung sicher nicht besser, am ehesten dann, wenn es gelingt H. allmählich wieder an Arbeit zu gewöhnen."[87]

Im Gegensatz zu den älteren Patienten, die nicht wegen einer Begutachtung in einer Rentenangelegenheit in die Tübinger Klinik gekommen waren, betonten die unter „traumatischer Hysterie" oder „traumatischer Neurose" leidenden Kranken ihre meist durch einen Unfall hervorgerufenen Beschwerden. Sowohl die älteren Patienten, die ihre Krankheiten weniger

81 Siehe beispielsweise UA Tü, Sign. 284/52, 1357/05, Sign. 284/38, 231/05 oder Sign. 284/97, 1512/10.

82 Strümpell: Ueber die Untersuchung, Beurtheilung und Behandlung von Unfallkranken, S. 1166.

83 UA Tü, Sign. 284/92, 1230/10.

84 UA Tü, Sign. 284/89, 1091/10.

85 UA Tü, Sign. 284/106, 1932/10. Auch der 59jährigen Steinschlägerin Christine E. empfahlen die Ärzte „durch die zuständige Ortsbehörde einen Antrag auf Gewährung von Invalidenrente stellen zu lassen." UA Tü, Sign. 284/51, 1341/05.

86 Strümpell: Ueber die Untersuchung, Beurtheilung und Behandlung von Unfallkranken, S. 1168. Auf S. 1167 führt er aus: „Wir Aerzte sollen in solchen Fällen niemals vergessen, wie viel trotz alledem vom Willen und von der Einsicht der Kranken abhängt. Es ist durchaus nothwendig, derartige Kranke immer wieder von Neuem zu veranlassen, irgend eine Arbeit und Beschäftigung wieder vorzunehmen. Je längere Zeit nach dem Unfall verstrichen ist [...], um so mehr muss man darauf bedacht sein, die Kranken wieder an irgend eine Arbeit zu gewöhnen und ihre Trägheit, Willensschwäche und Energielosigkeit nicht noch durch zu hohe Renten zu unterstützen."

87 UA Tü, Sign. 284/81, 617/10.

ernst nahmen, als auch die zu begutachtenden Kranken, die ihre Leiden besonders herausstellten, lassen nur einen subjektiven Eindruck über ihren Gesundheitszustand zu. Im folgenden Kapitel soll soweit wie möglich der Frage nachgegangen werden, wie der Gesundheitszustand der älteren Patienten tatsächlich aussah.

5.3. Der allgemeine Gesundheitszustand der älteren Patienten

In einer zeitgenössischen Dissertation über das Leben als Bäuerin in Württemberg in den Jahren vor dem Ersten Weltkrieg schreibt die Autorin: „Der junge Bauer [...] schätzt an seiner Bäuerin vor allem die Arbeitskraft und verlangt darin eine Gleichwertigkeit mit sich. Das Weib strengt sich über die Massen an, schon aus dem eigenen Interesse heraus. [...] Schon im ersten Jahr erwartet sie ein Kind. Geburt und neue Schwangerschaften folgen. Oft bleibt dies viele Jahre so. Der Körper ist beim Zwang der harten Arbeit nie erholt, wenn das nächste Kind sein Leben beginnt, und der Leib verbraucht sich unter dieser Last. Das einstens jugendfrische Mädchen aber zeigt oft nach den ersten Ehejahren schon eingesenkte scharfe Züge und ein alterndes Gesicht."[88]

Diese Aussage macht deutlich, daß der Alltag und das Leben auf dem Lande die Menschen früh altern ließen.[89] Schon die Kinder mußten nach der Schule auf dem Hof mitarbeiten,[90] und ältere Mägde oder Knechte und ältere Bauern verdienten sich, so lange sie körperlich dazu in der Lage waren, ihren Lebensunterhalt mit Arbeiten in landwirtschaftlichen Betrie-

88 Bidlingmaier, Maria: Die Bäuerin in zwei Gemeinden Württembergs. Diss. Tübingen (Stuttgart 1918), Neudruck, 2. Auflage, Kirchheim/Teck 1993, S. 167f.

89 In einer Untersuchung aus dem Jahr 1914 über die Arbeits- und Lebensverhältnisse von landwirtschaftlich tätigen Frauen finden sich Beispiele aus dem kleinbäuerlichen Leben. So war eine 48jährige Frau eines Weingärtners und Kleinbauern aus Schorndorf nach ihrer Schulentlassung zunächst zwei Jahre zu Hause tätig gewesen, anschließend, bis zu ihrem 24. Lebensjahr, war sie verschiedenen „Diensten" nachgegangen, „darunter ein Jahr sehr strenger landwirtschaftlicher Dienst." Die Arbeit der Frau, die mit 28 Jahren den Bauer geheiratet hatte, dauerte „winters von 6 oder 61/2 Uhr bis zirka 8 Uhr abends, im Sommer von 5–9 oder 10 Uhr." Nachtruhe hatte sie im Sommer von 10 bis 5 Uhr, im Winter von 8 oder 9 bis 6 Uhr. Sie besorgte „den ganzen Stall mit allen Arbeiten, auch Mähen, aufgabeln, Futtermähen und -holen." Auch eine 51jährige Bäuerin aus dem Oberamt Ulm arbeitete im Winter von 6 Uhr früh bis 9 Uhr abends, „während des Dreschens von 5 Uhr an." Im Sommer ging sie von 4 Uhr an ihrer Arbeit bis 9 Uhr abends nach, „während der Ernte von 3 Uhr an." Siehe: Seufert, Hans: Arbeits- und Lebensverhältnisse der Frauen in der Landwirtschaft in Württemberg, Baden, Elsass-Lothringen und Rheinlandpfalz. Jena 1914, S. 45ff.

90 Siehe dazu ausführlich Herrmann, Ulrich/Gestrich, Andreas/Mutschler, Susanne: Kindheit, Jugendalter und Familienleben in einem schwäbischen Dorf im 19. und 20. Jahrhundert (bis zum Ersten Weltkrieg). In: Borscheid, Peter/Teuteberg, Hans J.: Ehe, Liebe, Tod. Zum Wandel der Familie, der Geschlechts- und Generationsbeziehungen in der Neuzeit. Münster 1983, S. 66–79, hier S. 77.

ben. Wer nicht in der Landwirtschaft tätig war, keine handwerkliche Selbständigkeit erreicht hatte, weder Rentenansprüche durch industrielle Arbeit erworben hatte und auch nicht auf die Unterstützung seiner Familie bauen konnte, mußte bis ins hohe Alter sein Geld mit Lohnarbeit verdienen.[91] Vor allem alternde Arbeiterfrauen werden wohl immer gezwungen gewesen sein, sich noch ein Zubrot zu verdienen. Ingeborg Weber-Kellermann schreibt dies in ihrer Untersuchung zu „Frauenleben im 19. Jahrhundert" vor allem der „beständigen Vorstellung von der Unabänderlichkeit des Lebenslaufes" zu.[92] Eine häufige Erscheinung sei beispielsweise die alte Hausschneiderin gewesen, die als meist ledig gebliebene Näherin das ganze Jahr über ihre zahlreiche Familienkundschaft besucht hat.[93] Auch das Leben als junge Arbeiterin war keineswegs frei von Mühen und Plagen. So liest man in den Aufzeichnungen einer jungen Arbeiterin: „Wir arbeiteten von sieben Uhr früh bis sieben Uhr abends. Zu Mittag hatten wir eine Stunde Pause, am Nachmittag eine halbe Stunde [...]. Hier waren die anerkannt besten Arbeitsbedingungen. In keiner der benachbarten Fabriken wurde so viel Lohn gezahlt, man wurde allgemein beneidet [...]. Und selbst hier, in diesem ‚Paradies' ernährten sich alle schlecht. Wer in der Fabrik über die Mittagsstunde blieb, kaufte sich um einige Kreuzer Wurst oder Abfälle in einer Käsehandlung. Manchmal aß man Butterbrot und billiges Obst."[94] Ältere Arbeiterinnen blickten „auf eine Kette von Leiden und Entbehrungen zurück", hätten „unter schrecklichen Verhältnisssen jedes zweite Jahr ein Kind geboren [...], das sie dann 16 bis 18 Monate an ihren Brüsten nährten, um länger vor einem neuen Wochenbett bewahrt zu bleiben" und seien „verkümmert und frühzeitig von harter Arbeit gebeugt."[95]

Allerdings veränderte sich im Untersuchungszeitraum durch die zunehmende Industrie allmählich die Situation in einigen Gegenden des Einzugsgebietes des Universitätskrankenhauses Tübingen. Es boten sich Abwanderungsmöglichkeiten an, die den Druck der großen Kinderzahlen und die Bindungen der Jungen an die Alten lockerten. Viele Arbeiter aus ländlichen Gebieten verdienten sich als Pendler in den Städten, wodurch ganz neue Familiensituationen geschaffen wurden. Die Männer waren den ganzen Tag oder sogar die ganze Woche über fort. Haus, Hof und Kinder unterstanden in dieser Zeit den Frauen, die dadurch zwar mehr Arbeit aber auch mehr Selbständigkeit übernahmen. Dies führte zwar teilweise zu internen Familienproblemen, bot aber vor allem den Alten die Möglichkeit, sich im landwirtschaftlichen Betrieb wieder behaupten zu können.[96] Jürgen Kuczynski

91 Siehe dazu ausführlich: Ehmer, Josef: Lohnarbeit und Lebenszyklus im Kaiserreich. In: Geschichte und Gesellschaft 14 (1988), S. 448–471, hier S. 469.

92 Weber-Kellermann, Ingeborg: Frauenleben im 19. Jahrhundert. Empire und Romantik, Biedermeier, Gründerzeit. München 1983, S. 199.

93 Ebd., S. 197.

94 Popp, Adelheid: Jugend einer Arbeiterin. Hrsg. und eingeleitet von Hans J. Schütz. Dritte Auflage, Berlin/Bonn 1980, S. 56 u. 57.

95 Ebd., S. 87 u. 88.

96 Nipperdey: Deutsche Geschichte, S. 64.

hat im landeskirchlichen Archiv in Stuttgart vorhandene Pfarrbeschreibungen ausgewertet und herausgefunden, daß es durch die Lebensumstände der auswärts arbeitenden Fabrikbevölkerung in Berkheim bei Esslingen zu Unstimmigkeiten in den Familien kam, da immer mehr Männer tagsüber abwesend waren und oft erst nach 22 Uhr heimkehrten. Um 1900 waren nur noch 18 der 187 Familienväter im Ort tätig. Als Konsequenz lockerte sich die tradierte Rollenverteilung und der Frau fiel ein größerer Verantwortungsbereich zu. Deren Kompetenzen wurden erweitert und die innerfamiliäre Position gestärkt, gleichzeitig aber auch Ehekrisen heraufbeschworen.[97] Die arbeitenden Frauen erlangten also nach und nach ein neues Selbstbewußtsein, das sich auch im Krankheitsverhalten bemerkbar gemacht haben könnte. Nicht umsonst nahm die Zahl der selbstzahlenden Patientinnen, die sich in der Medizinischen Klinik der Universität behandeln ließen vor allem nach der Jahrhundertwende zu. Ob oder inwiefern hier ein Zusammenhang besteht, müßte jedoch anhand der Pfarrbeschreibungen genauer ausgewertet werden.

Die schwere körperliche Arbeit der in Landwirtschaft, Industrie und Lohnarbeit Tätigen führte in vielen Fällen zu physischen Beeinträchtigungen. Vor allem ältere Mitbürger hatten ein arbeitsreiches und entbehrungsvolles Leben hinter sich. Die Angehörigen der höheren gesellschaftlichen Schichten dagegen waren körperlich weniger belastet, wenn auch zwischen Klein- und Großbürgertum hinsichtlich Vermögen und Einkünften unterschieden werden muß.[98] Die allgemeinen Lebensumstände waren nicht ohne Folgen für den Gesundheitszustand und vor allem für den Gesundheitszustand im Alter. Nach Lachmund und Stollberg versteht man unter Gesundheit einen angeborenen Zustand, der durch vielfältige Einwirkungen verändert werden kann. Die jeweiligen Lebenumstände tragen genauso dazu bei wie das Lebensalter. Vor allem das Alter gilt als der Lebensabschnitt, der durch eine Schwächung der Gesundheit und eine entsprechend höhere Anfälligkeit für Krankheiten geprägt ist.[99]

Tatsächlich gibt es nur sehr wenige Krankheiten, die nur im Alter vorkommen. Mit zunehmenden Lebensjahren treten dagegen die unterschiedlichsten Leiden häufiger auf. Dazu bemerkt Roland Prinzinger, daß viele in der Jugend seltene und deshalb nicht auffallende Beschwerden erst beim alten Menschen offenkundig zum Vorschein kämen, und sie deswegen primär mit dem Alter in Verbindung gebracht würden. So gäbe es nur wenige Leiden, die nicht mit dem Präfix ‚Alters-' versehen zu typischen Altersleiden, Altersbeschwerden, Alterskrankheiten etc. werden, ohne eigentlich besonders alterstypisch im engen semantischen Sinne zu sein. Diese lebenszeitabhängige Anfälligkeit gegenüber vielen Krankheiten führe dazu, daß im Alter viele Leiden gehäuft miteinander aufträten, und es auf diese Weise

97 Kuczynski, Jürgen: Geschichte des Alltags des Deutschen Volkes. Studien 4. 1871–1918. Zweite, unveränderte Auflage, Köln 1982, S. 413f.

98 Kramer: Deutsche Kultur, S. 60.

99 Vgl. Lachmund/Stollberg: Patientenwelten, S. 30.

zur sogenannten Altersmultimorbidität komme.[100] Damit hat auch die klinische Regel, nach der alle bei einem Patienten zu beobachtenden Krankheitssymptome auf ein und dieselbe „Affection" zurückzuführen sind, in der Altersheilkunde keine Gültigkeit. Da mit zunehmendem Alter die Zahl der gleichzeitig bei einem Patienten vorhandenen akuten sowie chronischen Erkrankungen steigt, gilt heute deshalb die Polypathie und Multimorbidität als Grundprinzip der Diagnostik und der Therapie in der Geriatrie.[101]

Zu den häufigsten überwiegend im Alter vorkommenden Krankheiten gehören: Arteriosklerose, bei der die Funktion der Blutgefäße durch Verengung, Kalk- oder Cholesterinablagerungen oder durch Thrombose vermindert wird, Arthritis und Arthrose, Gelenkentzündungen, die sich in Gelenkschmerzen, Schwellungen, Übererwärmung und Bewegungseinschränkungen der Gelenke äußern, rheumatische Beschwerden, das Lungenemphysem, eine chronische Überblähung des Lungengewebes, in dessen Folge das Atmen bei Anstrengung erschwert und das Auftreten von Bronchitis und Lungenentzündung begünstigt wird, Altersdiabetes, Prostatahypertrophie, eine gutartige Vergrößerung der männlichen Vorsteherdrüse, Altersveränderungen an den Sinnesorganen, zum Beispiel Schwerhörigkeit oder eine Linsentrübung des Auges, Krebserkrankungen, Osteoporose, eine Knochenatrophie, die zu einer Abnahme des Knochengewebes führt, und senile Demenz, die durch langsam fortschreitende diffuse Hirnatrophie zunächst zu Gedächtnis- und Orientierungsstörungen führt, jedoch nach Aufhebung der gesamten geistigen Leistungsfähigkeit innerhalb von sechs bis zehn Jahren zum Tode bei völliger Hilflosigkeit führen kann.[102]

Angesichts der Fülle der Krankheiten im Alter erscheint es nicht weiter verwunderlich, daß seit der Antike die Aussage des römischen Komödiendichters Terenz (ca. 190 v. Chr. – ca. 159/58 v. Chr.) „Senectus ipsa morbus" – das Alter selbst ist eine Krankheit – immer wieder zitiert wurde.[103] Heute gilt jedoch, daß hohes Alter nicht notwendigerweise eine Zeit ist, die durch Krankheiten gekennzeichnet sein muß. Gesundheitliche Beschwerden alter Menschen sind gewöhnlich auf eine Krankheit zurückzuführen, deren Ursachen äußerst komplexer Natur und nicht nur altersbedingt sind.[104] Somit kann Altern zwar eine Beeinträchtigung des gesundheitlichen Wohlbefindens und damit auch der geistigen Leistungsfähigkeit bedeuten, muß es aber nicht.[105]

100 Prinzinger: Geheimnis des Alterns, S. 314.

101 Franke, Hans: Polypathie und Multimorbidität in der Altersheilkunde. Wesen und Bedeutung. In: Die Medizinische Welt 33 (1982), Heft 15, S. 535–541.

102 Siehe Prinzinger: Geheimnis des Alterns, S. 316ff. Vgl auch Schenda, Rudolf: Das Elend der alten Leute. Düsseldorf 1972, S. 49.

103 Publius Terentius After Terenz in seiner Komödie „Phormio". Siehe auch Engelhardt, Dietrich von: Altern zwischen Natur und Kultur. Kulturgeschichte des Alters. In: Borscheid, Peter (Hg.): Alter und Gesellschaft. Stuttgart 1995, S. 13–23, hier S. 14.

104 Statistisches Bundesamt (Hg.): Im Blickpunkt: Ältere Menschen. Stuttgart 1992, S. 70.

105 Lehr, Ursula: Psychologie des Alterns. Neunte Auflage, Wiebelsheim 2000, S. 79.

Die Volksgesundheit im Deutschen Reich war im Übergang vom 19. zum 20. Jahrhundert einigen Tendenzen unterworfen, die auch Auswirkungen auf die ältere Bevölkerung hatten. So waren an der Senkung der Durchschnittssterblichkeit seit Mitte der 1880er Jahre abgesehen von den Säuglingen alle Altersklassen beteiligt.[106] Die Analyse des Todesursachen-Spektrums ergab deutliche Veränderungen. Die Sterblichkeit an Tuberkulose war rückläufig, wenn auch weiterhin Erkrankungen der Atmungsorgane die wichtigste Todesursache im Bevölkerungsdurchschnitt in allen Regionen und allen Alterklassen ab 15 Jahren aufwärts blieben.[107] Diese Wandlung war geprägt durch den Rückgang akuter Infektionen, die in relativ jungen Jahren erworben wurden und oft rasch zum Tode führten, wovon jedoch Infektionskrankheiten, die als Todesursache primär das mittlere und höhere Erwachsenenalter betrafen, ausgeschlossen waren. Gleichzeitig wurde diese Altersgruppe zusätzlich durch ein Ansteigen der Sterblichkeit an Herz-Kreislauferkrankungen, Krebs, Nerven- und Magen-Darmkrankheiten belastet. Da eine Zunahme dieser Krankheiten mit der wachsenden Erwerbsarbeit unter starker körperlicher und nervlicher Belastung auf Dauer verbunden ist, treten sie erst im höheren Alter als Todesursache auf.[108] Da sich außerdem der Anteil älterer Arbeitnehmer vergrößerte, und diese in der Hauptsache von chronischen, nervösen und Verschleißkrankheiten betroffen waren, stieg die Zahl der chronisch Kranken.[109]

Der Großteil der älteren Patienten gab bei der Aufnahme in die Medizinische Klinik an, zusätzlich zur eigentlichen Erkrankung unter Schlafproblemen und Appetitlosigkeit zu leiden. Tatsächlich nimmt mit zunehmendem Alter die Nachtschlafdauer ab, was jedoch nicht bedeuten muß, daß dies mit einem geringeren Schlafbedürfnis älterer Menschen in Zusammenhang steht. Durch entsprechende Schlafphasen am Tage wird oft der verloren gegangene Nachtschlaf ersetzt. Dieser gestörte Schlaf-Wach-Rhythmus kann jedoch für den Patienten zu einem großen Problem werden.[110] 1860 wies Lorenz Geist in seiner *Klinik der Greisenkrankheiten* explizit auf die Schlafprobleme alter Menschen hin: „Die Schlaflosigkeit [...] ist ein im hohen Alter sehr gewöhnliches Vorkommniss (sic!) und nimmt mit den Jahren selbst zu. Die meisten Greise schlafen 3 bis höchstens 5 Stunden und dieser Schlaf wird gewöhnlich durch häufigen Drang zum Uriniren [...] unterbrochen. [...] [Sie] erwachen [...] mit dem Gefühle, als hätten sie viele Stunden geschlafen. Meist tritt dann kein Schlaf mehr oder nur schwer ein und die Nacht wird unter unruhigem Herumwerfen, Krämpfen der Extremitäten, oft auch im

106 Spree: Soziale Ungleichheit, S. 42.

107 Ebd., S. 43.

108 Ebd., S. 43f.

109 Ebd., S. 45.

110 Siehe Füsgen, Ingo/Summa, J. D.: Geriatrie. Studienbuch für Krankenschwestern, Krankenpfleger, Altenpflegerinnen, Altenpfleger und medizinisch-technische Assistentinnen. Dritte, überarbeitete und ergänzte Auflage, Stuttgart/Berlin/Köln 1995, S. 48f.

Halbschlaf mit lebhaften Träumen hingebracht."[111] Schon Hermann Weinsberg (1518–1597), dessen medizinische Gewohnheiten von Robert Jütte in seiner Studie über den medizinischen Alltag in der Frühen Neuzeit ausgewertet wurden, beklagte sich in seinem 60. Lebensjahr über die eben erwähnten, in diesem Alter typischen Schlafstörungen und den verstärkten Harndrang während der Nacht.[112]

Schlafprobleme gehörten zu den ersten Beschwerden, von denen die älteren Patienten in Tübingen betroffen waren. So gab der 63jährige Stadtpfarrer Julius H. an, bisher „ausser häufig auftret. Schlaflosigkeit stets rüstig und sehr tätig" gewesen zu sein.[113] Allerdings kam es vor, daß ältere Patienten dem Schlaf eine besondere Bedeutung beimaßen und dementsprechende Probleme überbewertet oder heftig übertrieben wurden. Beispielsweise teilte der 63jährige Weber Jakob E. dem behandelnden Arzt bei seiner Aufnahme in die Klinik im Sommer 1905 mit, daß er seit 6 Tagen keinen Schlaf mehr gehabt hätte. In der Krankenakte wurde dazu skeptisch vermerkt: „Schlaf angeblich seit 6 Tagen nicht mehr."[114] Auch die 63jährige Bäuerin Karoline L. gab an, unter Schlaflosigkeit zu leiden. Dazu bemerkte jedoch das medizinische Personal: „Pat. stört aber im Gegenteil durch zu lautes Schnarchen den ganzen Saal."[115]

Appetitmangel wurde häufig zusammen mit Schlafproblemen genannt. Teilweise waren beide Beschwerden auf psychische Ursachen zurückzuführen. Entsprechend bemerkte der 61jährige „Pfarrer a. D." Ernst H., seit seiner Pensionierung vor einem Jahr unter „Kopfschmerzen, Schlaflosigkeit, Ø Appetit, Obstipation" zu leiden.[116] Auch der 60jährige Samenhändler Eduard F. regte „sich über Kleinigkeiten leicht auf." Jede Gemütsbewegung habe „einen großen Einfluß auf sein körperliches Befinden." Er schlafe dann schlecht, sei übellaunig, habe schlechten Appetit und bekomme leicht Herzklopfen.[117]

Lorenz Geist schrieb 1860, daß das Nahrungsbedürfnis mit zunehmendem Alter abnehme.[118] Heutigen Forschungen zufolge sinkt der Nährstoffbedarf des Körpers im Alter tatsächlich.[119] Zu unterscheiden sei jedoch laut Geist die Anorexie der Greise, die „als Anorexia senilis ohne alle gastrische Complication, Folge mangelhafter Innervation des Magens [sei] und [...] unter den Erscheinungen allgemeiner Schwäche und Verstimmung des Gemüthes, und mit Abstumpfung des Geschmacks und des Hungergefühls auf[trete]."[120] Diese psychisch bedingte Appetitlosigkeit konnte sich extrem

111 Geist, Lorenz: Klinik der Greisenkrankheiten. Erlangen 1860, zweiter Theil, S. 519.
112 Jütte: Ärzte, Heiler und Patienten, S. 63.
113 UA Tü, Sign. 284/62, 365/08.
114 UA Tü, Sign. 284/44, 716/05.
115 UA Tü, Sign. 284/115, 246.
116 UA Tü, Sign. 284/64, 1574/08.
117 UA Tü, Sign. 284/72, 93.
118 Geist: Klinik der Greisenkrankheiten, erster Theil, S. 177ff.
119 Siehe Füsgen/Summa: Geriatrie, S.. 31ff.
120 Geist: Klinik der Greisenkrankheiten, zweiter Theil, S. 98.

auswirken, wie das Beispiel des 66jährigen Pfarrers Ernst H. zeigt. Er gab bei seiner Aufnahme im Dezember 1914 an: „Er habe eigentlich überhaupt keine Stuhlentleerung, er kann auch mit Abführmitteln nur etwas Schleim aber kein Faekalien. Deshalb könne er natürlich nichts essen. Er braucht auch nichts zu essen (!) Andere Leute lasse man ja auch verhungern (!!) Solange der Krieg nicht entschieden sei, esse er vorsorglich nichts mehr (!)“[121] Auch andere ältere Patienten verweigerten jede Nahrungsaufnahme. Beispielsweise aß die 75jährige Privatierswitwe Christine D. im Verlauf ihrer Behandlung immer weniger und zeigte „sich dem Zuspruch, etwas zu essen gegenüber ziemlich renitent.“[122] Die 57jährige Philippine G., die das Vierfache des normalen Tagessatzes für ihren Aufenthalt bezahlte, wurde sogar wegen Unterernährung in die Medizinische Klinik aufgenommen.[123] Bei einigen Patienten hing die Nahrungsverweigerung mit ihrer Einsamkeit zusammen. So berichtete die 63jährige Elise von A., daß manchmal „der Appetit auch sehr gut [sei], so zum Beispiel als sie von zu Hause weg war im Hotel Holland in Baden Baden.“ Allein sei ihr das Essen sehr langweilig, und sie lese dabei meist. Deshalb rieten die Ärzte der ledigen Dame bei der Entlassung, zunächst einmal Freunde aufzusuchen und Urlaub zu machen und „im Herbst nicht mehr ganz alleine in ihrer Wohnung [zu] essen, sondern sich ein junges Mädchen ins Haus [zu] nehmen zum Essen.“[124]

Rudolf Kropf und Horst Rauter haben den Einfluß der Ernährung auf die Gesundheit und die Lebenserwartung des Menschen im 19. Jahrhundert untersucht und herausgefunden, daß sich die Ernährungsbedingungen je nach sozialem Stand beträchtlich voneinander unterschieden.[125] Die dem Bürgertum angehörigen älteren Menschen besaßen gegenüber den unteren gesellschaftlichen Schichten einen bedeutenden Vorteil, da sie sich eine eiweißreiche Kost leisten konnten.[126] Durch heutige ernährungswissenschaftliche Erkenntnisse konnte die große Bedeutung eiweißreicher Kost für alte Menschen nachgewiesen werden.[127] Um körperlich leistungsfähig zu bleiben und Mangelerscheinungen vorzubeugen, ist daher die Zufuhr von tierischem Eiweiß in Form von Fleisch, Fisch, Eiern und Milchprodukten äußerst wichtig.[128] Auch Lorenz Geist schrieb: „Wir ersehen aus diesen Be-

121 UA Tü, Sign. 284/127, 1669.

122 UA Tü, Sign. 284/117, 1715.

123 UA Tü, Sign. 284/112, 717/11.

124 UA Tü, Sign. 284/87, 967/10.

125 Kropf, Rudolf/Rauter, Horst: Erklärungsansätze zum Einfluß der Ernährung auf die Gesundheit und Lebenserwartung des Menschen im 19. Jahrhundert. In: Konrad, Helmut (Hg.): Der alte Mensch in der Geschichte. Wien 1982, S. 185–204.

126 Ebd., S. 200.

127 Vgl. Füsgen/Summa: Geriatrie, S. 33: „Der wichtigste Nahrungsbestandteil für den Menschen ist das Eiweiß, weil es zu Erneuerung der Körpersubstanz nötig ist. [...] Auch manche als ‚Alterserscheinung' angesehene körperliche Schwäche und mangelnde Initiative sowie Interessenlosigkeit beruht auf ungenügender Zufuhr von Eiweiß. Nach Untersuchungen [...] ist der Eiweißbedarf im Alter auffallend erhöht.“

128 Ebd., S. 33f.

standtheilen der verschiedenen Fleischarten, dass sie zur Deckung der stickstoffhaltigen Verluste des Greisenkörpers vorzüglich geeignet sind und stets das Hauptnahrungsmittel sein müssen."[129]

Den Krankenakten der Medizinischen Klinik zufolge war ein Zusammenhang zwischen sozialer Schicht und Ernährungszustand einzelner Patienten nicht immer gegeben. Die folgenden Tabellen geben einen Überblick über den Ernährungszustand der älteren Patienten in Tübingen bei Aufnahme in das Krankenhaus und wie jeweils der Aufenthalt bezahlt wurde.

Tab. 46: Ernährungszustand der männlichen Patienten über 54 Jahren bei Aufnahme ins Krankenhaus (absolute Zahlen sowie die Angabe, wer für den Klinikaufenhalt aufkam, in Klammern)

Patienten der Jahre	adipös	gut	zufrieden -stellend	ausreichend/ mäßig	reduziert/ dürftig	stark reduziert
1897–1900	0	20 % (6; 3 bezahlten ein Mehrfaches des üblichen Tagessatzes, bei 2 bezahlte die Armenkasse den Aufenthalt und bei 1 die Krankenkasse)	3,34 % (1; Selbstzahler)	40 % (12; bei 4 bezahlte die Armenkasse den Aufenthalt, bei 2 die Krankenkasse, 4 bezahlten ein Mehrfaches des üblichen Tagessatzes, 2 waren Selbstzahler)	23,34 % (7; bei 6 bezahlte die Armenkasse den Aufenthalt, bei 1 die Krankenkasse)	13,34 % (4; bei 3 bezahlte die Armenkasse den Aufenthalt bei 1 die Krankenkasse)
1901–1905	8,34 % (1; bezahlte ein Mehraches des üblichen Tagessatzes)	0	8,34 % (1; Krankenkasse)	25 % (3; bei 1 bezahlte die Armenkasse den Aufenthalt, bei 2 die Krankenkasse)	33,34 % (4; bei 2 bezahlte die Armenkasse den Aufenthalt, bei einem das Schiedsgericht, 1 war Selbstzahler)	25 % (3; bei 1 bezahlte die Armenkasse den Aufenthalt, bei 1 die Krankenkasse, 1 war Selbstzahler
1910–1914	5,88 % (1; Armenkasse)	29,41 % (5; 4 bezahlten ein Mehrfaches des üblichen Tagessatzes, 1 war Selbstzahler)	0	11,7 % (2; bei 1 bezahlte die Armenkasse den Aufenthalt,1 bezahlte ein Mehrfaches des üblichen Tagessatzes)	41,18 % (7; bei 3 bezahlte die Armenkasse den Aufenthalt, bei 1 die Krankenkasse, 3 bezahlten ein Mehrfaches des üblichen Tagessatzes)	11,77 % (2; bezahlten ein Mehrfaches des üblichen Tagessatzes)

Quelle: Eigene Berechnungen nach den Krankenakten der Medizinischen Klinik der Universität Tübingen, Jg. 1897 bis 1914, vh. im UA Tü, Sign. 284. Den Krankenakten zufolge, denen Angaben über den Ernährungszustand des Patienten zu entnehmen waren.

129 Geist: Klinik der Greisenkrankheiten, zweiter Theil, S. 41.

Tab. 47: Ernährungszustand der weiblichen Patienten über 54 Jahren bei Aufnahme ins Krankenhaus (absolute Zahlen sowie die Angabe, wer für den Klinikaufenhalt aufkam, in Klammern)

Patienten der Jahre	adipös	gut	zufrieden -stellend	ausreichend/ mäßig	reduziert/ dürftig	stark reduziert
1897–1900	3,23 % (1; Armen-kasse)	12,9 % (4; bei 1 bezahlte die Krankenkasse den Aufent-halt, 3 bezahl-ten ein Mehr-faches des üb-lichen Tages-satzes)	16,13 % (5; bei 4 bezahl-te die Armen-kasse den Aufenthalt, 1 war Selbst-zahler)	19,35 % (6; bei 5 bezahl-te die Armen-kasse den Aufenthalt, 1 war Selbst-zahler)	35,48 % (11; bei 9 bezahl-te die Armen-kasse den Aufenthalt, bei 1 die Kranken-kasse, 1 war Selbstzahler)	12,9 % (4; Armen-kasse)
1901–1905	9,09 % (2; 1 war Selbst-zahler, 1 be-zahlte ein Mehrfaches des übli-chen Tages-satzes)	4,55 % (1; bezahlte ein Mehrfaches des üblichen Tagessatzes)	18,18 % (4; Armenkasse)	22,73 % (5; bei 4 bezahlte die Armen-kasse den Aufenthalt, 1 war Selbstzahler)	18,18 % (4; Selbstzahler)	27,27 % (6; bei 3 bezahl-te die Ar-menkasse den Auf-enthalt, 3 waren Selbst-zahler)
1910–1914	41,67 % (5; 1 war Selbst-zahler, 4 bezahlten ein Mehr-faches des üblichen Tagessatzes)	0	0	41,67 % (5; bei 2 bezahlte die Armen-kasse den Aufenthalt, bei 1 die Ver-sicherungs-anstalt, 2 be-zahlten ein Mehrfaches des üblichen Tagessatzes)	8,34 % (1; Selbstzahler)	8,34 % (1; Versiche-rungs-anstalt)

Quelle: Eigene Berechnungen nach den Krankenakten der Medizinischen Klinik der Universität Tübingen, Jg. 1897 bis 1914, vh. im UA Tü, Bestand 284. Den Krankenakten zufolge, denen Angaben über den Ernährungszustand des Patienten zu entnehmen waren.

Von 1897 bis 1905 war der Ernährungszustand von durchschnittlich einem Viertel (25,88 %) der älteren Patientinnen „gut" bis „zufriedenstellend". Bei durchschnittllich fast der Hälfte (46,92 %) derselben Jahre beurteilten die Ärzte den Ernährungszustand jedoch als „reduziert" bis „stark reduziert". Von 1910 bis 1914 war der Großteil der älteren Patientinnen (41,67 %) hinsichtlich ihrer Ernährung in einem „ausreichenden" Zustand. Zwar waren in den Jahren 1897 bis 1900 alle älteren Patientinnen, deren Ernährungszustand als „stark reduziert" bezeichnet wurde, arm und – bis auf eine Ausnahme – ebenso alle die der Kategorie „reduziert bis dürftig" zugeordneten Patientinnen. Aber arm war auch eine Patientin in „gutem" Ernährungszustand und zwei Drittel der älteren Patientinnen in „zufriedenstellendem"

Ernährungszustand. 75 % der Patientinnen, deren Ernährungszustand als „gut" beurteilt wurde, jedoch nur 33,34 % der Patientinnen, die der Kategorie „zufriedenstellend" zugeordnet wurden, gehörten in den Jahren 1897 bis 1914 zu den älteren Patientinnen, die ein Mehrfaches des üblichen Tagessatzes für ihre Behandlung bezahlten. Für die übrigen Jahre läßt sich ebenfalls kein direkter Zusammenhang zwischen dem gesellschaftlichen Stand und der Ernährungssituation feststellen.

Der Ernährungszustand von durchschnittlich über der Hälfte (55,65 %) der älteren männlichen Patienten der Jahre 1901 bis 1905 und 1910 bis 1914 war „reduziert" bis „stark reduziert". Auch in den Jahren 1897 bis 1900 fiel über ein Drittel (36,68 %) in diese Kategorie. Auch bei den Männern läßt sich ein Zusammenhang zwischen finanzieller Situation und Ernährungslage nicht nachweisen. So waren zwar in den Jahren 1897 bis 1900 alle älteren männlichen Patienten, deren Ernährungszustand als „reduziert" bis „stark reduziert" beurteilt wurde, arm, jedoch die Hälfte der älteren Patienten, die sich in einem „guten" Ernährungszustand befanden, ebenso. Die sich in einem als „ausreichend" beurteilten Ernährungszustand befindlichen Patienten gehörten sowohl in den Jahren 1897 bis 1900 als auch in den Jahren 1910 bis 1914 zur Hälfte der wohlhabenden Klientel und zur Hälfte der armen Patientenschaft an.

Zusammenfassend läßt sich sagen, daß der Ernährungszustand der älteren Patienten beider Geschlechter eher schlecht war. Nicht einmal bei einem Drittel der älteren männlichen und weiblichen Patienten wurde der Ernährungszustand als „gut" oder „zufriedenstellend" bezeichnet. Während vor der Jahrhundertwende fast die Hälfte (48,38 %) der weiblichen älteren Patienten in einem „reduzierten" bis „stark reduzierten" Ernährungszustand in die Klinik aufgenommen wurden und nur 36,68 % der männlichen älteren Patienten, waren nach der Jahrhundertwende durchschnittlich über die Hälfte (55,65 %) der männlichen älteren Patienten in diesem Ernährungszustand und von den weiblichen älteren Patienten nur noch 45,45 % in den Jahren 1901 bis 1905 und 16,68 % in den Jahren 1910 bis 1914.

Viele der älteren Patienten waren bei ihrer Aufnahme in einem verwirrten Zustand. So erschien die 60jährige Bauerswitwe Sidonia C., die im Herbst 1899 vier Monate nach einem Schlaganfall die Medizinische Klinik aufsuchte, „psychisch [...] entschieden etwas beeinträchtigt." In der Krankenakte wurde vermerkt, daß man „um Antworten von ihr zu bekommen, sie häufig dazu auffordern" mußte.[130] Im Falle des 65jährigen Zimmermanns Georg W. war eine Anamnese wegen „hochgradiger Demenz des Kranken nur sehr schwer zu erheben."[131] Und die 76jährige Zimmermannsfrau Marie L. konnte „weder Monat noch Tag angeben", kannte „ihre Umgebung nicht", gab „jedoch einzelne vernünftige Antworten."[132] Einige der älteren Patienten wurden zudem von Unruhe und Ängsten geplagt.

130 UA Tü, Sign. 284/13, 525/99.
131 UA Tü, Sign. 284/14, 546/99.
132 UA Tü, Sign. 284/26, 241/01.

Beispielsweise hatte die 71jährige Witwe eines Gerichtsvollziehers, Karoline D., ein „etwas erregtes Gebahren“ und schrak leicht zusammen.[133] Auch der 69jährige Gelehrte Dr. Cornelius von F. verhielt sich bei seiner Aufnahme „sehr ängstlich, etwas deprimiert [und] leicht erregbar.“[134] Das Verhalten des 65jährigen Ingenieurs Gustav M. beschrieben die Ärzte bei seiner Aufnahme ebenfalls als „deprimiert, nervös und unruhig.“[135]

Das Verhalten einiger Patienten wurde in den Krankenakten als „hypochondrisch“ und „hysterisch“ beschrieben. Dies war beispielsweise dann der Fall, wenn die älteren Patienten sich übertriebene Sorgen um ihren Gesundheitszustand machten. So hatte die 59jährige Thekla von O., Witwe eines Generalmajors, deren Tochter ebenfalls verstorben war, „eine hysterische Angst“, wie ihr Mann an Herzversagen oder wie ihre Tochter an Morbus Basedow zu sterben.[136] Der 61jährige Pfarrer Ernst H. machte sich dagegen vor allem „Sorgen um Verstand, Gedächtnis, etc.“[137] „Hysterie“ wurde auch bei den älteren Patienten diagnostiziert, die alkoholabhängig waren. Über die 56jährige Katharine S. schrieben die Ärzte: „Dem Potatorium war sie anscheinend ziemlich ergeben. Ferner habe sie oft schwere Träume u. sehe manchmal, auch ohne zu schlafen, mancherlei Gestalten. Pat. scheint ziemlich viel allein und etwas schwermütig veranlagt zu sein.“[138]

Es gab auch ältere Patienten, bei denen keine Hysterie diagnostiziert wurde, die aber trotzdem alkoholkrank waren. Der 63jährige Schneider Friedrich P. wurde im Sommer 1910 wegen eines Emphysems und einer leichten Bronchitis in der Medizinischen Klinik behandelt. Beschrieben wurde er als „ein harmloser, aber zweifellos veralkoholisierter Alter, der ganz grosse Worte und sehr viele Spässe macht, sich in seiner Geschwätzigkeit oft wiederholt.“ Bei seiner Entlassung bekam er außer einem Rezept noch „Kostvorschriften u. Verhaltensmaßregeln (namentl. Alkoholverbot) mit.“[139] Ebenfalls wegen eines Emphysems, vor allem aber wegen seiner Herzbeschwerden lag der 63jährige Privatier Friedrich D. im Mai 1909 im Universitätskrankenhaus. Schon beim Erstellen der Anamnese führte der behandelnde Arzt einen beträchtlichen Alkoholkonsum und „Tabakabusus“ an. Am Ende seines dreiwöchigen Aufenthalts wurde in seiner Krankenakte vermerkt: „Vermisst den Alcohol schwer. Am Tage vor d. Entlassung ging Pat. i. d. Stadt, kehrte sofort ein. Hopfen und Malz verloren!“[140]

Auch der wegen Nieren- und Herzbeschwerden in der Klinik behandelte 58jährige praktische Arzt Dr. Otto M. hatte vor seiner Behandlung reichlich Alkohol getrunken: „Beginnt den Tag mit 1 Glas Sekt, dann etwa 1

133 UA Tü, Sign. 284/62, 399/08.
134 UA Tü, Sign. 284/63, 922/08.
135 UA Tü, Sign. 284/65, 388/09.
136 UA Tü, Sign. 284/66, 920/09.
137 UA Tü, Sign. 284/64, 1574, 08.
138 UA Tü, Sign. 284/90, 1151/10.
139 UA Tü, Sign. 284/89, 1095/10.
140 UA Tü, Sign. 284/65, 671/09.

Flasche Bordeaux." Im Laufe seines über zweimonatigen Aufenthaltes wurde sein täglicher Alkoholkonsum nach und nach reduziert. Schon nach zwei Wochen trank er nur noch „1/4 Flasche pro die." Nach einem Monat „nur noch 1/8 Ltr. pro die." Jedoch mußte „wegen der starken nächtlichen Unruhe [...] mit der weiteren Alcoholreduktion aufgehört werden."[141]

In der Einleitung zu Schwalbes *Lehrbuch der Greisenkrankheiten* schreibt Bernhard Naunyn (1839–1925): „Alte Leute vertragen Tabak und Wein im allgmeinen nicht gut [...]. Doch lieben es manche nicht, einzugestehen, dass sie ihnen schädlich sind, und erst nachdrücklich sachverständige Nachfrage stellt den Sachverhalt klar. [...] Für beide Gifte gilt hier, daß sie in allerkleinster Dosis schädlich sein können, wenn sie längere Zeit genossen werden. Deshalb ist es das sicherste, dass man sie ganz beseitigt."[142] So lebten einige der älteren Patienten abstinent, andere hatten entweder das Rauchen oder das Trinken aufgegeben. Der 70jährige Weingärtner Salomo K. beispielsweise hatte früher „10–15 Schoppen Wein getrunken", nahm jetzt aber keinen Alkohol mehr zu sich. Dafür rauchte er aber weiterhin „10 Pfeifen" täglich.[143]

Um einen Eindruck zu bekommen, von welchen Erkrankungen die älteren Patienten in der Hauptsache betroffen waren, soll versucht werden, diese zu kategorisieren. Dabei wird versucht, die von den Tübinger Ärzten während des Untersuchungszeitraumes gestellten Diagnosen auf heutige Kategorien zu übertragen. Darauf, daß die Auswertung und Interpretation historischer Diagnosen ein besonderes Problem darstellt, wurde schon zu Beginn des Kapitels 4.5 eingegangen. Historisch weitgehend gleichbleibend sind die physiologischen Abläufe im menschlichen Körper. Werden diese Abläufe gestört oder unterbrochen, wird man krank oder stirbt. Ob und inwiefern jedoch diese Störungen als Krankheit aufgefaßt werden, ist abhängig vom jeweiligen medizinischen System, einzelnen Individuen und der Gesellschaft.[144] Die Diagnose basiert auf den Symptomen, die die Krankheit beim Patienten hervorruft, und auf dem medizinischen Kenntnisstand des Diagnostizierenden. Historisch gesehen, ist die Diagnose ein Augenblickseindruck.[145] Dabei ist es wichtig, nicht aus den Augen zu verlieren, worauf der Medizinhistoriker Karl-Heinz Leven bezüglich retrospektiver Diagnosen hinweist: „Gemessen an den modernen Anforderungen an eine Diagnose lege artis ist jede retrospektive Diagnose historischer Krankheitsschilderungen eine mehr oder weniger wahrscheinliche Spekulation."[146] Dennoch

141 UA Tü, Sign. 284/94, 1362.

142 Naunyn, Bernhard: Einleitung. Allgemeine Pathologie und Therapie. In: Schwalbe, Julius (Hg.): Lehrbuch der Greisenkrankheiten. Stuttgart 1909, S. 3–64, hier S. 57.

143 UA Tü, Sign. 284/109, 2081/10.

144 Vgl. Bleker: Die medizinische Funktion des frühmodernen Krankenhauses, S. 126 und Jütte: Social Construction of Illness, S. 24.

145 Larsen, Øvind: Studien über die Diagnostik des 19. Jahrhunderts auf Grund quantifizierender Untersuchungen von medizinischem Journalmaterial. In: Habricht/Marguth/Wolf: Festschrift für Heinz Goerke, S. 607–613, S. 607.

146 Leven, Karl-Heinz: Krankheiten – Historische Deutung versus retrospektive Diagnose. In: Paul/Schlich: Medizingeschichte, S. 153–185, hier S. 160.

werfen die diagnostizierten Erkrankungen ein Licht auf das Krankheitspektrum der älteren Patienten und lassen einen Vergleich mit dem Krankheitsspektrum der jüngeren Patienten zu.

In den Hauptjournalen zu den jeweiligen Aufnahmebüchern lassen sich die diagnostizierten Krankheiten nachlesen. Leider sind im Universitätsarchiv Tübingen nicht zu jedem ausgewerteten Aufnahmebuch die Hauptjournale vorhanden beziehungsweise können diese wegen Pilzbefalls nicht benutzt werden. Ausgewertet werden konnten deshalb nur die Diagnosen der Jahre 1880, 1884, 1904, 1909 und 1914. Die folgenden Tabellen zeigen, von welchen Krankheiten die älteren Patienten in der Medizinischen Klinik in Tübingen betroffen waren.

Tab. 48: Krankheiten der über 54jährigen männlichen Patienten in Prozent (absolute Zahlen in Klammern)

	1880	1884	1904	1909	1914
Herz-Kreislauferkrankungen 18,18 %	2,50 % (1)	10,81 (4)	15,56 % % (21)	(38)	16,52 % (30)
Neurologische Erkrankungen	2,50 % (1)	0	2,22 % (3)	3,91 % (9)	4,85 % (8)
Psychiatrische Erkrankungen	5,00 % (2)	0	5,19 % (7)	8,70 % (20)	6,67 % (11)
Akute Verwirrtheit, Demenz, Apoplex	2,50 % (1)	0	4,44 % (6)	2,17 % (5)	0,61 % (1)
Erkrankungen des Respirationstraktes	17,50 % (7)	13,51 % (5)	10,37 % (14)	12,61 % (29)	6,06 % (10)
Erkrankungen des Blutes	2,50 % (1)	0	0,74 % (1)	0	1,82 % (3)
Krankheiten der Leber und Gallenwege	0	0	3,70 % (5)	1,74 % (4)	1,82 % (3)
Krankheiten des Skelettes	0	0	0,74 % (1)	2,17 % (5)	0,61 % (1)
Rheumaerkrankungen	0	2,70 % (1)	2,22 % (3)	2,17 % (5)	1,82 % (3)
Traumatologische Erkrankungen	2,50 % (1)	0	0	1,30 % (3)	1,21 % (2)
Stoffwechsel- und endokrine Erkrankungen	0	5,41 % (2)	3,70 % (5)	4,78 % (11)	6,06 % (10)
Krankheiten des Magen-Darm-Traktes	12,50 % (5)	10,81 % (4)	11,11 % (15)	12,17 % (28)	15,76 % (26)
Erkrankungen des Harnwegsystems	2,50 % (1)	5,41 % (2)	13,33 % (18)	6,09 % (14)	4,85 % (8)

Hautkrankheiten	5,00 % (2)	2,70 % (1)	2,22 % (3)	6,52 % (15)	0
Infektionskrankheiten	12,50 % (5)	18,92 % (7)	4,44 % (6)	5,65 % (13)	4,24 % (7)
Karzinome	7,50 % (3)	8,11 % (3)	13,33 % (18)	11,74 % (27)	23,64 % (39)
Parasitäre Erkrankungen	12,50 % (5)	10,81 % (4)	1,48 % (2)	0,87 % (2)	1,21 % (2)
Venenerkrankungen	5,00 % (2)	2,70 % (1)	0,74 % (1)	0	0
Altersschwäche	2,50 % (1)	0	0	0	0
Andere	2,50 % (1)	8,11 % (3)	3,70 % (5)	0,87 % (2)	0
Keine Angabe	0	0	0,74 % (1)	0	0,61 % (1)

Tab. 49: Krankheiten der über 54jährigen weiblichen Patienten in Prozent (absloute Zahlen in Klammern)

	1880	1884	1904	1909	1914
Herz-Kreislauferkrankungen	16,67 % (1)	12,50 % (1)	14,55 % (8)	11,24 % (10)	21,50 % (23)
Neurologische Erkrankungen	16,67 % (1)	12,50 % (1)	0	2,25 % (2)	0
Psychiatrische Erkrankungen	0	0	10,91 % (6)	8,99 % (8)	6,54 % (7)
Akute Verwirrtheit, Demenz, Apoplex	16,67 % (1)	0	5,45 % (3)	2,25 % (2)	2,80 % (3)
Erkrankungen des Respirationstraktes	16,67 % (1)	12,50 % (1)	7,27 % (4)	7,87 % (7)	6,54 % (7)
Erkrankungen des Blutes	0	0	5,45 % (3)	2,25 % (2)	1,87 % (2)
Krankheiten der Leber und Gallenwege	0	0	3,64 % (2)	2,25 % (2)	4,67 % (5)
Krankheiten des Skelettes	0	0	1,82 % (1)	0	1,87 % (2)
Rheumaerkrankungen	0	0	1,82 % (1)	3,37 % (3)	4,67 % (5)
Traumatologische Erkrankungen	0	0	0	0	0
Stoffwechsel- und endokrine Erkrankungen	0	0	7,27 % (4)	10,11 % (9)	10,28 % (11)

Krankheiten des Magen-Darm-Traktes	16,67 % (1)	12,50 % (1)	16,36 % (9)	11,24 % (10)	16,82 % (18)
Erkrankungen des Harnwegsystems	0	0	5,45 % (3)	8,99 % (8)	4,67 % (5)
Hautkrankheiten	0	0	5,45 % (3)	7,87 % (7)	0
Infektionskrankheiten	0	12,50 % (1)	1,82 % (1)	8,99 % (8)	3,74 % (4)
Karzinome	0	12,50 % (1)	10,91 % (6)	8,99 % (8)	10,28 % (11)
Parasitäre Erkrankungen	16,67 % (1)	25,00 % (2)	0	0	0
Venenerkrankungen	0	0	0	2,25 % (2)	0
Altersschwäche	0	0	0	0	1,87 % (2)
Andere	0	0	1,82 % (1)	1,12 % (1)	0,93 % (1)
Keine Angabe	0	0	0	0	0,93 % (1)

Quelle für beide Tabellen: Eigene Berechnungen nach den Angaben in den Aufnahme- und Kassenbüchern der Medizinischen Klinik der Universität Tübingen, Jg. 1880 bis 1914, vh. im UA Tü, Sign. 437.

Zunächst einmal fällt auf, daß die Diagnose „Altersschwäche" in Tübingen fast nie gestellt wurde. Diese Tatsache bestätigt die Forschungsergebnisse Christoph Conrads, der in seiner Untersuchung über den Strukturwandel des Alters in Deutschland darauf hingewiesen hat, daß gegen Ende des 19. Jahrhunderts die Todesursache „Altersschwäche" nach und nach differenzierteren und ursachenbezogeneren Begriffen Platz gemacht hat.[147] Das Konzept der Altersschwäche löste sich in einzelne Krankheiten auf, die im höheren Alter gehäuft vorkommen.[148] Selbst die Diagnosen, die unter der Kategorie „Altersschwäche" aufgelistet wurden, deuten zwar auf einen allgemeinen Schwächezustand hin, der aber nicht unbedingt etwas mit dem Alter zu tun haben muß. So diagnostizierten die Ärzte bei der 57jährigen Tagelöhnersfrau Josepha K. eine „allgemeine Entkräftigung" und bei der 59jährigen

147 Conrad: Vom Greis zum Rentner, S. 93.

148 Vgl. dazu auch: Kondratowitz, Hans-Joachim von: Zum historischen Konstitutionsprozeß von „Altersgrenzen". In: Conrad/Kondratowitz: Gerontologie und Sozialgeschichte, S. 379–411, S. 405 und Kondratowitz, Hans-Joachim von: Zum historischen Wandel der Altersposition in der deutschen Gesellschaft. In: Deutsches Zentrum für Altersfragen e. V. (Hg.): Altwerden in der Bundesrepublik Deutschland: Geschichte – Situationen – Perspektiven, Bd 1. Berlin 1982, S. 73–201, S. 86.

Pfarrerswitwe Hedwig E. eine „Defatigatio".[149] Nur im Falle des 77jährigen Verfassers Karl Moritz R. lautete die Diagnose im Jahr 1880 „Debilitas senilis", was im Prinzip mit „Alterschwäche" übersetzt werden kann.[150]

Die folgenden Tabellen zeigen die Krankheiten, an denen die jüngeren Patienten der Tübinger Klinik litten. Auch unter ihnen waren einige wenige Patienten, die wegen eines Schwächezustandes in Behandlung waren. Anteilsmäßig machten sie jedoch nicht einmal 1 Prozent der diagnostizierten Krankheiten aus. Nur im Jahre 1909 wurden 16 Patientinnen (1,74 %) unter 55 Jahren wegen eines allgemeinen Entkräftigungszustandes behandelt.

Tab. 50: Krankheiten der unter 55jährigen männlichen Patienten in Prozent (absolute Zahlen in Klammern)

	1880	1884	1904	1909	1914
Herz-Kreislauf-Erkrankungen	5,25 % (17)	4,28 % (13)	6,16 % (65)	4,83 % (65)	6,75 % (66)
Neurologische Erkrankungen	8,64 % (28)	6,25 % (19)	6,35 % (67)	4,68 % (63)	5,93 % (58)
Psychiatrische Krankheiten	3,40 % (11)	3,95 % (12)	10,14 % (107)	13,21 % (178)	17,48 % (171)
Akute Verwirrtheit, Demenz, Apoplex	0,62 % (2)	1,97 % (6)	0,19 % (2)	0,30 % (4)	1,64 % (16)
Erkrankungen des Respirationstraktes	11,42 % (37)	11,51 % (35)	8,44 % (89)	8,39 % (113)	10,33 % (101)
Erkankungen des Blutes	0	1,64 % (5)	0,76 % (8)	0,67 % (9)	1,12 % (11)
Krankheiten der Leber und Gallenwege	0,62 % (2)	1,32 % (4)	2,56 % (27)	1,56 % (21)	1,43 % (14)
Krankheiten des Skeletts	0	0	1,71 % (18)	2,15 % (29)	1,94 % (19)
Rheumaerkrankungen	2,16 % (7)	2,30 % (7)	2,46 % (26)	2,23 % (30)	2,04 % (20)
Traumatologische Erkrankungen	0	0,33 % (1)	0,47 % (5)	0,74 % (10)	0,41 % (4)
Stoffwechsel- und endokrine Erkrankungen	1,23 % (4)	3,62 % (11)	3,22 % (34)	3,71 % (50)	4,70 % (46)
Krankheiten des Magen-Darm-Traktes	8,33 % (27)	5,26 % (16)	10,43 % (110)	10,39 % (140)	11,45 % (112)
Erkrankungen des Harnwegsystems	2,47 % (8)	2,96 % (9)	3,79 % (40)	4,16 % (56)	5,83 % (57)
Hautkrankheiten	5,86 % (19)	8,22 % (25)	2,94 % (31)	7,05 % (95)	0,92 % (9)

149 UA Tü, Sign. 437, Kassenbuch 1913.
150 UA Tü, Sign. 437, Kassenbuch 1880–1882.

Infektionskrankheiten	20,68 % (67)	26,97 % (309)	29,29 % (309)	25,39 % (342)	19,33 % (189)
Karzinome	0,62 % (2)	1,64 % (44)	4,17 % (44)	4,90 % (66)	3,78 % (37)
Parasitäre Erkrankungen	26,85 % (87)	14,80 % (45)	1,99 % (21)	2,90 % (39)	0,31 % (3)
Venenerkrankungen	0,31 % (1)	0,33 % (1)	0,09 % (1)	0,45 % (6)	0
Schwächezustände	0,31 % (1)	0,99 % (3)	0	0,07 % (1)	0,51 % (5)
Andere	0,31 % (1)	1,32 % (4)	2,84 % (30)	2,15 % (29)	3,07 % (30)
keine Angabe	0,93 % (3)	0,33 % (1)	1,99 % (21)	0,07% (1)	1,02% (10)

Tab. 51: Krankheiten der unter 55jährigen weiblichen Patienten in Prozent (absolute Zahlen in Klammern)

	1880	1884	1904	1909	1914
Herz-Kreislauf-Erkrankungen	8,14 % (21)	3,42 % (8)	5,17 % (37)	4,88 % (45)	4,57 % (37)
Neurologische Erkrankungen	8,14 % (21)	11,11 % (26)	6,29 % (45)	4,23 % (39)	4,57 % (37)
Psychiatrische Krankheiten	10,47 % (27)	19,23 % (45)	10,63 % (76)	17,46 % (161)	17,06 % (138)
Akute Verwirrtheit, Demenz, Apoplex	0,39 % (1)	0,43 % (1)	0,42 % (3)	0,22 % (2)	0,74 % (6)
Erkrankungen des Respirationstraktes	5,81 % (15)	2,99 % (7)	7,27 % (52)	4,88 % (45)	7,91 % (64)
Erkankungen des Blutes	3,10 % (8)	1,28 % (3)	4,76 % (34)	2,39 % (22)	1,73 % (14)
Krankheiten der Leber und Gallenwege	1,94 % (5)	1,71 % (4)	3,08 % (22)	0,87 % (8)	1,73 % (14)
Krankheiten des Skeletts	0,78 % (2)	0,85 % (2)	1,96 % (14)	1,08 % (10)	1,11 % (9)
Rheumaerkrankungen	1,94 % (5)	1,71 % (4)	2,38 % (17)	1,19 % (11)	1,61 % (13)
Traumatologische Erkrankungen	0,78 % (2)	0	0	0,11 % (1)	0
Stoffwechsel- und endokrine Erkrankungen	2,71 % (7)	1,71 % (4)	3,92 % (28)	4,66 % (43)	6,55 % (53)
Krankheiten des Magen-Darm-Traktes	9,69 % (25)	5,98 % (14)	11,75 % (84)	12,04 % (111)	11,25 % (91)

Erkrankungen des Harnwegsystems	5,04 % (13)	3,42 % (8)	1,12 % (8)	3,90 % (36)	5,32 % (43)
Hautkrankheiten	2,71 % (7)	8,97 % (21)	3,50 % (25)	4,45 % (41)	0,99 % (8)
Infektionskrankheiten	12,79 % (33)	17,09 % (40)	28,67 % (205)	27,44 % (253)	27,32 % (221)
Karzinome	2,71 % (7)	5,56 % (13)	2,66 % (19)	3,80 % (35)	2,97 % (24)
Parasitäre Erkrankungen	17,44 % (45)	11,54 % (27)	3,22 % (23)	2,28 % (21)	0,74 % (6)
Venenerkrankungen	0	0,43 % (1)	0	0	0,12 % (1)
Schwächezustände	0	0	0,70 % (5)	1,74 % (16)	0,62 % (5)
Andere	0,78 % (2)	0,85 % (2)	1,12 % (8)	2,17 % (20)	2,35 % (19)
keine Angabe	4,65 % (12)	1,71 % (4)	1,40 % (10)	0,22 % (2)	0,74 % (6)

Quelle für beide Tabellen: Eigene Berechnungen nach den Angaben in den Aufnahme- und Kassenbüchern der Medizinischen Klinik der Universität Tübingen, Jg. 1880 bis 1914, vh. im UA Tü, Sign. 437.

Vor der Jahrhundertwende litt ein Großteil der Krankenhauspatienten unter parasitären Erkrankungen. Auch Wurmbefall gehört zu dieser Kategorie. Davon waren jedoch nur wenige Patienten betroffen. Die meisten dieser Kranken hatten die Krätze. In ihrer Untersuchung über das städtische Krankenhaus in Osnabrück hat Eva Berger festgestellt, daß dort bis ins 20. Jahrhundert hinein die meisten Patienten Krätzekranke waren.[151] In Tübingen waren es vor allem die jüngeren Patienten, die wegen Skabies behandelt wurden. 1880 litt über ein Viertel (26,85 %) der unter 55jährigen männlichen Patienten an einer parasitären Erkrankung und 17,44 % der jüngeren weiblichen Patienten. Schon vier Jahre später war diese Anzahl etwas zurückgegangen. Nach 1900 wurden nur noch wenige der jüngeren Kranken wegen Skabies behandelt, 1914 waren es unter einem Prozent. Keine der älteren Patientinnen wurde nach der Jahrhundertwende wegen einer parasitären Erkrankung behandelt. Auch unter den über 54jährigen männlichen Patienten gab es nur noch wenige Krätzekranke. In den 1880er Jahren war der Anteil parasitärer Erkrankungen unter den älteren Tübinger Patienten geringer gewesen als unter den jüngeren.

Durch die im Laufe des Lebens erworbene Immunität gegen einzelne Erreger kommen im Alter Infektionskrankheiten, die eine lebenslange Immunität bedingen, seltener vor.[152] Bezüglich der Masern schrieb 1909 Nor-

151 Berger: Wer bürgt für die Kosten?, S. 83.
152 Vgl. Füsgen/Summa: Geriatrie, S. 279.

bert Ortner (1865–?), der Vorstand der Medizinischen Klinik in Innsbruck, in Schwalbes *Lehrbuch der Greisenkrankheiten*: „Wenn man bedenkt, daß die Morbilli bei uns endemisch sind, daher die allermeisten Menschen schon in früher Jugend durch den uns unbekannten Krankheitserreger infiziert werden, andererseits aber erwägt, daß die einmalig überstandene Erkrankung, Ausnahmefälle abgerechnet, einen wirksamen Schutz gegen eine Neuerkrankung verleiht, so wird begreiflich, daß Masern im Greisenalter eine außerordentlich seltene Krankheit sind."[153] Von den jüngeren Tübinger Patienten war im Durchschnitt fast ein Viertel (24,33 % der männlichen und 22,68 % der weiblichen Patienten) wegen einer Infektionskrankheit in der Medizinischen Klinik. Davon wiederum wurden die meisten wegen einer tuberkulösen Infektion behandelt.[154] Die häufigste Form der Tuberkulose ist weiterhin die Lungentuberkulose. Daneben existieren jedoch extrapulmonale Erkrankungen, die vor allem die Haut, die Knochen, den Darm, das Urogenitalsystem und die Mandeln betreffen können sowie eine tuberkulöse Hirnhautentzündung.[155] An der Tuberkulose und anderen Infektionskrankheiten waren die älteren Patienten selten erkrankt. Im Jahr 1894 wurde nur eine 59jährige Patientin wegen „Typhus levis"[156] in der Medizinischen Klinik behandelt. Von den älteren männlichen Patienten dagegen waren in den Jahren 1880 und 1884 im Durchschnitt fast 16 % (15,71 %) wegen einer Infektionskrankheit im Krankenhaus. Nach 1900 gingen die Infektionserkrankungen bei beiden Geschlechtern der älteren Patienten auf durchschnittlich unter 5 % zurück (4,78 % der männlichen und 4,85 % der weiblichen Kranken).

Obwohl ein Lungenemphysem – wodurch das Auftreten von Bronchitis und anderen Erkrankungen des Respirationstraktes begünstigt wird – zu den überwiegend im Alter vorkommenden Krankheiten zählt, lassen sich nach der Jahrhundertwende keine signifikanten Unterschiede in der Anzahl der an einer Erkrankung des Respirationstraktes leidenden Patienten feststellen. Im Durchschnitt waren 9,05 % der jüngeren männlichen Patienten und 9,68 % der älteren männlichen Patienten sowie 6,69 % der jüngeren und 7,23 % der älteren Patientinnen von solch einer Erkrankung betroffen. 1880 und 1884 waren wesentlich mehr weibliche Patienten über 54 Jahren wegen einer Bronchitis oder einer ähnlichen Erkrankung behandelt worden als unter 55jährige (im Durchschnitt 14,59 % zu 4,4 %). Bei den männlichen Patienten war in denselben Jahren der Unterschied ebenfalls größer, wenn auch nicht so ausgeprägt (im Durchschnitt 15,51 % zu 11,47 %).

153 Ortner, Norbert: Akute allgemeine Infektionskrankheiten. In: Schwalbe, Julius (Hg.): Lehrbuch der Greisenkrankheiten. Stuttgart 1909, S. 587–686, S. 641.

154 Einen Überblick über die Sozialgeschichte der Tuberkulose im Untersuchungszeitraum gibt: Hähner-Rombach, Sylvelyn: Sozialgeschichte der Tuberkulose. Vom Kaiserreich bis zum Ende des Zweiten Weltkrieges unter besonderer Berücksichtigung Württembergs. Stuttgart 2000.

155 Ebd., S. 20.

156 UA Tü, Sign. 437, Kassenbuch 1882–1886.

Von den Stoffwechsel- und endokrinen Erkrankungen ist der Diabetes mellitus[157] im Alter gehäuft anzutreffen. „Altersdiabetes" oder besser gesagt „Erwachsenendiabetes" ist eine Wohlstandskrankheit, die meistens mit Übergewicht einhergeht. Da die Manifestation des „Altersdiabetes" mit der Dauer der zugrunde liegenden konstitutionellen Faktoren ansteigt, kommt sie im Alter besonders häufig vor.[158] Schilddrüsenerkrankungen kommen dagegen im Alter nicht öfter vor als bei jüngeren Menschen. Heutigen Forschungen zufolge bleibt die Konzentration der Schilddrüsenhormone im Alter unverändert.[159] Tatsächlich waren auch die jüngeren Patienten in Tübingen, deren Krankheit dieser Kategorie zugeordnet wurde, in der Regel von Schilddrüsenerkrankungen betroffen, während die älteren Patienten zumeist unter Diabetes litten. Signifikant ist, daß nur der Anteil der über 54jährigen Patientinnen, die unter einer Stoffwechselkrankheit litten, nach 1900 mit durchschnittlich 9,22 % deutlich höher war als der der übrigen Patienten. Der Anteil der männlichen älteren Patienten lag nach der Jahrhundertwende mit durchschnittlich 4,85 % nur etwa ein Prozent über dem der jüngeren männlichen Patienten (durchschnittlich 3,88 %). Von den weiblichen jüngeren Patienten wurden nach 1900 im Durchschnitt 5,04 % wegen einer Stoffwechselkrankheit behandelt. 1880 und 1884 war keine ältere weibliche Patientin wegen Diabetes oder einer Schilddrüsenkrankheit in Tübingen in Behandlung. Von den männlichen Patienten wurden 1884 ein 56jähriger Lehrer und ein 64jähriger Bauer wegen Diabetes mellitus in der Medizinischen Klinik behandelt.[160]

Der größte Teil der älteren Patienten in Tübingen hatte Herz-Kreislaufbeschwerden oder eine Krankheit des Magen-Darm-Traktes. Im Durchschnitt litten 12,71 % der über 54jährigen männlichen Patienten und 15,29 % der über 54jährigen weiblichen Patienten an einer Herz-Kreislauferkrankung. Von den jüngeren Patienten wurden im Durchschnitt nur 5,45 % der männlichen und 5,24 % der weiblichen Kranken wegen einer solchen Krankheit in Tübingen behandelt. Da sich im Alter sowohl die Gefäße als auch das Herz selber physiologisch verändern, gehören daraus resultierende Herz-Kreislauferkrankungen zu den Beschwerden, die bei älteren Personen gehäuft auftreten. Ebenso kommt es im Alter zu Veränderungen im Verdauungstrakt, wodurch sich jedoch vor allem Besonderheiten in der Diagnostik und der Therapie ergeben.[161] Krankheiten des Magen-Darm-Traktes kommen im Alter nicht unbedingt öfter vor. So litten zwar von den in Tübingen behandelten älteren Patienten durchschnittlich 12,47 % der männlichen und 14,72 % der weiblichen unter Beschwerden dieser Art, von den jüngeren

157 Zur Geschichte des Diabetes siehe: Engelhardt, Dietrich von (Hg.): Diabetes in Medizin- und Kulturgeschichte. Grundzüge – Texte – Bibliographie. Berlin/Heidelberg 1989.

158 Siehe Füsgen/Summa: Geriatrie, S. 243.

159 Ebd., S. 247f.

160 UA Tü, Sign. 437, Kassenbuch 1882–1886.

161 Vgl. Füsgen/Summa: Geriatrie, S. 257f.

Patienten wurden aber auch durchschnittlich 10 % (9,17 % der männlichen und 10,14 % der weiblichen) wegen Magen-Darm-Beschwerden behandelt.

Je höher das Alter, um so größer ist auch die Wahrscheinlichkeit, an einem bösartigen Tumor zu erkranken. Aktuellen Forschungen zufolge beträgt der Prozentsatz der an Krebs erkrankten Frauen unter 60 Jahren 18,4 % und der unter Karzinomen leidenen Männer 33,8 %. Bei den über 60jährigen beiderlei Geschlechts erhöht sich die Anzahl auf 81,6 %.[162] Entsprechend wurden nach der Jahrhundertwende in der Medizinischen Klinik durchschnittlich 16,24 % der über 54jährigen männlichen und 10,06 % der weiblichen Patienten wegen eines Krebsleidens behandelt. Von den jüngeren Patienten litten nach 1900 dagegen nur durchschnittlich 4,28 % der männlichen und 3,14 % der weiblichen Patienten unter einem Karzinom. Daß zu Beginn des Untersuchungszeitraumes Krebserkrankungen nur bei einzelnen Patienten vorkamen, ist sicherlich im Zusammenhang mit dem jeweiligen Diagnoseverfahren zu sehen. Krebserkrankungen könnten beispielsweise aufgrund des noch nicht angewandten Röntgenverfahrens nicht als solche identifiziert worden sein, und der Patient wurde wegen seiner sekundären Beschwerden behandelt und nicht wegen der primären Krebserkrankung.

Im Jahr 1911 spaltete sich die Hautklinik von der Medizinischen Klinik ab. Zunächst wurden in der Medizinischen Klinik noch einzelne Fälle von Hauterkrankungen behandelt, 1914 arbeitete jedoch die Hautklinik vollkommen autonom.[163] 1914 wurde dementsprechend kein älterer Patient mehr wegen einer Hauterkrankung aufgenommen. Auch unter den jüngeren Patienten kamen nur noch vereinzelte Fälle vor. Obwohl beispielsweise Hautjucken bei älteren Menschen häufig vorkommt, wurden in den übrigen Jahren des Untersuchungszeitraumes in Tübingen nicht wesentlich mehr ältere Patienten wegen einer Hautkrankheit behandelt als jüngere. 1880 und 1884 litt sogar keiner der älteren Patienten unter einer Hautkrankheit, während durchschnittlich 7,04 % der unter 55jährigen männlichen und 5,84 % der weiblichen Patienten deswegen im Krankenhaus waren.

Eine für ältere Männer typische Erkrankung ist die Prostatahypertrophie, eine gutartige Vergrößerung der Vorsteherdrüse. So ist auch nicht verwunderlich, daß der Anteil der an einer Erkrankung des Harnwegssystems leidenden Patienten unter den älteren männlichen Patienten am größten war. Durchschnittlich 6,44 % der über 54jährigen männlichen Patienten wurde wegen Beschwerden des Harnwegssystems in Tübingen behandelt. Von den jüngeren Patienten litten im Durchschnitt nicht einmal 4 % unter einem solchen Leiden (3,84 % der männlichen und 3,76 der weiblichen Patienten).

162 Siehe Füsgen/Summa: Geriatrie, S. 282f.

163 Siehe Schäfer, Volker: Die letzten hundert Jahre. Wilhelminische Ära. In: Der Landkreis Tübingen. Amtliche Kreisbeschreibung. Herausgegeben von der Staatlichen Archivverwaltung Baden-Württemberg in Verbindung mit dem Landkreis Tübingen, 3 Bände, Stuttgart 1967–1974, Band 3, S. 194–197.

Akute Verwirrtheit, Demenz oder ein Schlaganfall kommen vor allem bei älteren Menschen vor. In Tübingen wurden auch nur vereinzelt jüngere Patienten mit dieser Symptomatik behandelt. Vor allem wegen Apoplex waren nach 1900 im Durchschnitt 2,41 % der älteren männlichen und 3,5 % der älteren weiblichen Patienten in der Medizinischen Klinik. Da von einem Schlaganfall betroffene Menschen in hohem Maße betreuungs- und pflegebedürftig sind, meist auch über einen längeren Zeitraum, ist zu vermuten, daß solche Patienten in einem Akutkrankenhaus seltener anzutreffen waren. Die Anzahl der im Universitätsklinikum wegen Apoplex oder Verwirrtheit behandelten Alten läßt daher keine eigentlichen Rückschlüsse auf die Anzahl der von diesen Erkrankungen betroffenen Personen außerhalb der Medizinischen Klinik zu.

Neurologische Erkrankungen kamen bei den jüngeren Patienten etwas häufiger vor. Grundsätzlich kann jede neurologische Krankheit des Erwachsenenalters auch bei älteren Menschen vorkommen, gehäuft treten sie jedenfalls im Alter nicht auf.[164] So wurden von den jüngeren Patienten durchschnittlich zwischen 6 und 7 Prozent (6,37 % der männlichen und 6,87 % der weiblichen) wegen einer neurologischen Erkrankung in Tübingen behandelt. Von den männlichen älteren Patienten litt vor der Jahrhundertwende nur ein 59jähriger Händler unter Paralyse.[165] Nach 1900 stieg die Anzahl der wegen einer neurologischen Erkrankung in der Medizinischen Klinik behandelten älteren männlichen Patienten kontinuierlich an. Von den älteren weiblichen Patienten wurden auch nach der Jahrundertwende nur zwei Patientinnen wegen einer solchen Symptomatik behandelt. Da es sich in der Regel um Lähmungserscheinungen handelte, muß jedoch bedacht werden, daß durchaus auch ein Schlaganfall die Bewegungsbeeinträchtigungen ausgelöst haben könnte und dies von den damaligen Ärzten nicht erkannt beziehungsweise anders interpretiert worden ist. Wieviele der älteren Patienten also tatsächlich unter einer Krankheit dieser Kategorie gelitten haben, ist nicht mit Sicherheit zu sagen.

Krankheiten der Leber und Gallenwege kamen unter den jüngeren Patienten selten vor. Auch von den älteren Patienten hatten nur wenige Beschwerden mit diesen Organen. Auffällig ist jedoch, daß in den Jahren 1880 und 1884 keiner der älterern Patienten an einer Erkrankung dieser Kategorie litt, nach 1900 jedoch immerhin bei durchschnittlich 2,42 % der über 54jährigen männlichen und 3,52 % der weiblichen Patienten eine solche Erkrankung diagnostiziert wurde. Wiederum könnte dies mit einer sich im Verlauf des Untersuchungszeitraumes verbessernden Diagnostik zusammenhängen.

Traumatologische Erkrankungen, also durch äußere Einwirkungen entstandene Verletzungen, wie zum Beispiel Unfälle, Krankheiten des Skeletts und Venenerkrankungen, spielten in beiden Altersgruppen eine geringe

164 Siehe Füsgen/Summa: Geriatrie, S. 151f.
165 UA Tü, Sign. 437, Kassenbuch 1880–1882.

Rolle. Etwas häufiger, zumindest bei den weiblichen Patienten, kamen noch Erkrankungen des Blutes vor. Von den jüngeren Patientinnen litten im Durchschnitt 2,65 % an einer solchen Erkrankung, von den älteren Patientinnen durchschnittlich 3,19 % (jedoch erst nach der Jahrhundertwende). Auch von rheumatischen Erkrankungen waren nur ca. 2 % der jüngeren Patienten betroffen (durchschnittlich 2,24 % der männlichen und 1,77 % der weiblichen Kranken unter 55 Jahren). Bei den älteren weiblichen Patienten wurde in den Jahren 1880 und 1884 keine Rheumaerkrankung diagnostiziert, von den älteren männlichen Patienten litt 1884 nur einer unter Rheuma, von dem noch dazu angenommen wurde, daß er simuliere.[166]

Psychiatrische Krankheiten kamen vor allem unter den jüngeren Patienten vor. Fast 15 % (14,97 %) der unter 55jährigen weiblichen Patienten wurden im Durchschnitt in der Medizinischen Klinik in Tübingen vor allem wegen Hysterie und Neurasthenie behandelt.[167] Dies bestätigt die Aussage, daß zwischen 1880 und 1919 etwa 70 % der wegen Hysterie behandelten Frauen zwischen 20 und 40 Jahre alt waren.[168] Die Anzahl der an einer psychiatrischen Erkrankung leidenden jüngeren männlichen Kranken nahm im Verlauf des Untersuchungszeitraumes immer mehr zu. Vor allem ist diese Entwicklung wohl auf die zunehmenden Schadensersatzforderungen nach einem Arbeitsunfall zurückzuführen, weswegen bei vielen der männlichen Kranken – der alten und der jungen – eine traumatische Neurose oder eine traumatische Hysterie diagnostiziert wurde.[169] Vor allem bei den über 54jährigen Patientinnen nahm die Anzahl der unter psychiatrischen Beschwerden leidenden Kranken erst nach 1900 zu. Dies ist im Zusammenhang mit der ansteigenden Zahl selbstzahlender älterer Patientinnen zu sehen, die in der Hauptsache wegen Hysterie behandelt wurden.[170] Unter den älteren männlichen Kranken war die Anzahl der nach 1900 wegen einer psychiatrischen Krankheit behandelten Patienten mit durchschnittlich 6,85 % ebenfalls relativ hoch. Vor allem die wohlhabenderen älteren Patienten wurden wegen Hysterie in der Klinik behandelt. Der Großteil der älteren männlichen Patienten suchte jedoch das Krankenhaus wegen einer Rentenangelegenheit auf. Die Kranken wurden in diesem Fall nicht hauptsächlich wegen ihrer

166 UA Tü, Sign. 437, Kassenbuch 1882–1886.

167 Siehe dazu beispielsweise Bleker: Hysterie – Dysmenorrhoe – Chlorose; und Fischer-Homberger, Esther: Hypochondrie. Melancholie bis Neurose. Krankheiten und Zustandsbilder. Bern/Stuttgart/Wien 1970. Außerdem Radkau: Zeitalter der Nervosität; und den Sammelband von Gijswijt-Hofstra, Marijke/Porter, Roy (Hg.): Cultures of neurasthenia. Amsterdam/Atlanta 2001.

168 Vgl. Weickmann: Rebellion der Sinne, S. 47f.

169 Vgl. dazu z. B. Eghigian: Bürokratie und Entstehen von Krankheit; Fischer-Homberger, Esther: Die traumatische Neurose. Vom somatischen zum sozialen Leiden. Bern/Stuttgart/Wien 1975 und Göckenjan: Kurieren und Staat machen, S. 380ff.

170 Vgl. Kap. 4.2: „Die Tatsache, daß es sich bei der Medizinischen Klinik nicht um eine psychiatrische Heilanstalt handelte, erlaubte den „hysterischen" älteren Damen einen unbeschwerteren Aufenthalt. Eine Krankenhausbehandlung deutete auf ein ernsthaftes körperliches Leiden hin und lenkte das Umfeld von der Überzeugung ab, die Frauen seien geistig krank."

traumatischen Neurose behandelt, sondern für den Versicherungsträger begutachtet.

Die Aufenthaltsdauer im Krankenhaus und die Tatsache, ob die Patienten mehrmals in der Medizinischen Klinik Aufnahme fanden, lassen Rückschlüsse über die Schwere der Erkrankung zu. Der Entlassungsstatus spielt in dieser Beurteilung ebenfalls eine Rolle. Die folgenden Tabellen zeigen, daß der überwiegende Teil sowohl der älteren als auch der jüngeren Patienten sich bis zu einem Monat im Krankenhaus aufhielt. Aufallend ist, daß die Verweildauer der jüngeren Patienten nach der Jahrhundertwende im Durchschnitt zurückging, während die der älteren Kranken relativ konstant blieb.

Tab. 52: Aufenthaltsdauer der über 54jährigen männlichen Patienten (absolute Zahlen in Klammern)

	1880	1884	1889	1894	1899	1904	1909	1914
1 Tag bis zu einer Woche	35,00 % (14)	40,54 % (15)	30,00 % (12)	26,83 % (11)	46,94 % (23)	51,85 % (70)	37,39 % (86)	35,76 % (59)
über eine Woche bis zu einem Monat	42,50 % (17)	43,24 % (16)	52,50 % (21)	56,10 % (23)	36,73 % (18)	40,74 % (55)	47,39 % (109)	54,55 % (90)
über einem Monat bis zu einem Vierteljahr	17,50 % (7)	16,22 % (6)	15,00 % (6)	9,76 % (4)	12,24 % (6)	7,41 % (10)	14,35 % (33)	9,09 % (15)
über ein Viertel-jahr bis zu einem halben Jahr	5,00 % (2)	0	2,50 % (1)	7,32 % (3)	4,08 % (2)	0	0,87 % (2)	0,61 % (1)
über einem halben Jahr bis zu einem Jahr	0	0	0	0	0	0	0	0
über einem Jahr	0	0	0	0	0	0	0	0

Tab. 53: Aufenthaltsdauer der über 54jährigen weiblichen Patienten (absolute Zahlen in Klammern)

	1880	1884	1889	1894	1899	1904	1909	1914
1 Tag bis zu einer Woche	50,00 % (3)	62,50 % (5)	28,57 % (4)	23,08 % (6)	33,33 % (8)	36,36 % (20)	26,97 % (24)	33,64 % (36)
über eine Woche bis zu einem Monat	33,33 % (2)	25,00 % (2)	42,86 % (6)	57,69 % (15)	45,83 % (11)	61,82 % (34)	55,06 % (49)	43,93 % (47)
über einem Monat bis zu einem Vierteljahr	16,67 % (1)	12,50 % (1)	28,57 % (4)	19,23 % (5)	20,83 % (5)	1,82 % (1)	16,85 % (15)	21,50 % (23)
über ein Viertel-jahr bis zu einem halben Jahr	0	0	0	0	0	0	1,12 % (1)	0,93 % (1)
über einem halben Jahr bis zu einem Jahr	0	0	0	0	0	0	0	0
über einem Jahr	0	0	0	0	0	0	0	0

Tab. 54: Aufenthaltsdauer der unter 55jährigen männlichen Patienten (absolute Zahlen in Klammern)

	1880	1884	1889	1894	1899	1904	1909	1914
1 Tag bis zu einer Woche	36,73 % (119)	29,93 % (91)	20,72 % (63)	30,71 % (148)	34,64 % (159)	39,91 % (421)	33,56 % (452)	32,41 % (317)
über eine Woche bis zu einem Monat	36,11 % (117)	32,89 % (100)	35,86 % (109)	37,76 % (182)	38,34 % (176)	48,06 % (507)	48,40 % (652)	50,20 % (491)
über einem Monat bis zu einem Vierteljahr	22,53 % (73)	28,62 % (87)	36,18 % (110)	25,31 % (122)	24,62 % (113)	10,90 % (115)	16,18 % (218)	16,36 % (160)
über ein Viertel-jahr bis zu einem halben Jahr	4,32 % (14)	7,57 % (23)	5,59 % (17)	5,39 % (26)	2,18 % (10)	1,04 % (11)	1,71 % (23)	1,02 % (10)
über einem halben Jahr bis zu einem Jahr	0,31 % (1)	0,66 % (2)	0,99 % (3)	0,62 % (3)	0,22 % (1)	0,09 % (1)	0,15 % (2)	0
über einem Jahr	0	0,33 % (1)	0,66 % (2)	0,21 % (1)	0	0	0	0

Tab. 55: Aufenthaltsdauer der unter 55jährigen weiblichen Patienten (absolute Zahlen in Klammern)

	1880	1884	1889	1894	1899	1904	1909	1914
1 Tag bis zu einer Woche	28,68 % (74)	24,36 % (57)	18,35 % (49)	24,19 % (90)	27,45 % (126)	33,99 % (243)	26,36 % (243)	32,26 % (261)
über eine Woche bis zu einem Monat	36,43 % (94)	37,18 % (87)	41,95 % (112)	37,37 % (139)	37,69 % (173)	44,48 % (318)	49,46 % (456)	53,65 % (434)
über einem Monat bis zu einem Vierteljahr	27,52 % (71)	27,35 % (64)	32,21 % (86)	29,30 % (109)	28,10 % (129)	19,02 % (136)	20,61 % (190)	13,10 % (106)
über ein Viertel-jahr bis zu einem halben Jahr	5,81 % (25)	9,83 % (23)	5,99 % (16)	7,26 % (27)	6,32 % (29)	2,38 % (17)	3,25 % (30)	0,87 % (7)
über einem halben Jahr bis zu einem Jahr	1,55 % (4)	0,85 % (2)	0,75 % (2)	0,81 % (3)	0,44 % (2)	0,14 % (1)	0,11 % (1)	0,12 % (1)
über einem Jahr	0	0,43 % (1)	0,75 % (2)	1,08 % (4)	0	0	0,22 % (2)	0

Quelle der vier Tabellen: Eigene Berechnungen nach den Angaben in den Aufnahme- und Kassenbüchern der Medizinischen Klinik der Universität Tübingen, Jg. 1880 bis 1914, vh. im UA Tü, Sign. 437.

Erstaunlicherweise hielt sich keiner der in den ausgewerteten Jahrgängen in der Medizinischen Klinik behandelten älteren Patienten länger als ein halbes Jahr im Krankenhaus auf, während es unter den jüngeren Patienten immer wieder Kranke gab, die bis zu einem Jahr oder sogar länger in Tübingen behandelt wurden. Auch verweilten deutlich mehr jüngere Patienten zwischen einem Monat und einem Vierteljahr in der Klinik als ältere.

Die im Vergleich mit den übrigen Patienten geringere Verweildauer der älteren Patienten könnte mit einem hohen Anteil von Wiederaufnahmen in den oberen Altersstufen zusammenhängen. Ein Blick auf die folgenden Tabellen, die die Anzahl der Patienten, die mehrmals in der Klinik aufgenommen wurden, präsentieren, zeigt jedoch keine signifikanten Unterschiede zwischen älteren und jüngeren Patienten.

Tab. 56: Anzahl (soweit ersichtlich) der über 54jährigen männlichen Patienten, die mehrmals in der Medizinischen Klinik aufgenommen wurden (absolute Zahlen in Klammern)

	1880	1884	1889	1894	1899	1904	1909	1914
2 Aufnahmen	2,50 % (1)	5,41 % (2)	10,00 % (4)	2,44 % (1)	16,33 % (8)	2,22 % (3)	3,04 % (7)	6,06 % (10)
3 Aufnahmen	0	2,70 % (1)	0	0	2,04 % (1)	0	0	0
4 und mehr Aufnahmen	2,50 % (1)	0	0	0	2,04 % (1)	0	0	0

Tab. 57: Anzahl (soweit ersichtlich) der über 54jährigen weiblichen Patienten, die mehrmals in der Medizinischen Klinik aufgenommen wurden (absolute Zahlen in Klammern)

	1880	1884	1889	1894	1899	1904	1909	1914
2 Aufnahmen	0	0	14,29 % (2)	15,38 % (4)	8,33 % (2)	12,73 % (7)	3,37 % (3)	4,67 % (5)
3 Aufnahmen	0	0	0	3,85 % (1)	8,33 % (2)	0	1,12 % (1)	1,87 % (2)
4 und mehr Aufnahmen	0	0	0	3,85 % (1)	0	0	0	0,93 % (1)

Tab. 58: Anzahl (soweit ersichtlich) der unter 55jährigen männlichen Patienten, die mehrmals in der Medizinischen Klinik aufgenommen wurden (absolute Zahlen in Klammern)

	1880	1884	1889	1894	1899	1904	1909	1914
2 Aufnahmen	9,57 % (31)	13,82 % (42)	10,53 % (32)	9,54 % (46)	3,70 % (17)	3,60 % (38)	4,38 % (59)	4,91 % (48)
3 Aufnahmen	1,23 % (4)	1,97 % (6)	0	1,04 % (5)	0	0,09 % (1)	0,15 % (2)	0
4 und mehr Aufnahmen	0,31 % (1)	1,97 % (6)	0	0,41 % (2)	0	0	0	0,10 % (1)

Tab. 59: Anzahl (soweit ersichtlich) der unter 55jährigen weiblichen Patienten, die mehrmals in der Medizinischen Klinik aufgenommen wurden (absolute Zahlen in Klammern)

	1880	1884	1889	1894	1899	1904	1909	1914
2 Aufnahmen	10,08 % (26)	13,68 % (32)	7,49 % (20)	9,41 % (35)	6,32 % (29)	2,52 % (18)	5,21 % (48)	5,69 % (46)
3 Aufnahmen	1,16 % (3)	0,85 % (2)	0,37 % (1)	1,08 % (4)	0	0	0	0,62 % (5)
4 und mehr Aufnahmen	0	3,85 % (9)	0	0	0	0	0	0,62 % (5)

Quelle der vier Tabellen: Eigene Berechnungen nach den Angaben in den Aufnahme- und Kassenbüchern der Medizinischen Klinik der Universität Tübingen, Jg. 1880 bis 1914, vh. im UA Tü, Sign. 437.

Erst ab 1899 waren mehr ältere Patienten zum zweiten Mal in der Klinik als jüngere. So fanden von 1899 bis 1914 im Durchschnitt etwa 4 bis 5 Prozent der jüngeren Kranken (4,15 % der männlichen und 4,94 % der weiblichen) und etwa 7 Prozent der älteren Kranken (6,91 % der männlichen und 7,28 % der weiblichen) zum zweiten Mal Aufnahme im Tübinger Universitätskrankenhaus. Davor wurden, proportional gesehen, doppelt so viele jüngere männliche Patienten zum zweiten Mal in der Klinik behandelt als ältere (10,87 % zu 5,09 %). Nur vereinzelt wurden sowohl ältere als auch jüngere Patienten den gesamten Untersuchungszeitraum hindurch mehr als zwei Mal im Krankenhaus aufgenommen.

Eine Bestandsaufnahme zur Situation in bundesdeutschen Akutkrankenhäusern im Jahr 1989 hat ergeben, daß ältere Patienten zu einem höheren Anteil als die Gesamtheit aller Patienten mehrmals hintereinander zur Behandlung derselben Krankheit in ein Krankenhaus eingewiesen werden.[171] Trotz des höheren Wiederaufnahmeanteils war die Verweildauer der älteren Patienten 1989 eindeutig höher als der Durchschnitt aller Krankheitsfälle.[172] Im Untersuchungszeitraum wurden wahrscheinlich viele ältere Patienten, die ein chronisches Leiden hatten, zuhause oder in einem Spital gepflegt und eben nicht in ein Akutkrankenhaus eingeliefert, weswegen die beiden Aussagen aus dem Jahr 1989 nicht für die hier untersuchte Zeit zutreffen. Dabei darf nicht vergessen werden, daß die Tübinger Patientenschaft institutionell gesichtet worden ist und kein Spiegel des Krankheitszustandes der älteren Bevölkerung darstellt.

Die folgenden Diagramme zeigen, daß 1880 und 1884 mehr ältere Patienten im Krankenhaus verstorben sind. Danach läßt sich keine eigentliche Tendenz feststellen.

171 Dinkel, R. H./Görtler, E./Milenovic, J.: Krankheit und Krankenhausaufenthalte der über 65jährigen. In: Zeitschrift für Gerontologie 25 (1992), S. 37–42, S. 38.
172 Ebd., S. 39.

Diagramm 24: Anzahl der im Krankenhaus verstorbenen über 54jährigen männlichen Patienten

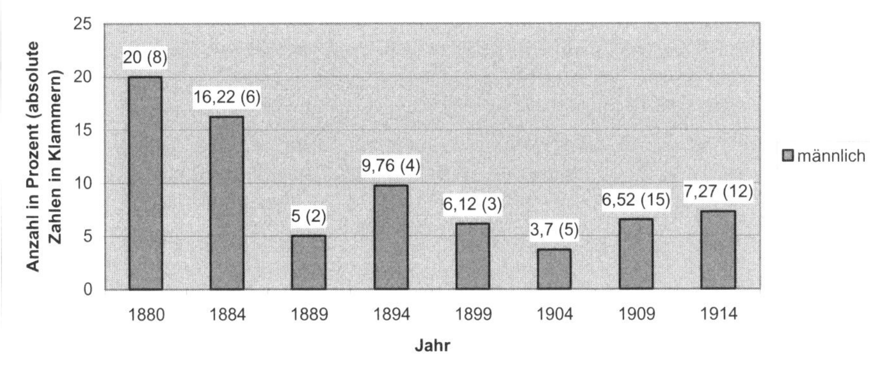

Diagramm 25: Anzahl der im Krankenhaus verstorbenen über 54jährigen weiblichen Patienten

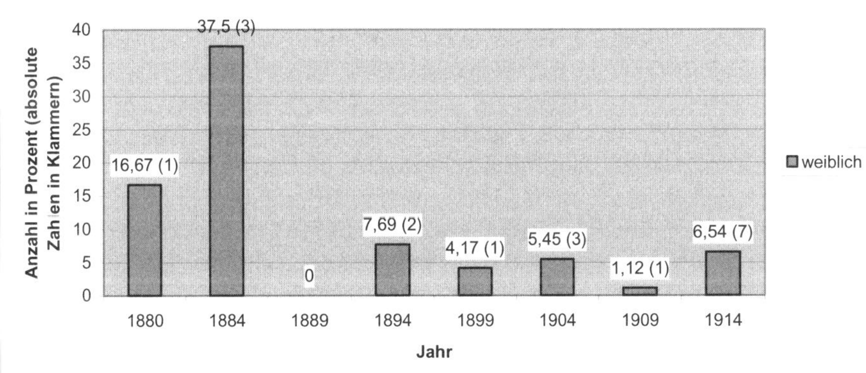

Diagramm 26: Anzahl der im Krankenhaus verstorbenen unter 55jährigen männlichen Patienten

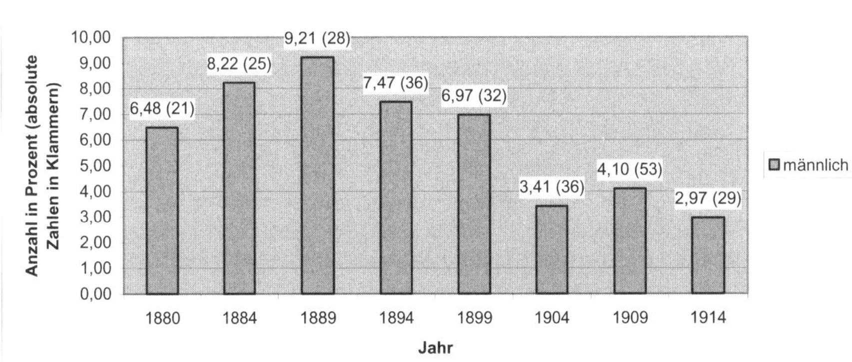

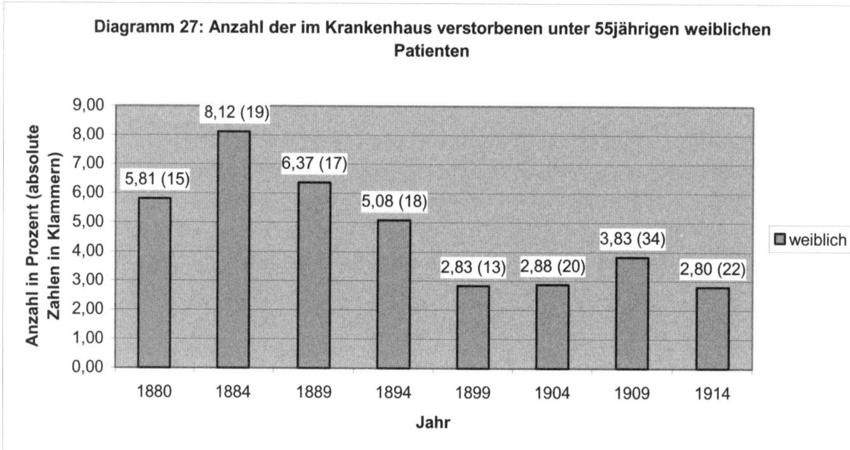

Quelle der vier Diagramme: Eigene Berechnungen nach den Angaben in den Aufnahme- und Kassenbüchern der Medizinischen Klinik der Universität Tübingen, Jg. 1880 bis 1914, vh. im UA Tü, Sign. 437.

In den Jahren 1889 bis 1899 starben im Durchschnitt sogar etwas mehr jüngere Patienten in der Klinik als ältere (7,88 % zu 6,96 % der männlichen und 4,76 % zu 3,95 % der weiblichen). Von 1904 bis 1914 kehrte sich dieses Verhältnis um. Von den unter 55jährigen männlichen Patienten starben durchschnittlich nur noch 3,49 %, von den über 54jährigen männlichen Kranken dagegen durchschnittlich immer noch 5,83 %. Auch bei den jüngeren weiblichen Kranken reduzierte sich die Anzahl der Sterbefälle auf durchschnittlich 3,17 %, während sie bei den älteren Patientinnen wieder leicht anstieg (auf 4,37 %).

Die meisten der älteren Patienten litten unter einer chronischen Erkrankung, die sich je nach Situation verschlimmern oder bessern konnte. Von diesen chronischen Leiden waren die jüngeren Kranken weniger betroffen. Bei ihnen dominierten die Infektionskrankheiten. Viele der jüngeren Kranken begaben sich in einem akuten Infektionsstadium in die Klinik, wo ihnen unter Umständen nicht mehr geholfen werden konnte. Dies könnte ein Grund für die hohe Sterblichkeit unter den jüngeren Patienten sein. Allerdings wußte man im Falle einer Infektionskrankheit genau, wann eine Besserung eingetreten war, weswegen die jüngeren Patienten das Krankenhaus in der Regel erst verließen, wenn sie wirklich geheilt waren. Bei chronischen Krankheiten konnte oft nur eine kurzfristige Besserung erzielt werden, weswegen die älteren Patienten oft schneller die Klinik wieder verließen, da eine vollständige Heilung doch nicht zu erwarten war. Ob und inwiefern den älteren Patienten in der Klinik überhaupt geholfen werden konnte, läßt sich anhand des Entlassungsstatus rekonstruieren.

Die folgenden Tabellen zeigen, in welchem Zustand die älteren Kranken die Medizinische Klinik wieder verließen.

Tab. 60: Entlassungsstatus der über 54jährigen männlichen Patienten (absolute Zahlen in Klammern)

Patienten der Jahre	1897–1900	1901–1905	1910–1914
geheilt	16,67 % (5)	5,56 % (1)	0
gebessert	16,67 % (5)	27,78 % (5)	44,44 % (12)
gering gebessert	10 % (4)	11,11 % (2)	7,41 % (2)
ungebessert	46,67 % (14)	33,33 % (6)	29,63 % (8)
verschlechtert	10 % (3)	22,22 % (4)	18,52 % (5)

Tab. 61: Entlassungsstatus der über 54jährigen weiblichen Patienten (absolute Zahlen in Klammern)

Patienten der Jahre	1897–1900	1901–1905	1910–1914
geheilt	7,9 % (3)	0	5,26 (1)
gebessert	50 % (19)	45,16 % (14)	42,11 % (8)
gering gebessert	15,8 % (6)	16,3 % (5)	5,26 % (1)
ungebessert	21,1 % (8)	25,81 % (8)	42,11 % (8)
verschlechtert	5,26 % (2)	12,9 % (4)	5,26 % (1)

Quelle der beiden Tabellen: Eigene Berechnungen nach den Krankenakten der Medizinischen Klinik der Universität Tübingen, Jg. 1897 bis 1914, vh. im UA Tü, Sign. 284. Den Krankenakten zufolge, denen Angaben über den Entlassungsstatus des Patienten zu entnehmen waren.

Nach der Jahrhundertwende verließen nur einzelne ältere Patienten das Krankenhaus, deren Zustand als wirklich geheilt betrachtet wurde. In den Jahren 1897 bis 1900 waren noch mehr ältere Kranke als „geheilt“ entlassen worden. Der Großteil dieser Patienten hatte sich allerdings wegen Skabies oder einer Hauterkrankung in der Medizinischen Klinik behandeln lassen – Krankheiten, die äußerlich relativ schnell kuriert werden können.[173] Auch der 62jährige Schreiner Johannes M., der im Herbst 1905 wegen eines akuten Ekzems im Krankenhaus behandelt wurde, konnte geheilt die Klinik verlassen.[174]

Unter den älteren männlichen Patienten waren nicht wenige, deren Zustand sich während ihres Aufenthaltes verschlechterte. Diese Patienten waren in der Regel von mehreren Erkrankungen gleichzeitig betroffen, so daß eine gezielte Therapie wesentlich erschwert war. Dies galt nicht nur für die ältesten unter ihnen. Beispielsweise diagnostizierten die Ärzte im Falle

173 Von den drei älteren weiblichen Patienten, die in den Jahren 1897–1900 als geheilt die Klinik verließen, litt eine unter Skabies, die beiden anderen waren von einer Hautkrankheit betroffen. Siehe UA Tü, Sign. 284/1, 50/97, Sign. 284/8, 675/98 und Sign. 284/19, 481/00. Von den 5 als geheilt entlassenen Männern waren 2 wegen Skabies und ein anderen wegen einer Hauterkrankung in der Klinik gewesen. Siehe UA Tü, Sign. 284/7, 611/98, Sign. 284/15, 681/99 und Sign. 284/1, 1/98.

174 UA Tü, Sign. 284/51, 1294/05.

des 65jährigen Bauers Karl B. eine krankhafte Veränderung des Herzens, eine Bronchitis sowie eine Entzündung der Harnblase und der Prostata. Während des Klinikaufenthaltes kamen noch Beschwerden wegen hartnäkkigem Dekubitus hinzu.[175] Der 75jährige Nachtwächter Johann Georg S. litt unter einem Magengeschwür, Darmblutungen, einer eitrigen Bronchitis und einem Lungenödem sowie unter einem Leistenbruch und einer Vergrößerung des Herzens.[176] Auch der 62jährige Schreiner Friedrich K. hatte nicht nur starke Herzbeschwerden und eine chronische Bronchitis, sondern außerdem noch eine Leberzirrhose und eine Nierenentzündung.[177]

In den Jahren 1897 bis 1900 überwog unter den älteren Patientinnen der Anteil der Kranken, die die Klinik in einem verbesserten Zustand wieder verließen (50 %). Einem Fünftel (21,1 %) der Patientinnen konnte im Krankenhaus nicht geholfen werden. Sie verließen die Klinik in einem unveränderten Zustand. Auch in den Jahren 1901 bis 1905 überwog die Anzahl der über 54jährigen weiblichen Patienten, deren Befinden sich gebessert hatte. In den Jahren 1910 bis 1914 hielt sich der Anteil der Patientinnen, deren Zustand unverändert war, die Waage mit dem Anteil derjenigen, die im Krankenhaus zumindest etwas genesen waren.

Unter den älteren männlichen Patienten überwog erst in den Jahren 1910 bis 1914 der Anteil derjenigen, deren Befinden sich gebessert hatte. Davor hatte der Krankenhausaufenthalt fast der Hälfte (46,67 %) der in den Jahren 1897 bis 1900 behandelten Kranken und einem Drittel (33,33 %) der in den Jahren 1901 bis 1905 behandelten männlichen Patienten keine Änderung in ihrem Befinden erbracht.

Während der Anteil der älteren männlichen Patienten, denen in der Klinik nicht geholfen werden konnte, im Verlauf des Untersuchungszeitraumes abnahm, nahm dieser Anteil unter den älteren weiblichen Patienten deutlich zu. Von 1897 bis 1900 und von 1901 bis 1905 erfuhren über die Hälfte der über 54jährigen Patienten in der Medizinischen Klinik keine Besserung (56,67 und 55,55 %). Auch von 1910 bis 1914 waren es immer noch 48,15 %, denen im Krankenhaus nicht geholfen werden konnte. Von den älteren Patientinnen verließen in den Jahren 1897 bis 1900 26,46 % die Klinik, ohne daß sich an ihrem Zustand etwas verändert hatte. Der Anteil dieser Patientinnen stieg in den Jahren 1901 bis 1905 auf 38,71 % und von 1910 bis 1914 sogar auf 47,37 % an.

Die älteren Patienten des Universitätskrankenhauses in Tübingen stellten hohe Erwartungen an die medizinische Institution. Die von den Ärzten diagnostizierten Krankheiten waren meist chronisch, oft war der Patient auch von mehreren Erkrankungen gleichzeitig betroffen. Erfolge stellten sich meist nur langsam ein, manchmal waren sie auch nur von kurzer Dauer. Der Großteil der Patienten nahm noch aktiv am Arbeitsleben teil. Wirklich

175 UA Tü, Sign. 284/1, 23/97.
176 UA Tü, Sign. 284/1, 1/98.
177 UA Tü, Sign. 284/109, 2121/10.

„Hochbetagte" waren selten anzutreffen. Schnell wieder „fit" zu werden, war für viele der ausschlaggebende Grund, sich in der Klinik behandeln zu lassen. Den Fragen, welche Mittel allgemein verwendet wurden, um das Altern herauszuzögern und wie sich die älteren Patienten im Krankheitsfall selbst behandelten, soll im nächsten Kapitel nachgegangen werden.

5.4. Selbstmedikation und ärztliche Behandlung

Neben professioneller Hilfe war die Selbstmedikation bis zum 19. Jahrhundert eine gleichwertige und autonome Art des Heilens.[178] Noch im Untersuchungszeitraum war die erste Reaktion auf Krankheit, sich selbst zu behelfen. Dabei kam sowohl eine diätetische Therapie als auch eine medikamentöse in Frage. Zu Beginn des 20. Jahrhunderts waren erst wenige industriell gefertigte Arzneimittel auf dem Markt. Bis 1914 trugen jedoch wissenschaftliche Entdeckungen und die industrielle Entwicklung dazu bei, daß sich ihre Zahl von wenigen Dutzend auf ungefähr 10 000 Fertigprodukte mit Warenzeichenschutz steigern konnte. Allerdings wurde oft die gleiche Substanz unter verschiedenen Namen vertrieben. Parallel dazu existierten weiterhin „Geheimmittel", deren Zusammensetzungen nicht deklariert wurden.[179]

Zunächst einmal galt es, das Altern zu verhindern und das Leben zu verlängern. Immer noch kursierten die unterschiedlichsten Ratschläge, sich bis ins hohe Alter gesund zu erhalten. Beispielsweise gehörte „das kalte Baden in Flüssen, sowie in der See [...] zu den ältesten Mitteln, den Körper zu reinigen, abzukühlen, zu erquicken, zu stärken, abzuhärten, die Gesundheit zu erhalten und das Leben zu verlängern."[180] Im Jahr 1904 wurde im *Correspondenzblatt für Schweizer Ärzte* und im *Ärztlichen Ratgeber* auf einen Bericht im *British Medical Journal* vom 5. Dezember 1903 hingewiesen, in dem einige „altbewährte" Rezepte zur Verlängerung des Lebens zusammengefaßt worden waren. So war eine große „Mäßigung in allen Dingen bei reichlicher Körperbewegung im Freien" ebenso von Bedeutung wie gute Laune, Abstinenz im Rauchen und Trinken sowie Vermeidung von Ärger. Ausführlich wurde zitiert: „Schlafe acht Stunden auf der rechten Seite und in einem freistehenden Bette; vermeide kalte Waschungen morgens früh, nimm aber dafür ein Bad von Körpertemperatur; gib dir etwas Körperbewegung vor dem Frühstück; iss wenig Fleisch [...], dafür reichlich Fett geniessen zur

178 Vgl. Jütte: Ärzte, Heiler und Patienten, S. 76.

179 Vgl. Nipperdey: Deutsche Geschichte, S. 158. Zu „Geheimmittel" im 19. Jahrhundert siehe ausführlich: Ernst, Elmar: Das „industrielle" Geheimmittel und seine Werbung. Arzneifertigwaren in der zweiten Hälfte des 19. Jahrhunderts in Deutschland. Würzburg 1975. Zur Entwicklung der Pharmaindustrie in Deutschland siehe: Wimmer, Wolfgang: „Wir haben fast immer was Neues." Gesundheitswesen und Innovationen der Pharma-Industrie in Deutschland, 1880–1935. Berlin 1994.

180 Most, Georg Friedrich: Encyklopädie der gesammten Volksmedicin. Nachdruck der 1843 bei F. Brockhaus in Leipzig erschienenen Ausgabe. Graz 1973, S. 33.

Ernährung der die Krankheitskeime zerstörenden Zellen, und toxische Getränke vermeiden, da sie diese Zellen schädigen; sorge für tägliche Köperbewegung im Freien; [...] sorge für eine genügende Abwechslung der Beschäftigung sowie für wiederholte, kurze Ferien; bekämpfe deinen Ehrgeiz und bleibe bei guter Laune."[181]

Daneben wurden zahlreiche Bücher veröffentlicht, die Mittel und Wege aufzeigten, wie sich das Leben verlängern ließ. 1914 erschien in London zum vierten Mal das Werk von Sir Hermann Weber (1823–1918) *On means for the Prolongation of Life.* [182] Im *Medizinisches Correspondenz-Blatt des württembergischen ärztlichen Landes-Vereins* wurde 1914 das Werk rezensiert. Die Ratschläge Hermann Webers entsprechen im Grund genommen den Dingen, die im obigen Zitat genannt wurden. Beherzige man diese Dinge, komme es zu einer derartigen „Steigerung der Lebenskraft, dass das höhere Greisenalter ein für den Inhaber und für die Mitwelt nutzbringendes und glückliches sei."[183] Da der Verfasser des Buches „nun im 91. Lebensjahr" stehe und sich „ganz erstaunlicher körperlicher wie geistiger Lebenskraft" erfreue, sei er laut Rezensent, „das beste lebende Beweisstück für die Richtigkeit der von ihm aufgestellten Grundsätze zur Erleichterung eines gesegneten und lebenswerten hohen Alters geworden."[184] Auf deutsch war die Arbeit Webers 1904 in der *Deutschen Medizinischen Wochenschrift* erschienen,[185] im selben Jahr wurde sie im *Ärztlichen Ratgeber* zusammengefaßt.[186] Klar lautete die Aussage, „daß eine weise und sorgfältige Lebensführung selbst Leute von schwacher Konstitution zu einem hohen und glücklichen Lebensalter führen kann."[187]

Auch der Staat und die Medizin wurden in den einschlägigen Schriften des ausgehenden 19. und beginnenden 20. Jahrhunderts aufgefordert, das ihrige zur Verlängerung des Lebens beizutragen. So bemerkte der Geheimrat Dr. Wilhelm Ebstein (1836–1912) in einer Rede vor der Versammlung der Gesellschaft Deutscher Naturforscher und Ärzte im Jahr 1891: „Der Staat muss mit allen Mitteln dahin streben, sich ein langlebiges Volk zu sichern, denn auch die Alten sind wichtige Mitglieder der Gesellschaft als Vorbilder und Rathgeber der Jugend. [...] Besonders ist es Pflicht des

181 Einige bewährte Rezepte zur Verlängerung des Lebens. In: Ärztlicher Ratgeber 5 (1904), S. 200 und Einige bewährte Rezepte zur Verlängerung des Lebens. In: Correspondenzblatt für Schweizer Ärzte 34 (1904), S. 103.

182 Weber, Hermann: On means for the Prolongation of Life. Vierte Auflage, London 1914.

183 Sir Hermann Weber's „Ueber Mittel zur Lebensverlängerung". In: Medizinisches Correspondenz-Blatt des württembergischen ärztlichen Landes-Vereins 84 (1914), S. 527–528, hier S. 527.

184 Ebd., S. 528.

185 Weber, Hermann: Ueber Mittel und Wege zur Verlängerung des Lebens. In: Deutsche Medizinische Wochenschrift 30 (1904), S. 671–672, S. 709–711, S. 743–744 und S. 780–783.

186 Die Mittel zur Verlängerung des Lebens. In: Ärztlicher Ratgeber 5 (1904), S. 223–224.

187 Ebd., S. 223.

Arztes, auf Verlängerung des menschlichen Lebens bedacht zu sein."[188] Im großen und ganzen jedoch oblag es dem einzelnen, etwas für ein gesundes und langes Leben zu tun. Das 1910 erschienene Werk Georg Kluges über „Langes Leben und gesundes Alter"[189] war eine „Anleitung zu hygienischer Lebenskunst".[190] Arnold Lorand, dessen Werk über das „Altern, seine Ursachen und seine Behandlung" von 1909 bis 1911 drei Auflagen erlebte[191], verwies ebenfalls darauf, „unhygienisches Verhalten in bezug auf Nahrung, Kleidung, Geschlechtsleben, unzweckmäßige Betätigung in bezug auf geistige und körperliche Arbeit" zu vermeiden und sich „hygienische Vorschriften abzuleiten, die einem vorzeitigen Altern vorbeugen und zur Verlängerung des Lebens führen sollen."[192] Im Titel von Lorands Werk erkennt man, daß immer noch die Meinung vertreten wurde, es handle sich beim Altern um eine Krankheit. Noch deutlicher wurde dies in der Studie von M. Tranjen aus dem Jahr 1909 über „Altern als abwendbare Krankheit."[193] Der Rezensent des Buches verwies auf Tranjens Hoffnung, „man werde der Krankheit mit Hilfe der Immunitätslehre wirksam entgegentreten" können. So schwebe dem Autor „eine aktive Immunisierung jugendlicher gegen die ‚Säfte' greiser Organismen vor."[194]

Ob die älteren Patienten in Tübingen den einen oder anderen Ratschlag und die diätetischen Maßnahmen der obigen Autoren befolgten, konnte aus den vorhandenen Quellen nicht ermittelt werden. Auf jeden Fall versuchten die Kranken, einzelne Beschwerden mit bestimmten Mitteln, die sie in der Regel entweder von ihrem Hausarzt oder in der Apotheke erhalten hatten, zu heilen.

188 Ebstein, Wilhelm: Ueber die Kunst, das menschliche Leben zu verlängern. In: Deutsche Medizinische Wochenschrift 17 (1891), S. 1156–1157, hier S. 1156. Ausführlich sein Werk : Ebstein, Wilhelm: Ueber die Kunst, das menschliche Leben zu verlängern. Wiesbaden 1891.

189 Kluge, Georg: Langes Leben und gesundes Alter. Aerztliche Rathschläge, die Alterserscheinungen zu verhüten und sich die Frische der Jugend zu erhalten. Berlin 1910.

190 Siehe: Kretschmer: G. Kluge, Langes Leben und gesundes Alter. In: Deutsche Medizinische Wochenschrift 36 (1910,2), S. 2265.

191 Lorand, Arnold: Das Altern, seine Ursachen und seine Behandlung durch hygienische und therapeutische Maassnahmen. Ein Handbuch für eine rationelle Lebensweise. Leipzig 1909, 1910 und 1911.

192 Loewy, A[dolf]: A. Lorand. Das Altern, seine Ursachen und seine Behandlung durch hygienische und therapeutische Maßnahmen. In: Deutsche Medizinische Wochenschrift 36 (1910,1), S. 771–772, hier S. 771. Ebenfalls als Ratgeber erschien beispielsweise ca. um 1895: Müller, A.: Ein rüstiges Alter. Willst Du es erstreben, so mußt Du nach folgenden Ratschlägen leben. Berlin o. J. Kürzere Artikel zur Thematik kamen in den medizinischen Fachzeitschriften immer wieder vor. So zum Beispiel: Ewald: Die Kunst alt zu werden. In: Blätter für Volksgesundheitspflege 6 (1913), S. 81–87.

193 Tranjen, M.: Das Altern als abwendbare Krankheit. Eine biologische Studie. Halle an der Saale 1909.

194 Löhlein: Das Altern als abwendbare Krankheit. In: Schmidt's Jahrbücher der in- und ausländischen gesamten Medicin 303 (1909), S. 104.

In der Volksmedizin wurden nicht nur Regeln für ein gesundes Altern genannt, sondern auch bestimmte Therapien gegen einzelne Altersgebrechen beschrieben. Die Pflanze Belladonna etwa war eine Droge, die gegen die unterschiedlichsten Krankheiten eingesetzt werden konnte. „Die trockenen Blätter dieser betäubenden Giftpflanze hat man gegen Schleimhusten und Engbrüstigkeit alter Leute, mit Tabak vermischt und bis zum betäubenden Gefühl geraucht, empfohlen."[195] „Gegen einen hartnäckigen, mit Taubheit verbundenen Schwindel [galt] zerriebener Senf, alle Morgen zu einem Quentchen Brot verspeiset" als sehr heilsam. Dasselbe Mittel wirkte angeblich auch bei alten Menschen „zur Stärkung ihres Gedächtnisses" Wunder.[196] Inwieweit die Tübinger Patienten sich ebenfalls mit Hausmitteln und in der Volksmedizin üblichen Anwendungen behalfen, läßt sich nur insofern nachweisen, wie die Kranken dies in den Aufnahmegesprächen erzählten. Beispielsweise gab der 71jährige Hausierer Gottlieb W., der im Dezember 1899 wegen starker Herzbeschwerden in der Klinik behandelt wurde, an, ab und zu zur Ader gelassen worden zu sein: „Früher habe er vielfach an Schwindel zu leiden gehabt, was durch starkes Nasenbluten, oder durch Aderlässe gewöhnlich verschwunden sei."[197]

Hautkrankheiten versuchten einige Patienten mit Schweineschmalzeinreibungen und Seifenwaschungen zu kurieren. Die 69jährige Katharina M. hatte beispielsweise ihren Hautauschlag mit Schweineschmalz eingerieben,[198] die 60jährige Witwe Anna-Marie S., die wegen eines großflächigen Pilzbefalls viermal in der Klinik behandelt wurde, hatte versucht, sich mit Rinderschmalzeinreibungen und Seifenwaschungen zu behelfen[199], und die 71jährige Weberwitwe Marie P., bei der die Ärzte ein „Ekzema madidans" diagnostizierten, gab an, „schon viele Mittel angewandt" und „die Füße in Weizenkleie und Seife gebadet" zu haben.[200] Nach 1900 kam jedoch diese Form der volksmedizinischen Eigenbehandlung kaum mehr vor.

Daran, sich mit Hilfe anderer alternativer Heilmethoden zu kurieren, dachten die hier untersuchten Tübinger Patienten wohl nicht. Einzig der unter sehr starken Gesichtsschmerzen leidende 63jährige Bauer Josef S. hatte sich mit den unterschiedlichsten Therapien und Mitteln zu heilen versucht. In seiner Krankenakte wurde im Dezember1897 vermerkt: „Gegen sein Leiden habe er Pulver, Arzneien, Elektrizität und der Schilderung nach auch Hypnose angewandt, doch alles ohne Erfolg."[201]

Zum Teil versuchten die älteren Patienten, ihre Beschwerden durch Bettruhe zu lindern. Der über Ischias klagende 58jährige Schuhmacher Johannes R. erwähnte, daß seine Schmerzen geringer werden, „wenn er eine

195 Most: Encyklopädie der gesammten Volksmedicin, S. 51.
196 Ebd., S. 236.
197 UA Tü, Sign. 284/15, 681/99.
198 UA Tü, Sign. 284/4, 292/98.
199 UA Tü, Sign. 284/18, 307.
200 UA Tü, Sign. 284/8, 11/99.
201 UA Tü, Sign. 284/11, 303.

Zeit zu Bett" liege[202], und auch die unter Herzbeschwerden leidende 77jährige Bäuerin Anna S. gab an, daß ihre Beschwerden „im Liegen besser" zu ertragen seien.[203] In der Regel konnten sich jedoch nur die finanziell besser gestellten Patienten eine längere Zeit der Ruhe und Erholung gönnen. So konnte sowohl die 63jährige Fabrikantenfrau Lina K. wegen ihrer Herzbeschwerden zwei Monate lang Bettruhe einhalten[204], und der 66jährige Oberamtsarzt Ferdinand G. ebenfalls wegen Herzbeschwerden einen vier Wochen langen Erholungsurlaub nehmen.[205]

Litten die älteren Patienten unter Verstopfung, versuchten sie der Obstipation mit den unterschiedlichsten Mitteln entgegenzuwirken. So erklärte die 65jährige Emilie S., daß ihr Stuhlgang „durch die Aloepillen, die sie sich immer aus der hiesigen Schmid'schen Apotheke bezieht," geregelt sei; sie nehme „jeden Abend 2 Stück."[206] Die 59jährige Tagelöhnerin Helene H. nahm nach dreitägiger Verstopfung „jedesmal Rizinusöl",[207] andere ältere Patienten, wie der 57jährige Kommerzienrat Albert F.[208] und die 63jährige Bäuerin Karoline L.[209], behalfen sich mit Klistieren.

In seiner selbst verfaßten Krankengeschichte gab der 60jährige Professor Friedrich R. an, daß er ab und zu unter Schlafstörungen gelitten hätte. „Aufstehen und Herumgehen, auch Auflegen eines nassen Handtuchs auf die Herzgegend half dagegen."[210] Die 64jährige Arztwitwe Julia D. hatte gegen ihre Schlaflosigkeit „schon viel Sulfonal eingenommen"[211], und dem 66jährigen Pfarrer Ernst H. gelang es nur mit Hilfe der Einnahme von Veronal[212], Schlaf zu finden.[213] Ein weiteres Mittel gegen Schlaflosigkeit, das sich die älteren Patienten teilweise aus der Apotheke besorgten, war Chloralhydrat.[214] Nicht immer brachten die Arzneien, die die Kranken anwandten, den erwünschten Erfolg. Beispielsweise sagte die 75jährige Karoline M. im Aufnahmegespräch, daß sie schon längere Zeit nicht mehr schlafen könne. Sie „habe dagegen schon das verschiedenste gebraucht, ohne den gewünschten Erfolg."[215]

202 UA Tü, Sign. 284/4, 262/98.
203 UA Tü, Sign. 284/48, 1088/05.
204 UA Tü, Sign. 284/109, 2043/10.
205 UA Tü, Sign. 284/38, 227/05.
206 UA Tü, Sign. 284/1, 17/97.
207 UA Tü, Sign. 284/109, 2103/10.
208 UA Tü, Sign. 284/76, 283.
209 UA Tü, Sign. 284/115, 246.
210 UA Tü, Sign. 284/31, 114/03.
211 UA Tü, Sign. 284/23, 5/01. Zur Entwicklung des Sulfonals siehe: Goder: Zur Einführung synthetischer Schlafmittel, S. 37ff. und Wimmer: „Wir haben fast immer was Neues", S. 118ff.
212 Zu Veronal siehe ebenfalls: Goder: Zur Einführung synthetischer Schlafmittel, S. 44ff.
213 UA Tü, Sign. 284/127, 1669. Ebenfalls Veronal nahm beispielsweise die 63jährige Elise von A. ein. Siehe UA Tü, Sign. 284/87, 967/10.
214 Siehe UA Tü, Sign. 284/56, 442/06. Zu Chloralhydrat siehe wieder: Goder: Zur Einführung synthetischer Schlafmittel, S. 22ff.
215 UA Tü, Sign. 284/28, 490/01.

Nur wenige der Tübinger Patienten nahmen noch weitere Medikamente ein. Einige besorgten sich Opiate gegen starke Schmerzen[216] oder nahmen Digitalispillen gegen ihre Herzbeschwerden.[217] Oft suchten die älteren Patienten erst einen Arzt auf und verließen sich auf die Medikamente, die dieser ihnen verschrieb.

Zum Teil wußten die älteren Patienten nicht genau, was ihnen der behandelnde Arzt vor Ort verschrieben hatte, konnten aber zumindest angeben, gegen was die Medikamente helfen sollten. Vor allem bei Salbenbehandlungen kannten die Patienten in der Regel die Inhaltsstoffe nicht.[218] So gab der 58jährige Schauspieler Friedrich G. an, daß er seinen Bruch „anfangs [...] mit grauer Salbe einreiben" mußte[219], die 75jährige Weingärtnerin Katharina H. hatte gegen ihren Ausschlag „von ihrem Arzt in Reutlingen eine weiße Salbe zum Einreiben, in der Ambulanz ein innerliches Mittel" bekommen[220], und der 61jährigen Tagelöhnerfrau Kathrine R. hatte der Arzt „eine Salbe" gegen offene Krampfadern und „gegen die Aufregung ein weißes Pulver" verordnet.[221] Eine Nachfrage der Tübinger Medizinischen Klinik bei der im Wohnort des Patienten ansässigen Apotheke ergab, daß die „gelbe Arznei", die der 73jährige Gastwirt Gottfried S. regelmäßig bei Atemnot eingenommen hatte, eine Digitaliszubereitung war.[222]

Es gab auch einige ältere Patienten, vor allem unter den finanziell besser gestellten, die darüber Bescheid wußten, welche Inhaltsstoffe die ihnen verordneten Arzneimittel enthielten. Die 73jährige Sofie K., die ein Mehrfaches des normalen Tagessatzes für ihren Aufenthalt bezahlte, etwa gab an, gegen die Schmerzen Aspirin und „manchmal Morphiumpulver" genommen zu haben.[223] Noch ausführlicher schrieb der 60jährige Professor Friedrich R. in seiner Krankengeschichte, daß Beschwerden beim Harnlassen „durch Umschläge die [seines] Wissens Bromkali enthielten", wieder verschwunden waren, er während eines Krankenhausaufenthaltes einen Tee bekommen hatte, „der unter anderem Wegwarte enthielt" und der Hausarzt seine Herzbeschwerden „zuerst mit Strophantus, dann Coffein, dann Digitalis, dann wieder Strophantus, dann Digitalis, Campher und Coffein, zum Schluß dasselbe ohne Coffein und dann Coffein in Lösung allein" behandelt hatte.[224]

216 Z. B. UA Tü, Sign. 284/115, 246.

217 Z. B. UA Tü, Sign. 284/94, 1353.

218 Z. B. auch UA Tü, Sign. 284/1, 1/98 oder Sign. 284/18, 307.

219 UA Tü, Sign. 284/1, 35/97.

220 UA Tü, Sign. 284/8, 675/98.

221 UA Tü, Sign. 284/23, 19/01. Auch die 67jährige Schneidersfrau Marie K. berichtete, daß sie gegen ihr Magengeschwür, „eine weiße Arznei eingenommen u. ein Pflaster auf den Magen bekommen" habe. Sign. 284/7, 611/98.

222 UA Tü, Sign. 284/19, 429/00: „Nach den von der Altensteiger Apotheke zugeschickten Rezepten bestand die oben genannte gelbe Arznei jedesmal aus Digitalisinfus."

223 UA Tü, Sign. 284/38, 222/05.

224 UA Tü, Sign. 284/31, 114/03.

Die Arzneibehandlung durch den Hausarzt unterschied sich im großen und ganzen nicht wesentlich von der Behandlung, die die älteren Patienten in der Medizinischen Klinik erfuhren. Beispielsweise verabreichten die praktischen Ärzte als Schmerzmittel und zur Beruhigung häufig Morphium. Der Arzt des 56jährigen Bauers Karl B. schrieb in der Krankengeschichte des Patienten, ihm gegen die starken Schmerzen aufgrund einer akuten Cystitis Morphiumpulver gegeben zu haben.[225] Ebenso gab die Tochter des 73jährigen Gastwirtes Gottfried S. bei Erstellung der Anamnese an, daß ihr Vater „bei sehr starken Anfällen von Athemnot [...] Morphium eingespritzt bekommen" habe.[226] Zur Beruhigung wurde auch Bromkalium[227] oder Veronal[228] verschrieben, bei Schmerzen häufig Aspirin.[229]

Bei Magenbeschwerden verabreichte der Arzt oft ein Laxans, auch wenn keine eigentliche Verstopfung der Grund für die Beschwerden war. So verschrieb der Hausarzt des 60jährigen Landwirts Eduard M. diesem gegen seine starken Schmerzen beim Schlucken ein „Brausepulver und Pulver zum Abführen".[230]

Bei Diabetes rieten die behandelnden Ärzte vor Ort wie die Tübinger Krankenhausärzte zu einer kohlenhydratarmen Diät[231], bei Leber- und Gallenbeschwerden verabreichten sie ein Cholagogum[232] und bei Herzbeschwerden Digitalis und Strophantin[233] oder Theophyllin[234]. Gegen Muskelschmerzen wandten auch einzelne parktische Ärzte Reizstrom an. So wurden die heftigen Gesichtsschmerzen des 71jährigen Privatiers Heinrich B., wenn auch erfolglos, mit „galvanischem Strom" behandelt.[235]

Ebenso wie die Tübinger Krankenhausärzte bei bestimmten Leiden, die sie auf psychische Ursachen zurückführten, zu Abwechslung rieten, verordneten die niedergelassenen Ärzte unter bestimmten Umständen Zerstreuung vom Alltag. So gab der 81jährige „Staatsminister a. D." Herrmann von M., bei dem unter anderem Neurasthenie diagnostiziert wurde, bei Erstellung der Anamnese an, daß seine Ärzte ihm empfohlen hatten, „für einige Zeit nach Stuttgart ins Hotel Marquardt[236] überzusiedeln, um sich etwas zu

225 UA Tü, Sign. 284/1, 23/97.

226 UA Tü, Sign. 284/19, 429/00. Ebenso z. B. auch Sign. 284/70, 1935.

227 Z. B. UA Tü, Sign. 284/19, 429/00.

228 Z. B. UA Tü, Sign. 284/62, 365/08. Sowohl Brom als auch Veronal wurde dem 75jährigen Gottlob T. zur Beruhigung von seinem Hausarzt gegeben. Sign. 284/64, 1324/08.

229 Z. B. UA Tü, Sign. 284/62, 365/08. Im Bericht des Hausarztes des 63jährigen Stadtpfarrers Julius H. ist zu lesen: „Die Schmerzen in der Muskulatur des Rückens verloren sich auf einige Gaben Aspirin nach 2tägigem Bestehen vollständig."

230 UA Tü, Sign. 284/4, 311/98.

231 Z. B. UA Tü, Sign. 284/4, 269.

232 Z. B. UA Tü, Sign. 284/2, 73/98

233 Z. B. UA Tü, Sign. 284/19, 429/00, Sign. 284/76, 283 oder Sign. 284/109, 2043/10.

234 Digitalis und Theophyllin wurde beispielsweise der 60jährigen Tagelöhnerwitwe Barbara S. verordnet. UA Tü, Sign. 284/75, 270.

235 UA Tü, Sign. 284/2, 151/98.

236 Vgl. Fußnote 590.

zerstreuen."[237] Auch der praktische Arzt vor Ort versuchte, auf die individuellen Bedürfnisse des Patienten einzugehen. Beispielsweise hatte die 74jährige Händlerin Margarete K., für deren Behandlung die Armenkasse aufkam, Doktor K. aus Tübingen „wegen plötzlich auftretender sehr heftiger Bauchschmerzen" aufgesucht. Der Arzt gab an „wegen der schlechten Herztätigkeit" auf Opiate verzichtet zu haben. Stattdessen verordnete er „heisse Umschläge, flüssige Diät, Natr. bic."[238]

Litten die älteren Patienten unter chronischen Erkrankungen, wurde ihnen bei der Entlassung oftmals empfohlen, sich zu einer Nachuntersuchung wieder in der Medizinischen Klinik einzufinden. So sollte sich der 70jährige Weingärtner Salomo K., bei dem ein Emphysem, eine chronische Bronchitis, eine Schrumpfniere und Herzbeschwerden diagnostiziert worden waren, „gelegentlich in der Poliklinik zeigen."[239] Ebenso rieten die Ärzte der 67jährigen Lehrerswitwe Marie K., die wegen Lungentuberkulose behandelt wurde, in acht Wochen wiederzukommen.[240] Der 56jährigeTagelöhnerswitwe Friederike L. verordneten die Ärzte gegen ihre Herzbeschwerden Digitalis, wodurch ihr Befinden sich rasch gebessert hatte. Die Patientin sollte nach der Entlassung noch „4 Wochen lang Digitalis nehmen, dann absetzten, dann wiederkommen."[241]

Auch wenn eine Diät oder Verhaltensmaßnahmen zur Besserung der Beschwerden verordnet wurden, mußten sich einige ältere Patienten nach einigen Wochen oder Monaten „zur Kontrolle" einfinden. Der unter Diabetes leidenden Schustersgattin Barbara S., die im Mai 1898 zum dritten Mal zur Behandlung in der Medizinischen Klinik war, wurde jedesmal empfohlen, das Krankenhaus nach einigen Monaten, in denen sie die verordnete Diät einhalten sollte, wieder aufzusuchen.[242] Ebenso sollte sich der 66jährige Pfründner Josef G., der wegen des Verdachts auf Darmkrebs im Universitätskrankenhaus behandelt worden war, nach einem halben Jahr, in dem er bestimmte „Verhaltensmassregeln" einhalten mußte, wieder in der Klinik vorstellen.[243]

Zudem war es von der Art der Therapie abhängig, ob die älteren Patienten sich öfters in der Klinik einfinden mußten. Beispielsweise wurde das Geschwür des 62jährigen Bäckers Robert B. mit Röntgenstrahlen behandelt, weswegen sich der Witwer auch nur für drei Tage im Krankenhaus aufhielt, dafür aber in 14 Tagen zu einer weiteren Bestrahlung wiederkommen mußte.[244] Die unter einer Hautflechte leidende 65jährige Schustersgattin Franziska B. wurde ebenfalls mit Röntgenstrahlen zu kurieren versucht. Nach

237 UA Tü, Sign. 284/56, 442/06.
238 UA Tü, Sign. 284/1, 33/97.
239 UA Tü, Sign. 284/109, 2081/10.
240 UA Tü, Sign. 284/38, 203/05.
241 UA Tü, Sign. 284/73, 130/10.
242 UA Tü, Sign. 284/4, 269.
243 UA Tü, Sign. 284/104, 1841/10.
244 UA Tü, Sign. 284/38, 208/05.

ihrem ersten Krankenhausaufenthalt sollte sie sich vier Wochen später wieder einfinden. Nach diesem zweiten, nur wenige Tage dauernden Aufenthalt konnte sie als „vollständig geheilt" entlassen werden.[245]

Verließen Patienten auf eigenen Wunsch die Klinik, kam es ebenfalls vor, daß ihnen geraten wurde, das Krankenhaus in einiger Zeit wieder aufzusuchen.[246] So ist in der Krankenakte der 59jährigen Schneiderwitwe Anna S. zu lesen: „Pat. wird heute auf Wunsch entlassen. Soll wenn Beschwerden auftreten wiederkommen."[247]

Einige der älteren Patienten bekamen bei ihrer Entlassung, sofern sie nicht als geheilt entlassen wurden, die in der Klinik eingenommenen Medikamente oder ein Rezept für diese mit. Sofern dies aus den Akten zu erkennen ist, nahmen die Kranken die ihnen verschriebenen Medikamente auch zu Hause regelmäßig ein. Der im Sommer 1901 62jährigen Agnes H., die von 1898 bis 1901 wegen Herzbeschwerden sechs Mal in der Medizinischen Klinik behandelt worden war, gaben die Ärzte beispielweise nach jedem Aufenthalt Strophanthustinktur mit. Bei jeder Wiederaufnahme gab die Patientin an, regelmäßig „ihre Tropfen" genommen zu haben.[248] Ebenso wies der 68jährige Samenhändler Michael S. im Aufnahmegespräch darauf hin, daß er seit seiner Entlassung aus der Klinik vor drei Jahren regelmäßig „weiter" Jodkalium eingenommen hätte.[249] Schwerer fiel es den älteren Patienten, bestimmte Verhaltensregeln oder eine Diät zu befolgen. So bat der Hausarzt der 57jährigen Schustersgattin Barbara S. im Oktober 1897 um Aufnahme in die Medizinische Klinik, da seine an Diabetes leidenden Patientin „zu Hause sich nicht streng an die diätetischen Vorschriften halten" könne.[250] Auch der ebenfalls an Diabetes erkrankten 59jährigen Emma P. gelang es daheim nicht, die gebotene Diät einzuhalten.[251]

Vielen Patienten wurde geraten, sich nach dem Klinikaufenthalt weiter zu schonen oder sogar Bettruhe einzuhalten. Den älteren Patienten, die weiterhin ihren Lebensunterhalt verdienen mußten, war dies nicht möglich. Der 64jährigen Tagelöhnerin Heinrike Z., die wegen Defatigatio und Rheumatismus behandelt worden war, rieten die Ärzte daher nicht direkt, sich weiter zu schonen. In der Krankenakte wurde allerdings vermerkt: „Die rheumatischen Schmerzen treten immer noch zeitweise auf, allerdings in mäßiger Stärke. [...] Ist noch nicht arbeitsfähig."[252] Der 71jährigen Weberwitwe Marie P., für deren Aufenthalt die Armenkasse aufkam, wurde jedoch bei ihrer Entlassung dringend empfohlen, weiterhin Bettruhe einzuhalten[253],

245 UA Tü, Sign. 284/49, 1145/05.
246 Z. B. UA Tü, Sign. 284/1, 15/98.
247 UA Tü, Sign. 284/75, 235/10.
248 UA Tü, Sign. 284/27, 412/01.
249 UA Tü, Sign. 284/40, 400.
250 UA Tü, Sign. 284/4, 269.
251 UA Tü, Sign. 284/92, 1260/10.
252 UA Tü, Sign. 284/13, 513/99.
253 UA Tü, Sign. 284/8, 11/99.

ebenso der 61jährigen Tagelöhnerfrau Kathrine R., bei der neben starken Herzbeschwerden und einem Lungenemphysem außerdem noch ein Unterschenkelgeschwür, Nervosität und eine Bronchitis diagnostiziert worden waren.[254] Im Falle des an Diabetes leidenden 59jährigen Notars Jakob W., der ein Mehrfaches des üblichen Tagessatzes für seinen Aufenthalt bezahlte, vermerkte der behandelnde Arzt bei dessen Entlassung: „Keine Besserung der nervösen Zustände, dringend Erholung nötig, mindestens [ein halbes Jahr], ob dann jedoch Berufseintritt wieder möglich ist, ist nicht sicher."[255] Der an Multipler Sklerose und Arthritis erkrankten 62jährigen Luise R., Gattin eines hohen Beamten, gaben die Ärzte bei der Entlassung sogar einen ausführlichen Verordnungsplan mit, indem ihr geraten wurde, nicht zu viel zu tun und sich nicht zu überanstrengen. Weiter hieß es: „In den ersten Tagen sehr wenig gehen, auch sehr wenig üben. Am ersten Tag abends zu Bett liegen. Am nächsten Tag nur ein bis zweimal auf dem Läufer gehen. [...] Mit dem Ueben nur ausserordentlich langsam steigern. Jeden Tag abends am besten, vorher und nachher etwa eine Stunde Ruhe. [...] Am Mittwoch und Sonntag Ruhetag."[256]

Vor allem wohlhabenderen Patienten wurden noch weitere Verhaltensratschläge mit auf den Weg gegeben, die zum einen die erforderliche Ruhe garantieren und zum anderen das psychische Wohlbefinden steigern sollten. So wurde dem unter nervösen Beschwerden leidenden 65jährigen Ingenieur Gustav M. geraten, seine „Ehrenämter" abzugeben[257], die 60jährige Elise L. hatte „die Verpflichtung, viermal wöchentlich nach Stuttgart zu fahren und täglich noch die Freiübungen weiter zu machen[258], und die 56jährige Philippine G. sollte nach ihrer Entlassung „zuerst zu [einer] Freundin in Esslingen, dann nach Hause."[259]

Waren die älteren Patienten von einem praktischen Arzt eingewiesen worden, erhielt dieser nach der Entlassung des Kranken einen schriftlichen Bericht von der Klinik, in dem wahrscheinlich auch darauf eingegangen wurde, welche Medikamente der Kranke weiterhin nehmen sollte und welche Verhaltensregeln unbedingt beachtet werden sollten.[260] Vor allem sind diese Berichte jedoch ein Hinweis darauf, daß die älteren Patienten weiterhin in ärztlicher Behandlung blieben. Unter medizinischer Aufsicht blieben auch die älteren Patienten, denen die Tübinger Ärzte empfahlen, an den Klinikaufenthalt eine Kur anzuknüpfen. In der Regel betraf dies die wohlhabenderen Patienten, wie den 62jährigen Sanitätsrat Hermann H., der „noch

254 UA Tü, Sign. 284/23, 19/01: „Soll zu Hause noch mehrere Wochen Bettruhe einhalten."

255 UA Tü, Sign. 284/106, 1955/10.

256 UA Tü, Sign. 284/82, 653/10.

257 UA Tü, Sign. 284/65, 388/09.

258 UA Tü, Sign. 284/94, 1328.

259 UA Tü, Sign. 284/95, 1412/10.

260 Was genau in den Berichten steht, kann leider nicht nachvollzogen werden, da diese im Universitätsarchiv nicht vorhanden sind.

einige Wochen nach Baden-Baden zur Erholung gehen" sollte[261], oder den 63jährigen Stadtpfarrer Julius H., der sogar noch ein halbes Jahr „zur weiteren Erholung" eine Kurklinik aufsuchen sollte.[262] Der 57jährigen Privatiere Emma G., die unter anderem wegen Hysterie in der Tübinger Klinik war, wurde bei ihrer Entlassung geraten, zuerst nach Baden Baden und danach nach Basel zu reisen. Dort solle sie „nur kurz bleiben und dann auf längere Zeit in einen Sommeraufenthalt in der Schweiz" gehen.[263]

Nicht immer befolgten jedoch die älteren Patienten die Ratschläge der Tübinger Ärzte. So vermerkten die Ärzte in der Krankenakte des 63jährigen Privatiers Friedrich D.: „Rat, sich zur Fortsetzung der Kur nach Urach zu begeben, wird nicht befolgt."[264] Auch der 57jährige Kommerzienrat Albert F. schlug die Empfehlung des Arztes, „dringend sich für einige Tage nach Baden-Baden [...] zu begeben", aus, und begab sich „gegen den Rat des Arztes nach Hause."[265] Einige der älteren Patienten – vornehmlich die, die es sich leisten konnten – entschieden von sich aus, eine Kur an den Klinikaufenthalt anzuschließen. So gab der 73jährige Sägmühlenbesitzer Christian K. bei seiner Entlassung an, „nach Todtmoos zur weiteren Erholung" zu gehen[266], der 60jährige Professor Friedrich R. entschied sich zu einer Kur bei Ludwigsburg[267] und die 61jährige „Finanzministerwitwe" Klara B. ging erst „für einige Wochen zu ihren Kindern" und danach nach Baden Baden.[268]

Wurde der Krankenhausaufenthalt von einem Sozialversicherungsträger bezahlt oder waren die älteren Patienten weniger wohlhabend, rieten die Tübinger Ärzte nicht zu einem Kuraufenthalt, sondern empfahlen, sich in einem kleineren Krankenhaus weiterbehandeln zu lassen, wenn der Zustand des Patienten dies erforderte. Der 64jährige Bautechniker Johannes J., für dessen Aufenthalt die Krankenkasse aufkam, wurde beispielsweise „zur längeren Erholung ins städt. Krankenhaus transferriert."[269] Im Falle des 62jährigen Tagelöhners Nikolaus F., der wegen einer Rentenangelegenheit zur Begutachtung in der Klinik war, rieten die Ärzte der Versicherungsanstalt, den Kranken eine Kur in einem Krankenhaus durchführen zu lassen, da „etwa nach Jahresfrist eine wesentliche Steigerung der Erwerbsfähigkeit eintreten" könnte.[270] Das Beispiel der 71jährigen Schultheißenwitwe Johanna H. läßt dagegen den Verdacht aufkommen, daß die Patientin, bei der unter anderem Hysterie diagnostiziert worden war, vor allem deswegen in

261 UA Tü, Sign. 284/35, 1465/04.
262 UA Tü, Sign. 284/62, 365/08.
263 UA Tü, Sign. 284/97, 1509/10. Siehe auch z. B. Sign. 284/78, 449, Sign. 284/92, 1264 oder Sign. 284/133, 297.
264 UA Tü, Sign. 284/65, 671/09.
265 UA Tü, Sign. 284/76, 283.
266 UA Tü, Sign. 284/3, 243/98.
267 UA Tü, Sign. 284/31, 114/03.
268 UA Tü, Sign. 284/115, 87.
269 UA Tü, Sign. 284/88, 1031/10.
270 UA Tü, Sign. 284/85, 882/10.

das Krankenhaus nach Horb überwiesen wurde, weil sie eine eher schwierige Patientin war. In ihrer Krankenakte vermerkte der behandelnde Arzt: „Die reichhaltigen Klagen wechseln sehr häufig, in die heutige Dimissio wegen Platzmangels. Soll noch einige Zeit im Krankenhaus in Horb bleiben, wozu sie jedoch offenbar keine große Lust hat."[271] Auch vielen wohlhabenderen Patienten, die wegen eines Nervenleidens in der Klinik gewesen waren, empfahl man, eine Kur anzutreten. Zum einen, weil die älteren Patienten sich schon lange in der Klinik aufgehalten hatten, zum anderen, weil man den in mancher Hinsicht schwierigen Patienten nicht mehr helfen konnte. Da eine Kur privat bezahlt werden mußte, kam dies nur für vermögende Patienten in Frage.[272] Im Falle von Johanna H. entschieden sich die Tübinger Ärzte wohl deswegen für eine Überweisung in ein städtisches Krankenhaus.

Daß der individuelle Gesundheitszustand die gesellschaftliche Stellung jüngerer und älterer Menschen entsprechend beeinflussen kann und dies wiederum Auswirkungen auf das persönliche Verhalten im Krankheitsfall hat, sollte in Kapitel fünf gezeigt werden. Ältere Menschen sind davon besonders betroffen, da auch die gesellschaftliche Stellung alter Menschen von den jeweiligen sozialen Umständen abhängig ist. Um diesen Zusammenhang herauszustellen soll in folgendem Exkurs die Stellung alter Menschen in der Gesellschaft noch einmal näher beleuchtet werden.

5.5. Exkurs: Die gesellschaftliche Stellung alter Menschen

> *Solange den Alten die Möglichkeit blieb, zum allgemeinen Erwerb und zur allgemein anfallenden Arbeit Leist-ungen zu erbringen, hatten sie nichts zu befürchten. War dies allerdings nicht der Fall, ging man mit ihnen unter Umständen recht rüde um.*
> Hans Peter Tews[273]

Im Jahre 1905 wurde die amerikanische Öffentlichkeit durch die Forderung des prominenten Wissenschaftlers Sir William Osler (1849–1919) in Aufregung versetzt, Menschen ab einem Alter von 60 Jahren zu chloroformieren. Dieses Alter sollte als gesetzlich festgesetztes Höchstalter gelten, weil die Alten eine Last sowohl für sich selbst als auch für die Allgemeinheit darstellen würden und ein Hindernis für den kulturellen und politischen Fortschritt seien. Osler vertrat die Ansicht, die Gehirntätigkeit lasse mit dem Alter nach, weswegen 70 Prozent der kreativen Arbeit weltweit in einem Alter unter 45 Jahren und 90 Prozent in einem Alter unter 50 Jahren getan werde. Obwohl er unter dem öffentlichen Druck versuchte, seinen Worten die Schärfe zu nehmen, manifestierte sich in seinen Aussagen eine sehr alte

271 UA Tü, Sign. 284/71, 20/10.
272 Vgl. dazu auch Shorter: Heilanstalten; und Shorter: Private Clinics.
273 Tews: Soziologie des Alterns, S. 52.

Tradition. Ethnologischen Forschungen zufolge brachten einige archaische Gesellschaften ihren alten Mitglieder tatsächlich den „Gnadentod".[274] Hohes Altersprestige wurde allenfalls durch die Funktion der Alten als Wissens- und Informationsspeicher erreicht.[275]

Eine ebenso wichtige Rolle in der Bewertung der sozialen Position Älterer scheint die materielle Situation gespielt zu haben. Nach Peter Laslett spiegelt die Behandlung alter Menschen wider, wie es um Wohlstand und Wohlwollen der Gesellschaft bestellt war. Mächtigen, Eigentum besitzenden Elternfiguren sei in der Regel Achtung bezeugt und Gehorsam entgegengebracht worden, armen, schwachen und gebrechlichen Personen dagegen nicht.[276]

Die Hypothese, daß die Hochachtung alter Menschen in historischen Gesellschaften mit deren „Seltenheitswert" in Zusammenhang stand, wird von Michael Mitterauer vertreten. Gleichzeitig merkt er jedoch an, daß in der historischen Anthropologie und in der Mentalitätsgeschichte tatsächlich zu wenig Ergebnisse vorliegen, um zu beweisen, daß ein Wandel in der Altersstruktur mit einem Wertewandel in Zusammenhang gebracht werden kann.[277]

Jeder dieser Ansätze macht deutlich, daß man nicht einfach von einem „goldenen Zeitalter" alter Menschen in der Vergangenheit und der Ausgrenzung Älterer in der Gegenwart sprechen kann. Auch jede Theorie, die sich auf eine einfache Beziehung zwischen dem Status der Alten und sozialen Entwicklungen bezieht, ist nicht haltbar. Obwohl einzelne Studien ein „Vorher" und „Nachher" des Altersansehens dokumentieren, haben andere gezeigt, daß das Ansehen der Alten niemals generell hoch war. Es scheint eher so gewesen zu sein, daß das Ansehen des Alters in vorindustriellen westlichen Kulturen reserviert war für die wohlhabende Elite.[278] Ebenfalls als „folgenreicher für die gesellschaftliche Auseinandersetzung um Fragen des individuellen und kollektiven Alters" sehen Christoph Conrad und Hans-Joachim von Kondratowitz „das Verblassen symbolischer und normativer Bedeutungen, die den Lebensaltern zugeschrieben wurden, und andererseits die Problematisierung bestimmter sozialer, ökonomischer und demographischer Aspekte des höheren Alters."[279] In kulturgeschichtlichen Untersuchung-

274 Grmek: On Ageing and Old Age, S. 81.

275 Mitterauer: Problemfelder, S. 47. Auch Gerhard Armanski vertritt diese These: In archaischen, klassenlosen Gesellschaften hätte man alte Menschen entweder verhungern lassen oder sie als Träger sozialer und mythischer Kenntnisse hoch verehrt. Siehe Armanski, Gerhard: Zwischen Methusalem und Pflegefall. Das Alter in der Geschichte. In: Armanski, Gerhard/Graf, Ralph/Näher, Veronika/Weigt, Gudrun: „...und schon siehst Du alt aus." Das Alter in Geschichte und Gesellschaft. Bielefeld 1990, S. 3–32, hier S. 8.

276 Laslett: Drittes Alter, S. 191.

277 Mitterauer: Problemfelder, S. 50.

278 Vgl. Quadagno, Jill S.: Aging in Early Industrial Society. Work, Family, and Social Policy in Nineteenth-Century England. New York/London 1982, S. 12.

279 Conrad, Christoph/Kondratowitz, Hans-Joachim von: Einleitung: Repräsentation des

en zu Status, Wahrnehmung und normativer Beschreibung des Alters wird immer besonders betont, daß Respekt gegenüber dem Alter vor allem dann zu Tage tritt, wenn die persönliche Situation Kontinuität in Verfügung über Macht, Besitz und symbolisches Kapital ermöglicht. Auch strategisches Wissen und Lebenserfahrung kann alten Menschen zu einer besonderen Position verhelfen.[280]

Zusammenfassend bestimmen also folgende Faktoren die gesellschaftliche Position im Alter: Finanziell und ökonomisch spielt das Privateigentum, das besessen oder kontrolliert wird und von dem vor allem Jüngere abhängig sind, eine wichtige Rolle. Auch den persönlichen Lebensstandard garantiert der materielle Besitz. Verfügen alte Menschen zudem über Erfahrungen, die ihnen ein strategisch bedeutsames Wissen verschaffen, verbessert sich ihre soziale Situation. Auch zeitgeschichtliche Erlebnisse und Erfahrungen, die in Form von Normen und Einstellungen verinnerlicht werden und zur Orientierung dienen, können zu typischen überindividuellen Verhaltensmustern und Werthaltungen gegenüber alten Menschen führen. Eine positive Gesinnung gegenüber Älteren ist vor allem dann gegeben, wenn eine Gesellschaft traditionsorientiert und stark religiös ist oder die Ahnenverehrung große Bedeutung besitzt.[281] So bedeutet zum Beispiel das Nachlassen der physischen Leistungsfähigkeit im Alter für die meisten Handwerker eine existentielle Gefährdung und mit einer Zunahme des Prestiges Älterer kann man im Rahmen dieser familienwirtschaftlichen Produktionsweise nicht rechnen. In hierarchisch-bürokratischen Systemen zeigt sich dagegen eine deutliche Tendenz zur Statussteigerung im Alter, da körperliche Leistungsfähigkeit im Gegensatz zu qualifizierender Erfahrung eine geringe Rolle spielt.[282]

Die oben genannten Verhältnisse lassen sich beispielsweise auf die Situation im antiken Griechenland projizieren. Neuere Forschungen weisen auf eine ambivalente Stellung alter Menschen in der Antike hin. Wurden Funktionen ausgeübt, die von Bedeutung für andere waren und mit Herrschaft, Macht und Besitz in Verbindung standen, war das Ansehen alter

Alters vor und nach der Moderne. In: Conrad, Christoph/Kondratowitz, Hans-Joachim von (Hg.): Zur Kulturgeschichte des Alterns. Berlin 1993, S. 1–16, hier S. 4.

280 Vgl. Conrad, Christoph: Altwerden und Altsein in historischer Perspektive. Zur neueren Literatur. In: Zeitschrift für Sozialisationsforschung und Erziehungssoziologie 2 (1982), S. 73–90, hier S. 84.

281 Vgl. Tews: Soziologie des Alterns, S. 53 und Ebel, Thomas: Der alte Mensch und sein Bild in der Gesellschaft. Ein Beitrag zur sozialen Gerontologie. Frankfurt a. M. 1987, S. 22. Michael Mitterauer unterstützt in seinen Ausführungen den letztgenannten Punkt: ethnologischen Forschungen zufolge genießen alte Menschen vor allem in jenen Gesellschaften besondere Achtung, in denen sie als Mittler zu den verehrten Ahnengeistern oder Gottheiten angesehen werden. So korrespondiere Ahnenkult mit der Hochschätzung Älterer. In der christlichen Tradition sei das vierte Gebot „Du sollst Vater und Mutter ehren“ eine starke ideelle Stütze der Altersachtung. Siehe Mitterauer: Problemfelder, S. 46f.

282 Mitterauer: Problemfelder, S. 48.

Menschen gesichert.[283] Aus der Vielfalt unterschiedlicher Quellen lassen sich ganz differierende Bewertungen des Alters ablesen. So formulierten griechische Komödiendichter schonungslos die ablehnende Haltung gegenüber dem Alter, während zum Beispiel in der spartanischen Aristokratie die Alten eine hohe politische Bedeutung inne hatten. Auch in Demokratien hatten die Alten mit Schwierigkeiten zu kämpfen, da das Prinzip der Gleichheit aller in Anspruch und Leistung zu einem rücksichtslosen Daseinskampft führte.[284]

In der mittelalterlichen Gesellschaft kann man ebenfalls nicht einfach von „den Alten" sprechen. Differenzen in den persönlichen Schicksalen, bedingt durch unterschiedliche berufliche Nützlichkeit, Besitz und Stellung in der Familie wirkten sich auf das Selbstverständnis und die gesellschaftliche Einschätzung alter Menschen aus.[285] Nach Georges Minois stellten Ältere im Mittelalter eine sehr kleine Minderheit dar, weswegen ihnen auch keine bedeutende Rolle zugekommen sei.[286] Erst durch die große Pest und nachfolgende Epidemien, die zum großen Teil alte Menschen verschonten, wuchs ihre Anzahl. Dadurch hätten sie mehr Gewicht in Wirtschaft, Politik und Gesellschaft erhalten.[287] Eine Aussage, die eine klare Gegenposition zu der von Michael Mitterauer vertretenen Annahme, daß die Hochachtung alter Menschen in historischen Gesellschaften mit deren „Seltenheitswert" in Zusammenhang stand, bezieht.

Die der Frühen Neuzeit gewidmeten Studien arbeiteten in der Regel weiter ein Auf und Ab im Ansehen des Alters zwischen Mittelalter und der Moderne heraus. Nach Peter Borscheid, der von einem „Tal der Verachtung" von 1350 bis zum Ende des 17. Jahrhunderts spricht, widersetzte man sich im 16. Jahrhundert ganz bewußt den moralischen Appellen, die zur Achtung des Alters aufgerufen hatten und setzte Realität gegen Moral. Die wenigen Ansätze, die der sozialen Aufwertung der älteren Generation gedient hätten, wären dann in den Wirren des Dreißigjährigen Krieges untergegangen.[288] Wie Peter Borscheid vertreten andere Autoren die These, das nach 1648 eine „Höhe des Ansehens" erreicht wurde, da in der Zeit der Aufklärung und pietistisch-bürgerlicher Sittlichkeit die frühere Behandlung

283 Tews: Soziologie des Alterns, S. 60.

284 Siehe Biegel, Gerd: Das Alter in der Antike. In: Biegel, Gerd (Hg.): Geschichte des Alters in ihren Zeugnissen von der Antike bis zur Gegenwart. Ausstellungskatalog. Braunschweig 1993, S. 17–24, v. a. S. 18f.

285 Vgl. Sprandel, Rolf: Die Stellung der Alten in der mittelalterlichen Gesellschaft. In: Biegel: Geschichte des Alters, S. 25–34, hier S. 30. Zur Stellung alter Menschen in der mittelalterlichen Welt siehe auch: Sprandel, Rolf: Altersschicksal und Altersmoral. Die Geschichte der Einstellungen zum Altern nach der Pariser Bibelexegese des 12. – 16. Jahrhunderts. Stuttgart 1981.

286 Minois, Georges: History of Old Age. From Antiquity to the Renaissance. Cambridge 1989, S. 113ff.

287 Ebd., S. 209ff.

288 Borscheid, Peter: Geschichte des Alters. 16. bis 18. Jahrhundert. Münster 1987, S. 36ff.

alter Menschen barbarisch erschienen wäre und sich die Achtung vor dem Alter als gesellschaftliche Norm durchsetzten konnte.[289] Dennoch kann man auch in diesen Perioden nicht einfach von dem „einen“ Alter sprechen, noch schlüssig von den Einstellungen gegenüber einer so uneinheitlichen Lebensphase.[290]

Sicher einseitig in der Annahme eines bestimmten Status alter Menschen in der Geschichte ist, daß man meist von der Bewertung alter Männer ausgeht. Gerontokratische Herrschaftsstrukturen lassen keineswegs den Schluß zu, daß auch alte Frauen in der betreffenden Gesellschaft eine starke Autoritätsposition innehatten. Alte Frauen sind über Jahrhunderte hinweg fast ausschließlich mit negativen Attributen und Adjektiven beschrieben worden. Nach Gerd Göckenjan und Angela Taeger kam es erst im Zeitalter des aufsteigenden Bürgertums zu einer Würdigung des Alters und damit zu einer allmählichen Veränderung des Bildes alter Frauen.[291] Mit der Aufwertung der bürgerlichen Familienideologie in der zweiten Hälfte des 19. Jahrhunderts setzte sich vor allem die besondere Gestalt des Typus der Großmutter, die lebenslang häusliche Arbeit zum Wohle der Familie verrichtet, durch. Die alte Frau wurde so dem Muster männlicher Biographien angeglichen, dessen Ideologie in der Arbeit bis zum Tod zu finden ist.[292] Gleichzeitig mit der Aufwertung älterer Frauen, die ihrer Verpflichtung der Gesellschaft gegenüber als Ehefrau und Mutter nachgekommen waren, nahm die Stigmatisierung gegenüber ledigen Frauen zu.[293]

Die Idealisierung der Großmutterfigur ist typisch für die Biedermeierzeit. Ein sehr beliebtes Motiv waren die Großeltern im Kreis ihrer Familie. Die sich innig zugetane Dreigenerationenfamilie erschien in einer Zeit der Unruhe und des Umbruchs im sozialen Gefüge als Garant für Zufriedenheit und Sicherheit. In ihrer Untersuchung über die Darstellung des Alters in der Roman- und Zeitschriftenliteratur des 19. Jahrhunderts stellt Gabriele Henkel anhand der Gartenlaube, der auflagenstärksten zeitgenössischen Familienzeitschrift, fest, daß „wie in den Moralischen Wochenschriften des 18. Jahrhunderts [...] auch in der Gartenlaube Not, Leid, Armut, körperlicher Verfall und Qualen des Alters weitgehend übergangen [werden] und stattdessen [...] für eine jung und alt umfassende Gesellschaft plädiert [wird].“ Propagiert wurde die Familienharmonie, die auf den häuslichen Bereich

289 Z. B. Armanski, Gerhard: Zwischen Methusalem und Pflegefall. Das Alter in der Geschichte. In: Armanski/Graf/Näher/Weigt: „...und schon siehst Du alt aus,“ S. 3–32, hier S. 25.

290 Vgl. dazu Conrad/Kondratowitz: Einleitung: Repräsentation des Alters vor und nach der Moderne, v. a. S. 4.

291 Göckenjan, Gerd/Taeger, Angela: Matrone, Alte Jungfer, Tante. Das Bild der alten Frau in der bürgerlichen Welt des 19. Jahrhunderts. In: Archiv für Sozialgeschichte 30 (1990), S. 43–79.

292 Ebd., S. 78f.

293 Hahn, Sylvia: Frauen im Alter – alte Frauen? In: Ehmer/Gutschner: Das Alter im Spiel der Generationen, S. 158f.

festgelegte Rolle der Frau in der Gesellschaft und die Integration der Alten, deren Erfahrungen gefragt sind, in die Familie.[294] Zu den Kernaussagen der im 19. Jahrhundert entstehenden Sozialwissenschaften gehörte die kontinuierliche Abnahme sozialer Lebensformen parallel zur Industrialisierung. Verarmung und Isolierung alter Menschen wurde in den Kontext der Auflösung der „vorindustriellen Großfamilie" gestellt, die ein erfülltes und sorgloses Altern im Kreis der Nachkommen gesichert habe.[295] Mit der Großfamilie, in die die Alten integriert waren, wurden Begriffe wie Idylle, Behaglichkeit, Familienglück und Harmonie assoziiert, weswegen sie erhalten bleiben sollte.

In seiner „Rede über das Alter", die er 1860 vor der Königlichen Akademie der Wissenschaften zu Berlin hielt, vertrat Jacob Grimm dieses Altersbild der Biedermeierzeit. Zwar leugnete er nicht den körperlichen Verfall im Alter, doch stellte er die geistige Entwicklung und die gewonnenen Erfahrung und damit die Vorteile gegenüber den jüngeren klar in den Vordergrund.[296]

Diese Wunschvorstellungen standen im krassen Gegensatz zum reellen Leben vor allem der ärmeren Schichten. Eine österreichische Untersuchung, deren Ergebnisse durchaus auf deutsche Verhältnisse übertragbar sind, stützt sich auf amtliche statistische Auswertungen über Arbeiterfamilien, Oral-History-Interviews und lebensgeschichtliche Aufzeichnungen aus dem Umkreis der sozialdemokratischen Arbeiterbewegung. Obwohl einige Belege aus autobiographischen Aufzeichnungen darauf hindeuteten, daß die Sorge für die Eltern selbstverständlich war, ließen sich dazu keine konkreten Aussagen finden. Am Arbeitsplatz mußten die älteren Arbeitnehmer und Arbeitnehmerinnen dagegen genauso ihren Mann stehen wie die jüngeren. Auch das proletarische Gegenbild zum bürgerlichen „würdigen Greis", der „ehrwürdige Arbeitsveteran" entpuppte sich eher als Wunschdenken der organisierten Arbeiterbewegung und entsprach keineswegs der alltäglichen Arbeitsrealität alter Menschen.[297]

294 Henkel, Gabriele: „Alt, abgebraucht, stumpfgeschrieben –?" Das Alter in der Roman- und Zeitschriftenliteratur des 19. Jahrhunderts. In: Biegel: Geschichte des Alters, S. 77–88, hier S. 80ff.

295 Vgl. dazu Ehmer, Josef: Zur Stellung alter Menschen in Haushalt und Familie. Thesen auf der Grundlage von quantitativen Quellen aus europäischen Städten seit dem 17. Jahrhundert. In: Conrad/Kondratowitz: Gerontologie und Sozialgeschichte, S. 187–215, v. a. S. 191.

296 Grimm, Jacob: Rede über das Alter. Gehalten in der königl. Akademie der Wissenschaften zu Berlin am 26. Januar 1860. In: Grimm, Jacob: Kleinere Schriften. Zweite Auflage, Berlin 1879, S. 189–211. Vgl. dazu auch: Borscheid, Peter: Jugend und Alter. Zum Verhältnis der Generationen zwischen den Revolutionen 1789/1918. In: Archiv für Sozialgeschichte XXX (1990), S. 1–15, S. 9: „Altern hieß im Biedermeier Verlust an körperlichen Vorzügen und Zugewinn an geistigen."

297 Siehe Gutschner: „Was nennen Sie alte Arbeiterin?"

Ebenso konnte der „Mythos von der vorindustriellen Großfamilie“[298] von der historischen Forschung weitgehend widerlegt werden.[299] In Westeuropa und Nordamerika dominierte immer die sogenannte „moderne“ Kernfamilie, die aus den Eltern und deren minderjährigen Kindern bestand. Schätzungen gehen nur von etwa zehn Prozent aller Familien aus, in denen vom 16. bis zum Ende des 19. Jahrhunderts drei Generationen unter einem Dach lebten. Dieser Befund, der sich vor allem auf demographische Quellen beruft, stellte die weitverbreitete Meinung über die familienzersetzenden Folgen der Industrialisierung und Verstädterung in Frage, sagt aber im Grunde genommen wenig über die eigentliche Rolle der Stammfamilie im Leben und Denken der Bevölkerung aus. Besitzstruktur, Erbgewohnheiten und die soziale Schicht müssen genauso berücksichtigt werden. Auch kann die Dazugehörigkeit zu einem Haushalt keine weitergehenden Informationen über das eigentliche Funktionieren eines Verwandtschaftssystems und das Verhältnis zwischen den einzelnen Mitgliedern liefern.[300] Struktur und Verhalten der Familie und der einzelnen Mitglieder zueinander ist vor allem von den sozioökonomischen Gegebenheiten abhängig. Größe, Zusammensetzung und Verhalten der Haushaltsmitglieder gleichen sich an die materiellen Umstände an, damit der herkömmliche Lebensstandard gewährleistet wird. Die Struktur und das Verhalten der Familie und der einzelnen Mitglieder zueinander hängen somit vom realen Arbeitsbedarf und den Besitzverhältnissen ab und ändern sich entsprechend der ökonomischen Lage und der Stellung im Lebenszyklus.[301] Die Position alter Menschen in Haushalt und Familie wiederum ist grundlegend für die soziale Qualität des Alterns.[302]

Die vom Biedermeier postulierte positive Haltung gegenüber alten Menschen konnte gegen Ende des 19. Jahrhunderts nicht mehr aufrechterhalten werden. Das Leistungsprinzip der arbeitsteiligen Produktionsverfahren förderte den Abbau von Standesprivilegien, patriarchalischen Dienstverhältnissen und hierarchischen Strukturen. Alte Menschen waren den Anforderungen der Leistungsgesellschaft immer weniger gewachsen. Ohne noch über eigene Produktionsmittel zu verfügen, hingen Lohn, berufliche Stellung und Ansehen eines Arbeiters von dessen Leistungsfähigkeit ab.[303] Da-

298 Siehe Mitterauer, Michael: Der Mythos von der vorindustriellen Großfamilie. In: Mitterauer, Michael/Sieder, Reinhard: Vom Patriarchat zur Partnerschaft. Zum Strukturwandel der Familie. Vierte Auflage, München 1991, S. 46–71.

299 Z. B. Laslett, Peter: Family life and illicit love in erlier generations. Essays in Historical Sociology. Cambridge/London/New York/Melbourne 1977.

300 Vgl. dazu Hubbard, William H.: Familiengeschichte. Materialien zur deutschen Familie seit dem Ende des 18. Jahrhunderts. München 1983, S. 17–35.

301 Vgl. Ebd., S. 24f. Siehe dazu auch die Untersuchung von Ehmer, Josef: Zur Stellung alter Menschen in Haushalt und Familie. Thesen auf der Grundlage von quantitativen Quellen aus europäischen Städten seit dem 17. Jahrhundert. In: Conrad/Kondratowitz: Gerontologie und Sozialgeschichte, S. 187–215.

302 Ebd., S. 191.

303 Vgl. Tölle, Domenica: Altern in Deutschland 1815–1933. Eine Kulturgeschichte. Grafschaft 1996, S. 324ff.

durch, daß sich die Auffassung verbreitete, ältere Arbeiter würden den neuen wirtschaftlichen Anforderungen nicht entsprechen, kam es auch zu einer Abkoppelung ihrer Berufschancen von ihrer realen individuellen Leistungsfähigkeit. Entscheidend wurde allein das Alter, während die wirkliche Leistungsfähigkeit in den Hintergrund rückte.[304] Als Folge entwickelte sich Altersarmut zu einem Massenphänomen. Deutlicher als in der bisher dominanten familienwirtschaftlich organisierten Gesellschaft traten alte Menschen als kollektives soziales Problem ins gesellschaftliche Bewußtsein. Dies trug entschieden zu einem negativen Altersbild bei.[305] Entsprechend den wirtschaftlichen Anforderungen der industriellen Lebenswelt wurde Alter nicht mehr als gottgewolltes Schicksal angenommen. Man wollte jung sein und jung bleiben. Alter, Gebrechlichkeit und Tod wurden geächtet und unter dem Einfluß von Gesundheitsaposteln, Allgemeinmedizinern und Pharmazeuten zu einem medizinischen und psychologischen Problem stilisiert. Der Lebenszyklus wurde insgesamt stärker biologisch interpretiert, wodurch der Faktor Gesundheitszustand an Gewicht gewann. Anhand der Analyse lexikalischer Definitionen vom Alter gelang es Hans-Joachim von Kondratowitz, diese Tendenzen im 19. Jahrhundert nachzuweisen. Das „neue" Altersbild orientierte sich überwiegend an einem „Verlustmodell".[306] Die bis dahin noch positiv bewerteten Aspekte des Alters wurden zugunsten eines ausschließlich am körperlichen Verfall und Abstieg und dementsprechenden psychischen Verlust orientierten Altersbildes verdrängt und unterdrückt.[307]

Wissenschaftliche Untersuchungen unterstützten diese These. So verfaßte Johannes Bresler, Oberarzt an der Heil- und Pflegeanstalt zu Lublinitz in Schlesien, 1907 eine Abhandlung über „Greisenalter und Criminalität", in der er aufzuzeigen versuchte, warum alte Menschen weniger zurechnungsfähig seien und gab als Grund unter anderem die Altersveränderungen im Gehirn an.[308] Dabei plädierte er für Sondervorschriften in der Regelung des Strafvollzugs bei Greisen, da man sich an die „besonderen Verhältnisse der Greise" anpassen müsse.[309] Statistisch wies er eine Zunahme bestimmter Verbrechen im Greisenalter nach, die auf psychische Abweichungen und Veränderungen im Alter zurückzuführen seien. Als Beweis führte er unter

304 Ehmer: Sozialgeschichte des Alters, S. 66.

305 Mitterauer: Problemfelder, S. 49f. Siehe auch Kondratowitz: Zum historischen Wandel der Altersposition, S. 124: „Im Zuge der vom Pauperismus provozierten gesellschaftlichen Auseinandersetzung über die Ursachen solcher Massenarmut ist Alter als eine von mehreren sozialen Gefährdungen erstmalig thematisiert worden. Erstmalig in der Hinsicht, daß ‚Alter' nicht allein, wie schon jahrhundertelang vorher, als eine vor allem existentiell fordernde, je individuell zu verarbeitende Bewährungsprobe, sondern als eine kollektiv soziale Problemlage wahrgenommen worden ist."

306 Kondratowitz: Zum historischen Wandel der Altersposition, S. 109.

307 Ebd., S. 110.

308 Bresler, Johannes: Greisenalter und Criminalität (= Juristisch-psychiatrische Grenzfragen. Zwanglose Abhandlungen. Bd. 5, H2/3). Halle a. S. 1907.

309 Ebd., S. 58.

anderem an: „Die Thatsache (sic!) der relativen Häufigkeit nicht vorbestrafter Delinquenten im Greisenalter bleibt also in ihrer Eigenthümlichkeit (sic!) und in ihrer Bedeutung für die Criminalistik des letzteren bestehen, desgleichen die relative Häufigkeit gewisser Verbrechensarten im Greisenalter. Wie sollte man das Letztere anders erklären wollen als mit dem specifischen (sic!) Einfluss des Alters selbst?"[310] Außerdem vertraute er auf den seiner Meinung nach in der Bevölkerung immer noch vorhandenen Respekt vor dem Alter: „Das Rechtsbewußtsein wird sich wohl nur selten dagegen auflehnen, wenn bei Greisen, die vor das Forum des Strafrichters gelangen, von mildernden Umständen oder vielmehr mildernden Zuständen [...] freigiebiger Gebrauch gemacht wird, als bei Personen der anderen Lebensalter."[311]

Der Begriff der Senilität, der mit den Untersuchungen Breslers in Zusammenhang steht, ist wohl der bedeutendste Faktor, der zu einem negativen Image des Alterns beitrug. Alter wird dadurch generell als ein physiologischer und psychologischer Zustand des „erworbenen Schwachsinns" betrachtet. Man ging von pathologischen Veränderungen in allen alternden Gehirnen aus. Einfache, funktionelle altersbedingte Abweichungen wurden in der Epoche, in der die klinische Psychologie geboren wurde, nicht in Betracht gezogen. Die Verfasser medizinischer Literatur des 19. Jahrhunderts vermittelten ein negativ gefärbtes klinisches Image des alternden Gehirns und seinen im Verfall begriffenen Fähigkeiten.[312] Nach Henning Kirk, der das Bild des Alters im 19. Jahrhunderts anhand der geriatrischen zeitgenössischen Literatur untersucht hat, wurden scheinbar objektive klinische und pathologische Beobachtungen in medizinische und moralische Stereotypen eingebettet, die schon seit der Antike überliefert waren und ein negatives Altersbild beinhalteten. Aristoteles und Galen hatten den Alterungsprozeß als ein pathologisches Leiden des Körpers beschrieben. Da der Einfluß der antiken Medizin immer noch groß war, wurde dieses Bild des Alters im 19. Jahrhundert von der Medizin teilweise übernommen.[313]

Die Aufteilung in ein „gesundes" und „krankes" Alter prägte die gesellschaftspolitische Wahrnehmung des höheren Alters vor allem in den letzten zweihundert Jahren dauerhaft. So konnte Thomas Sokoll in seiner Untersuchung englischer Armenbriefe des ausgehenden 18. und frühen 19. Jahrhunderts bezüglich der Darstellung von Armut und Alter feststellen, daß vor allem Gram über die Gebrechen und Scham über die Unabwendbarkeit der Bedürftigkeit herrschte.[314] Heutigen Untersuchungen zufolge tendieren mehr als fünfzig Prozent der Älteren dazu, sich selbst für gesünder einzuschätzen als aufeinanderfolgende medizinische Untersuchungen dies vermuten las-

310 Ebd., S. 14.

311 Ebd., S. 57.

312 Vgl. Kirk: De alderen, v. a. Kap. 4 und Kap. 11.

313 Ebd., Kap. 5.

314 Sokoll, Thomas: Armut im Alter im Spiegel englischer Armenbriefe des ausgehenden 18. und frühen 19. Jahrhunderts. In: Conrad/Kondratowitz: Kulturgeschichte des Alterns, S. 39–76.

sen.[315] Allerdings lassen sich ähnliche Tendenzen hinsichtlich der Selbstwahrnehmung alter Menschen schon früher feststellen. Der im 16. Jahrhundert in Köln lebende Hermann Weinsberg, dessen Aufzeichungen Robert Jütte analysiert hat, hielt sich, beeinflußt von der Tatsache, daß mehr als die Hälfte seiner Freunde und Bekannten, die er als alt bezeichnete, an physischen oder psychischen Gebrechen litten[316], für ziemlich gesund. Schmerzen, die von einem Bruch herrührten, ignorierte er so gut es ging und verschwieg sie sogar vor seinen engsten Freunden und Bekannten.[317]

Dadurch, daß Altsein nicht mehr als natürliches Phänomen betrachtet, sondern mit Krankheit gleichgesetzt wurde, veränderte sich die Stellung des alten Menschen grundlegend. Ihre Situation als Krankheit klassifiziert zu sehen, hatte für ältere Menschen eher negative Auswirkungen.[318] So waren die Mediziner des 19. und frühen 20. Jahrhunderts davon überzeugt, daß der Prozeß des Alterns selbst unausweichliche pathologische Zustände herbeiführe, wodurch eine ganze Reihe von Krankheiten unabänderlich hervorgerufen würden. Beweise für diese These hatten die Ärzte durch das Sezieren der Leichen älterer Menschen erhalten.[319] Peter Laslett weist in seiner Studie über „das Dritte Alter" in diesem Zusammenhang darauf hin, daß selbst heute noch die meisten altersbedingten Leiden als fortschreitend und unausweichlich betrachtet werden und deswegen auch kaum Forschungen auf diesem Gebiet gemacht werden.[320] In der gegenwärtig vorherrschenden Einstellung gegenüber dem Alter gelten alte Menschen als einem unweigerlichen biologischen Abbauprozeß unterworfen, geprägt von Krankheit, Gebrechen und Senilität. In Kapitel 5.1 wurde die gesellschaftliche Stellung kranker Menschen ausführlich dargestellt. Krank sein bedeutet auch heute noch, den Anforderungen des Lebens nicht mehr gewachsen zu sein. Eine besondere Bedeutung kommt dabei der erzwungenen Untätigkeit während der Krankheit zu. Dadurch wird die Verbindung, durch die man in die Gesellschaft eingegliedert ist, unterbrochen. Krankheit führt zu sozialem Ausschluß.[321] Alte Menschen gelten in ihrer Leistungsfähigkeit ohnehin schon als beschränkt. Wird Alter mit Krankheit gleichgesetzt, kommen zwei negativ besetzte Aspekte zusammen, was die Situation alter Menschen entsprechend erschwert.

315 Siehe Lehr, Ursula: Psychologie des Alterns. 9. Auflage, Wiebelsheim 2000, S. 276.
316 Jütte, Robert: Aging and Body Image in the Sixteenth Century: Hermann Weinsberg's (1518–97) Perception of the Aging Body. In: European History Quarterly 18 (1988), S. 259–290, hier S. 259: „His assessment of personality and body in old age was certainly influenced by the fact that more than half of the friends, neighbours and acquaintances whom he classifies as ‚old' or as ‚his age' suffered from mental or physical infirmities."
317 Ebd., S. 274f.
318 Carole Haber hat sich in ihrem Werk „Beyond Sixty Five" mit dieser Thematik ausführlich auseinandergesetzt: Haber, Carole: Beyond Sixty Five. The Dilemma of Old Age in America's Past. Cambridge 1983.
319 Laslett: Drittes Alter, S. 51.
320 Ebd., S. 51.
321 Vgl. Herzlich/Pierret: Kranke gestern, Kranke heute, S. 215.

6. Resümee

Auf der Sitzung des Greifswalder Medicinischen Vereins am 7. Januar 1893 demonstrierte ein Arzt einen Fall von Dementia senilis. Der Kranke war schon seit Beginn der Sitzung im Saal und wurde nun mit folgenden Worten vorgestellt: „Der Patient ist doch noch nicht so weit verblödet, dass nicht der starke Reiz einer vollkommen fremden Umgebung den gewöhnlichen Ablauf seiner psychischen Functionen und deren Uebertragung nach aussen hin stören und hemmen könnte, und es ist wohl möglich, dass der gute Alte Sie die ganze Zeit über kindisch anglotzt, anstatt auch ihnen etwas von seinem wunderlichen Gebahren vorzuführen." Der Greis stamme aus einer psychopathisch schwer belasteten Familie und habe den größten Teil seines Lebens im Arbeitshaus verbracht. So könne „uns nicht Wunder nehmen," fuhr der Mediziner fort, „dass ein so geartetes Individuum auch vor der Zeit [...] verbraucht ist und so sehen sie den erst 57 Jahre alten Mann mit den ausgesprochenen Anzeichen des höchsten Greisenalters vor sich." Vor allem hatte der Mann die unterschiedlichsten Halluzinationen, von denen eine ganz besonders hervorgehoben wurde: „Patient sieht seine Frau mit einem jungen Burschen spazieren gehen, ja er sieht sie, horribile dictu, mit demselben den intimsten Verkehr pflegen."[1]

Diese Szene, in der zumindest für heutige Leser äußerst respektlos mit einem alten Menschen umgegangen wird, bestätigt die Charakterisierung des Alterns als eine „pathologische Variante der Norm menschlichen Verhaltens."[2] Altersveränderungen – vor allem im seelisch-geistigen Bereich – werden negativ als Abbau- und Abstiegsprozeß dargestellt.[3] Die Aussage „auch vor der Zeit verbraucht", macht deutlich, daß dieses Schicksal zwar alle älteren Menschen erwartet, aber diejenigen, die aus einem entsprechenden sozialen Umfeld kommen, können aufgrund ihrer Lebensumstände schon früher davon betroffen sein. Ein Vergleich mit Susan Sontags Krankheitsinterpretation liegt nahe und läßt Alter zu einem selbstverschuldeten Gebrechen werden.[4] Dazu gesellt sich der ebenfalls negativ besetzte Aspekt der Sexualität im Alter. Da der Geschlechtsverkehr nicht mehr durch Fortpflanzung legitimiert werden kann, wird er im Alter als anormal und abstoßend dargestellt.

Wissenschaftler und Sozialreformer trugen um die Jahrhundertwende zur Verbreitung der Stereotypen bei, nach denen alte Menschen als krank, arm und unfähig zur eigenen Existenzsicherung beschrieben werden. Die negativen Auswirkungen dieser Zuschreibung waren im Untersuchungszeit-

1 Demonstration eines Falles von Dementia senilis. In: Deutsche Medizinische Wochenschrift 19 (1893), S. 358–359.

2 Lehr, Ursula: Der ältere Mensch in der Industriegesellschaft. In: Döhner, Otto (Hg.): Arzt und Patient in der Industriegesellschaft. Frankfurt a. M. 1973, S. 97–123, S. 100.

3 Vgl. ebd., S. 101.

4 Sontag: Krankheit als Metapher.

raum vor allem deswegen so ausgeprägt, weil zur selben Zeit die bürgerlichen Werte der Unabhängigkeit, Gesundheit, Selbstdisziplin und Körperkontrolle an gesellschaftlichem Einfluß gewonnen hatten.[5] Durch die Veränderungen einer industrialisierten Gesellschaft und die sozialpolitischen Gegebenheiten wurden ältere Menschen aus dem Berufsleben verdrängt. In der industriellen Leistungsgesellschaft zählte Effektivität und Leistung, Anforderungen, die der alternde Mensch nicht mehr erfüllen konnte. Auch das Verhalten der Alten selber wurde von diesen Vorurteilen geprägt, was sich wiederum im Krankheitsverhalten der älteren Patienten widerspiegelt. Die Tübinger Patienten suchten in der Regel ärztliche Hilfe erst nach einem längeren Krankheitsstadium auf. Wer zugab, krank zu sein, gestand ein, daß er nicht mehr in der Lage war, den gesellschaftlichen Anforderungen zu genügen. Eine Ausnahme waren die älteren Patienten, die sich aufgrund einer Rentenangelegenheit oder eines Schadensersatzanspruches in der Klinik untersuchen lassen mußten. Oft taten diese ein übriges, um ihren Zustand als besonders schlimm erscheinen zu lassen. Wohl auch, weil sie sich darüber im klaren waren, daß sie tatsächlich nicht mehr fähig waren, sich ihren Lebensunterhalt selber zu verdienen.

Die Frage, ob die Medizin und das Gesundheitswesen soziale Strukturen verändern können, konnte in der vorliegenden Arbeit nur in Ansätzen beantwortet werden. Auf jeden Fall wurde in der Medizinischen Klinik in Tübingen versucht, die älteren Patienten wieder soweit herzustellen, daß sie selbständig ihr Leben meistern konnten und niemandem zur Last fielen. In diesem Sinne verfuhr das medizinische Personal des Tübinger Krankenhauses so, wie es das zeitgenössische Umfeld erwartete. Dieses Fazit wird durch das Verhalten der Ärzte gegenüber älteren Patienten, die wegen eines Gutachtens im Falle einer Rentenangelegentheit in der Klinik waren, bestätigt. Die allgemein herrschenden Vorurteile gegenüber den unter „traumatischer Hysterie“ leidenden Älteren fanden in den Aussagen der begutachtenden Ärzte ihre Bestätigung. Inwiefern die alten Menschen, die das Krankenhaus gesund oder in einem verbesserten Gesundheitszustand verließen, wieder in die Gesellschaft integriert wurden, konnte anhand des vorhandenen Quellenmaterials nicht ermittelt werden. Allein die Tatsache, daß die Mehrheit der älteren Patienten nicht geheilt werden konnte, und viele das Krankenhaus mehrmals wegen derselben Erkrankung aufsuchten, deutet jedoch darauf hin, daß durch den Krankenhausaufenthalt und die medizinische Behandlung der soziale Status der Älteren nicht verändert oder gar verbessert wurde. Sie blieben weiterhin alt und krank, und dementsprechend verhielt sich wahrscheinlich das jeweilige soziale Umfeld gegenüber den älteren Patienten.

Daß die im Untersuchungsverlauf ansteigende Anzahl älterer Patienten eine Entwicklung der Altersmedizin in Tübingen forcierte, konnte durch die Untersuchung so nicht bestätigt werden. Die medizinische Behandlung und

5 Vgl. Ehmer: Sozialgeschichte des Alters, S. 76.

psychologische Betreuung der älteren Kranken entsprachen dem damals geltenden Kenntnisstand. Krankheiten, wie beispielsweise die Krätze, wurden bei den älteren Patienten auf dieselbe Weise zu heilen versucht wie bei jüngeren. Vorwiegend im Alter auftretende Krankheiten versuchten die Ärzte allerdings so zu kurieren, wie es die entsprechenden Handbücher über Krankheiten im Alter in der Regel empfahlen. Dennoch bemühten sich die Mediziner, individuell auf den einzelnen Kranken einzugehen. Dabei wurde der persönliche physische und psychische Zustand durchaus berücksichtigt, wenn auch nicht davon ausgegangen werden kann, daß die spezielle Altersproblematik der Multimorbidität und Polypathie den Ärzten so bewußt war.

Die Differenzierung der älteren Patienten nach Geschlecht, Familienstand, beruflichem Hintergrund, Wohnort und Alter hat ergeben, daß die älteren Patienten der Tübinger Medizinischen Klinik vor allem männlichen Geschlechts waren. Von diesen lebten im Durchschnitt Dreiviertel in einer Ehe, im Gegensatz zu den weiblichen älteren Patienten, von denen nicht einmal die Hälfte verheiratet war. Mehrheitlich verdienten die älteren männlichen Kranken ihren Lebensunterhalt durch Lohnarbeit, während ab der Jahrhundertwende ein Viertel der älteren Patientinnen den höher gestellten sozialen Schichten angehörte. Der Großteil der älteren Patienten beiderlei Geschlechts wohnte nicht mehr als 30 Kilometer von Tübingen entfernt. Die meisten waren zwischen 55 und 64 Jahre alt. Durch lebenslange schwere Arbeit waren viele der älteren Patienten körperlich beeinträchtigt. Doch vor allem diese wollten oft nicht eingestehen, daß sie krank waren und versuchten, medizinische Hilfe erst so spät wie möglich anzunehmen. Im Gegensatz dazu stehen die älteren Patienten, die sich wegen eines Gemütsleidens in der Medizinischen Klinik behandeln ließen. Vor allem ältere Damen aus sozial besser gestellten Kreisen hielten sich oft für längere Zeit im Tübinger Krankenhaus auf und konnten auf diese Weise ihrem Umfeld die Ernsthaftigkeit ihrer Leiden beweisen.

Ob die älteren Patienten Gesundheitsprävention im heutigen Sinne betrieben, ließ sich nicht klären. Wenn ältere Menschen erkrankten, arbeiteten sie in der Regel zunächst weiter. Beim Verlassen der Klinik bekamen die älteren Patienten zum Teil nicht nur Medikamente mit nach Hause, sondern oftmals auch Verhaltensratschläge, die zur Gesundung beitragen sollten. Daß diese befolgt wurden, konnte nur teilweise bestätigt werden. Daneben gibt es Hinweise, daß die verordneten Arzneimittel weiterhin eingenommen wurden. Suchten die Älteren erst einmal einen Arzt auf, waren sie auch davon überzeugt, daß ihnen geholfen werden konnte. Sie vertrauten sowohl auf die Fähigkeit der Ärzte als auch auf die Wirkung der verschriebenen Medikamente. Insofern hielten die älteren Patienten den Krankheitsverlauf für beeinflußbar. Im persönlichen Umgang mit den Ärzten und dem Pflegepersonal agierten die Älteren eher zurückhaltend, was jedoch auch vom jeweiligen gesellschaftlichen Stand des einzelnen Patienten abhängig war. Aber sowohl unter den ärmeren als auch unter den wohlhabenderen Patienten gab es den einen oder anderen, der durch ein „ungebührliches“ Verhalten auffiel. War jedoch die gesellschaftliche Position des älteren Patienten gesichert, ertrug das medizinische Personal eine Marotte weitaus geduldiger als bei einem Patienten, für dessen Behandlung die Armenkassen aufkamen.

Die älteren Patienten stellten hohe Anforderungen an eine ärztliche Behandlung, da sie oft von mehreren Krankheiten gleichzeitig betroffen und die Beschwerden in der Regel chronisch sowie von langer Dauer waren. Den Krankenakten zufolge behandelten die Ärzte die Kranken nach bestem Wissen. Im Rahmen der damaligen Möglichkeiten wurde versucht, die körperliche und geistige Leistungsfähigkeit möglichst lange zu erhalten. Daß die kranken Betagten mit medizinischer Sachkenntnis, Geduld und Einfühlungsvermögen in somatischer und psychischer Hinsicht betreut wurden, spricht für den hohen medizinischen Standard des Tübinger Universitätsklinikums. Dennoch handelte es sich hierbei keinesfalls um eine frühe Anwendung heutiger geriatrischer Ziele und Richtlinien. Vielmehr herrschte in den Köpfen immer noch die Meinung vor, daß Kranke möglichst schnell wieder für den Arbeitsmarkt zur Verfügung stehen sollten. Dementsprechend wurden die älteren Patienten auch nicht sozial betreut, was zu den unabdingbaren Grundsätzen der modernen Geriatrie gehört.

Die vorliegende Untersuchung konzentrierte sich vor allem auf die medizinische Behandlung im Krankenhaus. Wie sich ältere Menschen und ihre jeweiligen Heilpersonen in Krankheitsfällen verhielten, die keinen stationären Aufenthalt bedingten, konnte anhand der vorliegenden Quellen nicht eruiert werden. Um aber weitergehende Aussagen über das Krankheits- und Gesundheitsverhalten älterer Menschen machen zu können, müßte gerade auch diesen Fällen nachgespürt werden. Vielleicht kann diese Arbeit dazu beitragen, das historische Interesse auf dieses noch viel zu wenig erforschte Gebiet zu lenken.

7. Quellen- und Literaturverzeichnis

7.1. Archivalische Quellen

Universitätsarchiv Tübingen (UA Tü)
Bestand 284: Krankengeschichten der Medizinischen Fakultät
Bestand 437: Aufnahme- und Kassenbücher der Medizinischen Fakultät
Bestand 125/14: Dekanatsakten der Medizinischen Fakultät (Kliniken, Allgemeines)

7.2. Gedruckte Quellen

Abele, Karl: Die Poliklinik in Tübingen vom Oct. 1859 bis Oct. 1866. Ein statistischer Versuch als Dissertation zur Erlangung der Doctorwürde in der Medicin und Chirurgie unter dem Praesidium von Dr. R. Köhler. Tübingen 1867.

Adressbuch der Kranken- und Pflege-Anstalten Deutschlands. Adresse- und Nachschlagebuch über die Krankenhäuser, Lazarette, Kliniken, Irren-, Siechen- und Versorgungsanstalten, über die Heilstätten, Sanatorien und Genesungsheime. Herausgegeben auf Grund eigener Umfragen bei den Anstalten vom Verlage der „Zeitschrift für Krankenanstalten". Leipzig 1907.

Ärztlicher Ratgeber 1 (1900) bis 7 (1905/06).

Die Altersversicherungs-Gesetzgebung in Schweden. In: Medizinisches Correspondenz-Blatt des württembergischen ärztlichen Landes-Vereins 83 (1913), S. 453.

Astruc, Jean: Traité des maladies des vieillards. Paris 1762.

Behandlung des Pruritus senilis. In: Deutsche Medizinische Wochenschrift 15 (1889), S. 730.

Behandlung des Pruritus senilis. In: Correspondenz-Blatt für Schweizer Ärzte 26 (1896), S. 752.

Behandlung des Pruritus senilis. In: Correspondenz-Blatt für Schweizer Ärzte 31 (1901), S. 64.

Behandlung des Pruritus senilis durch Darmantisepsis. In: Correspondenz-Blatt für Schweizer Ärzte 29 (1899), S. 94.

Bei hartnäckigem Pruritus. In: Correspondenz-Blatt für Schweizer Ärzte 3 (1908), S. 680.

Bekanntmachung des Vorstandes der Württ. Invaliditäts- und Altersversicherungsanstalt betreffend der Kosten des ersten ärztlichen Zeugnisses für Invalidenrentenbewerber aus der Kasse der Württ. Invaliditäts- und Altersversicherungsanstalt. In: Mitteilungen über Invaliditäts- und Altersversicherung in Württemberg 4 (1894), S. 71–72.

Bidlingmaier, Maria: Die Bäuerin in zwei Gemeinden Württembergs. Diss. Tübingen (Stuttgart 1918), Neudruck, 2. Auflage, Kirchheim/Teck 1993.

Bleuler, Paul Eugen: Die senilen Psychosen. In: Correspondenz-Blatt für Schweizer Ärzte 45 (1915), S. 2–14.

Bresler, Johannes: Greisenalter und Criminalität (= Juristisch-psychiatrische Grenzfragen. Zwanglose Abhandlungen. Bd. 5, H2/3). Halle a. S. 1907.

Buck, Michael Richard: Medicinischer Volksglauben und Volksaberglauben aus Schwaben. Eine kulturgeschichtliche Skizze. Ravensburg 1865. Nachdruck, 2. Aufl., Riedlingen 1984.

Bureau für Statistik der Juden (Hg.): Statistik der Juden. Eine Sammelschrift. Berlin 1918.

Canstatt, Carl Friedrich: Die Krankheiten des höheren Lebensalters und ihre Heilung. 2 Bände. Erlangen 1839.

Charcot. In: Deutsche Medizinische Wochenschrift 19 (1893), S. 831–832.

Charcot, Jean-Martin: Leçons cliniques sur les maladies des viellards et les maladies chronique. Paris 1867.

Correspondenz-Blatt für Schweizer Ärzte 10 (1880) bis 44 (1914).

Demonstration eines Falles von Dementia senilis. In: Deutsche Medizinische Wochenschrift 19 (1893), S. 358–359.

Deutsche Medicinische Wochenschrift. Mit Berücksichtigung der öffentlichen Gesundheitspflege und der Interessen des ärztlichen Standes 6 (1880) bis 40 (1914).

Das Deutsche Reich in gesundheitlicher und demographischer Beziehung. Festschrift, den Teilnehmern am XIV. Internationalen Kongresse für Hygiene und Demographie Berlin 1907 gewidmet vom Kaiserlichen Gesundheitsamte und vom Kaiserlichen Statistischen Amte. Berlin 1907.

Ebstein, Wilhelm: Ueber die Kunst, das menschliche Leben zu verlängern. Wiesbaden 1891.

Ebstein, Wilhelm: Ueber die Kunst, das menschliche Leben zu verlängern. In: Deutsche Medizinische Wochenschrift 17 (1891), S. 1156–1157.

Einige bewährte Rezepte zur Verlängerung des Lebens. In: Ärztlicher Ratgeber 5 (1904), S. 200.

Einige bewährte Rezepte zur Verlängerung des Lebens. In: Correspondenzblatt für Schweizer Ärzte 34 (1904), S. 103.

Eulenburg, Albert (Hg.): Real-Encyclopädie der gesamten Heilkunde. Medizinisch-chirurgisches Handwörterbuch für praktische Ärzte. 15 Bände. Vierte, gänzlich umgearbeitete Auflage, Berlin/Wien 1907–1914.

Ewald: Die Kunst alt zu werden. In: Blätter für Volksgesundheitspflege 6 (1913), S. 81–87.

Fälle von ungewöhnlich langer Lebensdauer. In: Schmidt's Jahrbücher der in- und ausländischen gesamten Medicin 185 (1880), S. 347–348.

Faust: Die Pathogenese, Complikationen und Therapie der Greisenkrankheiten; von Dr. A. Seidel. In: Schmidt's Jahrbücher der in- und ausländischen gesamten Medicin 225 (1890), S. 208.

Feilchenfeld, Leopold: Rentenhysterie. In: Ärztliche Sachverständigen-Zeitung. Organ für die gesammte Sachverständigenthätigkeit des praktischen Arztes sowie für praktische Hygiene und Unfallheilkunde 12 (1906), S. 320–325.

Fischer, Johann Bernhard von: De senio eiusque gradibus et morbis necnon des eiusdem acquisitione tractatus. 1754.

Fischer, Johann Bernhard von: Abhandlungen von dem hohen Alter des Menschen, den Stufen, Krankheiten desselben und den Mitteln zu demselben zu gelangen. Leipzig 1777.

Friedmann, Friedrich: Die Altersveränderungen und ihre Behandlung. Grundriß einer Lehre von der Altersinvolution in ihren Beziehungen zur Physiologie, Pathologie und Therapie. Berlin/Wien 1902.

Fromme, Arnold: Dionin und seine Anwendung bei der Abstinenzkur des chronischen Morphinismus. In: Berliner Klinische Wochenschrift 36 (1899), S. 302-304.

Die Fürsorge für Greise und Gebrechliche in Frankreich. In: Medizinisches Correspondenz-Blatt des württembergischen ärztlichen Landes-Vereins 73 (1903), S. 482.

Geissler: Mittheilungen aus der Geschäfts- und Sterblichkeits-Statistik der Lebensversicherungsbank für Deutschland zu Gotha. In: Schmidt's Jahrbücher der in- und ausländischen gesamten Medicin 191 (1881), S. 310–312.

Geist, Lorenz: Klinik der Greisenkrankheiten. Erlangen 1860.

Göbel: Zur Behandlung des Pruritus senilis von Dr. A. Jänicke. In: Schmidt's Jahrbücher der in- und ausländischen gesamten Medicin 272 (1901), S. 58.

Goldmann, Franz: Sozialhygienische Untersuchungen bei Siechen und Altersgebrechlichen. Beitrag zur Planwirtschaft in der Gesundheitsfürsorge. In: Zeitschrift für Gesundheitsfürsorge und Schulgesundheitspflege 37 (1924), S. 97–114.

Goldmann, Franz: Siechenhäuser und Altersheime. In: Gottstein, Adolf/Schlossmann, Arthur/Teleky, Ludwig (Hg.): Handbuch der sozialen Hygiene und Gesundheitsfürsorge Bd. 6. Berlin 1927, S. 96–197.

Gottstein, Adolf: Krankenhauswesen. In: Gottstein, Adolf/Schlossmann, Arthur/Teleky, Ludwig (Hg.): Handbuch der sozialen Hygiene und Gesundheitsfürsorge Bd. 6. Berlin 1927, S. 58f.

Gottstein, Adolf/Schlossmann, Arthur/Teleky, Ludwig (Hg.): Handbuch der sozialen Hygiene und Gesundheitsfürsorge Bd. 6. Berlin 1927.

Grimm, Jacob: Rede über das Alter. Gehalten in der königl. Akademie der Wissenschaften zu Berlin am 26. Januar 1860. In: Grimm, Jacob: Kleinere Schriften. Zweite Auflage, Berlin 1879, S. 189–211.

Guihal, Erneste: Über die Herzschwäche im Greisenalter und ihre Pflege. In: Die Krankenpflege. Monatsschrift für die gesamten Zweige der Krankenpflege und Krankenbehandlung in Wissenschaft und Praxis 2 (1902/3), S. 15–18.

Gussmann, E.: Bericht über die Sterblichkeit in Stuttgart nebst Parcellen im Jahr 1885. In: Medizinisches Correspondenz-Blatt des württembergischen ärztlichen Landes-Vereins 56 (1886), S. 169–174, 177–182, 185–190, 193–199.

Heimann, Georg: Fr. Prinzing, Die Zuverlässigkeit der Todesursachenstatistik Württembergs im Vergleich mit der anderer Staaten. In: Deutsche Medizinische Wochenschrift 28 (1902), S. 211.

Hirsch, Carl: Krankheiten der Kreislauforgane. In: Schwalbe, Julius (Hg.): Lehrbuch der Greisenkrankheiten. Stuttgart 1909, S. 67–118.

Hösslin, R[udolf] v.: Zum Nachweis der Simulation bei Hysterischen und Unfallkranken. In: Münchener Medizinische Wochenschrift 49 (1902), S. 1521–1524.

Hufeland, Christoph Wilhelm: Makrobiotik oder die Kunst das menschliche Leben zu verlängern. Wien und Prag 1797.

In Bonfeld, O.A. Heilbronn, starb am 15. September ein Bürger im Alter von 100 Jahren und 5 Monaten. In: Medizinisches Correspondenz-Blatt des württembergischen ärztlichen Landes-Vereins 70 (1900), S. 508.

Invaliden- und Altersrenten. In: Medizinisches Correspondenz-Blatt des württembergischen ärztlichen Landes-Vereins 77 (1907), S. 932–933.

Jadassohn, Josef: Hautkrankheiten. In: Schwalbe, Julius (Hg.): Lehrbuch der Greisenkrankheiten. Stuttgart 1909, S. 755–814.

Jaenicke, A.: Zur Behandlung des Pruritus senilis. In: Deutsche Medizinische Wochenschrift 26 (1900), Litteraturbeilage S. 288.

Jürgensen, Theodor v.: Ueber den Unterricht in der Poliklinik. In: Deutsche Medicinische Wochenschrift 14 (1888), S. 758–759 und S. 782–783.

Kapp, Josef F.: Vom vorzeitigen Altern. Stuttgart 1917.

Kluge, Georg: Langes Leben und gesundes Alter. Aerztliche Rathschläge, die Alterserscheinungen zu verhüten und sich die Frische der Jugend zu erhalten. Berlin 1910.

Konferenz der Vorstände der Deutschen Invaliditäts- und Altersversicherungsanstalten in Berlin. In: Mitteilungen über Invaliditäts- und Altersversicherung in Württemberg 3 (1893), S. 30–31.

Das Königreich Württemberg. Eine Beschreibung nach Kreisen, Oberämtern und Gemeinden. Herausgegeben von dem K. Statistischen Landesamt. Erster Band. Allgemeiner Teil und Nekkarkreis. Stuttgart 1904.

Das Königreich Württemberg. Eine Beschreibung nach Kreisen, Oberämtern und Gemeinden. Herausgegeben von dem K. Statistischen Landesamt. Zweiter Band. Schwarzwaldkreis. Stuttgart 1905.

Korányi, Alexander [= Sandor] von: Krankheiten des Stoffwechsels. In: Schwalbe, Julius (Hg.): Lehrbuch der Greisenkrankheiten. Stuttgart 1909, S. 689–722.

Die Krankenpflege. Monatsschrift für die gesamten Zweige der Krankenpflege und Krankenbehandlung in Wissenschaft und Praxis 1 (1901/02) bis 2 (1902/03).

Kranken-Versicherungsgesetz und Arzt. In: Medizinisches Correspondenz-Blatt des württembergischen ärztlichen Landes-Vereins 70 (1900), S. 314–315 und S. 385–389.

Krauss, F.: J. Schwalbe, Lehrbuch der Greisenkrankheiten. In: Deutsche Medizinische

Wochenschrift 35 (1909), S. 357.
Kretschmer[, Ernst]: G. Kluge, Langes Leben und gesundes Alter. In: Deutsche Medizinische Wochenschrift 36 (1910,2), S. 2265.
Leyden, E[rnst von]: Jean Martin Charcot. In: Deutsche Medizinische Wochenschrift 19 (1893), S. 1107–1108.
Löhlein: Das Altern als abwendbare Krankheit. In: Schmidt's Jahrbücher der in- und ausländischen gesamten Medicin 303 (1909), S. 104.
Loewy, A[dolf]: A. Lorand. Das Altern, seine Ursachen und seine Behandlung durch hygienische und therapeutische Maßnahmen. In: Deutsche Medizinische Wochenschrift 36 (1910,1), S. 771-772.
Lorand, Arnold: Das Altern, seine Ursachen und seine Behandlung durch hygienische und therapeutische Maassnahmen. Ein Handbuch für eine rationelle Lebensweise. Leipzig 1909, 1910 und 1911.
Matthes: Hermann Schlesinger, Die Krankheiten des höheren Lebensalters. In: Deutsche Medizinische Wochenschrift 40 (1914), S. 1921–1922.
Medig, B.: Preussische Statistik. In: Schmidt's Jahrbücher der in- und ausländischen gesamten Medicin 197 (1883), S. 108–112.
Medicinisches Correspondenz-Blatt des württembergischen ärztlichen Landes-Vereins 50 (1880) bis 84 (1914).
Meltzer, Otto: Schätzung der Erwerbsunfähigkeit bei Hysterie und traumatischer Neurose. In: Ärztliche Sachverständigen-Zeitung. Organ für die gesammte Sachverständigenthätigkeit des praktischen Arztes sowie für praktische Hygiene und Unfallheilkunde 20 (1914), S. 379–382.
Mettenheimer, Carl von: Nosologische und anatomische Beiträge zu der Lehre von den Greisenkrankheiten. Eine Sammlung von Krankengeschichten und Nekroskopien eigner Beobachtungen. Leipzig 1863.
Meyer, E.: Hysterie und Invalidität. In: Deutsche Medizinische Wochenschrift 33 (1907), S. 209–213.
Miller, Maximilian: Die Erwerbsunfähigkeit im Sinne des Invalidenversicherungsgesetzes und ihre Ursachen. Für Versicherungsbeamte, Beisitzer und Ärzte. Groß-Lichterfelde 1908.
Die Mittel zur Verlängerung des Lebens. In: Ärztlicher Ratgeber 5 (1904), S. 223–224.
Morgagni, Giovanni Battista: De sedibus et causis morborum per anatomen indagatis libri quinque. Venetiis 1761.
Most, Georg Friedrich: Encyklopädie der gesammten Volksmedicin. Nachdruck der 1843 bei F. Brockhaus in Leipzig erschienenen Ausgabe. Graz 1973.
Müller, A.: Ein rüstiges Alter. Willst Du es erstreben, so mußt Du nach folgenden Ratschlägen leben. Berlin o. J. [ca. 1895].
Nascher, Ignatz Leo: Geriatrics. In: New York Medical Journal 90 (1909), S. 358–359.
Nascher, Ignatz Leo: Geriatrics; the diseases of old age and their treatment, including physiological old age, home and institutional care, and medio-legal relations. Philadelphia 1914.
Naunyn, Bernhard: Jean Martin Charcot. In: Correspondenz-Blatt für Schweizer Ärzte 24 (1894), S. 12–17.
Naunyn, Bernhard: Einleitung. Allgemeine Pathologie und Therapie. In: Schwalbe, Julius (Hg.): Lehrbuch der Greisenkrankheiten. Stuttgart 1909, S. 3–64.
Organisches Statut für die Klinische Anstalt der Universitaet Tuebingen. Genehmigt durch hoechstes Dekret vom 9. Jan. 1840. Tuebingen 1840.
Ortner, Norbert: Akute allgemeine Infektionskrankheiten. In: Schwalbe, Julius (Hg.): Lehrbuch der Greisenkrankheiten. Stuttgart 1909, S. 587–686.
Pomis, David de: Enarratio brevis de senum affectibus. Venedig 1588.
Popp, Adelheid: Jugend einer Arbeiterin. Hrsg. und eingeleitet von Hans J. Schütz. Dritte Auflage, Berlin/Bonn 1980.

Prinzing, Friedrich: Die Erkrankungshäufigkeit nach Beruf und Alter. In: Zeitschrift für die gesamte Staatswissenschaft 58 (1902), S. 432–458, 634–667.

Prinzing, Friedrich: Handbuch der medizinischen Statistik. Jena 1906.

Rechtsprechung in Arbeiterversicherungssachen. In: Deutsche Krankenkassen-Zeitung 12 (1912), S. 278.

Ribbert, Hugo: Der Tod aus Altersschwäche. Bonn 1908.

Robert, Marie-Jacques-Clair: De la vielleisse. Paris 1777.

Romberg, Ernst von: Lehrbuch der Krankheiten des Herzens und der Blutgefäße. Stuttgart 1906.

Schlesinger, Hermann: Die Krankheiten des höheren Lebensalters. Wien/Leipzig 1914.

Schmidt's Jahrbücher der in- und ausländischen gesamten Medicin 185 (1880) bis 320 (1914).

Schön, Theodor: Die Krankenhäuser der Universität Tübingen. In: Medizinisches Correspondenz-Blatt des wuerttembergischen Aerztlichen Landesvereins 73 (1903), S. 660–662, aus: Schön, Theodor: Die Entwicklung des Krankenhauswesens und der Krankenpflege in Württemberg, S. 339 ff.

Schwalbe, Julius: Hugo Ribbert (Bonn), Der Tod aus Altersschwäche. In: Deutsche Medizinische Wochenschrift 35 (1909,1), S. 33.

Schwalbe, Julius (Hg.): Lehrbuch der Greisenkrankheiten. Stuttgart 1909.

Seeligmüller, Adolf: Erfahrungen und Gedanken zur Frage der Simulation bei Unfallverletzten. In: Deutsche Medizinische Wochenschrift 16 (1890), S. 663–665, S. 960–963 u. S. 980–982.

Seidel, August: Die Pathogenese, Complikationen und Therapie der Greisenkrankheiten. Berlin 1889.

Seiler, Burkhard Wilhelm: Anatomia corporis humani senilis specimen. Diss. Erlangen 1799.

Der senile Pruritus und seine Behandlung. In: Correspondenz-Blatt für Schweizer Ärzte 21 (1891), S. 95.

Seufert, Hans: Arbeits- und Lebensverhältnisse der Frauen in der Landwirtschaft in Württemberg, Baden, Elsass-Lothringen und Rheinlandpfalz. Jena 1914.

Siemerling, Ernst: Geistes- und Nervenkrankheiten. In: Schwalbe, Julius (Hg.): Lehrbuch der Greisenkrankheiten. Stuttgart 1909, S. 479–584.

Sinclair, Sir John Bart: The code of health and longevity; or, a concise view of the attainment of long life. Edinburgh 1802.

Sir Hermann Weber's „Ueber Mittel zur Lebensverlängerung". In: Medizinisches Correspondenz-Blatt des württembergischen ärztlichen Landes-Vereins 84 (1914), S. 527–528.

Steyerthal, Armin: Die Rentenhysterie. In: Die Umschau. Übersicht über die Fortschritte und Bewegungen auf dem Gesamtgebiet der Wissenschaft und Technik, sowie ihrer Beziehungen zu Literatur und Kunst 13 (1909), S. 1055–1056.

Strümpell, Adolf von: Ueber die Untersuchung, Beurtheilung und Behandlung von Unfallkranken. In: Münchener Medicinische Wochenschrift 42 (1895), S. 1137–1140 und S. 1165–1168.

Teichmann: Die Nervenzellen bei der Geburt und beim Tode an Altersschwäche; von C. F. Hodge. In: Schmidt's Jahrbücher der in- und ausländischen gesamten Medicin 244 (1894), S. 115.

Tranjen, M.: Das Altern als abwendbare Krankheit. Eine biologische Studie. Halle an der Saale 1909.

Ueber extreme Lebensdauer. Die Hundertjährigen von 1886. In: Deutsche Medizinische Wochenschrift 14 (1888), S. 896.

Das Verhältnis der Aerzte zu den Alters- und Invaliditäts-Versicherungsanstalten. In: Deutsche Medizinische Wochenschrift 18 (1892), S. 677.

Verstoß gegen § 10 Abs. 3 der kaiserlichen Verordnung vom 6. Dezember 1899; Folgen

der Weigerung des Rentenbewerbers, sich der zur Beurteilung seiner Erwerbsfähigkeit erforderlichen Beobachtung im Krankenhause zu unterziehen. In: Amtsblatt des Vorstandes der Versicherungsanstalt Württemberg 2 (1905), S. 22–24.
Weber, Hermann: On means for the Prolongation of Life. London 1903, 1906, 1908, 1914, 1919.
Weber, Hermann: Ueber Mittel und Wege zur Verlängerung des Lebens. In: Deutsche Medizinische Wochenschrift 30 (1904), S. 671–672, S. 709–711, S. 743–744 und S. 780–783.
Die Weigerung einer versicherten Ehefrau, sich der zur Beurtheilung ihrer Erwerbsfähigkeit erforderlichen Beobachtung im Krankenhause zu unterziehen. In: Amtsblatt des Vorstandes der Versicherungsanstalt Württemberg 2 (1905), S. 95–96.
Wiedemann, Dr.: Kranken-Versicherungsgesetz und Arzt. In: Medizinisches Correspondenz-Blatt des wuerttembergischen Aerztlichen Landesvereins 70 (1900), Beilage zu Nro. 39, S. 487–502.
Zerbi, Gabriele: Gerontonomica, scilicet de senum cura atque victu. Roma 1489.

7.3. Sekundärliteratur

Achenbaum, W. Andrew: Old Age in the New Land. The American Experience since 1790. Baltimore/London 1978.
Achenbaum, W. Andrew/Levin, Jeffrey S.: What Does Gerontology Mean? In: Gerontologist 29 (1989), S. 393–400.
Achenbaum, W. Andrew: Crossing Frontiers. Gerontology Emerges as a Science. Cambridge 1995.
Achenbaum, W. Andrew/Kusnerz, Peggy Ann: Images of Old in America. 1790 to the Present. Ann Arbor 1978.
Ackerknecht, Erwin H.: Zur Geschichte der Geriatrie. In: Schweizer Medizinische Wochenschrift 91 (1961), S. 20–21.
Aderbauer, Herbert: Das Tübinger Spital und der Wandel seiner sozialen Funktion in der frühen Neuzeit: vom Pfründnerheim zur Armen- und Arbeitsanstalt. Stuttgart 1997.
Alba, Víctor: Historia social de al vejez. Barcelona 1992.
Albou, Philippe: L'image des personnes âgées à travers l'histoire. Paris 1999.
Alvares, Walter C.: History of geriatrics goes back to 2500 BC. In: Geriatrics 19 (1964), S. 701–704.
Améry, Jean: Über das Altern. Revolte und Resignation. Stuttgart 1991. (Erste Auflage 1968.)
Ariès, Philippe: Geschichte der Kindheit. Zwölfte Auflage, München 1996.
Ariès, Philippe: Geschichte des Todes. Siebte Auflage, München 1995.
Ariès, Philippe/Duby, Georges (Hg.): Geschichte des privaten Lebens. 5 Bände. Frankfurt a. M. 1989 ff.
4. Band: Von der Revolution zum Großen Krieg. Hg. von Michelle Perrot. Frankfurt a. M. 1992.
5. Band: Vom Ersten Weltkrieg zur Gegenwart. Hg. von Antoine Prost und Gérard Vincent. Frankfurt a. M. 1993.
Armanski, Gerhard/Graf, Ralph/Näher, Veronika/Weigt, Gudrun: „...und schon siehst Du alt aus." Das Alter in Geschichte und Gesellschaft. Bielefeld 1990.
Armanski, Gerhard: Zwischen Methusalem und Pflegefall. Das Alter in der Geschichte. In: Armanski, Gerhard/Graf, Ralph/Näher, Veronika/Weigt, Gudrun: „...und schon siehst Du alt aus." Das Alter in Geschichte und Gesellschaft. Bielefeld 1990, S. 3–32.
Artelt, Walter/Rüegg, Walter (Hg.): Der Arzt und der Kranke in der Gesellschaft des 19. Jahrhunderts. Stuttgart 1967.
Bäumler, Ernst: Amors vergifteter Pfeil. Kulturgeschichte einer verschwiegenen Krank-

heit. Erweiterte Neuausgabe, München 1989.
Baltes, Paul B./Mittelstraß, Jürgen (Hg.): Zukunft des Alterns und gesellschaftliche Entwicklung. Berlin/New York 1992.
Bargholz, Christina (Hg.): Arbeit, Mensch, Gesundheit. Katalogbuch zur gleichnamigen Ausstellung. Museum der Arbeit, Hamburg, 30.08.1990 – 19.11.1990. Hamburg 1990.
Barth, Suse: Lebensalter-Darstellungen im 19. und 20. Jahrhundert. Ikonographische Studien. Bamberg 1971.
Beauvoir, Simone de: Das Alter. Essay. Neuausgabe, Reinbek bei Hamburg 2000. (Originalausgabe Paris 1970.)
Becker, H. W./Koch, R.: Wesen und Wert der Todesursache „Altersschwäche" aus statistischer und pathologisch-anatomischer Sicht. Auswertung der Feuerbestattungssektionen in Halle während des Zeitraumes vom 1.12.1950 bis 30.9.1957. In: Münchner Medizinische Wochenschrift 100 (1958), S. 381–385.
Beck-Gernsheim, Elisabeth: Familie und Alter: Neue Herausforderungen, Chancen, Konflikte. In: Nägele, Gerhard/Tews, Hans-Peter (Hg.): Lebenslagen im Strukturwandel des Alters. Alternde Gesellschaft – Folgen für die Politik. Opladen 1993, S. 158–169.
Beddies, Thomas/Dörries, Andrea (Hg.): Die Patienten der Wittenauer Heilstätten in Berlin 1919-1960. Husum 1999.
Bender, Hans (Hg.): Das Insel-Buch vom Alter. Frankfurt a. M. 1976.
Bergdolt, Klaus: Leib und Seele. Eine Kulturgeschichte des gesunden Lebens. München 1999.
Berger, Eva: Wer bürgt für die Kosten? Zur Sozialgeschichte des Krankenhauses. 125 Jahre Stadt-Krankenhaus Osnabrück, 180 Jahre städtische Gesundheitspolitik. Bramsche 1991.
Berger, Peter L./Luckmann, Thomas: Die gesellschaftliche Konstruktion der Wirklichkeit. Eine Theorie der Wissenssoziologie. Fünfte Auflage, Frankfurt a. M. 1977.
Bergmann, Anna: Die verhütete Sexualität. Die Anfänge der modernen Geburtenkontrolle. Hamburg 1992.
Biegel, Gerd (Hg.): Geschichte des Alters in ihren Zeugnissen von der Antike bis zur Gegenwart. Ausstellungskatalog. Braunschweig 1993. (Veröff. des Braunschweigischen Landesmuseums 72.)
Biegel, Gerd: Das Alter in der Antike. In: Biegel, Gerd (Hg.): Geschichte des Alters in ihren Zeugnissen von der Antike bis zur Gegenwart. Ausstellungskatalog. Braunschweig 1993, S. 17–24.
Bielefelder Graduiertenkolleg Sozialgeschichte (Hg.): Körper macht Geschichte. Geschichte macht Körper. Körpergeschichte als Sozialgeschichte. Bielefeld 1999.
Bienek, Karl H. P.: Medizinische Röntgentechnik in Deutschland. Historische und moderne Tendenzen. Stuttgart 1994.
Birren, James E.: A brief history of the psychology of aging. In: The Gerontologist: a journal of the Gerontological Society of America 1 (1961), S. 69–77.
Blasius, Dirk: Der verwaltete Wahnsinn. Eine Sozialgeschichte des Irrenhauses. Frankfurt a. M. 1980.
Blasius, Dirk: „Einfache Seelenstörung". Geschichte der deutschen Psychiatrie 1800–1945. Frankfurt a. M. 1994.
Blaumeiser, Hans/Sturm, Margit/Wappelsheimer, Elisabeth: Alte Menschen und ihre Erinnerungen. Erzählte Alttagsgeschichte in Ottakring. In: Geschichte und Gesellschaft 14 (1988), S. 472–494.
Bleker, Johanna: Hysterie – Dysmenorrhoe – Chlorose. Diagnose bei Frauen der Unterschicht im frühen 19. Jahrhundert. In: Medizinhistorisches Journal 28 (1993), S. 345–374.
Bleker, Johanna: Die medizinische Funktion des frühmodernen Krankenhauses. Zur Analyse des Diagnosespektrums der Inneren Abteilung des Würzburger Juliusspitals 1819–1829. In: Labisch, Alfons/Spree, Reinhard (Hg.): „Einem jeden Kranken in

einem Hospitale sein eigenes Bett." Zur Sozialgeschichte des Allgemeinen Krankenhauses in Deutschland im 19. Jahrhundert. Frankfurt a. M./New York 1996, S. 123–144.

Bleuel, Hans Peter: Alte Menschen in Deutschland. München 1975.

Blum, Lester: The Youth of Geriatrics. In: The Mount Sinai Journal of Medicine 50 (1983), S. 476–482.

Blohmke, Maria/Ferber, Christian v./Kisker, Karl Peter/Schaefer, Hans (Hg.): Handbuch der Sozialmedizin in drei Bänden. Bd. 3: Sozialmedizin in der Praxis. Stuttgart 1976.

Böhm, Kurt/Köhler, C. O./Thome, R. (Hg.): Historie der Krankengeschichte. Professor Dr. med. Gustav Wagner zum 60. Geburtstag. Stuttgart/New York 1978.

Bördlein, Ingeborg: Altersforschung. Wie wird man 100 Jahre alt? In: Deutsches Ärzteblatt 96, Heft 36, 10. September 1999, S. 1624.

Bogus, Christel: Geschichte des Vorurteils gegenüber älteren Menschen unter Einschluß des Vorurteils gegenüber der Psychiatrie. Diss. Med. Heidelberg 1981.

Bois, Jean-Pierre: Les vieux, de Montaigne aux premières retraites. Paris 1989.

Bois, Jean-Pierre: Histoire de la vieillesse. Paris 1994.

Bolte, K. M./Tartler, R. (Hg.): Die Altersfrage. Soziale Aufgabe der Gegenwart. Bad Homburg/Berlin/Bonn/Zürich 1958.

Borries-Pusback, Bärbel von: Altern als soziale Konstruktion. Probleme des Alterns im Spannungsfeld zwischen Aktivitätspotential und Pflegebedürftigkeit. In: Borries-Pusback, Bärbel von/Wittich-Nerven, Silke (Hg.): Altern als soziale Konstruktion. Probleme des Alterns im Spannungsfeld zwischen Aktivitätspotential und Pflegebedürftigkeit. Hamburg 1999. S. 4–17.

Borries-Pusback, Bärbel von: Kontinuität im Altern. Alter und Alterswahrnehmung der Geschlechter im 19. Jahrhundert am Beispiel Wilhelm Seeligs. In: Rheinheimer, Martin (Hg.): Der Durchgang durch die Welt. Lebenslauf, Generation und Identität in der Neuzeit. Neumünster 2001, S. 247–302.

Borries-Pusback, Bärbel von/Wittich-Nerven, Silke (Hg.): Altern als soziale Konstruktion. Probleme des Alterns im Spannungsfeld zwischen Aktivitätspotential und Pflegebedürftigkeit. Hamburg 1999. (Sozialökonomischer Text Nr. 77 der Hochschule für Wirtschaft und Politik.)

Borscheid, Peter: Altern zwischen Wohlstand und Armut: Zur materiellen Lage alter Menschen während des 18. und 19. Jahrhunderts im deutschen Südwesten. In: Conrad, Christoph/Kondratowitz, Hans-Joachim von (Hg.): Gerontologie und Sozialgeschichte. Wege zu einer historischen Betrachtung des Alters. Beiträge einer internationalen Arbeitstagung am Deutschen Zentrum für Altersfragen. Berlin, 5.–7. Juli 1982. Berlin 1983, S. 217–253.

Borscheid, Peter: Geschichte des Alters. 16. bis 18. Jahrhundert. Münster 1987.

Borscheid, Peter: Für ein langes Leben. Zu den Bemühungen um eine höhere Lebenserwartung im Zeitalter des Absolutismus. In: Bringéus, Nils-Arvid/Meiners, Uwe/Mohrmann, Ruth-E./Sauermann, Dietmar/Siuts, Hinrich (Hg.): Wandel der Volkskultur in Europa. Band 2. Münster 1988, S. 697–708.

Borscheid, Peter: Jugend und Alter. Zum Verhältnis der Generationen zwischen den Revolutionen 1789/1918. In: Archiv für Sozialgeschichte XXX (1990), S. 1–15.

Borscheid, Peter: Der alte Mensch in der Vergangenheit. In: Baltes, Paul B./Mittelstraß, Jürgen (Hg.): Zukunft des Alterns und gesellschaftliche Entwicklung. Berlin/New York 1992, S. 35–61.

Borscheid, Peter: Alterskonjunkturen, oder: Von der Verehrung und Verachtung der Alten in der Geschichte. In: Biegel, Gerd (Hg.): Geschichte des Alters in ihren Zeugnissen von der Antike bis zur Gegenwart. Ausstellungskatalog. Braunschweig 1993, S. 35–46.

Borscheid, Peter (Hg.): Alter und Gesellschaft. Stuttgart 1995.

Borscheid, Peter/Teuteberg, Hans J.: Ehe, Liebe, Tod. Zum Wandel der Familie, der

Geschlechts- und Generationsbeziehungen in der Neuzeit. Münster 1983.
Brand, Ulrich: Ärztliche Ethik im 19. Jahrhundert. Der Wandel ethischer Inhalte im medizinischen Schrifttum. Ein Beitrag zum Verständnis der Arzt-Patient-Beziehung. Freiburg 1977.
Brandt, Hartwin: Wird auch silbern mein Haar. Eine Geschichte des Alters in der Antike. München 2002.
Brandt, Hartwin: De senectute oder: Alt sein in althistorischer Perspektive. In: Geschichte in Wissenschaft und Unterricht 55 (2004), S. 521–528.
Braun, R. N.: Wesen und Wert der Todesursache „Altersschwäche" aus statistischer und pathologisch-anatomischer Sicht. In: Münchner Medizinische Wochenschrift 100 (1958), S. 913–914.
Breuer, Stefan: Sozialdisziplinierung. Probleme und Problemverlagerungen eines Konzepts bei Max Weber, Gerhard Oestreich und Michel Foucault. In: Sachße, Christian/ Tennstedt, Florian (Hg.): Soziale Sicherheit und soziale Disziplinierung. Beiträge zu einer historischen Theorie der Sozialpolitik. Frankfurt a. M. 1986, S. 45–69.
Bringéus, Nils-Arvid/Meiners, Uwe/Mohrmann, Ruth-E./Sauermann, Dietmar/Siuts, Hinrich (Hg.): Wandel der Volkskultur in Europa. Band 2. Münster 1988.
Bruder, Jens: Die Versorgung schwer chronisch und älterer Kranker. Neue Formen der Beratung und Betreuung. In: Ferber, Christian von et al (Hg.): Die demographische Herausforderung. Das Gesundheitssystem angesichts einer veränderten Bevölkerungsstruktur. Gerlingen 1989, S. 211–233.
Brügelmann, Jan: Der Blick des Arztes auf die Krankheit im Alltag 1779–1850. Medizinische Topographien als Quelle für die Sozialgeschichte des Gesundheitswesens. Phil. Diss. Berlin 1982.
Brunn, Walter Albert Leopold von: Medizinische Zeitschriften im neunzehnten Jahrhundert. Beiträge zur Geschichte der allgemein-medizinischen Fachpresse. Stuttgart 1963.
Bügner, Thorsten/Wagner, Gerhard: Die Alten und die Jungen im Deutschen Reich. Literatursoziologische Anmerkungen zum Verhältnis der Generationen 1871 bis 1918. In: Zeitschrift für Soziologie 20 (1991), S. 177–190.
Der Bürger im Staat: Alte, Alternde, Gesellschaft, Altenpolitik. 45. Jg., Heft 4, November 1995.
Bulst, Neithard/Goy, Joseph/Hoock, Jochen (Hg.): Familie zwischen Tradition und Moderne. Studien zur Geschichte der Familie in Deutschland und Frankreich vom 16. bis zum 20. Jahrhundert. Göttingen 1981.
Bundesministerium für Familie, Senioren, Frauen und Jugend (Hg.): Richtlinien für den Bundesaltenplan. Grundsätze Ziele Verfahren. Siebte Auflage, Berlin 1999.
Burgess, Ernest W.: Aging in Western Societies. Chicago 1960.
Burgess, Ernest W.: Western European experience in aging as viewed by an American. In: Kaplan, Jerome/Aldridge, Gordon, J. (Hg.): Social welfare of the aging. New York/ London 1962, S. 349–357.
Burstein, Sona Rosa: The historical backround of gerontology. In: Geriatrics: medicine for midlife and beyard 10 (1955), S. 189–193.
Burstein, Sona Rosa: The foundation of geriatrics. In: Geriatrics: medicine for midlife and beyard 12 (1957), S. 494–499.
Cappell, Eckard: Von der Hilfspflege zur Profession. Entstehung und Entwicklung des Altenpflegeberufs. Köln 1996.
Carls, Christian: Das „neue Altersbild". Interpretationen zur Inszenierung: „Wissenschaftliche Aufgeklärtheit in vorurteilsumnachteter Gesellschaft". Münster 1996.
Chand, Diwan Harish: Homoeopathy in Geriatrics. A paper presented at International Homoeopathic Congress at Rome on 11th May 1981.
Chudacoff, Howard P.: The Life Course of Women: Age and Age Consciousness, 1865-1915. In: Journal of Family History 5 (1980), S. 274–292.
Clarfield, A. Mark: Dr. Ignatz Nascher and the birth of geriatrics. In: Canadian Medical

Association Journal 143 (1990), S. 944–948.

Cole, Thomas R.: The Journey of Life. A Cultural History of Aging in America. New York 1992.

Cole, Thomas R./Winkler, Mary G.: „Unsere Tage zählen." Ein historischer Überblick über die Konzepte des Alterns in der westlichen Kultur. In: Göckenjan, Gerd/Kondratowitz, Hans-Joachim von (Hg.): Alter und Alltag. Frankfurt a. M. 1988, S. 35–66.

Cole, Thomas R./Holstein, Martha: Interpreting the Formative Literature of Gerontology and Geriatrics: A View From American Cultural History, 1890–1930. In: Conrad, Christoph/Kondratowitz, Hans-Joachim von (Hg.): Zur Kulturgeschichte des Alterns. Berlin 1993, S. 135–156.

Conrad, Christoph: Altwerden und Altsein in historischer Perspektive. Zur neueren Literatur. In: Zeitschrift für Sozialisationsforschung und Erziehungssoziologie 2 (1982), S. 73–90.

Conrad, Christoph: Sterblichkeit im Alter, 1715–1975. Am Beispiel Berlin – Quantifizierung und Wandel medizinischer Konzepte. In: Konrad, Helmut (Hg.): Der alte Mensch in der Geschichte. Wien 1982, S. 205–230.

Conrad, Christoph: Wege zu einer historischen Betrachtung des Alters. Perspektiven eines neuen interdisziplinären Forschungsfeldes. In: Berichte zur Wissenschaftsgeschichte 6 (1983), S. 195–202.

Conrad, Christoph: Die Entstehung des modernen Ruhestandes. Deutschland im internationalen Vergleich 1850-1960. In: Geschichte und Gesellschaft 14 (1988), S. 417–447.

Conrad, Christoph: Gewinner und Verlierer im Wohlfahrtsstaat. Deutsche und internationale Tendenzen im 20. Jahrhundert. In: Archiv für Sozialgeschichte 30 (1990), S. 297–326.

Conrad, Christoph: Zwischen Krankenhaus und Pflegeheim. Anstaltsfürsorge für ältere Menschen am Beispiel Köln, 1900–1933. In: Reulecke, Jürgen/Castell Rüdenhausen, Adelheid Gräfin zu (Hg.): Stadt und Gesundheit. Zum Wandel von „Volksgesundheit" und kommunaler Gesundheitspolitik im 19. und frühen 20. Jahrhundert. Stuttgart 1991, S. 187–202.

Conrad, Christoph: Vom Rand in das Zentrum des Gesundheitssystems: alte Menschen im 19. und 20. Jahrhundert. In: Medizin, Gesellschaft und Geschichte 12 (1993), S. 21–41.

Conrad, Christoph: Vom Greis zum Rentner. Der Strukturwandel des Alters in Deutschland zwischen 1830 und 1930. Göttingen 1994.

Conrad, Christoph: Old age and the health care system in the nineteenth and twentieth centuries. In: Johnson, Paul/Thane, Pat (Ed.): Old Age from Antiquity to Post-Modernity. London/New York 1998, S. 132–145.

Conrad, Christoph/Kondratowitz, Hans-Joachim von (Hg.): Gerontologie und Sozialgeschichte. Wege zu einer historischen Betrachtung des Alters. Beiträge einer internationalen Arbeitstagung am Deutschen Zentrum für Altersfragen. Berlin, 5.–7. Juli 1982. Berlin 1983.

Conrad, Christoph: Zur Konstitution einer Lebensphase als Gegenstand von Sozialpolitik. In: Conrad, Christoph/Kondratowitz, Hans-Joachim von (Hg.): Gerontologie und Sozialgeschichte. Wege zu einer historischen Betrachtung des Alters. Beiträge einer internationalen Arbeitstagung am Deutschen Zentrum für Altersfragen. Berlin, 5.–7. Juli 1982. Berlin 1983, S. 365–378.

Conrad, Christoph/Kondratowitz, Hans-Joachim von (Hg.): Zur Kulturgeschichte des Alterns. Berlin 1993.

Conrad, Christoph/Kondratowitz, Hans-Joachim von: Einleitung: Repräsentation des Alters vor und nach der Moderne. In: Conrad, Christoph/Kondratowitz, Hans-Joachim von (Hg.): Zur Kulturgeschichte des Alterns. Berlin 1993, S. 1–16.

Covey, Herbert C.: The definitions of the beginning of old age in history. In: The international journal of aging and human development: a journal of psychological geronto-

logy 34 (1992), S. 325–337.
Crew, David F.: „Wohlfahrtsbrot ist bitteres Brot". The Elderly, the Disabled and the Local Welfare Authorities in the Weimar Republic 1924–1933. In: Archiv für Sozialgeschichte 30 (1990), S. 217–245.
Curtin, Sharon R.: Niemand stirbt am Alter. München 1976.
Delumeau, Jean: Angst im Abendland. Die Geschichte kollektiver Ängste im Europa des 14. bis 18. Jahrhunderts. Reinbek bei Hamburg 1985.
Deppe, Hans-Ulrich/Friedrich, Hannes/Müller, Rainer (Hg.): Das Krankenhaus: Kosten, Technik oder humane Versorgung. Frankfurt a. M./New York 1989.
Deutsches Zentrum für Altersfragen e. V. (Hg.): Altwerden in der Bundesrepublik Deutschland: Geschichte – Situationen – Perspektiven. 3 Bände. Berlin 1982.
Deutsches Zentrum für Altersfragen e. V. (Hg.): Die ergraute Gesellschaft. Berlin 1987.
Dienel, Christiane: Kinderzahl und Staatsräson. Empfängnisverhütung und Bevölkerungspolitik in Deutschland und Frankreich bis 1918. Münster 1995.
Dienel, Hans-Luidger/Foerster, Cornelia/Hentschel, Beate/Kübler, Christof (Hg.): Späte Freiheiten. Geschichten vom Altern. Neue Lebensformen im Alter. München/London/New York 2000. (Anläßlich der Ausstellung „Späte Freiheiten. Geschichten vom Altern" im Historischen Museum Bielefeld vom 17. Oktober 1999 bis zum 16. Januar 2000 und im Schweizerischen Landesmuseum Zürich vom 14. April 2000 bis zum 16. Juli 2000.)
Digby, Anne: Quantitative and Qualitative Perspectives on the Asylum. In: Porter, Roy/Wear, Andrew (Hg.): Problems and Methods in the History of Medicine. London/New York/Sydney 1987, S. 153–174.
Dinges, Martin/Wischnath, Michael: Empfehlungen für die Bewertung und Erschließung von Krankenakten. In: Berichte zur Wissenschaftsgeschichte 21 (1998), S. 49–59.
Dinkel, R. H./Görtler, E./Milenovic, J.: Krankheit und Krankenhausaufenthalte der über 65jährigen. In: Zeitschrift für Gerontologie 25 (1992), S. 37–42.
Döbler, Joachim: „Unendlich viel Liebe, wenig Ideenreichtum, erhebliche Körperkräfte". Von der Siechenwartung zur Altenpflege. In: Bargholz, Christina (Hg.): Arbeit, Mensch, Gesundheit. Katalogbuch zur gleichnamigen Ausstellung. Museum der Arbeit, Hamburg, 30.08.1990–19.11.1990. Hamburg 1990, S. 156–184.
Döhner, Otto (Hg.): Arzt und Patient in der Industriegesellschaft. Frankfurt a. M. 1973.
Döhner, Otto: Krankheitsbegriff, Gesundheitsverhalten und Einstellung zum Tod im 16. bis 18. Jahrhundert. Frankfurt a. M./Bern/New York 1986.
Dorès, Maurice: Tintenfische 13. Alltag des Wahnsinns. Berlin 1978.
Dracklé, Dorle (Hg.): Alt und zahm? Alter und Älterwerden in unterschiedlichen Kulturen. Berlin 1998.
Drees, Annette: Die Ärzte auf dem Weg zu Prestige und Wohlstand. Sozialgeschichte der württembergischen Ärzte im 19. Jahrhundert. Münster 1988.
Dross, Fritz: Die Versorgung von Armut und Krankheit in Hilden in der ersten Hälfte des 19. Jahrhunderts. In: Stadt und Gesundheit. Zur Entwicklung des Gesundheitswesens in Hilden. Hilden 1998, S. 5–36.
Dross, Fritz: Health Care Provision and Poor Relief in Enlightenment and 19th Century Prussia. In: Grell, Ole Peter/Cunningham, Andrew/Jütte, Robert (Hg.): Health Care and Poor Relief in 18th and 19th Century Northern Europe. Aldershot 2002, S. 69–111.
Ebel, Thomas: Der alte Mensch und sein Bild in der Gesellschaft. Ein Beitrag zur sozialen Gerontologie. Frankfurt a. M. 1987.
Eckart, Wolfgang U.: Geschichte der Medizin. Zweite, komplett überarbeitete Auflage, Berlin/Heidelberg/New York 1994.
Edwards, Claudia: Age-based rationing of medical care in nineteenth-century England. In: Continuity and Change 14 (1999), S. 227-265.
Eghigian, Greg: Die Bürokratie und das Entstehen von Krankheit. Die Politik und die „Rentenneurosen" 1890–1926. In: Reulecke, Jürgen/Castell Rüdenhausen, Adelheid

Gräfin zu (Hg.): Stadt und Gesundheit. Zum Wandel von „Volksgesundheit" und kommunaler Gesundheitspolitik im 19. und frühen 20. Jahrhundert. Stuttgart 1991, S. 203–223.

Ehmer, Josef: Zur Stellung alter Menschen in Haushalt und Familie. Thesen auf der Grundlage von quantitativen Quellen aus europäischen Städten seit dem 17. Jahrhundert. In: Conrad, Christoph/Kondratowitz, Hans-Joachim von (Hg.): Gerontologie und Sozialgeschichte. Wege zu einer historischen Betrachtung des Alters. Beiträge einer internationalen Arbeitstagung am Deutschen Zentrum für Altersfragen. Berlin, 5.–7. Juli 1982. Berlin 1983, S. 187–215.

Ehmer, Josef: Lohnarbeit und Lebenszyklus im Kaiserreich. In: Geschichte und Gesellschaft 14 (1988), S. 448–471.

Ehmer, Josef: Sozialgeschichte des Alters. Frankfurt a. M. 1990.

Ehmer, Josef/Gutschner, Peter (Hg.): Das Alter im Spiel der Generationen. Historische und sozialwissenschaftliche Beiträge. Wien/Köln/Weimar 2000.

Elkeles, Barbara: Das Krankenhaus um die Wende vom 19. zum 20. Jahrhundert aus der Sicht seiner Patienten. In: Historia Hospitalium 17 (1986–1988), S. 89–105.

Elkeles, Barbara: Arbeiterbiographien als Quelle der Krankenhausgeschichte. In: Medizinhistorisches Journal 23 (1988), S. 342–358.

Elkeles, Barbara: Die schweigsame Welt von Arzt und Patient. Einwilligung und Aufklärung in der Arzt-Patienten-Beziehung des 19. und frühen 20. Jahrhunderts. In: Medizin, Gesellschaft und Geschichte 8 (1989), S. 63–91.

Elkeles, Barbara: Der Patient und das Krankenhaus. In: Labisch, Alfons/Spree, Reinhard (Hg.): „Einem jeden Kranken in einem Hospitale sein eigenes Bett." Zur Sozialgeschichte des Allgemeinen Krankenhauses in Deutschland im 19. Jahrhundert. Frankfurt a. M./New York 1996, S. 357–373.

Elwert, Georg/Kohli, Martin/Müller, Harald K. (Hg.): Im Lauf der Zeit. Ethnographische Studien zur gesellschaftlichen Konstruktion von Lebensaltern. Saarbrücken/Ford Lauderdale 1990.

Engelhardt, Dietrich von (Hg.): Diabetes in Medizin- und Kulturgeschichte. Grundzüge – Texte – Bibliographie. Berlin/Heidelberg 1989.

Engelhardt, Dietrich von: Altern zwischen Biologie und Kultur. Beobachtungen aus der Vergangenheit, Anregungen für die Zukunft. Köln 1995.

Engelhardt, Dietrich von: Altern zwischen Natur und Kultur. Kulturgeschichte des Alters. In: Borscheid, Peter (Hg.): Alter und Gesellschaft. Stuttgart 1995, S. 13–23.

Ernst, Elmar: Das „industrielle" Geheimmittel und seine Werbung. Arzneifertigwaren in der zweiten Hälfte des 19. Jahrhunderts in Deutschland. Würzburg 1975.

Eulner, Hans-Heinz: Das Spezialistentum in der ärztlichen Praxis im 19. Jahrhundert. In: Artelt, Walter/Rüegg, Walter (Hg.): Der Arzt und der Kranke in der Gesellschaft des 19. Jahrhunderts. Stuttgart 1967, S. 17–34.

Eulner, Hans-Heinz: Die Entwicklung der medizinischen Spezialfächer an den Universitäten des deutschen Sprachgebietes. Stuttgart 1970.

Evans, Linda/Williamson, John B.: Old age dependency in historical perspective. In: The international journal of aging and human development: a journal of psychological gerontology 27 (1988), S. 75–80.

Faure, Olivier: Genèse de l'hôpital moderne. Les hospices civils de Lyon de 1802 à 1845. Paris/Lyon 1982.

Faure, Olivier: The Social History of Health in France: A Survey of Recent Developments. In: Social History of Medicine 3 (1990), S. 437–451.

Featherstone, Mike/Wernick, Andrew (Hg.): Images of Ageing. Cultural representation of later life. London 1995.

Ferber, Christian von: Medikalisierung - Ein zivilisatorischer Prozeß oder eine sozialpolitische Fehlleistung. In: Zeitschrift für Sozialreform 35 (1989), S. 632–642.

Ferber, Christian v./Ferber, Liselotte v.: Der kranke Mensch in der Gesellschaft. Reinbek

bei Hamburg 1978.
Ferber, Christian von/Badura, Bernhard (Hg.): Laienpotential, Patientenaktivierung und Gesundheitsselbsthilfe. München/Wien 1983.
Ferber, Christian von et al (Hg.): Die demographische Herausforderung. Das Gesundheitssystem angesichts einer veränderten Bevölkerungsstruktur. Gerlingen 1989.
Fischer, David Hackett: Growing Old in America. The Bland-Lee Lectures Delivered at Clark University. Expanded Edition. Oxford/London/New York 1978.
Fischer, Isidor (Hg.): Biographisches Lexikon der hervorragenden Ärzte der letzten 50 Jahre. Zwei Bände. Zweite und dritte unveränderte Auflage. München/Berlin 1962.
Fischer, Wolfram/Kunz, Andreas (Hg.): Grundlagen der historischen Statistik von Deutschland. Quellen, Methoden, Forschungsziele. Opladen 1991.
Fischer-Homberger, Esther: Hypochondrie. Melancholie bis Neurose. Krankheiten und Zustandsbilder. Bern/Stuttgart/Wien 1970.
Fischer-Homberger, Esther: Die traumatische Neurose. Vom somatischen zum sozialen Leiden. Bern/Stuttgart/Wien 1975.
Fortunati, Vita: Aging and utopia through the Centuries. In: Aging: clinical and experimental research. 10 (1998), S. 77–82.
Foucault, Michel: Die Geburt der Klinik. Eine Archäologie des ärztlichen Blicks. Frankfurt a. M. 1988.
Franke, Hans: Allgemeine Therapieprinzipien bei Betagten. In: Therapiewoche 30 (1980), S. 5278–5284.
Franke, Hans: Polypathie und Multimorbidität in der Altersheilkunde. Wesen und Bedeutung. In: Die Medizinische Welt 33 (1982), S. 535–541.
Franke, Hans: Stellung und Aufgaben der neuzeitlichen Geriatrie. In: Die Medizinische Welt 33 (1982), S. 533–534.
Franke, Hans: Geriatrie – ein Fach mit Zukunft. In: Fortschritte der Medizin 101 (1983), S. 553–554 u. 582.
Franke, Hans: Auf den Spuren der Langlebigkeit. Stuttgart/New York 1985.
Franke, Hans: Das Altersantlitz. Medizinische, kosmetische, psychologische und kunsthistorische Aspekte. Stuttgart/New York 1990.
Freeman, Joseph T.: Francois Ranchin. Contributor of an Early Chapter in Geriatrics. In: Journal of the History of Medicine and Allied Sciences 5 (1950), S. 422–431.
Freeman, Joseph T.: Nascher: Excerps from His Life, Letters, and Works. In: The Gerontologist: a journal of the Genrontological Society of America 1 (1961), S. 17–26.
Freeman, Joseph T.: Medical Perspectives in Aging (12th-19th Century). In: The Gerontologist: Perspectives in Aging 5 (1965), Part 2, S. 1–24.
Freeman, Joseph T.: Aging. Its History and Literature. New York 1979.
Freeman, Joseph T.: The history of geriatrics. In: Annals of Medical History 10 (1983), S. 324–335.
Freidson, Eliot: Der Ärztestand. Berufs- und wissenssoziologische Durchleuchtung einer Profession. Stuttgart 1979.
Frevert, Ute: Krankheit als politisches Problem 1770–1880. Soziale Unterschichten in Preußen zwischen medizinischer Polizei und staatlicher Sozialversicherung. Göttingen 1984.
Fried, Erich: Schöpferische Prozesse in Jugend und Alter. In: Hoffmann, Hilmar (Hg.): Jugendwahn und Altersangst. Frankfurt a. M. 1988, S. 90–101.
Friedan, Betty: Mythos Alter. Hamburg 1995.
Frohriep, Susanne/Jürgens, Hans W./Lohmann, Robin: Das Bild des Alters in der Werbung. In: Dienel, Hans-Luidger/Foerster, Cornelia/Hentschel, Beate/Kübler, Christof (Hg.): Späte Freiheiten. Geschichten vom Altern. Neue Lebensformen im Alter. München/London/New York 2000, S. 115–120.
Füsgen, Ingo/Summa, J. D.: Geriatrie. Studienbuch für Krankenschwestern, Krankenpfleger, Altenpflegerinnen, Altenpfleger und medizinisch-technische Assistentinnen. Dritte,

überarbeitete und ergänzte Auflage, Stuttgart/Berlin/Köln 1995.

Garms-Homolová, Vjenka/Schaeffer, Doris: Die Bedeutung des Krankenhauses für die Versorgung alter Menschen. In: Deppe, Hans-Ulrich/Friedrich, Hannes/Müller, Rainer (Hg.): Das Krankenhaus: Kosten, Technik oder humane Versorgung. Frankfurt a. M./New York 1989, S. 119–133.

Gijswijt-Hofstra, Marijke/Porter, Roy (Hg.): Cultures of neurasthenia. Amsterdam/Atlanta 2001.

Gillis, John: Geschichte der Jugend. Tradition und Wandel im Verhältnis der Altersgruppen und Generationen in Europa von der zweiten Hälfte des 18. Jahrhunderts bis zur Gegenwart. Zweite Auflage, Weinheim/Basel 1984.

Goder, Kristina: Zur Einführung synthetischer Schlafmittel in die Medizin im 19. Jahrhundert. Frankfurt a. M./Bern/New York 1985.

Göckenjan, Gerd: Kurieren und Staat machen. Gesundheit und Medizin in der bürgerlichen Welt. Erste Auflage, Frankfurt a. M. 1985.

Göckenjan, Gerd: „Solange uns die Sonne leuchtet, ist Zeit des Wirkens.“ Zum Wandel des Motivs: Leistung im Alter. In: Göckenjan, Gerd/Kondratowitz, Hans-Joachim von (Hg.): Alter und Alltag. Frankfurt a. M. 1988, S. 67–99.

Göckenjan, Gerd (Hg.): Recht auf ein gesichertes Alter? Studien zur Geschichte der Alterssicherung in der Frühzeit der Sozialpolitik. Augsburg 1990.

Göckenjan, Gerd: Alter und Armut. Armenpflege für alte Leute im 19. Jahrhundert. In: Göckenjan, Gerd (Hg.): Recht auf ein gesichertes Alter? Studien zur Geschichte der Alterssicherung in der Frühzeit der Sozialpolitik. Augsburg 1990, S. 105–141.

Göckenjan, Gerd: Das hohe Alter in theologischen Texten vom letzten Drittel des 18. bis zum Ende des 19. Jahrhunderts. In: Conrad, Christoph/Kondratowitz, Hans-Joachim von (Hg.): Zur Kulturgeschichte des Alterns. Berlin 1993, S. 98–132.

Göckenjan, Gerd: Das Alter würdigen. Altersbilder und Bedeutungswandel des Alters. Erste Auflage, Frankfurt a. M. 2000.

Göckenjan, Gerd: Altersbilder und die Regulierung der Generationenbeziehungen. Einige systematische Überlegungen. In: Ehmer, Josef/Gutschner, Peter (Hg.): Das Alter im Spiel der Generationen. Historische und sozialwissenschaftliche Beiträge. Wien/Köln/Weimar 2000, S. 93–108.

Göckenjan, Gerd/Kondratowitz, Hans-Joachim von (Hg.): Alter und Alltag. Frankfurt a. M. 1988.

Göckenjan, Gerd/Kondratowitz, Hans-Joachim von: Altern - Kampf um Deutungen und um Lebensformen. In: Göckenjan, Gerd/Kondratowitz, Hans-Joachim von (Hg.): Alter und Alltag. Frankfurt a. M. 1988, S. 7–31.

Göckenjan, Gerd/Taeger, Angela: Matrone, Alte Jungfer, Tante. Das Bild der alten Frau in der bürgerlichen Welt des 19. Jahrhunderts. In: Archiv für Sozialgeschichte 30 (1990), S. 43–79.

Goldmann, Justus/Stollberg, Gunnar/Tamm, Ingo: Ökonomische und ständische Differenzierung im Münchner Allgemeinen Krankenhaus Links der Isar während des 19. Jahrhunderts. In: Labisch, Alfons/Spree, Reinhard (Hg.): Krankenhaus-Report 19. Jahrhundert. Krankenhausträger, Krankenhausfinanzierung, Krankenhauspatienten. Frankfurt a. M./New York 2001, S. 367–403.

Granjel, Luis S.: Historia de la Vejez. Gerontologia. Gerocultura. Geriatria. Salamanca 1991.

Granshaw, Lindsay/Porter, Roy (Hg.): The Hospital in History. London/New York 1989.

Grell, Ole Peter/Cunningham, Andrew/Jütte, Robert (Hg.): Health Care and Poor Relief in 18th and 19th Century Northern Europe. Aldershot 2002.

Grmek, Mirko D.: On Ageing and Old Age. Basic Problems and Historic Aspekts of Gerontology and Geriatrics. Den Haag 1958. In: Monographiae Biologicae, Bd. 5, Nr. 2, Den Haag 1958, S. 57–167.

Grmek, Mirko D.: Morgagni und die Greisenkrankheiten. In: Sudhoffs Archiv 44 (1960),

S. 117–128.

Groß, Dominik: Sektionen in Deutschland: Historische Wurzeln, gegenwärtiger Stellenwert und aktuelle ethische Probleme. In: Ethik in der Medizin 11 (1999), S. 169–181.

Groß, Dominik: Die Entwicklung der inneren und äußeren Leichenschau in historischer und ethischer Sicht. Würzburg 2002.

Gruman, Gerald J.: An Introduction to Literature on the History of Gerontology. In: Bulletin of the History of Medicine 31 (1957), S. 78–83.

Gruman, Gerald J.: A history of ideas about the prolongation of life. The evolution of prolongevity hypotheses to 1800. Philadelphia 1966.

Günter, Janne: Mündliche Geschichtsschreibung. Alte Menschen im Ruhrgebiet erzählen erlebte Geschichte. Mühlheim/Ruhr 1982.

Gutschner, Peter: „Was nennen Sie alte Arbeiterin?“ Alter und Generationenbeziehungen im Arbeitermilieu um 1900. In: Ehmer, Josef/Gutschner, Peter (Hg.): Das Alter im Spiel der Generationen. Historische und sozialwissenschaftliche Beiträge. Wien/Köln/Weimar 2000, S. 383–405.

Gutton, Jean-Pierre: Naissance du viellard. Essai sur l'histoire des rapports entre les viellards et la société en France. Paris 1988.

Haber, Carole: Beyond Sixty Five. The Dilemma of Old Age in America's Past. Cambridge 1983.

Haber, Carole: Geriatrics: a specialty in search of specialists. In: Zeitschrift für Gerontologie 17 (1984), S. 26–31.

Habricht, Christa/Marguth, Frank/Wolf, Jörg Henning (Hg.): Medizinische Diagnostik in Geschichte und Gegenwart. Festschrift für Heinz Goerke zum sechzigsten Geburtstag. München 1978.

Hacking, Ian: Was heißt ‚soziale Konstruktion‘? Zur Konjunktur einer Kampfvokabel in den Wissenschaften. Zweite Auflage, Frankfurt a. M. 1999.

Hähner-Rombach, Sylvelyn: Arm, weiblich – wahnsinnig? Patientinnen der Königlichen Heilanstalt Zwiefalten im Spiegel der Einweisungsgutachten von 1812 bis 1871. Zwiefalten 1995.

Hähner-Rombach, Sylvelyn: Sozialgeschichte der Tuberkulose. Vom Kaiserreich bis zum Ende des Zweiten Weltkrieges unter besonderer Berücksichtigung Württembergs. Stuttgart 2000.

Hähner-Rombach, Sylvelyn: Sozialgeschichte des Alterns. 6. Treffen für Sozialgeschichte der Medizin der Robert Bosch Stiftung am 7. und 8. Dezember 2000 in Stuttgart. In: AHF (Arbeitsgemeinschaft außeruniversitärer historischer Forschungseinrichtungen in der Bundesrepublik Deutschland e. V.) Informationen Nr. 7, vom 1.3.2001.

Hagemann, Karen: „..wir werden alt vom Arbeiten.“ Die soziale Situation alternder Arbeiterfrauen in der Weimarer Republik am Beispiel Hamburg. In: Archiv für Sozialgeschichte 30 (1990), S. 247–295.

Hahn, Susanne: Alternsforschung und Altenpflege im Nationalsozialismus. In: Meinel, Christoph/Voswinckel, Peter (Hg.): Medizin, Naturwissenschaft, Technik und Nationalsozialismus. Kontinuitäten und Diskontinuitäten. Stuttgart 1994, S. 221–229.

Hahn, Sylvia: Frauen im Alter – alte Frauen? In: Ehmer, Josef/Gutschner, Peter (Hg.): Das Alter im Spiel der Generationen. Historische und sozialwissenschaftliche Beiträge. Wien/Köln/Weimar 2000, S. 156–189.

Hareven, Tamara K.: The Last Stage: Historical Adulthood and Old Age. In: Daedalus 105 (1976), S. 13–27.

Hareven, Tamara K.: Changing images of Ageing and the social construction of the life course. In: Featherstone, Mike/Wernick, Andrew (Hg.): Images of Ageing. Cultural representation of later life. London 1995., S. 119–134.

Hareven, Tamara K. (Hg.): Aging and Generational Relations Over The Life Course. A Historical and Cross-Cultural Perspective. Berlin/New York 1996.

Hareven, Tamara K.: Familiengeschichte, Lebenslauf und sozialer Wandel. Frankfurt a.

M./New York 1999.
Hareven, Tamara K.: Historischer Wandel von Altersbildern und die soziale Konstruktion des Lebenslaufs. In: Hareven, Tamara K.: Familiengeschichte, Lebenslauf und sozialer Wandel. Frankfurt a. M./New York 1999, S. 163–179.
Hartig, Sandra: Alterssicherung in der Industrialisierung. Eine positive Analyse institutionellern Wandels. Marburg 2002.
Heischkel-Artelt, Edith: Die Welt des praktischen Arztes im 19. Jahrhundert. In: Artelt, Walter/Rüegg, Walter (Hg.): Der Arzt und der Kranke in der Gesellschaft des 19. Jahrhunderts. Stuttgart 1967, S. 1–16.
Held, Thomas: Ausgedinge und ländliche Gesellschaft. Generationenverhältnisse im Österreich des 17. bis 19. Jahrhunderts. In: Conrad, Christoph/Kondratowitz, Hans-Joachim von (Hg.): Gerontologie und Sozialgeschichte. Wege zu einer historischen Betrachtung des Alters. Beiträge einer internationalen Arbeitstagung am Deutschen Zentrum für Altersfragen. Berlin, 5.–7. Juli 1982. Berlin 1983, S. 151–185.
Heller, Geneviève (Hg.): Le poids des ans. Une histoire de la vieillesse en Suisse Romande. Lausanne 1994.
Henkel, Gabriele: „Alt, abgebraucht, stumpfgeschrieben –?“ Das Alter in der Roman- und Zeitschriftenliteratur des 19. Jahrhunderts. In: Biegel, Gerd (Hg.): Geschichte des Alters in ihren Zeugnissen von der Antike bis zur Gegenwart. Ausstellungskatalog. Braunschweig 1993, S. 77–88.
Hennock, Peter: Public Provision for Old Age. Britain and Germany 1880–1940. In: Archiv für Sozialgeschichte 30 (1990), S. 81–103.
Herold-Schmidt, Hedwig: Ärztliche Interessenvertretung im Kaiserreich 1871–1914. In: Jütte, Robert (Hg.): Geschichte der deutschen Ärzteschaft. Organisierte Berufs- und Gesundheitspolitik im 19. und 20. Jahrhundert. Köln 1997, S. 43–95.
Herrmann, Ulrich/Gestrich, Andreas/Mutschler, Susanne: Kindheit, Jugendalter und Familienleben in einem schwäbischen Dorf im 19. und 20. Jahrhundert (bis zum Ersten Weltkrieg). In: Borscheid, Peter/Teuteberg, Hans J.: Ehe, Liebe, Tod. Zum Wandel der Familie, der Geschlechts- und Generationsbeziehungen in der Neuzeit. Münster 1983, S. 66–79.
Herzlich, Claudine/Pierret, Janine: The Social Construction of the Patient: Patients and Illness in other Ages. In: Social Science and Medicine 20 (1985), S. 145–151.
Herzlich, Claudine/Pierret, Janine: Kranke gestern, Kranke heute. Die Gesellschaft und das Leiden. München 1991.
Hess, Volker: Raum und Disziplin. Klinische Wissenschaft im Krankenhaus. In: Berichte zur Wissenschaftsgeschichte 23 (2000), S. 317–329.
Hess, Volker: Der wohltemperierte Mensch. Wissenschaft und Alltag des Fiebermessens (1850–1900). Frankfurt a. M./New York 2000.
Hippel, Wolfgang von: Zum Wohle der Kranken. Vom Hospital zum Klinikum der Stadt Ludwigshafen am Rhein. 100 Jahre Städtisches Krankenhaus 1892–1992. Ulstadt-Weiher 1992.
Hirshbein, Laura Davidow: Masculinity, Work, and the Fountain of Youth: Irving Fisher and the Life Extension Institute, 1914–31. In: Canadian Bulletin of Medical History/Bulletin canadien d'histoire de la médecine 16 (1999), S. 89–124.
Höpflinger, François: Wirtschaftliche Sicherung im Alter – gestern, heute, morgen. In: Dienel, Hans-Luidger/Foerster, Cornelia/Hentschel, Beate/Kübler, Christof (Hg.): Späte Freiheiten. Geschichten vom Altern. Neue Lebensformen im Alter. München/London/New York 2000, S. 138–142.
Hoffmann, Hilmar (Hg.): Jugendwahn und Altersangst. Frankfurt a. M. 1988.
Hohorst, Gerd/Kocka, Jürgen/Ritter, Gerhard A.: Sozialgeschichtliches Arbeitshandbuch. Materialien zur Statistik des Kaiserreiches 1870–1914. München 1975.
Hohmeier, Jürgen/Pohl, Hans-Joachim (Hg.): Alter als Stigma oder wie man alt gemacht wird. Frankfurt a. M. 1978.

Horn, M./Naegele, G.: Gerontologische Aspekte der Anzeigenwerbung. In: Zeitschrift für Gerontologie 9 (1976), S. 463–472.
Howell, Trevor H.: Geriatrics one hundred years ago. In: Medical History 17 (1973), S. 199–203.
Howell, Trevor H.: Aspects of the History of Geriatric Medicine. In: Proceedings of the Royal Society of Medicine 69 (1976), S. 445–449.
Hubbard, William H.: Familiengeschichte. Materialien zur deutschen Familie seit dem Ende des 18. Jahrhunderts. München 1983.
Huerkamp, Claudia: Ärzte und Professionalisierung in Deutschland. Überlegungen zum Wandel des Arztberufes im 19. Jahrhundert. In: Geschichte und Gesellschaft 6 (1980), S. 349–382.
Huerkamp, Claudia: Der Aufstieg der Ärzte im 19. Jahrhundert. Vom gelehrten Stand zum professionellen Experten: Das Beispiel Preußens. Göttingen 1985.
Huerkamp, Claudia: Ärzte und Patienten. Zum strukturellen Wandel der Arzt-Patient-Beziehung vom ausgehenden 18. bis zum frühen 20. Jahrhundert. In: Labisch, Alfons/ Spree, Reinhard (Hg.): Medizinische Deutungsmacht im sozialen Wandel des 19. und frühen 20. Jahrhunderts. Bonn 1989, S. 57–73.
Hummel, Konrad: Altenhilfe als Spiegel unserer Gesellschaft. Das Thema Altenhilfe in den „Blättern der Wohlfahrtspflege“ zwischen 1852 und 1982. In: Blätter der Wohlfahrtspflege 130 (1983), S. 103–108.
Illich, Ivan: Die Enteignung der Gesundheit. „Medical nemesis“. Erste Auflage, Reinbek bei Hamburg 1975.
Imhof, Arthur E. (Hg.): Mensch und Gesundheit in der Geschichte. Husum 1980.
Imhof, Arthur E.: Die gewonnenen Jahre. Von der Zunahme unserer Lebensspanne seit dreihundert Jahren oder von der Notwendigkeit einer neuen Einstellung zu Leben und Sterben. Ein historischer Essay. München 1981.
Imhof, Arthur E.: Gerontologie und Sozialgeschichte: Möglichkeiten eines gemeinsamen Gespräches. In: Conrad, Christoph/Kondratowitz, Hans-Joachim von (Hg.): Gerontologie und Sozialgeschichte. Wege zu einer historischen Betrachtung des Alters. Beiträge einer internationalen Arbeitstagung am Deutschen Zentrum für Altersfragen. Berlin, 5.–7. Juli 1982. Berlin 1983, S. 13–33.
Imhof, Arthur E.: Die verlorenen Welten. Alltagsbewältigung durch unsere Vorfahren - und weshalb wir uns heute so schwer damit tun. München 1984.
Imhof, Arthur E.: Die Lebenszeit. Vom aufgeschobenen Tod und von der Kunst des Lebens. München 1988.
Imhof, Arthur E.: Reife des Lebens. Gedanken eines Historikers zum längeren Dasein. München 1988.
Imhof, Arthur E.: Von der unsicheren zur sicheren Lebenszeit. Fünf historisch-demographische Studien. Darmstadt 1988.
Imhof, Arthur E.: Lebenserwartungen in Deutschland vom 17. bis 19. Jahrhundert. Weinheim 1990.
Imhof, Arthur E. (Hg.): Leben wir zu lange? Die Zunahme unserer Lebensspanne seit 300 Jahren – und die Folgen. Beiträge eines Symposiums vom 27.–29. November 1991 an der Freien Universität Berlin. Köln/Weimar/Wien 1992.
Imhof, Arthur E.: Der Beitrag der Historischen Demographie zur Altersforschung. In: Borscheid, Peter (Hg.): Alter und Gesellschaft. Stuttgart 1995, S. 25–42.
Imhof, Arthur E./Larsen Øivind: Sozialgeschichte und Medizin. Probelme der quantifizierenden Quellenbearbeitung in der Sozial- und Medizingeschichte. Oslo/Stuttgart 1976.
Irmak, Kenan H.: Der hinfällige Körper. Der Alters- und Siechendiskurs in Deutschland (1880–1960). In: Bielefelder Graduiertenkolleg Sozialgeschichte (Hg.): Körper macht Geschichte. Geschichte macht Körper. Körpergeschichte als Sozialgeschichte. Bielefeld 1999, S. 321–346.

Irmak, Kenan H.: Der Sieche. Alte Menschen und die stationäre Altenhilfe in Deutschland 1924–1961. Essen 2002.

Jabs-Kriegsmann, M.: Das Bild des alten Menschen im deutschen Illustriertenroman. In: Zeitschrift für Gerontologie 10 (1977), S. 373–380.

Janssen, Rosalind M./Jacobus, J.: Getting old in Ancient Egypt. London 1996.

Jetter, Dieter: Das Krankenhaus des 19. Jahrhunderts, bauliche Entwicklung und gesellschaftliche Funktion. In: Artelt, Walter/Rüegg, Walter (Hg.): Der Arzt und der Kranke in der Gesellschaft des 19. Jahrhunderts. Stuttgart 1967, S. 70–81.

Johnson, Paul/Thane, Pat (Hg.): Old Age from Antiquity to Post-Modernity. London/New York 1998.

Jones, Colin: Montpellier Medical Students and the Medicalisation of 18th Century France. In: Porter, Roy/Wear, Andrew (Hg.): Problems and Methods in the History of Medicine. London/New York/Sydney 1987, S. 57–80.

Joutsivuo, Timo: Scholastic tradition and humanistic innovation. The concept of neutrum in Renaissance medicine. Helsinki 1999.

Jürgens, Hans W.: Untersuchung zum Bild der älteren Menschen in den elektronischen Medien. Kiel 1994.

Jütte, Robert: Aging and Body Image in the Sixteenth Century: Hermann Weinsberg's (1518–97) Perception of the Aging Body. In: European History Quarterly 18 (1988), S. 259–290.

Jütte, Robert: Ärzte, Heiler und Patienten. Medizinischer Alltag in der frühen Neuzeit. München/Zürich 1991.

Jütte, Robert: Sozialgeschichte der Medizin: Inhalte – Methoden – Ziele. In: Medizin, Gesellschaft und Geschichte 9 (1991), S. 149–164.

Jütte, Robert: The Social Construction of Illness in the Early Modern Period. In: Lachmund, Jens/Stollberg, Gunnar (Hg.): The Social Construction of Illness. Illness and Medical Know-ledge in Past and Present. Stuttgart 1992, S. 24–38.

Jütte, Robert: Vom medizinischen Casus zur Krankengeschichte. In: Berichte zur Wissenschaftsgeschichte 15 (1992), S. 50–52.

Jütte, Robert: Vom Hospital zum Krankenhaus: 16.–19. Jahrhundert. In: Labisch, Alfons/Spree, Reinhard (Hg.): „Einem jeden Kranken in einem Hospitale sein eigenes Bett." Zur Sozialgeschichte des Allgemeinen Krankenhauses in Deutschland im 19. Jahrhundert. Frankfurt a. M./New York 1996, S. 31–45.

Jütte, Robert (Hg.): Geschichte der deutschen Ärzteschaft. Organisierte Berufs- und Gesundheitspolitik im 19. und 20. Jahrhundert. Köln 1997.

Jütte, Robert: Die Entwicklung des ärztlichen Vereinswesens und des organisierten Ärztestandes bis 1871. In: Jütte, Robert (Hg.): Geschichte der deutschen Ärzteschaft. Organisierte Berufs- und Gesundheitspolitik im 19. und 20. Jahrhundert. Köln 1997, S. 15–42.

Kaplan, Jerome/Aldridge, Gordon, J. (Hg.): Social welfare of the aging. New York/London 1962.

Kaschke, Lars: Nichts als „Bettelgelder"? Wert und Wertschätzung der Alters- und Invalidenrenten im Kaiserreich. In: Historische Zeitschrift 270 (2000), S. 345–388.

Katz, Stephen: Disciplining Old Age: The Formation of Gerontological Knowledge. Charlottesville/London 1996.

Kaufmann, Doris: Aufklärung, bürgerliche Selbsterfahrung und die „Erfindung" der Psychiatrie in Deutschland, 1770–1850. Göttingen 1995.

Keil, Gundolf: Altern und Alter in der Antike. In: Acta Gerontologica 13 (1983), S. 47–52.

Keller, Marita: Die Geschichte des Tübinger Klinikums im ersten Halbjahr seines Bestehens (1792–1846). Medizinische und soziale Bedingungen seiner Entwicklung. Med. Diss. Tübingen 1969.

Kertzer, David I.: Towards a Historical Demography of Aging. In: Kertzer, David I./Laslett, Peter (Hg.): Aging in the Past: Demography, Society, and Old Age. Berkeley/

Los Angeles/London 1995, S. 363–383.

Kertzer, David I./Laslett, Peter (Hg.): Aging in the Past: Demography, Society, and Old Age. Berkeley/Los Angeles/London 1995.

Khalatbari, Parviz: Wenn die Prognosen zutreffen, was dann? In: Imhof, Arthur Erwin (Hg.): Leben wir zu lange? Die Zunahme unserer Lebensspanne seit 300 Jahren – und die Folgen. Beiträge eines Symposiums vom 27.–29. November 1991 an der Freien Universität Berlin. Köln/Weimar/Wien 1992. S. 69–80.

Kirk, Henning: Geriatric Medicine and the Categorisation of Old Age – The Historical Linkage. In: Aging and Society 12 (1992), S. 483–497.

Kirk, Henning: Da alderen blev en diagnose. Konstruktionen af kategorien „alderdom" i 1800-tallets lægelitteratur. En medicinsk-idehistorisk analyse. Kopenhagen 1995.

Klimek, Ludger/Kobal, Gerd/Moll, Bertram: Riech- und Schmeckvermögen im Alter. In: Deutsches Ärzteblatt 97 Heft 14, 7. April 2000, S. C-710-C-715.

Köbler, Gerhard: Historisches Lexikon der deutschen Länder. Die deutschen Territorien und reichsunmittelbaren Geschlechter vom Mittelalter bis zur Gegenwart. Fünfte, vollständig überarbeitete Auflage, München 1995.

Kohler, Walter F.: Quellen zur Statistik des Gesundheitswesens in Deutschland (1815 bis 1938). In: Fischer, Wolfram/Kunz, Andreas (Hg.): Grundlagen der historischen Statistik von Deutschland. Quellen, Methoden, Forschungsziele. Opladen 1991, S. 275–298.

Kohli, Martin: Thesen zur Geschichte des Lebenslaufs als sozialer Institution. In: Conrad, Christoph/Kondratowitz, Hans-Joachim von (Hg.): Gerontologie und Sozialgeschichte. Wege zu einer historischen Betrachtung des Alters. Beiträge einer internationalen Arbeitstagung am Deutschen Zentrum für Altersfragen. Berlin, 5.-7. Juli 1982. Berlin 1983, S. 133–147.

Kohli, Martin: Lebenslauf und Lebensalter als gesellschaftliche Konstruktionen: Elemente zu einem interkulturellen Vergleich. In: Elwert, Georg/Kohli, Martin/Müller, Harald K. (Hg.): Im Lauf der Zeit. Ethnographische Studien zur gesellschaftlichen Konstruktion von Lebensaltern. Saarbrücken/Ford Lauderdale 1990, S. 11–32.

Kohli, Martin: Lebenslauf und Lebensalter als gesellschaftliche Konstruktionen: Elemente zu einem Vergleich. In: Matthes, Joachim (Hg.): Zwischen den Kulturen? Die Sozialwissenschaften vor dem Problem des Kulturvergleichs. Göttingen 1992, S. 283–303.

Kondratowitz, Hans-Joachim von: Zum historischen Wandel der Altersposition in der deutschen Gesellschaft. In: Deutsches Zentrum für Altersfragen e. V. (Hg.): Altwerden in der Bundesrepublik Deutschland: Geschichte – Situationen – Perspektiven, Bd. 1. Berlin 1982, S. 73–201.

Kondratowitz, Hans-Joachim von: Zum historischen Konstitutionsprozeß von „Altersgrenzen". In: Conrad, Christoph/Kondratowitz, Hans-Joachim von (Hg.): Gerontologie und Sozialgeschichte. Wege zu einer historischen Betrachtung des Alters. Beiträge einer internationalen Arbeitstagung am Deutschen Zentrum für Altersfragen. Berlin, 5.–7. Juli 1982. Berlin 1983, S. 379–411.

Kondratowitz, Hans-Joachim von: Allen zur Last, niemandem zur Freude. Die institutionelle Prägung des Alterserlebens als historischer Prozeß. In: Göckenjan, Gerd/Kondratowitz, Hans-Joachim von (Hg.): Alter und Alltag. Frankfurt a. M. 1988, S. 100–136.

Kondratowitz, Hans-Joachim von: Die Medikalisierung des höheren Lebensalters. Kontinuität und Wandel vom ausgehenden 18. bis zum frühen 20. Jahrhundert. In: Labisch, Alfons/Spree, Reinhard (Hg.): Medizinische Deutungsmacht im sozialen Wandel des 19. und frühen 20. Jahrhunderts. Bonn 1989, S. 207–222.

Kondratowitz, Hans-Joachim von: Das Alter – eine Last. Die Geschichte einer Ausgrenzung, dargestellt an der institutionellen Versorgung des Alters 1880–1933. In: Archiv für Sozialgeschichte 30 (1990), S. 105–144.

Kondratowitz, Hans-Joachim von: The Medicalization of Old Age: Continuity and Change in Germany from the late Eighteenth to the Early Twentieth Century. In: Pelling,

Margaret/Smith, Richard M. (Hg.): Life, Death, and the Elderly. Historical perspectives. London/New York 1991, S. 134–164.

Kondratowitz, Hans-Joachim von: „Alter" und „Krankheit". Die Dynamik der Diskurse und der Wandel ihrer historischen Aushandlungsformen. In: Ehmer, Josef/Gutschner, Peter (Hg.): Das Alter im Spiel der Generationen. Historische und sozialwissenschaftliche Beiträge. Wien/Köln/Weimar 2000, S. 109–155.

Kondratowitz, Hans-Joachim von: Konjunkturen des Alters. Die Ausdifferenzierung der Konstruktion des „höheren Lebensalters" als sozialpolitisches Problem. Regensburg 2000.

Konrad, Helmut (Hg.): Der alte Mensch in der Geschichte. Wien 1982.

Koppitz, Ulrich: Gesundheit und was sonst noch zählt: Verschlungene Wege der Kanalisation in Hilden (19.–20. Jahrhundert). In: Stadt und Gesundheit. Zur Entwicklung des Gesundheitswesens in Hilden. Hilden 1998, S. 73–95.

Koselleck, Reinhart: Vergangene Zukunft. Zur Semantik geschichtlicher Zeiten. Frankfurt a. M. 1979.

Kramer, Hans: Deutsche Kultur zwischen 1871 und 1918. Frankfurt a. M. 1971.

Kreutel, Margit: Die Opiumsucht. Stuttgart 1988.

Kruse, Anna-Paula: Die Krankenpflegeausbildung seit der Mitte des 19. Jahrhunderts. Zweite, überarbeitete Auflage, Stuttgart 1995.

Kropf, Rudolf/Rauter, Horst: Erklärungsansätze zum Einfluß der Ernährung auf die Gesundheit und Lebenserwartung des Menschen im 19. Jahrhundert. In: Konrad, Helmut (Hg.): Der alte Mensch in der Geschichte. Wien 1982, S. 185–204.

Kuczynski, Jürgen: Geschichte des Alltags des Deutschen Volkes. Studien 4. 1871–1918. Zweite, unveränderte Auflage, Köln 1982.

Kutzer, Michael: Anatomie des Wahnsinns. Geisteskrankheit im medizinischen Denken der Frühen Neuzeit und die Anfänge der pathologischen Anatomie. Hürtgenwald/Pressler 1998.

Kytir, Josef: Demographische Veränderungen: Ein Blick zurück und nach vorn. In: Deutsches Zentrum für Altersfragen (Hg.): Die ergraute Gesellschaft. Berlin 1987, S. 19–30.

Kytir, Josef/Münz, Rainer: Hilfs- und Pflegebedürftigkeit im Alter. Eine österreichische Untersuchung. In: Imhof, Arthur E. (Hg.): Leben wir zu lange? Die Zunahme unserer Lebensspanne seit 300 Jahren – und die Folgen. Beiträge eines Symposiums vom 27.–29. November 1991 an der Freien Universität Berlin. Köln/Weimar/Wien 1992. S. 81–101.

Labisch, Alfons: Das Krankenhaus in der Gesundheitspolitik der deutschen Sozialdemokratie vor dem Ersten Weltkrieg. In: Medizinische Soziologie, Jahrbuch 1981, S. 126–151.

Labisch, Alfons: Die soziale Konstruktion der „Gesundheit" und des „Homo hygienicus": Zur Soziogenese eines sozialen Gutes. In: Österreichische Zeitschrift für Soziologie 10 (1985), S. 60–81.

Labisch, Alfons: „Hygiene ist Moral – Moral ist Hygiene" – Soziale Disziplinierung durch Ärzte und Medizin. In: Sachße, Christian/Tennstedt, Florian (Hg.): Soziale Sicherheit und soziale Disziplinierung. Beiträge zu einer historischen Theorie der Sozialpolitik. Frankfurt a. M. 1986, S. 265–285.

Labisch, Alfons: Homo Hygienicus. Gesundheit und Medizin in der Neuzeit. Frankfurt a. M./New York 1992.

Labisch, Alfons: The Social Construction of Health. From Early Modern Times to the Beginnings of the Industrialization. In: Lachmund, Jens/Stollberg, Gunnar (Hg.): The Social Construction of Illness. Illness and Medical Knowledge in Past and Present. Stuttgart 1992, S. 85–101.

Labisch, Alfons: Das Allgemeine Krankenhaus – heute und morgen. Ein Ausblick. In: Labisch, Alfons/Spree, Reinhard (Hg.): „Einem jeden Kranken in einem Hospitale sein eigenes Bett.“ Zur Sozialgeschichte des Allgemeinen Krankenhauses in Deutschland im 19. Jahrhundert. Frankfurt a. M./New York 1996, S. 420–436.

Labisch, Alfons: Stadt und Krankenhaus. Das Allgemeine Krankenhaus in der kommunalen Sozial- und Gesundheitspolitik des 19. Jahrhunderts. In: Labisch, Alfons/Spree, Reinhard (Hg.): „Einem jeden Kranken in einem Hospitale sein eigenes Bett.“ Zur Sozialgeschichte des Allgemeinen Krankenhauses in Deutschland im 19. Jahrhundert. Frankfurt a. M./New York 1996, S. 253–296.

Labisch, Alfons/Spree, Reinhard: Neuere Ergebnisse und Entwicklungen einer Sozialgeschichte der Medizin und des Gesundheitswesens in Deutschland im 19. Jahrhundert. In: Berichte zur Wissenschaftsgeschichte 5 (1982), S. 209–223.

Labisch, Alfons/Spree, Reinhard (Hg.): Medizinische Deutungsmacht im sozialen Wandel des 19. und frühen 20. Jahrhunderts. Bonn 1989.

Labisch, Alfons/Spree, Reinhard (Hg.): „Einem jeden Kranken in einem Hospitale sein eigenes Bett.“ Zur Sozialgeschichte des Allgemeinen Krankenhauses in Deutschland im 19. Jahrhundert. Frankfurt a. M./New York 1996.

Labisch, Alfons/Spree, Reinhard (Hg.): Krankenhaus-Report 19. Jahrhundert. Krankenhausträger, Krankenhausfinanzierung, Krankenhauspatienten. Frankfurt a. M./New York 2001.

Lachmund, Jens/Stollberg, Gunnar: Zur medikalen Kultur des Bildungsbürgertums um 1800. Eine soziologische Analyse anhand von Autobiographien. In: Jahrbuch des Instituts für Geschichte der Medizin der Robert Bosch Stiftung 6 (1989), S. 163–184.

Lachmund, Jens/Stollberg, Gunnar (Hg.): The Social Construction of Illness. Illness and Medical Knowledge in Past and Present. Stuttgart 1992.

Lachmund, Jens/Stollberg, Gunnar: The Doctor, his Audience, and the Meaning of Illness: The Drama of Medical Practise in the Late 18th and Early 19th Centuries. In: Lachmund, Jens/Stollberg, Gunnar (Hg.): The Social Construction of Illness. Illness and Medical Knowledge in Past and Present. Stuttgart 1992, S. 53–66.

Lachmund, Jens/Stollberg, Gunnar: Patientenwelten. Krankheit und Medizin vom späten 18. Jahrhundert bis zum frühen 20. Jahrhundert im Spiegel von Autobiographien. Opladen 1995.

Larsen, Øvind: Studien über die Diagnostik des 19. Jahrhunderts auf Grund quantifizierender Untersuchungen von medizinischem Journalmaterial. In: Habricht, Christa/Marguth, Frank/Wolf, Jörg Henning (Hg.): Medizinische Diagnostik in Geschichte und Gegenwart. Festschrift für Heinz Goerke zum sechzigsten Geburtstag. München 1978, S. 607–613.

Larsen, Øvind: Die Krankheitsauffassungen und ihre historische Interpretation. Ein Auswertungsmodell aufgrund von norwegischen Medizinalberichten aus dem 19. Jahrhundert. In: Imhof, Arthur E. (Hg.): Mensch und Gesundheit in der Geschichte. Husum 1980, S. 45–58.

Larsen, Øvind: Case Histories in Nineteenth-Century Hospitals - What Do They Tell the Historian? Some Methodological Considerations with Special Reference to McKeown's Criticism of Medicine. In: Medizin, Gesellschaft und Geschichte 10 (1991), S. 127–148.

Laslett, Peter: Family life and illicit love in earlier generations. Essays in Historical Sociology. Cambridge/London/New York/Melbourne 1977.

Laslett, Peter: The history of aging and the aged. In: Laslett, Peter: Family life and illicit love in earlier generations. Essays in Historical Sociology. Cambridge/London/New York/Melbourne 1977, S. 174–213.

Laslett, Peter: Das Dritte Alter. Historische Soziologie des Alterns. Weinheim/München 1995.

Laslett, Peter: Necessary Knowledge: Age and Aging in the Societies of the Past. In: Kertzer, David I./Laslett, Peter (Hg.): Aging in the Past: Demography, Society, and Old Age. Berkeley/Los Angeles/London 1995, S. 3–77.

Lawton, Alfred H.: The Historical Developments in the Biological Aspects of Aging and the Aged. In: The Gerontologist: Perspectives in Aging 5 (1965), Part 2, S. 25–32.

Lehr, Ursula: Der ältere Mensch in der Industriegesellschaft. In: Döhner, Otto (Hg.): Arzt und Patient in der Industriegesellschaft. Frankfurt a. M. 1973, S. 97–123.

Lehr, Ursula: Zur Frage der sozialen Benachteiligung älterer Menschen. In: Medizin Mensch Gesellschaft 1 (1976), S. 207–214.

Lehr, Ursula: Der ältere Mensch in seiner Zeit. In: Biegel, Gerd (Hg.): Geschichte des Alters in ihren Zeugnissen von der Antike bis zur Gegenwart. Ausstellungskatalog. Braunschweig 1993, S. 201–208.

Lehr, Ursula: Psychologie des Alterns. Neunte Auflage, Wiebelsheim 2000.

Leibrock, Ellen: Die medikamentöse Therapie psychisch Kranker in der zweiten Hälfte des 19. Jahrhunderts. Eine Untersuchung am Beispiel der pfälzischen Heil- und Pflegeanstalt Klingenmünster. Heidelberg 1998.

Leidiger, Barbara: „...solange ihre Behandlung die Zwecke der Anstalt nicht stört." Die Klientel des Städtischen Krankenhauses Bremen in der zweiten Hälfte des 19. Jahrhunderts. In: Labisch, Alfons/Spree, Reinhard (Hg.): „Einem jeden Kranken in einem Hospitale sein eigenes Bett." Zur Sozialgeschichte des Allgemeinen Krankenhauses in Deutschland im 19. Jahrhundert. Frankfurt a. M./New York 1996, S. 337–356.

Leidiger, Barbara: Krankenhaus und Kranke. Die Allgemeine Krankenanstalt an der St. Jürgen-Straße in Bremen 1851–1897. Stuttgart 2000.

Leisering, Lutz: Sozialstaat und demographischer Wandel. Wechselwirkungen, Generationenverhältnisse, politisch-institutionelle Steuerung. Frankfurt a. M./New York 1992.

Leven, Karl-Heinz: Krankheiten – Historische Deutung versus retrospektive Diagnose. In: Paul, Norbert/Schlich, Thomas (Hg.): Medizingeschichte: Aufgaben, Probleme, Perspektiven. Frankfurt a. M./New York 1998, S. 153–185.

Libow, Leslie S.: From Nascher to Now. Seventy-Five Years of United States Geriatrics. In: Journal of the American Geriatrics Society 38 (1990), S. 79–83.

Loetz, Franziska: Vom Kranken zum Patienten. „Medikalisierung" und medizinische Vergesellschaftung am Beispiel Badens 1750–1850. Stuttgart 1993.

Lorcin, Marie-Thérèse: Gerontologie et Geriatrie au Moyen Age. In: Vieillesse et vieillissement au Moyen-Age. Publications du C.U.E.R.M.A Université de Provence. Aix-en-Provence 1987, S. 199–213.

Lüth, Paul: Kurze Geschichte der Gerontologie und Geriatrie. In: Neue Zeitschrift für ärztliche Fortbildung 48 (1959), S. 509–514 u. S. 600–607.

Lüth, Paul: Geschichte der Geriatrie. Dreitausend Jahre Physiologie, Pathologie und Therapie des alten Menschen. Stuttgart 1965.

Marschalck, Peter: Bevölkerungsgeschichte Deutschlands im 19. und 20. Jahrhundert. Frankfurt a. M. 1984.

Martin, Eric/Junod, Jean-Pierre (Hg.): Ein kurzes Lehrbuch der Geriatrie. Bern/Stuttgart/Wien 1975.

Matthes, Joachim (Hg.): Zwischen den Kulturen? Die Sozialwissenschaften vor dem Problem des Kulturvergleichs. Göttingen 1992.

Maxwell-Stewart, Hamish: Is there a Future for the History of Case Histories? Post-1948 Glasgow Patients's Records. In: Medizin, Gesellschaft und Geschichte 11 (1992), S. 169–176.

Mayer, Karl Ulrich/Baltes, Paul B. (Hg.): Die Berliner Altersstudie. Zweite, korrigierte Auflage, Berlin 1999.

Meinel, Christoph/Voswinckel, Peter (Hg.): Medizin, Naturwissenschaft, Technik und Nationalsozialismus. Kontinuitäten und Diskontinuitäten. Stuttgart 1994.

Meiner, Annemarie (Hg.): Lob des Alters. Sprüche der Weisheit. Wiesbaden 1957.

Mesmer, Beatrix: Probleme des Altwerdens in früherer Zeit. In: Ringeling, Hermann/Svilar, Maja (Hg.): Alter und Gesellschaft. Referate einer Vorlesungsreihe des Collegium generale der Universität Bern. Bern 1990, S. 49–61.

Mikkeli, Heikki: Hygiene in the early modern medical tradition. Saarijärvi 1999.
Miles, Walter R.: Human Personality and Perpetuity. In: The Gerontologist: Perspectives in Aging 5 (1965), Part 2, S. 33–39.
Minois, Georges: History of Old Age. From Antiquity to the Renaissance. Cambridge 1989.
Mittelstraß, Jürgen: Die menschliche Zeit. Bemerkungen zur Philosophie der Lebensalter. In: Akademie der Wissenschaften zu Berlin. Jahrbuch 1988. Berlin/New York 1989, S. 306–335.
Mitterauer, Michael: Familiengröße – Familientypen – Familienzyklus. Probleme quantitativer Auswertung von österreichischem Quellenmaterial. In: Geschichte und Gesellschaft 1 (1975), S. 226–255.
Mitterauer, Michael: Problemfelder einer Sozialgeschichte des Alters. In: Konrad, Helmut (Hg.): Der alte Mensch in der Geschichte. Wien 1982, S. 9–61.
Mitterauer, Michael: Familienwirtschaft und Altenversorgung. In: Mitterauer, Michael/ Sieder, Reinhard: Vom Patriarchat zur Partnerschaft. Zum Strukturwandel der Familie. Vierte Auflage, München 1991, S. 187–210.
Mitterauer, Michael: Der Mythos von der vorindustriellen Großfamilie. In: Mitterauer, Michael/Sieder, Reinhard: Vom Patriarchat zur Partnerschaft. Zum Strukturwandel der Familie. Vierte Auflage, München 1991, S. 46–71.
Mitterauer, Michael/Sieder, Reinhard: Vom Patriarchat zur Partnerschaft. Zum Strukturwandel der Familie. Vierte Auflage, München 1991.
Mörike, Klaus D.: Geschichte der Tübinger Anatomie. Tübingen 1988.
Müller, Karl: Die Entwicklung der Geriatrie im 18. Jahrhundert. Zürich 1966.
Murken, Axel Hinrich: Die bauliche Entwicklung des deutschen Allgemeinen Krankenhauses im 19. Jahrhundert. Göttingen 1979.
Murken, Axel Hinrich: Vom Armenhaus zum Großklinikum. Die Geschichte des Krankenhauses vom 18. Jahrhundert bis zur Gegenwart. Köln 1988.
Myers, George C.: Sterblichkeitsrückgang, Lebensverlängerung und Altern der Bevölkerung. In: Zeitschrift für Bevölkerungswissenschaft 10 (1984), S. 463–475.
Nägele, Gerhard/Tews, Hans-Peter (Hg.): Lebenslagen im Strukturwandel des Alters. Alternde Gesellschaft – Folgen für die Politik. Opladen 1993.
Näher, Veronika: Bilder vom Alter – Spiegelbilder der Gesellschaft. In: Armanski, Gerhard/Graf, Ralph/Näher, Veronika/Weigt, Gudrun: „...und schon siehst Du alt aus." Das Alter in Geschichte und Gesellschaft. Bielefeld 1990, S. 33-46.
Nipperdey, Thomas: Deutsche Geschichte 1866–1918. Erster Band: Arbeitswelt und Bürgergeist. München 1990.
Oehme, Johannes: Pädiatrie im 18. Jahrhundert. Lübeck 1984.
Olbermann, Elke/Reichert, Monika: Hochaltrigkeit und Strukturen gesundheitlicher und pflegerischer Versorgung. In: Nägele, Gerhard/Tews, Hans-Peter (Hg.): Lebenslagen im Strukturwandel des Alters. Alternde Gesellschaft - Folgen für die Politik. Opladen 1993, S. 200–214.
Ottaway, Susannah R.: Providing for the elderly in eighteenth-century England. In: Continuity and Change 13 (1998) S. 392–418.
Ottaway, Susannah R.: The Decline of Life. Old Age in Eighteenth-Century England. Cambridge 2004.
Palmore, Erdmann B.: Attitudes towards aging as shown by humor. In: The Gerontologist: a journal of the Gerontological Society of America, autumn 1971, S. 181–186.
Pannbacker, Heiko M.: Alter ohne Raum. Vom Ungang der Nationalsozialisten mit alten Menschen. In: Biegel, Gerd (Hg.): Geschichte des Alters in ihren Zeugnissen von der Antike bis zur Gegenwart. Ausstellungskatalog. Braunschweig 1993, S. 133–140.
Parkin, Tim G.: Old Age in the Roman World. A Cultural and Social History. Baltimore 2003.
Paul, Norbert: Arztinitiativen bei der Gestaltung des Krankenhauses in der Zeit des Auf-

geklärten Absolutismus. In: Labisch, Alfons/Spree, Reinhard (Hg.): „Einem jeden Kranken in einem Hospitale sein eigenes Bett." Zur Sozialgeschichte des Allgemeinen Krankenhauses in Deutschland im 19. Jahrhundert. Frankfurt a. M./New York 1996, S. 91–122.

Paul, Norbert/Schlich, Thomas (Hg.): Medizingeschichte: Aufgaben, Probleme, Perspektiven. Frankfurt a. M./New York 1998.

Paul, Norbert/Schlich, Thomas: Einführung: Medizingeschichte - Aufgaben, Probleme, Perspektiven. In: Paul, Norbert/Schlich, Thomas (Hg.): Medizingeschichte: Aufgaben, Probleme, Perspektiven. Frankfurt a. M./New York 1998, S. 9–21.

Peiper, Albrecht: Chronik der Kinderheilkunde. Dritte Auflage, Leipzig 1958.

Pelling, Margaret/Smith, Richard M. (Hg.): Life, Death, and the Elderly. Historical perspectives. London/New York 1991.

Pflanz, Martin: Die soziale Dimension in der Medizin. Stuttgart 1975.

Pflanz, Martin: Gesundheitsverhalten. In: Pflanz, Martin: Die soziale Dimension in der Medizin. Stuttgart 1975, S. 9–15.

Porter, Roy: The Patient's View. Doing Medical History from Below. In: Theory and Society 14 (1985), S. 167–174.

Porter, Roy/Wear, Andrew (Hg.): Problems and Methods in the History of Medicine. London/New York/Sydney 1987.

Prinzinger, Roland: Das Geheimnis des Alterns. Die programmierte Lebenszeit bei Mensch, Tier und Pflanze. Frankfurt a. M./New York 1996.

Prior, Lindsay: The Local Space of Medical Discourse. Disease, Illness and Hospital Architecture. In: Lachmund, Jens/Stollberg, Gunnar (Hg.): The Social Construction of Illness. Illness and Medical Knowledge in Past and Present. Stuttgart 1992, S. 67–84.

Prüll, Cay-Rüdiger (Hg.): Pathology in the 19th and 20th Centuries. The Relationship between Theory and Practice. Sheffield 1998.

Quadagno, Jill S.: Aging in Early Industrial Society. Work, Family, and Social Policy in Nineteenth-Century England. New York/London 1982.

Radkau, Joachim: Das Zeitalter der Nervosität. Deutschland zwischen Bismarck und Hitler. München/Wien 1998.

Randall, Ollie A.: Some Historical Developments of Social Welfare Aspects of Aging. In: The Gerontologist: Perspectives in Aging 5 (1965), Part 2, S. 40–49.

Real, Klaus-Peter/Möckl, Alexander (Hg.): Thema Alter 1997. Verzeichnis aller lieferbaren Bücher. Frankfurt a. M. 1997.

Reichel, Johannes: Gesicherter Ruhestand oder erhöhtes Verarmungsrisiko? Die Kleinrentnerfürsorge in der Weimarer Republik nach Krieg und Inflation. In: Historical Social Research 24 (1999), S. 32–74.

Reulecke, Jürgen: Zur Entdeckung des Alters als eines sozialen Problems in der ersten Hälfte des 19. Jahrhunderts. In: Conrad, Christoph/Kondratowitz, Hans-Joachim von (Hg.): Gerontologie und Sozialgeschichte. Wege zu einer historischen Betrachtung des Alters. Beiträge einer internationalen Arbeitstagung am Deutschen Zentrum für Altersfragen. Berlin, 5.–7. Juli 1982. Berlin 1983, S. 413–423.

Reulecke, Jürgen/Castell Rüdenhausen, Adelheid Gräfin zu (Hg.): Stadt und Gesundheit. Zum Wandel von „Volksgesundheit" und kommunaler Gesundheitspolitik im 19. und frühen 20. Jahrhundert. Stuttgart 1991.

Rheinheimer, Martin (Hg.): Der Durchgang durch die Welt. Lebenslauf, Generation und Identität in der Neuzeit. Neumünster 2001.

Ries, Werner: Max Bürger (1885–1966). Internist, Pathophysiologe, Alternsforscher. Ausgewählte Texte. Leipzig 1985.

Rigby, Stephen Henry: Death and the old age in the Middle Ages. In: Journal of Early Modern History 3 (1999), S. 80–83.

Riley, Matilda White: The Family in an Aging Society: A Matrix of Latent Relationships.

In: Journal of Family Issues 4 (1983), S. 439–454.
Riley, Matilda White: On the Significance of Age in Sociology. In: American Sociological Review 52 (1987), S. 1–14.
Ringeling, Hermann/Svilar, Maja (Hg.): Alter und Gesellschaft. Referate einer Vorlesungsreihe des Collegium generale der Universität Bern. Bern 1990.
Risse, Guenter B.: Hospital History: New Sources and Methods. In: Porter, Roy/Wear, Andrew (Hg.): Problems and Methods in the History of Medicine. London/New York/Sydney 1987, S. 175–203.
Risse, Guenther B./Warner, John Harley: Reconstructing Clinical Activities: Patient Records in Medical History. In: Social History of Medicine 5 (1992), S. 183–205.
Ritter, Gerhard A. (Hg.): Das Deutsche Kaiserreich 1871–1914. Ein historisches Lesebuch. Zweite Auflage, Göttingen 1975.
Ritter, Gerhard A./Tenfelde, Klaus: Arbeiter im Deutschen Kaiserreich. Bonn 1992.
Roebuck, Janet: When does „Old Age" begin?: The Evolution of the English Definition. In: Journal of Social History 12 (1978), S. 416–428.
Rödel, Volker: Möglichkeiten und Grenzen der Archivierung medizinischer Unterlagen. In: Der Archivar 44 (1991), S. 427–435.
Rohde, Jürgen: Strukturelle Momente der Inhumanität einer humanen Institution. Über die Situation des Patienten im Krankenhaus. In: Döhner, Otto (Hg.): Arzt und Patient in der Industriegesellschaft. Frankfurt a. M. 1973, S. 13–35.
Rohlfes, Joachim: Alt sein in historischer Perspektive. In: Geschichte in Wissenschaft und Unterricht 52 (2001), S. 388–405.
Rosenmayr, Leopold: Lebensalter und Kultur. In: Conrad, Christoph/Kondratowitz, Hans-Joachim von (Hg.): Gerontologie und Sozialgeschichte. Wege zu einer historischen Betrachtung des Alters. Beiträge einer internationalen Arbeitstagung am Deutschen Zentrum für Altersfragen. Berlin, 5.–7. Juli 1982. Berlin 1983, S. 35–57.
Rosenmayr, Leopold: Alter und Jugend. Historische Ideen, soziale Realisierung. In: Hoffmann, Hilmar (Hg.): Jugendwahn und Altersangst. Frankfurt a. M. 1988, S. 41–89.
Rosenmayr, Leopold: Eros und Sexus im Alter. In: Borscheid, Peter (Hg.): Alter und Gesellschaft. Stuttgart 1995, S. 87–108.
Rosenmayr, Leopold und Hilde: Der alte Mensch in der Gesellschaft. Reinbek bei Hamburg 1978.
Rückert, Willi: Die demographische Entwicklung und deren Auswirkungen auf die Pflege-, Hilfs- und Versorgungsbedürftigkeit In: Ferber, Christian von et al (Hg.): Die demographische Herausforderung. Das Gesundheitssystem angesichts einer veränderten Bevölkerungsstruktur. Gerlingen 1989, S. 111–148.
Ruepp, René: Orthopädie-Technik in der Schweiz. Chronik eines medizinischen Handwerks. Zürich 2002.
Rüschemeyer, Dietrich: Professionalisierung. Theoretische Probleme für die vergleichende Geschichtsforschung. In: Geschichte und Gesellschaft 6 (1980), S. 311–325.
Sachße, Christian/Tennstedt, Florian (Hg.): Bettler, Gauner und Proleten. Armut und Armenfürsorge in der Deutschen Geschichte. Reinbek bei Hamburg 1983.
Sachße, Christian/Tennstedt, Florian (Hg.): Soziale Sicherheit und soziale Disziplinierung. Beiträge zu einer historischen Theorie der Sozialpolitik. Frankfurt a. M. 1986.
Sachße, Christian/Tennstedt, Florian: Geschichte der Armenfürsorge in Deutschland. Bd. 2: Fürsorge und Wohlfahrtspflege 1871 bis 1929. Stuttgart/Berlin/Köln/Mainz 1988.
Sander, Sabine: Die Bürokratisierung des Gesundheitswesens. Zur Problematik der „Modernisierung". In: Jahrbuch des Instituts für Geschichte der Medizin der Robert Bosch Stiftung 6 (1989), S. 185–218.
Sander, Sabine: Handwerkschirurgen. Sozialgeschichte einer verdrängten Berufsgruppe. Göttingen 1989.
Sarfatti-Larson, Magali: The Rise of Professionalism. A Sociological Analysis. Berkley 1977.

Sauerteig, Lutz: Krankheit, Sexualität, Gesellschaft. Geschlechtskrankheiten und Gesundheitspolitik in Deutschland im 19. und frühen 20. Jahrhundert. Stuttgart 1999.

Schaal, Heike/Spree, Reinhard: Die Patienten des Stuttgarter Katharinenhospitals 1834/35–1893/94. In: Labisch, Alfons/Spree, Reinhard (Hg.): Krankenhaus-Report 19. Jahrhundert. Krankenhausträger, Krankenhausfinanzierung, Krankenhauspatienten. Frankfurt a. M./New York 2001, S. 340–365.

Schadewaldt, Hans: Der Wandel des Krankheitsbegriffs in den letzten 150 Jahren. In: Rheinisches Ärzteblatt 26 (1972), S. 772–784.

Schadewaldt, Hans: Die Entwicklung zur modernen Geriatrie. In: Die Medizinische Welt 30 (1979), S. 1311–14.

Schadewaldt, Hans: Das Verhältnis zur Krankheit im Wandel der Zeit. In: Wiener Medizinische Wochenschrift 130 (1980), S. 673–682.

Schadewaldt, Hans: Vom Pflegehospital zur geriatrischen Klinik. In: Therapiewoche 31 (1981), S. 5545–5548.

Schadewaldt, Hans/Wolf, J. H. (Hg.): Krankenhausmedizin im 19. Jahrhundert. München 1983.

Schadewaldt, Wolfgang: Lebenszeit und Greisenalter im frühen Griechentum. In: Die Antike. Zeitschrift für Kunst und Kultur des klassischen Altertums 9 (1933), S. 282–302.

Schäfer, Daniel: „Hebraeorum Hippokrates rei medicae peritissimus fuit." Über die Rezeption der pseudosalomonischen Metaphern zum Greisenalter (Koh., 12, 1–6) in der frühneuzeitlichen Medizin. In: Medizinhistorisches Journal 35 (2000), S. 219–250.

Schäfer, Daniel: Ein Haus der Vergeßlichkeit. Medizinische Konzepte zur altersbedingten Gedächtnisschwäche in der Frühen Neuzeit. In: Schriftenreihe der Deutschen Gesellschaft für Geschichte der Nervenheilkunde 6 (2001), S. 295–308.

Schäfer, Daniel: „That senescense itself is an illness...". Concepts of Age and Ageing in Perspective. In: Medical History 46 (2002), S. 525–548.

Schäfer, Daniel: Die alternde Frau in der frühneuzeitlichen Medizin – eine „vergessene" Gruppe alter Menschen. In: Sudhoffs Archiv 87 (2003), S. 90–108.

Schäfer, Daniel: Langlebige Beispiele. Überlegungen zur Funktion und Gestaltung von histor-ischen Exemplen für ein hohes Alter in der diätetischen Literatur der Frühen Neuzeit. In: Würzburger medizinhistorische Mitteilungen 22 (2003), S. 188–203.

Schäfer, Daniel: Alter und Krankheit in der Frühen Neuzeit. Der ärztliche Blick auf die letzte Lebensphase. Frankfurt a. M. 2004.

Schäfer, Hermann: Die Berufliche und soziale Lage von Arbeitern im Alter. Eine Skizze zur Situation in Deutschland im 19./20. Jahrhundert. In: Conrad, Christoph/Kondratowitz, Hans-Joachim von (Hg.): Gerontologie und Sozialgeschichte. Wege zu einer historischen Betrachtung des Alters. Beiträge einer internationalen Arbeitstagung am Deutschen Zentrum für Altersfragen. Berlin, 5.–7. Juli 1982. Berlin 1983, S. 255–272.

Schäfer, Volker: Die letzten hundert Jahre. Wilhelminische Ära. In: Der Landkreis Tübingen. Amtliche Kreisbeschreibung. Herausgegeben von der Staatlichen Archivverwaltung Baden-Württemberg in Verbindung mit dem Landkreis Tübingen, 3 Bände, Stuttgart 1967–1974, Band 3, S. 194–197.

Schenda, Rudolf: Das Elend der alten Leute. Düsseldorf 1972.

Schenda, Rudolf: Bewertungen und Bewältigungen des Alters aufgrund volkskundlicher Materialien. In: Conrad, Christoph/Kondratowitz, Hans-Joachim von (Hg.): Gerontologie und Sozialgeschichte. Wege zu einer historischen Betrachtung des Alters. Beiträge einer internationalen Arbeitstagung am Deutschen Zentrum für Altersfragen. Berlin, 5.–7. Juli 1982. Berlin 1983, S. 59–71.

Schenda, Rudolf: Die Alterstreppe – Geschichte einer Popularisierung. In: Die Lebenstreppe. Bilder der menschlichen Lebensalter. Köln 1983 (Schriften des Rheinischen Museumsamtes Nr. 23), S. 11–24.

Schipperges, Heinrich: Homo Patiens. Zur Geschichte des kranken Menschen. München/

Zürich 1985.
Schmorrte, Stefan: Alter und Medizin. Die Anfänge der Geriatrie in Deutschland. In: Archiv für Sozialgeschichte 30 (1990), S. 15–41.
Schneider, Kurt: Immer ruhig Blut. Technik-, kultur- und körpersoziologische Studien zur Blutdruckmessung. Berlin 1994.
Schuler, Thomas: Clio lernt zählen. Eine kritische Übersicht über die „Einführung in quantitative Methoden". In: Geschichte und Gesellschaft 16 (1990), S. 502–511.
Schultheiss, Dirk/Jonas, Udo/Musitelli, Sergio: Some historical reflections on the ageing male. In: World of Urology 20 (2002), S. 40–44.
Schulze, Ralph: Die Weltbevölkerung vergreist. In: Schwäbische Zeitung vom 13. April 2002, S. 2.
Schuster, Anna-Maria: Simulation von Krankheiten in der zweiten Hälfte des 19. Jahrhunderts unter besonderer Berücksichtigung der Sozialversicherungsgesetzgebung der späten 1880er Jahre. Unveröffentlichte Magisterarbeit, Stuttgart 2003.
Schwanitz, Hedwig: Krankheit – Armut – Alter – Gesundheitsfürsorge und Medizinalwesen in Münster während des 19. Jahrhunderts. Münster 1990.
Schwartz, F. W./ Busse, R.: Fünf Mythen zur Effizienzsteigerung im Gesundheitswesen. Zur aktuellen gesundheitspolitischen Diskussion in Deutschland. In: Jahrbuch für kritische Medizin: Gesundheitskult und Krankheitswirklichkeit 23 (1994), S. 149–170.
Schwoch, Rebecca: „...leider muß ich feststellen, dass man mich hier abgestellt hat." Alte Menschen in den Wittenauer Heilstätten zwischen 1945 und 1946. In: Beddies, Thomas/Dörries, Andrea (Hg.): Die Patienten der Wittenauer Heilstätten in Berlin 1919–1960. Husum 1999, S. 462–498.
Seidel, Hans-Christoph: Eine neue „Kultur des Gebärens". Die Medikalisierung von Geburt im 18. und 19. Jahrhundert in Deutschland. Stuttgart 1998.
Seiler, Eduard/Hilpert, Hermann: Zur Begriffsgeschichte der „Lebensschwäche". In: Fortschritte der Medizin 86 (1968), S. 35–38.
Seltzer, Mildred M./Atchley, Robert C.: The concept of old: Changing attitudes and stereotypes. In: The Gerontologist: a journal of the Gerontological Society of America, autumn 1971, Part I, S. 226–230.
Shahar, Shulamith: Growing Old in the Middle Ages. ‚Winter Clothes Us in Shadow and Pain'. London/New York 1997.
Shahar, Shulamit: Old age in the high and late Middle Ages: image, expectation and status. In: Johnson, Paul/Thane, Pat (Ed.): Old Age from Antiquity to Post-Modernity. London/New York 1998, S. 43–63.
Shanas, Ethel/Townsend, Peter/Wedderburn, Dorothy/Friis, Henning/Milhøj, Poul/Stehouwer, Jan: Old people in three industrial societies. London 1968.
Sheehan, Michael M. (Hg.): Aging and the Aged in Medieval Europe. Toronto 1990.
Shorter, Edward: Private Clinics in Central Europe 1850-1933. In: Social History of Medicine 3 (1990), S. 159–195.
Shorter, Edward: Heilanstalten und Sanatorien in privater Trägerschaft, 1877 bis 1933. In: Labisch, Alfons/Spree, Reinhard (Hg.): „Einem jeden Kranken in einem Hospitale sein eigenes Bett." Zur Sozialgeschichte des Allgemeinen Krankenhauses in Deutschland im 19. Jahrhundert. Frankfurt a. M./New York 1996, S. 320–333.
Sieder, Reinhard: Probleme des Alterns im Strukturwandel der Familie. In: Mitterauer, Michael/Sieder, Reinhard: Vom Patriarchat zur Partnerschaft. Zum Strukturwandel der Familie. Vierte Auflage, München 1991, S. 170–186.
Sigerist, Henry E.: Mens sana in corpore sano. Das Gesundheitsideal im Wandel der Jahrhunderte. Stuttgart 1952.
Sokoll, Thomas: Armut im Alter im Spiegel englischer Armenbriefe des ausgehenden 18. und frühen 19. Jahrhunderts. In: Conrad, Christoph/Kondratowitz, Hans-Joachim von (Hg.): Zur Kulturgeschichte des Alterns. Berlin 1993, S. 39–76.
Sontag, Susan: Krankheit als Metapher. Frankfurt a. M. 1981.

Sprandel, Rolf: Altersschicksal und Altersmoral. Die Geschichte der Einstellungen zum Altern nach der Pariser Bibelexegese des 12.–16. Jahrhunderts. Stuttgart 1981.

Sprandel, Rolf: Die Stellung der Alten in der mittelalterlichen Gesellschaft. In: Biegel, Gerd (Hg.): Geschichte des Alters in ihren Zeugnissen von der Antike bis zur Gegenwart. Ausstellungskatalog. Braunschweig 1993, S. 25–34.

Spree, Reinhard: Soziale Ungleichheit vor Krankheit und Tod. Zur Sozialgeschichte des Gesundheitsbereichs im Deutschen Kaiserreich. Göttingen 1981.

Spree, Reinhard: Veränderungen des Todesursachen-Panoramas und sozio-ökonomischer Wandel. Eine Fallstudie zum „Epidemiologischen Übergang". In: Ökonomie des Gesundheitswesens. Jahrestagung des Vereins für Sozialpolitik, Gesellschaft für Wirtschafts- und Sozialwissenschaften in Saarbrücken vom 16.–18. September 1985. Berlin 1986, S. 73–100.

Spree, Reinhard: Historische Statistik des Gesundheitswesens. In: Statistisches Bundesamt (Hg.): Historische Statistik in der Bundesrepublik Deutschland. Stuttgart 1990, S. 107–126.

Spree, Reinhard: Quantitative Aspekte der Entwicklung des Krankenhauswesens im 19. und 20. Jahrhundert: „Ein Bild innerer und äußerer Verhältnisse". In: Labisch, Alfons/Spree, Reinhard (Hg.): „Einem jeden Kranken in einem Hospitale sein eigenes Bett." Zur Sozialgeschichte des Allgemeinen Krankenhauses in Deutschland im 19. Jahrhundert. Frankfurt a. M./New York 1996, S. 51–88.

Stadt und Gesundheit. Zur Entwicklung des Gesundheitswesens in Hilden. Hilden 1998.

Statistisches Bundesamt (Hg.): Historische Statistik in der Bundesrepublik Deutschland. Stuttgart 1990.

Statistisches Bundesamt (Hg.): Im Blickpunkt: Ältere Menschen. Stuttgart 1992.

Statistisches Bundesamt (Hg.): Im Jahr 2050 wird jeder Dritte in Deutschland 60 Jahre oder älter sein. Pressemitteilung vom 6. Juni 2003.

Stearns, Peter N.: Old Age in European Society. The Case of France. New York 1976.

Stearns, Peter N.: Arbeiterleben. Industriearbeit und Alltag in Europa 1890–1914. Frankfurt a. M./New York 1980.

Stearns, Peter N.: Old Women. Some Historical Observations. In: Journal of Family History 5 (1980), S. 44–57.

Stearns, Peter N. (Hg.): Old Age in Preindustrial Society. New York/London 1982.

Steudel, Johannes: Der Marasmus senilis und die Geschichte der Alterskrankheiten. In: Die medizinische Welt 16 (1942), S. 932–935 und S. 957–961.

Steudel, Johannes: Zur Geschichte der Lehre von den Greisenkrankheiten. In: Sudhoffs Archiv für Geschichte der Medizin und der Naturwissenschaften 35 (1942), S. 1–27.

Stollberg, Gunnar: Volk und Gesundheit im Verein. Städtische Gesundheitsvereine von 1880 bis 1933. In: Reulecke, Jürgen/Castell Rüdenhausen, Adelheid Gräfin zu (Hg.): Stadt und Gesundheit. Zum Wandel von „Volksgesundheit" und kommunaler Gesundheitspolitik im 19. und frühen 20. Jahrhundert. Stuttgart 1991, S. 247–256.

Stollberg, Gunnar/Tamm, Ingo: Die Binnendifferenzierung in deutschen Krankenhäusern bis zum Ersten Weltkrieg. Stuttgart 2001.

Straßer, Georg: Macht Platz, ihr Alten! In: Straßer, Georg: Kampf um Deutschland. Reden und Aufsätze eines Nationalsozialisten. München 1932, S. 171–174.

Stukenbrock, Karin: „Der zerstückte Cörper". Zur Sozialgeschichte der anatomischen Sektionen in der frühen Neuzeit (1650–1800). Stuttgart 2001.

Süßmuth, Rita: Alte und neue Klischees zum Generationenverhältnis. In: Hoffmann, Hilmar (Hg.): Jugendwahn und Altersangst. Frankfurt a. M. 1988, S. 31–40.

Taeger, Angela: Der Kampf um den Status des Alters im agrarischen Bereich und die vielen Bedeutungen des Altenteils. In: Göckenjan, Gerd (Hg.): Recht auf ein gesichertes Alter? Studien zur Geschichte der Alterssicherung in der Frühzeit der Sozialpolitik. Augsburg 1990, S. 35–62.

Tennstedt, Florian: Sozialgeschichte der Sozialversicherung. In: Blohmke, Maria/Ferber,

Christian v./Kisker, Karl Peter/Schaefer, Hans (Hg.): Handbuch der Sozialmedizin in drei Bänden. Bd. 3: Sozialmedizin in der Praxis. Stuttgart 1976, S. 385–492.

Tennstedt, Florian: Sozialgeschichte der Sozialpolitik in Deutschland. Vom 18. Jahrhundert bis zum Ersten Weltkrieg. Göttingen 1981.

Teuteberg, Hans Jürgen/Wischermann, Clemens: Wohnalltag in Deutschland 1850–1914. Bilder - Daten - Dokumente. Münster 1985.

Tews, Hans Peter: Soziologie des Alterns. Dritte, neubearbeitete und erweiterte Auflage, Heidelberg 1979.

Tews, Hans-Peter: Altersbilder. Über Wandel und Beeinflussung von Vorstellungen vom und Einstellungen zum Alter. Forum 16 (1991). Hrsg. vom Kuratorium Deutsche Altershilfe. Zweite Auflage, Köln 1995.

Thane, Pat: Old Age in English history. Past experiences, present issues. Oxford 2000.

Tölle, Domenica: Altern in Deutschland 1815–1933. Eine Kulturgeschichte. Grafschaft 1996.

Tourmedia AG (Hg.): Spezialbeilage zum Jahr der älteren Menschen. Alter heute. Zürich 1999.

Treiber, Angela: Bäuerliche Altenfürsorge in Franken. Am Beispiel eines fränkischen Juradorfes. Würzburg 1988.

Troyansky, David G.: Old Age in the Old Regime. Image and Experience in Eighteenth-Century France. Ithaca/New York 1989.

Troyansky, David G.: Old Age, Retirement, and the Social Contract in 18th- and 19th-Century France. In: Conrad, Christoph/Kondratowitz, Hans-Joachim von (Hg.): Zur Kulturgeschichte des Alterns. Berlin 1993, S. 78–95.

Unimagazin. Die Zeitschrift der Universität Zürich 1/99: Langes Leben. Altern in der Schweiz.

Vieillesse et vieillissement au Moyen-Age. Publications du C.U.E.R.M.A Université de Provence. Aix-en-Provence 1987.

Viebahn, Wilfried: Das Bild des alten Menschen im westdeutschen Schullesebuch. In: Aktuelle Gerontologie 1 (1971), S. 711–714.

Vögele, Jörg/Woelk, Wolfgang/Schürmann, Bärbel: Städtisches Armenwesen, Krankenkassen und Krankenhauspatienten während des späten 19. und frühen 20. Jahrhunderts in Düsseldorf. In: Labisch, Alfons/Spree, Reinhard (Hg.): Krankenhaus-Report 19. Jahrhundert. Krankenhausträger, Krankenhausfinanzierung, Krankenhauspatienten. Frankfurt a. M./New York 2001, S. 405–426.

Vogl, Michael: Samuel Hahnemanns Eilenburger Patientenschaft 1801–1803. In: Medizin, Gesellschaft und Geschichte 9 (1990), S. 165–180.

Wagner, Andrea/Spree, Reinhard: The Financial Development of the General Hospital in Munich 1830–1894. (Münchner Wirtschaftswissenschaftliche Beiträge, Mai 1999, Discussion Papers. Hg. von der Volkswirtschaftlichen Fakultät der Ludwig-Maximilians-Universität München)

Wagner, Andrea/Spree, Reinhard: Die finanzielle Entwicklung des Allgemeinen Krankenhauses zu München 1830–1894. In: Sudhoffs Archiv. Zeitschrift für Wissenschaftsgeschichte 84 (2000), S. 129–165.

Weber-Kellermann, Ingeborg: Frauenleben im 19. Jahrhundert. Empire und Romantik, Biedermeier, Gründerzeit. München 1983.

Wedel, Gudrun: Bemerkungen zum Altwerden und Altsein von Frauen im 19. Jahrhundert als Themen in ihren autobiographischen Schriften. In: Conrad, Christoph/Kondratowitz, Hans-Joachim von (Hg.): Gerontologie und Sozialgeschichte. Wege zu einer historischen Betrachtung des Alters. Beiträge einer internationalen Arbeitstagung am Deutschen Zentrum für Altersfragen. Berlin, 5.–7. Juli 1982. Berlin 1983, S. 105–119.

Wehler, Hans Ulrich: Das deutsche Kaiserreich 1871–1918. Zweite Auflage, Göttingen 1975.

Wehnert, Felicitas: Von der Fürsorge zum Sozialstaat. 100 Jahre Kaiserliche Botschaft.

Karlsruhe 1982.
Weickmann, Dorion: Rebellion der Sinne. Hysterie – ein Krankheitsbild als Spiegel der Geschlechterordnung (1880–1920). Frankfurt a. M./New York 1997.
Weller, Arnold: Sozialgeschichte Südwestdeutschlands unter besonderer Berücksichtigung der sozialen und karitativen Arbeit vom späten Mittelalter bis zur Gegenwart. Stuttgart 1979.
Welti, Manfred: Das Altern im Mittelalter und in der Frühen Neuzeit. In: Schweizerische Zeitschrift für Geschichte 37 (1987), S. 1–32.
Werner, Hansjörg: Geriatrie an der Schwelle zum nächsten Jahrtausend. Kongreßbericht. In: Deutsches Ärzteblatt 96, Heft 15, 16. April 1999 (31), S. C-695-C-697.
Weyer-von Schoultz, Martin: „Die Gesundheitsverhältnisse sind durchaus normal". Gesundheit und Krankheit in Hilden zwischen der Mitte des 19. Jahrhunderts und dem Ersten Weltkrieg. In: Stadt und Gesundheit. Zur Entwicklung des Gesundheitswesens in Hilden. Hilden 1998, S. 37–71.
Williamson, J.: Three Views on Geriatric Medicine: 3. Notes on the historical development of geriatric medicine as a medical speciality. In: Age and Ageing: the journal of the British Geriatrics Society and the British Society for Research on Ageing 8 (1979), S. 144–148.
Wimmer, Wolfgang: „Wir haben fast immer was Neues." Gesundheitswesen und Innovationen der Pharma-Industrie in Deutschland, 1880–1935. Berlin 1994.
Woelk, Wolfgang (Bearb.): Gesundheit in der Industriestadt. Medizin und Ärzte in Düsseldorf 1802–1933. Ein Findbuch zu den Quellen. Düsseldorf 1996.
Wolf, Jörg Henning: Der Arzt und sein Spiegel. In: Habricht, Christa/Marguth, Frank/Wolf, Jörg Henning (Hg.): Medizinische Diagnostik in Geschichte und Gegenwart. Festschrift für Heinz Goerke zum sechzigsten Geburtstag. München 1978, S. 477–516.
Wolff, Eberhard: Prävention, Impfzwang und die Rolle der Medizinsoziologie. Ein Beitrag zu Akzeptanz und Durchsetzbarkeit prophylaktischer Maßnahmen und der Legitimität präventiven Zwangs – aus historisch-ethnologischem Blickwinkel. In: Curare 14 (1991), S. 79–90.
Wolff, Eberhard: Perspektiven der Patientengeschichtsschreibung. In: Paul, Norbert/Schlich, Thomas (Hg.): Medizingeschichte: Aufgaben, Probleme, Perspektiven. Frankfurt a. M./New York 1998, S. 311–334.
Zeman, Frederic D.: Life's later years. Studies in the medical history of old age. The seventeenth century. In: Journal of the Mount Sinai Hospital 12 (1945d), S. 890–901.
Zeman, Frederic D.: Life's later years. Studies in the medical history of old age. The eighteenth century. In: Journal of the Mount Sinai Hospital 12 (1945e), S. 939–953.
Zeman, Frederic D.: Life's later years. Studies in the medical history of old age. The nineteenth century. In: Journal of the Mount Sinai Hospital 13 (1946/47), S. 241–256; 16 (1950), S. 308–322; 17 (1950a), S. 53–68.
Zeman, Frederic D.: Jean Astruc (1684–1766) on Old Age. In: Journal of the History of Medicine and Allied Sciences 20 (1965), S. 52–58.

7.4. Personen-, Orts- und Sachregister

Personenverzeichnis

Ortsverzeichnis
Nicht aufgenommen wurde der Begriff „Tübingen"

Sachverzeichnis

MEDIZIN, GESELLSCHAFT UND GESCHICHTE (MEDGG) - BEIHEFTE -

Herausgegeben von Robert Jütte

1. **Jens Lachmund / Gunnar Stollberg,** Eds.: **The Social Construction of Illness.** Illness and Medical Knowledge in Past and Present. 1992. 183 S., 8 Abb., kt. ISBN 3-515-05839-7
2. **Francisca Loetz: Vom Kranken zum Patienten.** „Medikalisierung" und medizinische Vergesellschaftung am Beispiel Badens 1750–1850. 1993. 428 S. m. 30 Abb., 25 Tab., kt. 6245-9
3. **Wolfgang U. Eckart / Robert Jütte,** Hrsg.: **Das europäische Gesundheitssystem.** Gemeinsamkeiten und Unterschiede in historischer Perspektive. 1994. 211 S. m. 4 Abb., 7 Tab., 2 Graph., kt. 6485-0
4. **Cornelia Regin: Selbsthilfe und Gesundheitspolitik.** Die Naturheilbewegung im Kaiserreich (1889 bis 1914). 1995. 492 S., kt. 6432-X
5. **Beate Witzler: Großstadt und Hygiene.** Kommunale Gesundheitspolitik in der Epoche der Urbanisierung. 1995. 264 S. m. 25 Tab., kt. 6590-3
6. **Martin Dinges / Thomas Schlich,** Hrsg.: **Neue Wege in der Seuchengeschichte.** 1995. 251 S. m. 9 Abb., kt. 6692-6
7. **Christian Oberländer: Zwischen Tradition und Moderne: Die Bewegung für den Fortbestand der Kanpô-Medizin in Japan.** 1995. 253 S., kt. 6612-8
8. **Annemarie Kinzelbach: Gesundbleiben, Krankwerden, Armsein in der frühneuzeitlichen Gesellschaft.** Gesunde und Kranke in den Reichsstädten Überlingen und Ulm, 1500–1700. 1995. 496 S. m. 20 Abb., kt. 6697-7
9. **Martin Dinges,** Hrsg.: **Medizinkritische Bewegungen im Deutschen Reich (ca. 1870–ca. 1933).** 1997. 206 S., kt. 6835-X
10. **Eberhard Wolff: Einschneidende Maßnahmen.** Pockenschutzimpfung und traditionale Gesellschaft im Württemberg des frühen 19. Jahrhunderts. 1998. 524 S., kt. 6826-0
11. **Hans-Christoph Seidel: Eine neue „Kultur des Gebärens".** Die Medikalisierung von Geburt im 18. und 19. Jahrhundert in Deutschland. 1998. 469 S., kt. 7075-3
12. **Lutz Sauerteig: Krankheit, Sexualität, Gesellschaft.** Geschlechtskrankheiten und Gesundheitspolitik in Deutschland im 19. und frühen 20. Jahrhundert. 1999. 542 S. m. 9 Abb., kt. 7393-0
13. **Barbara Leidinger: Krankenhaus und Kranke.** Die Allgemeine Krankenanstalt an der St. Jürgen-Straße in Bremen, 1851–1897. 2000. 298 S., kt. 7528-3
14. **Sylvelyn Hähner-Rombach: Sozialgeschichte der Tuberkulose vom Kaiserreich bis zum Ende des Zweiten Weltkriegs unter besonderer Berücksichtigung Württembergs.** 2000. 404 S., kt. 7669-7
15. **Thomas Faltin: Heil und Heilung.** Geschichte der Laienheilkundigen und Struktur antimodernistischer Weltanschauungen in Kaiserreich und Weimarer Republik am Beispiel von Eugen Wenz (1856–1945). 2000. 458 S., kt. 7390-6
16. **Karin Stukenbrock: „Der zerstückte Cörper".** Zur Sozialgeschichte der anatomischen Sektionen in der frühen Neuzeit (1650–1800). 2001. 309 S., kt. 7734-0
17. **Gunnar Stollberg / Ingo Tamm: Die Binnendifferenzierung in deutschen Krankenhäusern bis zum Ersten Weltkrieg.** Unter Mitw. v. **Justus Goldmann, Henning Marmulla** u. **Barbara Randzio.** 2001. 624 S. m. 4 Abb., kt. 7733-2
18. **Jens-Uwe Teichler: „Der Charlatan strebt nicht nach Wahrheit, er verlangt nur nach Geld".** Zur Auseinandersetzung zwischen naturwissenschaftlicher Medizin und Laienmedizin im deutschen Kaiserreich am Beispiel von Hypnotismus und Heilmagnetismus. 2002. 233 S. m. 16 Abb., kt. 7976-9
19. **Claudia Stein: Die Behandlung der Franzosenkrankheit in der Frühen Neuzeit am Beispiel Augsburgs.** 2003. 293 S., kt. 8032-5

20. **Jörg Melzer: Vollwerternährung.** Diätetik, Naturheilkunde, Nationalsozialismus, sozialer Anspruch. 2003. 480 S., kt. 8278-6
21. **Thomas Gerst: Ärztliche Standesorganisation und Standespolitik in Deutschland 1945–1955.** 2004. 270 S., kt. 8056-2
22. **Florian Steger: Asklepiosmedizin.** Medizinischer Alltag in der römischen Kaiserzeit. 2004. 244 S., 12 Taf. 8415-0
23. **Ulrike Thoms: Anstaltskost im Rationalisierungsprozeß.** Die Ernährung in Krankenhäusern und Gefängnissen im 18. und 19. Jahrhundert. 2005. Ca. 950 S. m. 84 Abb., kt. 7935-1
24. **Simone Moses: Alt und krank.** Ältere Patienten in der Medizinischen Klinik der Universität Tübingen zur Zeit der Entstehung der Geriatrie 1880 bis 1914. 2005. 277 S. m. 61 Tab. u. 27 Diagr. 8654-4

FRANZ STEINER VERLAG STUTTGART